보건의사소통

NEW 보건의사소통

안상윤 · 문상식 · 오상환 공저

보무각

안 상 윤

건양대학교 병원경영학과 교수

충남대학교 경영학 박사

주요저서 : 〈병원조직인사관리〉, 〈의료소비자행동의 이해〉,
〈성과향상을 위한 병원조직관리의 기본〉 외 다수

문 상 식

한양여자대학교 보건행정학과 교수

서울대학교 보건학 박사

주요저서 : 〈국민건강보험론〉, 〈보건행정학〉, 〈병원경영학〉, 〈공중보건학〉,
〈병원인적자원관리〉 외 다수

오 상 환

건양대학교 치위생학과 부교수

연세대학교 치의학 박사

주요도서 : 〈치위생학개론〉, 〈치면세마론〉, 〈치과보철학〉, 〈임상치위생학〉
외 다수

NEW 보건의사소통

제4판 발행 2024년 7월 25일
초 판 발행 2017년 9월 08일

지은이 안상윤·문상식·오상환
펴낸이 이호동
발행처 보무각
블로그 http://bomungak.blog.me/
e-mail bomungak@naver.com
주소 서울시 서초구 바우뫼로7길 8
등록번호 302-2003-00085
전화 02)468-0457
팩스 02)468-0458

값 27,000원

ISBN 978-89-6220-467-4 93510

| 머리말

의료서비스를 구매하는 고객들은 더 이상 과거와 같은 수동적 존재가 아니다. 병원이 자신을 예의바르게 대해주고 존중해주며, 진정으로 염려해주는 말을 듣기를 기대한다. 보건의료인들이 환자들의 이와 같은 욕구변화를 인식하지 못한 채 응대한다면 그들의 불만은 높아질 수밖에 없다. 그것은 의료기관의 경영성과에 좋지 않은 결과를 초래할 뿐더러 고객의 심리적 상태에도 부정적 영향을 미친다.

보건의료인들의 태도에 대하여 만족하지 못하는 고객들은 심리적으로 불안감을 느끼게 되고, 그 해당 기관에서 내리는 진단과 처방까지도 부정하는 경향을 보인다. 갈수록 높아지는 소비자 주권의식 탓에 의사를 비롯한 병원 직원들의 말 한마디 실수로 인해 예상치 못한 분쟁이 발생하기도 한다. 심지어 아무리 조심을 해도 몸과 마음이 비정상적 상태인 환자들은 자기 주관적으로만 판단해서 병원과 직원들에 대하여 부정적으로 대응하는 경향이 크다. 따라서 보건의료인들은 환자를 대할 때 기본적으로 환자가 요구하는 배려적 태도를 가질 것이 요구된다.

보건의료인과 고객 사이의 우호적 상호관계 구축으로 인한 이익은 헤아릴 수 없을 만큼 크다. 그것은 의료기관의 매출과 수익의 증대를 보장하는 재무적 성과는 물론 환자의 건강회복에 결정적 역할을 하기 때문에 매우 중요하다. 바꾸어 말하면, 환자가 병원에서 자신을 존중하고 염려해준다는 느낌을 갖거나 질병 치료에 중요한 도움을 받고 있다고 인식하면 건강회복에 대해서도 확신을 갖게 된다. 그 결과 환자는 그 병원이나 보건의료인들에 대하여 공헌하려고 한다. 의사를 비롯한 병원 종사자들과 환자 사이의 긍정적 의사소통에 의하여 환자의 질병이 개선되었다는 증거는 여러 연구에서 나타나고 있다. 따라서 보건의료인들의 의사소통 능력과 기술은 당연히 의료의 질에 포함되어야 하며, 의료서비스를 제공하는 주체인 보건의료인들은 무엇보다 먼저 환자에게 만족을 줄 수 있는 의사소통 능력을 갖출 것이 요구되는 이유가 여기에 있다.

보건의료인들이 진료 및 진료지원기술을 배우는 것에 앞서서 환자를 만족시킬 수 있는 의사소통 기술을 익혀야 하는 또 다른 이유가 있다. 그것은 습관적으로 말을 거칠게 하거나 남을 배려하지 않는 의사소통에 익숙한 사람들은 그와 같은 방향에서 의료 및 진료기술을 익히고 사용한다는 것이다. 이 얼마나 위험한 일인가? 때문에 미국과 같은 선진국의 보건의료 관련 학부에서는 환자 중심의 의사소통 교육이 매우 중요하게 취급되고 있다는 점에 주목할 필요가 있다. 따라서 이 책은 앞으로 각종 의료서비스기관에서 근무하면서 환자들을 상대해야 할 예비 보건의료인들이 왜 환자 만족적 의사소통을 해야 하는지, 환자를 만족시키기 위해서는 어떻게 의사소통을 해야 하는지에 초점이 맞추어져 있다.

이 책은 크게 2부 12장으로 구성되어 있다. 제1부에서는 대학생이나 직장인이면 누구나 알고 있어야 할 직장예절과 의료커뮤니케이션에 필요한 기초이론에 대하여 주로 다루고 있다. 제2부에서는 보건의료분야에 종사하게 될 대학생과 각종 의료서비스기관에 종사하고 있는 보건의료인들이 알고 있어야 할 환자 만족적 커뮤니케이션의 원리와 실제에 대하여 기술했다. 의료커뮤니케이션의 범위라는 것이 좁히고자 한다면 몇 시간만 강의해도 될 정도이기도 하지만 예시와 토론, 각 분야별 커뮤니케이션을 강의한다면 한 없이 늘어날 수도 있다. 본 교재는 의료커뮤니케이션을 공부하는 입문서의 성격이 짙다. 따라서 각 장마다 되도록이면 쉬운 내용을 기술하고자 하였으며 이해에 도움을 주고자 관련 이미지와 "아하!"라는 란을 두어 본문의 내용을 이해하는데 도움이 되도록 하였다. 본 교재의 내용은 모두 12장으로 대학에서 교재로 채택하여 사용할 경우 1주당 1개 장을 소화하도록 구성했으며, 나머지 시간에는 각장의 토론과제 풀이를 통해 실전 능력을 키우기 위한 실습을 하도록 했다. 이 책을 통하여 의료커뮤니케이션의 기초 지식과 기술을 습득하고 환자 중심의 커뮤니케이션 기법을 현장에 적극 활용함으로써 환자로부터 신뢰받는 보건의료인으로 발전 및 성장할 수 있기를 기대한다.

끝으로 이 책을 펴내기까지 열정과 정성을 기울여준 보문각 이호동 사장님을 비롯한 관계자 여러분의 노고에 대하여 심심한 감사의 말씀을 드린다.

저자 일동

Contents

제1부 의료커뮤니케이션의 기초

Contents

Contents

Contents

Contents

Contents

Contents

제 1 부

의료커뮤니케이션의 기초

HEALTH CARE COMMUNICATION

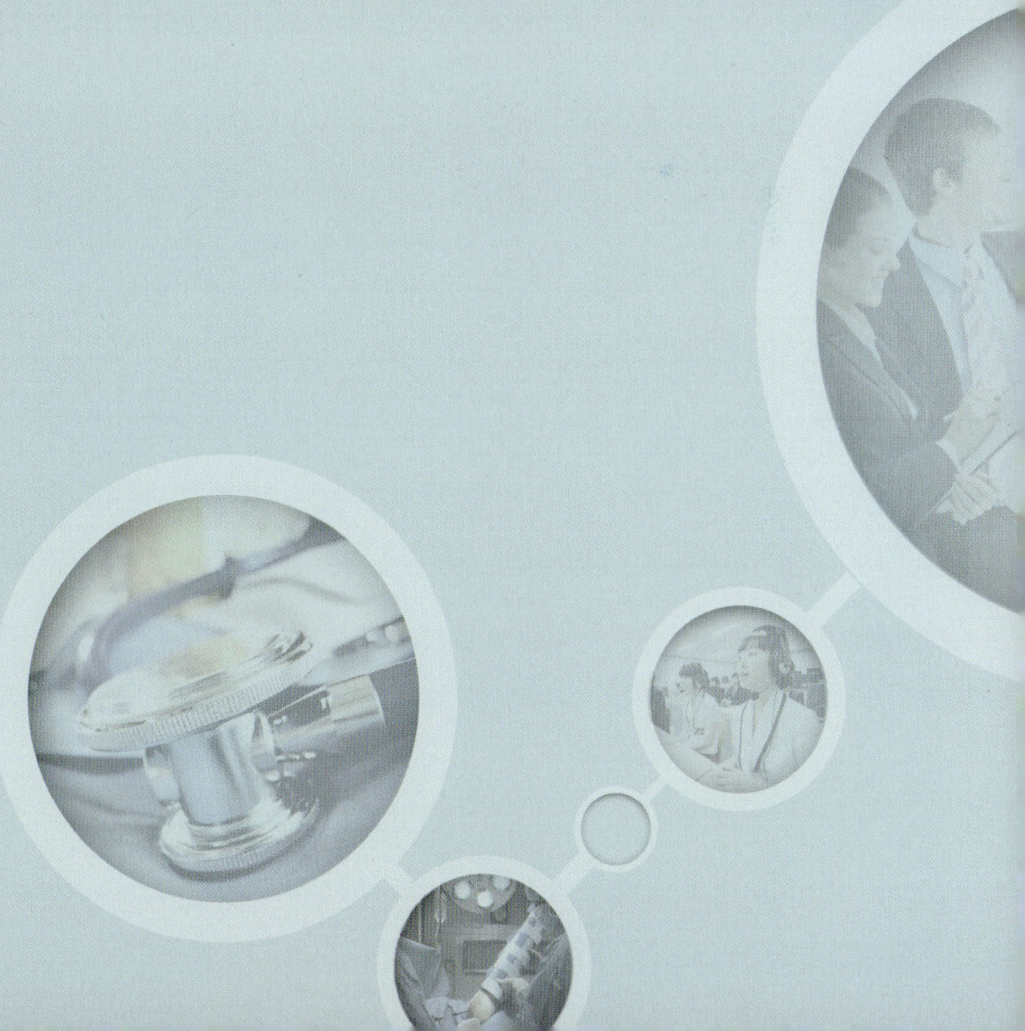

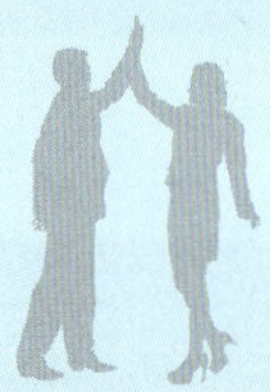

HEALTH CARE COMMUNICATION

제1장

직장 예절과 커뮤니케이션

Ⅰ. 직장 예절의 의의와 중요성

Ⅱ. 직장 예절과 인간관계

Ⅲ. 다양한 직장 예절

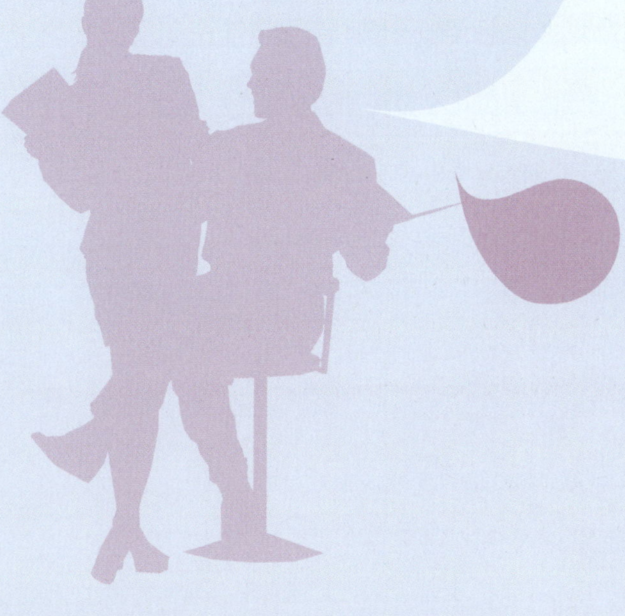

제1장 직장 예절과 커뮤니케이션

학습목표

specific aims of this period

- 직장 예절의 중요성을 인식하고 실행할 수 있다.
- 직장 예절의 기본은 커뮤니케이션이라는 점을 이해하고 설명할 수 있다.
- 상황에 따른 다양한 예절의 방법을 익히고 수행할 수 있다.
- 직장에서 예절 커뮤니케이션을 수행함으로써 고객만족 제고에 기여할 수 있다.

I 직장 예절의 의의와 중요성

••• 1. 직장이란 무엇인가?

현대 경쟁사회에서 성인들 대부분은 직장생활을 하며 살아간다. 직장에서는 자신의 부서나 직무에 속해 있는 각각의 구성원들이 효율적으로 노동력을 발휘하여 조직이 추구하는 목적을 달성하려고 노력한다. 일반적으로 직장이란 개인 각자가 맡은 일을 수행하며 하루 중 대부분의 시간을 보내는 일터(work place)로 인식되어 있다. 이처럼 직장은 한 개인의 삶과 직접적인 관련을 맺고 있다. 인간은 직장을 통하여 자신의 경제적 안정을 추구하는 것은 물론이고 자기계발과 인생의 보람을 위한 자아실현을 추구하며, 참된 의미의 행복을 실현하려고도 한다.

자본주의 사회에서 한 개인의 행복의 실현은 누가 대신 해 주는 것이 아니라고 이해된다. 사회주의 국가에서는 구성원 개개인의 행복추구를 제도적으로 책임진다는 주장도 있지만, 실상을 들여다보면 사회주의 국가에서도 그렇지 않은 경우가 많다. 왜냐하면, 각 개인의 특성은 너무 다르기 때문에 몇 가지 제도만을 가지고 모든 대중의 행복을 충족시키기란 거의 불가능한 일이기 때문이다. 국가의 제도는 그것을 구성하고 있는 개인들이 행복을 추구하도록 해주는 수많은 요소 중의 하나일 뿐이라는 것을 알 수 있다. 직장은 개인이 행복을 추구하는 데 영향을 미치는 중요한 요소 중의 하이다. 실제로 대부분의 현대인들은 직장에서 자신이 맡은 일에 대하여 높은 성과를 달성하고 인정받을 때 매우 높은 행복감을 갖는 것으로 알려져 있다.

이러한 직장은 나이, 학력, 사고방식 등 다양한 연령과 계층의 사람들이 모인 조직이다. 서로 다른 개인적 특성을 가진 사람들이 상호협력하면서 그 조직의 목표달성을 위하여 일하는 곳이다. 이를 위해서 여러 가지 관리시스템이 존재하게 되며, 구성원들은 각자에게 주어진 업무를 원활히 수행하기 위하여 계층별 직위에 따라 상하 간 종적인 관계를 맺어 질서 있게 생활하게 된다. 따라서 직장인이라면 자신의 말과 행동, 또 업무처리 결과가 회사 전체에 영향을 미칠 수 있다는 것을 명심하고 평소 언행(言行)을 조심하고, 합리적이고 능률적으로 업무를 처리해야 한다. 이를 위해서 직장인이면 누구든지 높은 성과를 달성할 수 있다는 용기와 자신감을 가지고 일할 것이 기본적으로 요구된다.

오늘날 전체 사회가 조직을 기반으로 움직이는 시대 속에서 직장 분위기(Organizational Climate)는 확실히 한 개인의 행복감이나 불행감에 영향을 미치게 된다. 직장의 분위기란 조직이 주어진 환경에 적응하는 과정에서 형성된 자체의 독특한 체질로써 구성원들의 행동에 중요하게 영향을 미치는 동시에 구성원들의 행동 또한 조직의 분위기에 영향을 미치는 상호보완적인 종합적 개념이다. 우리는 이것을 사풍(社風, ethos)이라고 부르기도 한다. 직장을 구하는 사람들은 구직의 요소로 사풍을 깊이 있게 따지기도 한다. 이러한 직장 분위기는 시대에 따라 변화하는데, 우리 사회에서는 자기희생적이고 조직 우선의 전통적 사고로부터 점차 개인의 능력 우선, 개인 창의력 존중, 도전의식 등이 강조되는 방향으로 변하고 있다. 그러나 직장이란 근본적으로 구성원 각자가 맡은 일과 역할에 대해서는 최선을 다해 임하고, 그 결과 직장의 발전에 기여할 수 있도록 노력해야 하는 장소 내지는 공간이라는 것은 시대를 관통하고 있는 원칙과 같은 것이다.

2. 직장예절의 의의

기업이나 병원과 같은 모든 현대 조직들은 제품이나 서비스를 생산하지만 고객이 그것들을 구매함으로써 존속하고 발전할 수 있다. 아무리 좋은 제품을 만들어 낸다고 해도 고객들이 사주지 않으면 그 기업은 쇠퇴할 수밖에 없다. 따라서 오늘날 모든 기업은 고객만족경영에 초점을 두고 있다. 그렇다면 기업은 어떻게 고객을 만족시킬 수 있을까?

만족(Satisfaction)이란 말의 사전적 의미는 마음이 흡족한 것을 말한다. 좀 더 자세하게 살펴보면, 만족이란 어떤 대상이 주체의 마음에 드는 것을 말한다. 즉 그 대상에 대해서 주체가 마음이 즐거운 감정을 지니게 되는 것이다. 칸트(E. Kant) 같은 철학자는 그의 저서 「판단력 비판」에서 만족의 대상을 세 가지로 설명했다. 그 첫 번째는 감각적인 자극으로 쾌적한 것이다. 어린아이의 천진난만한 웃음을 보면 마음이 즐거워지는 것과 같은 것을 말한다. 두 번째는 이성적으로 좋은 것 또는 유용하여 만족스러운 것을 말한다. 우리가 어떤 제품이나 서비스를 구매할 때 마음으로 '참 잘 샀다.'고 판단할 수 있는 것과 같은 것을 말한다. 그리고 세 번째는 아름다운 것을 직면함으로써 갖게 되는 만족이다. 칸트는 이 세 번째 만족에는 이성적인 측면과 감성적인 측면이 모두 결부되어 있다고 주장했다.

예를 들자면, 병원에서 의사들이 환자의 질병을 고쳐준다는 이유로 환자를 거만하게 대한다면 이성적으로는 병을 고쳐주니 고맙긴 한데, 감성적으로는 상대가 거만해서 불만족스럽다는 생각이 드는 것과 같은 예를 말한다. 따라서 의사들은 환자에게 치료도 잘해주고 예의도 깍듯이 지켜야 고객에게 높은 만족을 줄 수 있다는 것을 알 수 있다. 환자의 입장에서는 의사가 병도 잘 고쳐주고 자신에게 예절도 잘 지켜야 그 병원에 다시 오려고 할 것이다. 고객은 의사에게 '고객에게는 예절을 지키시오.' 하고 강제할 수는 없다. 하지만, 의사가 알아서 예절을 잘 지켜서 고객을 다시 오게 만들 수는 있을 것이다. 이와 같은 경우는 거래가 이루어지는 모든 접점에서 발생하는 것으로 고객의 진정한 감동과 그에 따른 공헌을 유도하기 위해서는 제품이나 서비스 공급자들은 그것을 구매하는 주체가 마음이 즐겁도록 예절을 잘 지키도록 노력해야 한다. 모든 직장인의 월급은 고객의 주머니로부터 나온다는 말은 오늘날 경쟁사회 속에서 진실이 되었다.

직장이나 사회생활에서 지켜져야 할 예절의 개념은 법률처럼 강제적인 사회적 규범은 아니다. 하지만, 예절은 모든 사회에서 생활방식이나 사고방식, 그리고 사회풍조에 따라 고유하게 발전해서 사회에 질서가 유지되도록 하는 기능을 한다. 때문에 사람과 사람 사이에서 생활하는 어떤 개인이 예절을 지키지 않을 경우에는 집단으로부터 소외를 당하기도 한다. 쉬운 예로, 직장에서 선임자들에게 인사를 게을리 하거나 존댓말을 잘 쓸 줄 모르는 직원은 그렇지 않은 사람들로부터 배척당하는 경우가 많다. 이처럼 예절이란 강제성이 없으면서도 한 개인을 조직이나 집단의 성원으로 인정할 것인가, 아닌가 하는 사회적 판단요소로 작용한다는 점을 직장인이나 사회생활을 하는 사람들은 잘 이해하고 있어야 한다.

예절은 또한 형식과 함께 한다. 따라서 예절을 갖춘 사람으로 인정을 받고자 한다면 형식을 잘 갖추는 것으로부터 출발해야 한다. 옷의 단추를 잠그지 않거나 또는 머리카락이 막 흐트러진 채로 상대방에게 인사를 한다면 인사를 받는 사람의 입장에서 그것을 기분 좋은 예절로 받아들이지 못할 수도 있다. 오히려 그 사람에 대하여 '예절을 지키지 않는다.'거나 '예절이 부족한 사람이다.'라고 좋지 않은 감정을 갖게 될 수도 있다. 이처럼 예절은 형식이 몸에 배임으로써 완성된다고 할 수 있다. 어른을 대하는 태도나 말씨에 일정한 형식을 부여해 놓으면 자연스럽게 어른을 존경하는 태도를 갖추게 되는 것처럼 보이도록 하는 것이 바로 예절이다. 우리 사회에서는 자기보다 나이가 많거나 지위가 높은 상사에게는 존댓말을 쓰도록 교육되고 있다. 이러한 사회적 통념으로서 '존댓말을 써야 한다.' 형식은 윗사람에 대해서 자연스럽게 예의를 갖추도록 만드는 조건이 된다.

동양의 예절을 서양에서는 '에티켓'이라고 부른다. 서양의 문화사에 따르면, 에티켓은 다른 사람들에 대한 '배려'의 마음이 다른 사람을 향한 행동의 밑바탕에 깔려 있는 것이라고 한다. 그러나 서양의 에티켓이 동양의 예절과 약간 다른 점은 그것에 어떤 규칙이나 법칙이 엄격하게 정해져 있지 않다는 것이다. 물론 식사예절과 같이 엄격함을 요구하는 경우도 있지만, 대개는 자신의 방식대로 상대방에 대한 배려의 마음을 행동으로 표현하면 되는 것으로 이해된다. 실제로 서양의 직장에서는 부하 직원이라고 하더라도 상사에게 우리처럼 허리를 구부려서 정중하게 인사하는 일은 드물다. 그들의 방식대로 경쾌하고 가볍게 인사를 표시한다. 따라서 우리처럼 예절에 형식을 부과받는 데 익숙한 사람들은 서양 사람들의 행동을 경망스럽다고 인식할 수 있다.

하지만, 동서양을 막론하고 직장에서의 인간관계는 예절을 통하여 좋은 관계로 발전한다. 동양의 예절이나 서양의 에티켓에는 모두 상대방에 대한 배려의 마음이 깔려 있기 때문이다. 남을 배려할 줄 모르는 사람은 자기 자신의 이익과 편리함만을 추구하며 살아간다. 때문에 직장에서 다른 사람들의 불만을 사게 되고 결국에는 아무도 상대하지 않으려고 하게 되어 고립을 자초하게 된다. 어떤 직장에서든지 구성원들이 자신의 일만이 아니라 타인의 일까지도 챙겨주려고 하는 배려의 마음을 표출할 때 일하기 즐거운 직장을 만들게 된다. 직장인들은 늘 자신이 어떤 행동을 취하고 있는지 돌아볼 필요가 있다. 만약, 자신이 근무하는 직장의 분위기가 즐겁지 못하다면, 우선 나부터 배려의 마음을 발휘하지 못하고 있는 것은 아닌지 돌아본다면 보다 더 즐거운 분위기의 직장을 만드는 데 기여할 수 있을 것이다.

우리 사회에서는 마음으로부터의 배려뿐만 아니라 평소 행동과 말씨를 정중히 하는 예절이 매우 중요시되고 있다. 따라서 직장인들이나 직장에 진출할 사람들은 손윗사람을 공경하고 주위 사람들을 불쾌하게 만들지 않는 절도 있고 배려적인 태도와 행동, 말씨에 주의를 기울일 것이 요구된다. 특히, 고객을 상대로 하는 업무를 담당하고 있는 직장인들에게 있어서 고객이 감동할 수 있도록 예절을 갖추고 행동하는 것은 고객만족도를 높이기 위한 목적에서 매우 중요한 일이다.

3. 직장예절의 중요성

기업에서 고객에게 제품이나 서비스를 판매하기 위하여 훌륭한 설명을 하는 것보다 고객의 공헌의욕을 높이는 데 더 중요하게 영향을 미치는 요소는 바로 예절이다. 오죽하면 '예절 없는 진실은 통하지 않는다.'는 말이 생겨났겠는가? 병원의 경우를 예로 들어보자면, 의사를 비롯한 보건의료인들이 아무리 진료기술이 뛰어나고 설명을 잘 한다고 하여도 그 사람의 태도가 고객에게 불손하게 인식된다면 환자는 의료서비스 전반에 대해 만족하지 못한다. 실제로 의료진이 불손하게 대했다고 인식하여 명예훼손으로 소송을 제기하는 환자나 보호자들이 갈수록 증가하고 있다. 이와 같은 경향은 오늘날 평등주의의 확산과 함께 개개인의 보편적 욕구 수준이 존경욕구에 도달해 있기 때문이라는 진단도 있다.

심리학자 매슬로우(A. Maslow)에 의하면 인간이 고유하게 가지고 있는 욕구는 생리적 욕구, 경제적 욕구, 사교적 욕구, 존경욕구, 자아실현욕구 다섯 단계로 되어 있다. 사람들은 이들 욕구를 충족시키

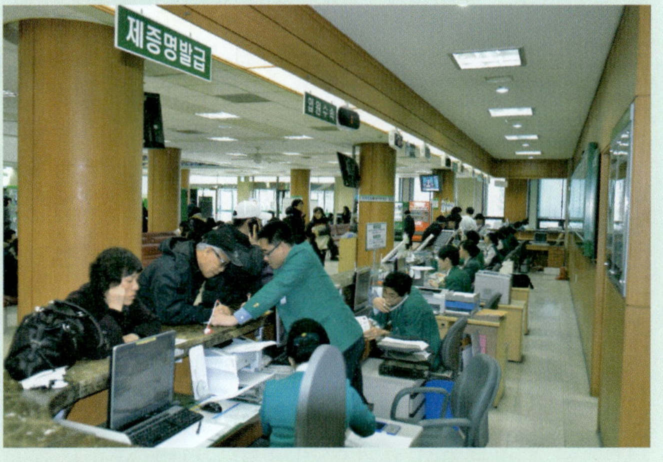

한 대학병원의 접수수납창구에서 노인환자에게 친절하게 응대하는 모습

려는 방향에서 행동을 하게 되는데, 한국인들은 1970년대 생리적 욕구 충족 행동에 몰두한 것을 시작으로 1980년대에는 경제적 욕구, 1990년대에는 사교적 욕구, 그리고 2000년대 이후에는 존경욕구를 충족시키기 위해 행동한다는 것이다. 즉, 한국인들은 경제적인 부의 축적으로 경제적 욕구와 사교적 욕구를 어느 정도 충족시키고 있기 때문에 이제는 누구든지 존경받기를 원한다는 것이다. 학교 현장에서 학생인권선언이 봇물을 이루고 있는 것도 이와 같은 추세를 반영한 것이라고 할 수 있다. 특히 교육수준이 높은 사람들은 자신이 존엄한 인간으로서 타인으로부터 존경을 받아야 한다는 인식이 더욱 강하기 때문에 한국처럼 교육수준이 높은 사회에서는 상대방을 존중하는 예절을 갖추는 것은 서비스의 출발점이라고 할 수 있다. 만약 그렇지 못하다면, 상호 간에 갈등을 일으키기가 쉽다.

한 연구에 의하면, 병원에서 의사들이 환자를 대하는 태도와 환자들의 인식 사이에는 큰 차이가 있는 것으로 조사되었다. 의사들이 환자를 정중하게 대한다는 인식은 5점 만점에 평균 3.94점인데 반하여 환자들은 평균 3.55점으로 인식하는 것으로 나타났다. 의사들은 환자가 의사에게 질문을 하도록 유도한다고 인식하는 점수가 평균 3.17점인 데 비하여 환자들은 평균 2.93점으로 아주 낮게 인식하는 것으로 나타났다(최명일, 2014). 이와 같은 인식의 차이가 계속 존재하는 한 상호 불신과 갈등을 피하기는 어렵다. 상대방을 존중하는 것이 행동으로 나타나는 것이 바로 예절이다. 직장인들이 고객들을 존중하고 있다는 신호인 예절을 실천하지 못한다면, 그 기업은 고객을 내쫓는 것과 다름이 없다. 이런 분위기를 반영한 듯 오늘날 각종 기업이나 호텔, 병원 등의 직장에서 고객에 대한 예절도 수준 높게 발전하고 있다.

오늘날 증가하고 있는 각종 서비스 업체에서 직원들에게 기본적으로 강조하는 것이 고객들에게 웃으면서 먼저 인사하기이다. 백화점을 보면, 오전에 업무를 개시하기 전에 모든 직원이 매장에 나와 큰 목소리와 정중한 자세로 반복적으로 인사연습을 하는 것을 볼 수 있다. 항공사 승무원들이나 호텔 직원들도 하루에 서른 번은 45도 허리를 굽혀 밝은 표정으로 정중하게 인사하는 연습을 한다고 한다. 그렇게 반복적인 훈련을 하지 않는다면 서비스 정신이 철저하지 못하다거나 빈약하다는 평가를 받을 가능성이 높기 때문이다. 인사는 상대방에 대하여 '환영합니다.' '우리는 당신을 소중히 모시겠습니다.' '우리 회사를 찾아주셔서 감사합니다.'와 같은 의미를 전달한다. 사람의 행동은 끊임없는 반복훈련으로부터 숙달된다. 따라서 어쩌다 한 번씩 실시하는 인사예절훈련으로는 고객을 만족시킬 수 없다는 점을 직장인들은 깊이 인식해야 한다.

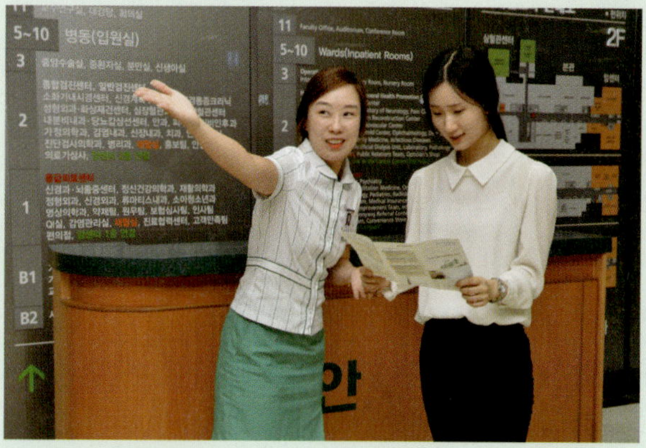
병원에서 몸과 마음으로 정성을 다하는 서비스는 고객을 감동시킨다.

요즘 젊은 세대들은 인사하기에 익숙하지 않으며 윗사람과 대화하는 방법도 교육되어 있지 못한 것으로 평가받고 있다. 이제 대학을 갓 졸업한 젊은 직원들은 고객이나 윗사람과 부딪쳐도 아예 인사를 하지 않거나 고개만 까딱하고 지나가는 경우가 많다고 한다. 상사에게 보고를 하러 가서도 '얘기를 하러 왔다.'거나 '보고를 하러 왔다.'고 표현한다. '말씀을 드리러 왔다.'거나 '보고를 드리러 왔다.'는 존댓말을 잘 사용할 줄 모른다고 한다. 가정교육에서부터 학교교육 및 사회교육에 이르기까지 인성을 함양하는 데 있어서 전반적으로 문제가 있다는 것을 단적으로 드러내 보이고 있다고 비판하는 사람들도 많다. 모든 기업들은 전체 구성원들에 대하여 지속적으로 적극적인 예절교육을 시키지 않는 한 고객만족 점수가 보통 수준에서 개선되기 어렵다는 것을 인식하는 것이 중요하다. 이것은 고객들과 끊임없이 갈등을 일으키고 자칫하면 경제적으로도 손해를 볼 수 있다는 것을 의미한다.

II 직장 예절과 인간관계

직장에서 직원들 사이에 예절이 중요시되는 이유는 서로 간에 좋은 인간관계를 유지함으로써 일의 능률을 높이는 데 기여하기 때문이다. 하지만, 요즘 젊은 세대들은 인사하기에 익숙하지 않으며 윗사람과 대화하는 방법도 교육되어 있지 못하다는 말을 듣는다. 가정교육에서부터 학교교육 및 사회교육에 이르기까지 좋은 인간관계를 맺기 위한 예절교육에 전반적으로 문제가 있다는 것을 단적으로 드러내 보이고 있다. 그렇다면 직장인들은 왜 예절교육을 받아야 하고 또 예절을 잘 지켜야 하는가? 그것은 고객과 직면하여 예절을 지키지 않는다면 고객과의 갈등과 충돌이 예상되기 때문이다. 즉 직장 안에서나 또 고객과의 관계에서 바람직한 인간관계를 기대하기가 어려울 것이다. 그렇다면 직장 내 구성원 간, 또 고객과의 바람직한 인간관계를 갖기 위해서는 어떤 예절교육이 필요한가?

첫째, 남을 도와주려는 마음을 갖도록 한다. 남을 도와주려는 마음을 가진다는 것은 어떤 상황에 처하여 자기 입장만을 고집하는 것이 아니라 상대방의 입장에서서 생각하고 사물을 판단하는 여유를 갖는 것이다. 이런 마음의 여유가 없으면 대화는 무미건조해지고 주위 사람들로부터 자기밖에 모르는 사람이라는 비난을 받기 쉽다. 그래서는 결코 좋은 인간관계를 유지할 수 없다. 하지만, 대부분의 인간은 자기위주로 사고하기 때문에 상대방의 입장에서 생각한다는 것이 말처럼 그

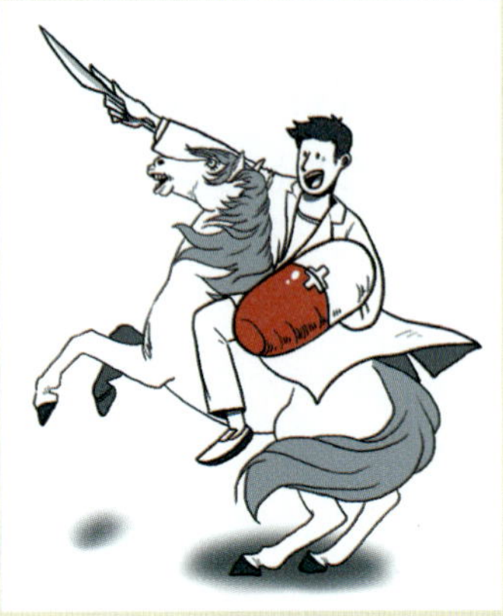

아하! 1–1

일찍이 히포크라테스는 의사에게는 세 가지 중요한 무기가 있다고 말했다.

그것의 첫째는 말이고, 둘째는 메스이며, 셋째는 약이다. 히포크라테스는 일찍이 메스나 약보다 더 강력한 치료효과를 지닌 것이 말이라는 점을 통찰했다.

리 쉽지 않다. 따라서 어릴 때부터 교육을 통하여 적어도 상대방을 헤아려 주는 마음을 가지고 있도록 길러져야 한다.

다른 사람을 헤아려 주는 마음은 남의 입장을 존중해 주는 넓은 마음과 정신적 여유, 그리고 풍부한 경험이 바탕이 되어 생겨난다. 그러므로 성격적으로 자기 일 밖에 모르는 시야가 좁은 사람은 사회적으로 많은 경험을 쌓음으로써 남을 헤아려 주는 마음을 쌓도록 해야 한다.

둘째, 평소 자기관리를 잘 하도록 한다. 자기관리(Self-control)란 육체와 정신을 항상 건강하게 유지하도록 스스로 노력하는 것을 말한다. 육체와 정신 중 어느 한쪽이 건강하지 못하면 반드시 다른 한쪽에 부정적 영향을 주게 된다.

예를 들어, 질병에 노출되면 정신적으로도 밝지 못하여 비관론에 빠지기 쉽고, 이것은 또 정신적 스트레스로 연결되고 그 결과 소화기능이 약해지는 등 부정적이 된다. 모든 직장인들은 육체와 정신은 긴밀히 연관되어 있어서 서로 커다란 영향을 미친다는 것을 알고 평소 자기 관리에 많은 신경을 써야 한다. 정신과 육체가 건강할 때 남을 배려하는 것도 가능하다.

셋째, 평소에 자기 노출도 잘 할 수 있도록 한다. 상품의 광고는 제품이나 서비스가 좋다는 것을 직접 소비자에게 호소하는 것인데 반해, PR이란 기업이 일반인들에게 이해와 호의를 얻기 위해 수행하는 활동으로 본질적으로 차이가 있다. 직장생활에서는 반드시 자기 PR이 필요하다. 이것은 은근히 자기를 알림으로써 주위의 호의와 신임을 얻고자 하는 전략으로 조직구성원 간 상호이해를 바탕으로 성립되는 직장 내 인간관계에서 중요한 요소이다. 그러나 무조건적인 자기노출은 오해를 불러올 수도 있으므로 신중하게 접근하는 자세가 필요하다.

우선 자신의 단점이나 사고방식을 알리는 것이다. 가령 성격이 급하고 화를 잘 내는 사람이 있다고 하자. 그는 자신의 감정을 컨트롤하는 법을 배워야 하겠지만 그러기 전에 먼저 자신의 단점을 주위에 알려놓으면 화를 냈을 경우에 주위 사람들로부터 어느 정도 오해를 덜 받을 수 있을 것이다. 또한 자기노출을 통하여 자신이 원하는 직무로 자리를 옮기는 것도 용이해질 수 있다.

직장에서의 자기 PR은 자기를 더 잘 보이게 하려는 것이 아니라 자신의 진실한 모습을 주위에 알려 인간관계를 보다 원만하게 이끌어가기 위한 것이라고 생각해야 한다. 사람들을 만나서 자기 장점만 열거한다면 그는 반드시 피곤한 사람으로 인식되고 회피의 대상이 될 것이다.

넷째, 자신이 먼저 상대방에 말을 건네고 인사할 줄 알도록 한다. 직장 안에서 좋은 인간관계를 형성하기 위한 방법 중 하나는 상대편에서 먼저 인사하기를 기다리지 말고 자기가 먼저 말과 인사를 건네는 것이다.

간혹 상대방이 먼저 인사하지 않으면 나도 인사하지 않겠다는 태도를 취하는 직장인들이 종종 있다. 하지만 좋은 직장 내 인간관계를 맺기 위해서는 먼저 인사하는 태도가 중요하다.

먼저 말이나 인사를 건네는 것은 적극적이고 성의를 보인다는 것을 뜻한다. 이것은 좋은 인간관계에 있어서는 필수 요소이다. 먼저 말을 건네는 것이 상대방보다 낮은 위치에 서게 되는 것 같아서 자존심이 허락하지 않는다고 생각하는 경우가 많은데, 이는 매우 편협한 생각이다. 인간관계에 있어서는 누가 위에 서고 아래에 서는 일은 있을 수가 없다. 만약 있다면 그것은 실력의 문제일 뿐이라는 것을 인식하는 것이 중요하다.

다섯째, 모든 일에 정성을 다함으로써 주위에 신뢰를 쌓도록 한다. 좋은 인간관계의 바탕에는 반드시 서로에 대한 두터운 신뢰가 놓여 있다. 신뢰란 자신이 보여준 정성이 투영된 것으로서 인간관계에서 없어서는 안 될 요소이다. 서로 친한 친구 사이에서는 중요한 서류나 금품을 안심하고 맡기곤 한다. 이는 서로를 신뢰하고 있다는 증거이며 또 성의를 가지고 교제하고 있다는 표시인 것이다. 따라서 상대방의 신뢰를 얻고 싶으면 우선 자기가 먼저 성의를 보여야 한다. 그 구체적 행동으로는 약속을 반드시 지킨다거나 항상 상대방의 인격을 존중해 준다거나 하는 일이 있다. 성의와 신뢰는 항상 같이 있으면서 서로 긴밀하게 작용한다는 것을 잊으면 안 되겠다.

1. 직장 내 인간관계

1) 동료와의 인간관계

직장에 다니는 한 동료들과는 좋든 싫든 매일 얼굴을 맞대고 지내야 한다. 때문에 한번 서먹서먹해지면 하루 종일 바늘방석에 앉은 것 같은 느낌이 들어 어떤 다른 경우보다도 어려움이 크다. 더욱이 한번 악화된 인간관계를 다시 본래 상태로 회복시키려면 많은 인내와 노력이 필요하므로, 처음부터 좋은 인간관계를 형

아하! 1-2 의사 시술 적절해도 설명 부족하면 위자료

한국소비자원 "의사, 정신적 손해 배상해야" 판시

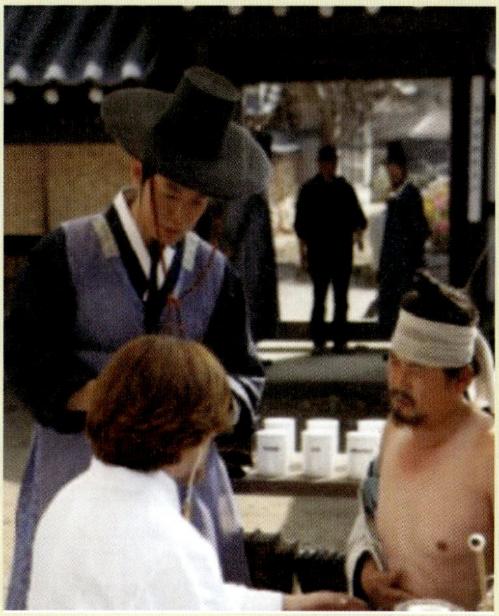

시술 과정에 대한 위험도나 합병증을 보호자에게 명확하게 설명하지 않았다면 의사의 시술이 적절해도 정신적 위자료를 지급해야 한다는 결정이 내려졌다. 한국소비자원 소비자분쟁위원회는 위 내시경 시술 후 심장 정지가 발생해 패혈성 쇼크로 사망한 환자의 보호자가 병원 측을 상대로 손해배상을 요구한 사례에서 "설명의무 위반에 대해 정신적 손해를 배상할 의무가 있다"고 판시했다. 신청인의 사망한 처는 당뇨병과 말기 신부전증으로 사망하기 3년 전부터 복막 투석 치료를 받던 환자인데 2008년 10월 복부 통증으로 복막염 진단으로 치료를 받았지만 2009년 1월 흑변과 토혈 증상이 관찰됐다. 위 내시경 시술 결과, 출혈성 위 · 십이지장 궤양으로 진단됐고 같은 해 추적 관찰을 위한 위 내시경 시술 후 심장 정지가 발생해 1월 말 패혈성 쇼크로 사망했다. 신청인은 "담당 의료진이 내시경 시술 전 발생 가능한 위험성(심장 정지, 사망 등)에 대해 전혀 설명을 듣지 못했으므로 의사로서 설명 의무를 다하지 못했다"고 주장했다. 또한 그는 "복막염에 대한 적절한 치료가 이뤄지지 않았고, 내시경 시술 직후 심정지가 발생한 것은 의료진의 시술 부주의나 시술 시행에 부적합한 상태였음에도 환자 파악을 제대로 하지 않고 시술을 강행한 것이 원인"이라면서 손해배상을 요구했다.

병원 측은 "환자에서 흑변과 토혈 증상 관찰됐을 때 상부 위장관 출혈이 의심돼 위 내시경이 반드시 필요하다고 보호자에게 설명했고 다음날 시행한 내시경 시술은 확인 검사여서 시술 전 위험성에 대한 설명이 필요하지 않았다"는 입장을 피력했다. 또한 당시 사망 환자는 의사소통이 가능하고 검사 및 혈압 등 활력 징후가 정상 범위였으므로 내시경 시술이 부적합한 상태가 아니었고 심장 정지 발생 시 응급 처치를 다했으므로 신청인의 요구를 수용할 수 없다는 것이다.

소비자원 전문위원은 "위 내시경 검사 및 병변에 처치는 꼭 필요했을 것이나 위험도와 합병증을 보호자에게 명확하게 설명하지 않은 점은 문제가 있다"는 견해를 제시했다.

조정위원회는 "병원 의료진에게 시술의 과실이 있다고는 보기 어려우므로 설명의무 위반에 대한 정신적 손해를 배상하는 것으로 한정한다"면서 "위자료 금액은 의료진의 의무위반 행위의 정도, 신청인의 질병 정도, 나이 등 여러 사정과 의료진이 신청인의 진료비를 이미 감면한 점 등을 참작해 100만원으로 산정함이 상당하다"고 밝혔다.

성해 가도록 노력하는 일이 무엇보다도 중요하다. 동료와 바람직한 인간관계를 유지하는 방법을 살펴보면 다음과 같다.

첫째, 늘 자기 책임을 다한다. 동료들과 좋은 인간관계를 형성하기 위한 첫 번째 조건은, 자기가 맡은 일이나 역할을 책임지고 말끔히 완수하는 일이다. 이는 단순히 동료들과의 문제만이 아니라 직장에서의 인간관계에서 공통되는 기본적인 사항으로, 특히 동료들과의 사이에서 모든 것에 우선하는 중요한 문제이다. 자기 책임을 다하지 못하면 동료들과 동등한 입장에서 자기주장을 펼 수 없게 되고 그들의 신뢰 또한 얻을 수 없게 된다, 자기 일을 게을리 해서 동료들에게 폐를 끼치게 되면 아무리 마음이 넓고 자기관리를 잘해도 인간관계는 결코 좋아지지 않는 것이다.

둘째, 항상 회사 전체를 생각하고 행동한다. 남을 헤아려 주는 마음이란 주위 동료들에 대한 따뜻한 배려를 말할 뿐만 아니라, 회사 전체를 생각하고 행동하는 정신을 가리킨다. 이것이 팀워크의 기본이 되는 것이다.

언제나 회사의 규율과 규칙에 따라 일하도록 노력하고 자기중심의 독자적인 행동을 삼가는 것이 중요하다. 다른 사람과 협력할 필요가 없는, 독립적인 업무를 가지고 있는 사람은 거의 없다.

대부분의 직장인들은 동료와 함께 일을 분담하거나 협력해 업무를 수행한다. 그렇기 때문에 규율을 문란하게 하거나 자기 멋대로 행동하면 협조체제가 무너져 업무 능률이 저하될 뿐만 아니라 주위사람들을 불쾌하게 만든다. 그러므로 개인은 항상 직장 전체의 일을 생각하고 행동하도록 유의해야 한다.

셋째는 보다 많은 사람들과 넓게 교제한다. 근무시간 뿐만 아니라 단체여행이나 취미생활, 사적인 모임 등에도 적극 참가해 가능한 많은 사람들과 대화할 기회를 만들어 서로에 대한 이해의 폭을 넓힌다. 근무시간 내에 서로 대화하고 의견을 교환할 수도 있지만, 그것은 어디까지나 한계가 있다. 단체여행이나 사적인 모임 같은 업무 외의 만남에서는 크게 웃고 흥을 돋우면서 친밀감을 더욱 깊게 할 수 있다.

넷째는 곤경에 빠졌을 때 서로 돕는다. 동료가 곤경에 처했을 때 자진해서 도와주는 태도가 자연스런 협조관계를 형성하는 데 큰 도움이 된다. 그러면 상대방도 이쪽이 어려움에 처해 있을 때 기꺼이 도와주게 된다. 이러한 태도는 예부터 내려온 '상부상조'와 '은혜는 꼭 갚아야 한다'는 의식 속에 깊이 뿌리 박혀 있는 것이다.

2) 상사와의 인간관계

상사는 직장에서 직책이 나보다 위인 사람을 뜻한다. 요즘에는 내가 상사를 고를 수 있다고도 하지만 어쨌든 상사는 나보다는 경력이 많고 나이도 많은 경우가 대부분이다. 이러한 상사와 좋은 인간관계를 맺기 위해서는 어떻게 해야 하는가?

첫째로 상사의 업무와 그의 성격을 잘 이해한다. 상사의 업무내용이나 그의 인품을 이해하려는 자세 그자체가 이미 상사와 좋은 인간관계를 도모하는 데 큰 도움이 된다. 더욱이 그의 업무나 인품을 어느 정도 이해하게 되면 일의 처리나 업무 보좌에 있어 보다 적절한 방법을 찾아낼 수 있어 더욱 긴밀한 인간관계를 이끌어낼 수 있다.

예를 들면, 매출이 예상한 대로 신장하지 않아 상사가 화가 나 있을 때는 번거로운 문제를 가지고 가는 일을 피하고, 그와 반대로 매출이 제대로 신장해 기분이 좋을 때는 평소에 하지 못했던 요청을 한다든가 할 수 있을 것이다.

둘째로 상사의 업무를 자진해서 보좌한다. 상사와의 관계를 긴밀히 유지하기 위해서는 지시를 받기 전에 먼저 상사의 일을 자진해서 도와주고 보좌하려는 자세가 중요하다. 이를 위해서는 앞서 말한 바 있는 상사의 업무추진 방법이나 성격에 대한 깊은 이해가 요구된다.

예를 들면, 상사가 필요로 하는 정보나 보고를 정확히 제공하고, 상사의 업무수행상 도움이 될 수 있는 의견이나 제안을 적극적으로 하는 일이다. 때로는 보고나 제안을 통해 상사와 대화할 기회를 가질 수 있어 그의 성격이나 업무내용을 보다 잘 이해할 수 있게 된다.

셋째로 기분 좋게 지시를 따른다. 상사의 입장에서는 부하가 제대로 일을 해내야 자기 부서의 목표달성이 가능하기 때문에, 부하가 자기 지시에 적극적으로 따라주기를 바란다. 그러므로 상사의 지시에는 기분 좋게 순종하는 자세를 지녀야 한다. 가끔은 불만을 늘어놓으면서 하는 수 없이 지시에 따르는 사원들을 볼 수 있는데, 결국 지시에 따를 것이라면 기분 좋게 따르는 편이 자신에게도 이득이 된다. 직장에서 상사의 공정한 지시에 대한 명령불복종은 징계의 대상이기도 하다.

넷째로 상사의 프라이드를 손상시키지 않도록 한다. 사람은 누구나 자기 나름의 프라이드를 가지고 있다. 상사에게도 상사만의 프라이드가 있다. 아무리 훌륭한 의견이라도 그 프라이드를 손상시키면 받아들여지지 않을 뿐만 아니라 인간관계 또한 금이 가게 된다. 따라서 상사의 프라이드를 손상시킬지도 모르는 제안을 할 때는 되도록 다른 사람이 없는 곳에서 말한다. 다른 사람이 듣고 있지 않으면 상사의 프라이드도 그다지 손상 받지 않고 넘어갈 수 있다. 이때는 상사의 의견을 존중하면서 말하도록 한다.

상사의 의견을 처음부터 부정만 하지 말고 그의 의견을 존중하는 태도를 보이며 "이런 것도 생각해 볼 수 있지 않을까요." 하고 넌지시 이야기를 꺼낸다. 상사가 새로운 사실을 깨닫고 오히려 먼저 그렇게 하자고 말하도록 유도해야 하는 것이다.

마지막으로는 충분한 자료와 정보를 제공하고 최종 결정은 상사가 내리도록 한다. 부하는 어디까지나 상사가 보다 옳은 판단을 할 수 있도록 자료와 정보를 제공하는 역할에 그치고, 그 결정은 반드시 상사가 하도록 한다. 정확한 자료를 제공해줌으로써 상사의 결정에 큰 영향력을 발휘할 수 있다면, 그 부하 직원은 상사로부터 신임을 받을 수 있게 된다.

3) 후배와의 인간관계

후배의 사전적 의미는 같은 분야에서 자기보다 늦게 종사하게 된 사람이다. 과거와 달리 요즘 수평화된 사회 속에서는 선배라고 후배에게 일방적으로 대할 수는 없다. 상호 간에 존중해야 능률을 높일 수 있다. 후배로부터 인정받는 선배 직장인이 되기 위해서는 다음과 같은 노력이 필요하다.

첫째, 자기의 사고방식을 분명하게 알린다. 후배와의 인간관계를 원만하게 유지하지 위해서는 업무 추진방법, 직장에서의 본연의 자세 등에 관해 평소부터 후배와 자주 대화하고 자기가 가진 사고방식을 분명하게 알릴 필요가 있다. 문제가 발생하기 전에 미리 일상생활 속에서 작은 갭들을 하나하나 메워 가는 노력이 훨씬 더 효과적인 것이다.

둘째, 후배의 업무와 성격을 이해한다. 부하가 상사의 업무와 성격을 잘 이해해야 하는 것과 마찬가지로, 선배도 후배의 업무와 인품에 대해 깊은 이해를 가져야 한다. 인간관계란 어느 한쪽의 일방적인 노력으로 이루어지는 것이 아니라 서로에 대한 진정한 이해와 노력에 의해 형성되는 것이다.

셋째, 편애하지 않는다. 사람은 누구나 좋아하는 음식과 싫어하는 음식이 있듯이 사람에 대해서도 좋고 싫은 감정을 가지고 있다. 그러나 선배된 사람은 사적인 감정을 되도록 억제하고 후배들을 모두 똑같은 마음으로 보살펴주려는 자세를 지녀야 한다. 그러면 선배로서의 자기 역량도 키울 수 있을 뿐만 아니라 후배들 사이에서도 깊은 신뢰를 얻을 수 있게 된다.

넷째, 거만하게 굴지 않는다. 회사에 먼저 입사했다는 이유만으로 '선배'라고 불리고, 또 무슨 일이 있어서나 선배는 후배보다 한 단계 높은 위치에 있어야 한다는 사고방식은 동양 특유의 관습인 듯 보인다. 그러나 선배라고 해서 후배에게 거만한 태도를 보이는 것은 좋지 않다. 선배라고는 하지만 먼저 입사한 것뿐으로 후배보다 특히 뛰어난 능력을 가지고 있는 것은 아니기 때문이다. 새로 신입사원이 들어온 처음 1년 정도는 얼마간 그럴 필요도 있겠지만, 그 후에는 선 · 후배를 따지기보다는 인간으로서 동등한 입장에 서서 생활하는 게 좋다.

다섯째, 후배가 어려움에 처하면 기꺼이 도와준다. 후배가 업무나 다른 일로 어려움에 처해 있을 때는 말없이 기꺼이 도와주어야 한다. 그리고 그에 대한 주의나 충고는 일단 일이 해결된 뒤에 말하도록 한다. 그 일을 계기로 후배와의 사이가 한층 더 깊어질 수 있다.

2. 인간관계를 개선하는 요령

좋은 인간관계를 유지하는 데 정답은 없다. 쌍방의 노력이 요구되며 혼자만의 노력으로는 한계가 있다. 직장에 처음 취업하는 사회 초년생일수록 인간관계에 많은 어려움을 느낀다. 일반적으로 사회나 조직에서 나빠진 인간관계를 개선하기 위한 방안을 살펴보면 다음과 같다.

첫째, 자연스럽게 행동한다. 악화된 인간관계를 개선하려고 어떻게든 접촉할 기회를 많이 마련하고 의식적으로 말을 건넨다고 해서 해결되는 것은 아니다. 때론 오히려 "곤란하니까 아첨을 떨고 있는군." 하는 오해를 받아 더욱 사이가 멀어지는 경우도 생기게 된다. 그러므로 괴롭더라도 지금까지 해온 것처럼 자연스럽게 행동하는 일이 중요하다. 상대방을 무시하거나 혹은 그 반대로 예전보다 더 친하게 대하지 말고 아주 자연스럽게 행동하면서 화해의 기회를 노려야 한다.

둘째, 인내심을 가지고 시간이 지나기를 기다린다. 일단 한 번 무너진 인간관계는 그렇게 간단히 원상태로 돌아오지 않는다. 그러므로 인내를 가지고 시간이 흘러 감정이 누그러질 때까지 기다려야 한다.

셋째, 상대에게 성의를 보인다. 시간이 흐르기를 기다리면서 기회 있을 때마다 태도나 몸짓으로 상대방에게 나쁜 감정이 없다는 것을 보여준다. 또한 마음으로부터 우러난 성의를 보이며 지속적으로 노력을 해야 한다.

넷째, 좋은 기회를 포착한다. 어느 정도 시간이 지난 뒤에는 화해할 좋은 기회가 오기를 기다린다. 앞서 이야기한 경우처럼 물을 떠다준다거나 아니면 차를 한 잔 뽑아주는 등 좋은 기회를 만나게 되면 이쪽에서 먼저 적극적으로 말을 건넨다. 그러나 이때도 반드시 아주 자연스럽게, 그리고 아무 일도 없었던 것처럼 행동하도록 한다. 가능하면 상대방이 이쪽에 빚을 한 가지 지는 상황을 만드는 것이 좋다. 그러면 아마 상대방도 이쪽의 친절한 마음에 감사하면서 지금까지 자기 행동을 부끄럽게 생각하고 그 반이라도 갚으려고 할 것이다. 여기서 다시 교제가 시작되고 대화가 시작되는 것이다.

이 네 가지가 나빠진 인간관계를 개선하기 위한 요령인데, 특히 중요하는 것은 어디까지나 자연스럽게 행동해야 한다는 것으로 초조해하거나 억지로 꾸민다거나 해서는 안 된다. 끊임없이 성의를 표시하면서 자연스런 태도로 대하면 어느 정도 시간이 흐르면 좋은 기회가 반드시 온다. 그러므로 초조해하지 말고 기회를 기다리도록 한다.

III 다양한 직장 예절

1. 언어 예절

직장인들은 언제나 동료와 상사들과의 협동이 필요하고 또 고객들과는 좋은 교섭을 수행해야 한다. 협동이 깨지면 업무에 차질이 생기고, 교섭을 잘 수행하지 못하면 고객들과 마찰을 일으키고 직장 이미지를 손상시키게 된다. 따라서 직장인들에게 있어서 상대방에게 감동을 줄 수 있는 언어 예절은 기본이다.

언어 예절의 기본은 고운 말과 바른 말을 사용하는 것이다. 대화를 할 때는 상대에 따라 호칭과 말씨를 다르게 가려서 사용하고, 전달하고자 하는 메시지에 따라 사용하는 언어와 행동이 달라야 한다. 특히, 여러 사람이 모여 일하는 직장에서는 윗사람이든지 아랫사람이든지 언어 예절을 잘 지켜야 인간관계가 원활해지고, 그 결과 업무의 효과성을 높일 수 있다. 또한 언어 예절은 내용상으로는 상대방을 존중하는 마음을 가지고 임해야 한다.

다른 사람과 대화를 할 때 갖추어야 할 바른 자세를 살펴보면 첫째, 논리적으로 정연하게 말을 해야 한다. 이것저것 두서없이 말을 하다보면 본래 전달하고자 하는 메시지의 전달에 실패함으로써 상대방을 혼란에 빠뜨리고 신뢰를 떨어뜨리게 된다. 또한 논리적으로 말하는 것은 자신의 능력을 평가받는 것이기 때문에 상사에게 보고를 하거나 환자에게 설명을 할 때 정보의 전달이 정확하게 이루어지도록 사전에 준비를 하거가 평소 말하는 훈련을 해야 한다.

둘째, 목소리를 분명히 해야 한다. 언제든지 말을 할 때는 말을 흐리거나 말꼬리를 떨어뜨려서는 안 된다. 상대방이 분명히 알아들을 수 있도록 말하는 것은 상대방을 존중한다는 의미를 담고 있다. 특히, 몸이 아픈 환자들은 자기도 모르는 심리적 위축 때문에 다른 사람의 말을 들을 때 평소보다 잘 알아듣지 못하거나 주관적 편견에 사로잡히는 경우가 많다. 때문에 환자를 대하는 보건의료인들은 분명한 어조로 부드럽게 말함으로써 환자가 전달되는 정보나 의미를 분명하게 인식하도록 해야 한다.

셋째, 말의 속도를 적정하게 유지해야 한다. 급히 서둘다보면 전달하고자 하는 내용이 누락되는 경우가 발생하고, 한꺼번에 많은 말을 하려다가는 상대방에게 혼란을 주기 쉽다. 상대방이 알아들을 수 있는 속도 말하되 너무 느려서도 안 된다. 특히 성질이 급한 한국 사람들은 상대방의 느린 반응에 대하여 짜증을 내는 경우가 많기 때문이다.

넷째, 상대방을 이해하려는 태도를 지녀야 한다. 병원을 찾는 환자들은 모두 제각기 다른 심리적 특성과 배경을 가지고 있다. 똑같은 인사말에 대하여 만 명 중 한 명은 비호의적으로 받아들일 수도 있다. 이때 병원 직원들은 당황하거나 기분 나쁘게 생각할 것이 아니라 그 사람이 남과는 다른 특성을 지니고 있기 때문이라고 이해를 한다면 좀 더 너그러워질 수 있고 또 설득적인 대화를 이어갈 수 있다.

다섯째, 상대방이 하는 이야기를 충분히 알아듣지 못한 경우에는 정중히 다시 물어서 확인해야 한다. 대화중에 상대방의 전달 의지를 분명히 이해해야 나중에 오해가 생기는 것을 최대한 방지할 수 있기 때문이다. 환자는 "분명히 이야기를 했다."고 주장을 하고, 이에 대하여 직원은 "분명히 듣지 못했다."는 불일치 사태가 발생하면 결국은 싸움이 되고 병원은 이미지 손상을 입게 된다.

여섯째, 대화를 하면서 상대에게 집중하지 않거나 주위를 두리번거리는 행동을 하지 않는다. 대화를 하면서 상대방에게 집중하지 못하고 시계를 계속 보거나 먼 곳을 바라보는 행동은 상대방을 무시하는 것으로 비쳐지기 때문에 관계 악화를 불러 온다.

병원의 경우 병실에서 종종 고객들이 불쾌하게 되는 가장 중요한 이유 중의 하나가 환자나 보호자들이 간호사를 찾아가 질문을 했을 경우 고객들과 눈을 맞추지 않고 컴퓨터에 시선을 고정시키고 건성으로 고객의 말을 듣는 태도를 취하기 때문이다. 고객들은 매우 중요하다고 판단하여 질문을 하게 되는데, 간호사들이 듣기에 그 질문은 매우 하찮은 것에 불과하다는 인식의 차이 때문이다. 이것이 바로 전형적으로 의료인 중심의 커뮤니케이션 스타일이다. 보건의료인들은 환자들이 질문할 때는'얼마나 불안하고 답답하면 질문을 하겠는가?'하는 걱정과 관심의 심리상태로 무장하고 환자들을 대해야 한다.

일곱째, 상대방을 너무 뚫어지게 쳐다보는 것은 삼가야 한다. 대화 시에 상대방을 응시하는 것은'당신을 존중한다.'는 신호로서 기본적인 예절이다. 따라서 대화를 할 때는 상대방 쪽으로 약간 고개를 수그리고 부드러운 표정으로 상대방의 얼굴의 반쯤을 쳐다보는 각도를 취하면 무난하다. 그러나 너무 상대방의 두 눈을 뚫어지게 응시하거나 상대의 특정 부위에 초점을 고정시키는 행동은 상대방을 당황스럽게 만들거나 괜한 오해를 불러올 수 있기 때문에 삼가야 한다.

여덟째, 상대방이 꺼리는 대화나 단어는 사용하지 않는다. 국내 한 여성병원에서 수술 전 마취상태에서 의사와 간호사 간에 가벼운 성적 농담을 한 것을 환자가 명예가 훼손되었다고 고소를 하여 정신적 손해배상 판결을 받은 경우도 있다. 우리 사회에서 유명인이라는 사람들이 세치 혀를 잘못 놀려 하루아침에 망신을 당하고 명예가 실추되는 사례는 너무 흔하다. 병원을 찾는 환자들은 정신적으로 나약하거나 주관적 편견에 사로잡혀 있는 경우가 많기 때문에 보건의료인들은 환자를 대할 때 단어의 사용에 신중을 기해야 한다.

아홉째, 너무 과장된 몸짓언어를 사용하지 않도록 한다. 사람에 따라서 말을 할 때 차분한 사람이 있는 반면, 비정상적으로 목소리 톤이 높고 몸동작이 너무 큰 사람이 있다. 너무 차분한 것도 문제지만 너무 과정된 목소리 크기나 몸동작도 상대방을 불편하게 만들기 때문에 문제가 된다. 우리 사회에서 대화 시에 목소리나 몸동작이 유난히 큰 사람들은 늘 회피의 대상이 된다는 점을 유의해야 한다. 이런 행동은 누구에게나 가식적이라는 느낌을 주기 때문이다.

또한, 언어 예절에 있어서 무엇보다 중요한 것이 호칭의 사용이다. 그 이유는, 호칭은 상대방의 자존감이나 사회적 지위감 등과 연계되어 호(好), 불호(不好)의 감정을 유발시키는 기전이 되기 때문에 평소 직원들에 대한 교육과 관리가 요망된다. 직장에서 부하직원은 상사의 성이나 직위 뒤에 반드시 '님'자를 붙여 사용한다. 자신의 상사보다 더 높은 사람과 대화할 때는 자신의 상사에 대해서는 '님'자를 붙이지 않는다. 예를 들어, 부장으로부터 홍길동 과장을 찾는 전화가 온 경우, 전화를 받은 직원은 "지금 홍길동 과장이 자리에 없습니다."라고 대답해야 한다. 하급자나 동년배일 경우에는 '님'자를 생략하고 호칭만 붙이면 이상이 없다. 즉, '김건양 대리', '홍길동 씨'처럼 부르면 된다. 같이 일하는 동료가 자기보다 먼저 입사한 연장자일 경우에는 이름이나 호칭 뒤에 '님'자를 붙이는 것이 예의이다. 즉, '김갑순 대리님'과 같이 불러주는 것이 상대방에 대한 예의를 표시하는 행동이다. 요즘에는 여직원들을 부르는 경우에 조심해야 한다. 과거처럼 성 앞에 '미스'를 붙이거나 성이나 이름 뒤에 '양'자를 붙여 부르는 것은 실례가 되는 행동으로 받아들여지기 때문이다. 여성들도 남성들과 똑같이 호칭 뒤에 '님'자나 '씨'자를 붙여 사용하도록 해야 한다.

특히, 고객들에 대해서는 반드시 이름 뒤에 '님'자를 붙여 사용하도록 한다. 최근에는 "고객님, 이 사이즈는 품절이십니다."와 같은 백화점 높임말이 유행하고 있는데 원래 '-시-'자는 사람을 높이기 위해서만 기능하는 말이기 때문에 고객의 동작이나 상태를 높이기 위해 과도한 존댓말을 사용하는 것은 자제되어야 한다. 백화점 높임말이 듣는 사람의 기분을 좋게 해주는 것은 사실이지만, 사회적 전통과 기준을 넘어서는 과도한 존칭은 상대방을 부담스럽게 만들거나 자신을 너무 비굴하게 만드는 부작용을 불러오기도 한다. 직장에서 흔히 사용하는 말들 중에서 환자를 비롯한 상대방을 기분 좋게 만드는 언어의 사용법을 살펴보면 다음과 같다.

내가→제가, 오다→오시다, 보다→보시다, 나이→연세, 있다→계시다, 하다→하시다, 이름→성함, 주다→드리다, 몰라요→모르겠습니다, 누구예요?→누구시죠? 좀 기다리세요→잠시만 기다려주시겠습니까? 자리에 없는데요→자리에 없습니다, 안 됩니다→곤란합니다, 다시 전화 하세요 →다시 전화주시겠습니까? 네 알았어요→네 알겠습니다, 먼저 갈게요→먼저 가겠습니다, 같이 온 사람→같이 오신 분 등

2. 인사 예절

사전적 의미로 인사(人事)는 상대방의 안부를 묻거나 공경, 친애, 우정의 뜻을 표시하는 예절이다. 인사는 말이나 행동, 표정, 선물 등 여러 가지 방법을 통하여 이루어진다. 인사의 일반적인 기능은 사람들 사이에서 소외 또는 단절을 방지하고 우호감을 조성하며, 집단 구성원들 사이에 연대를 강화하는 구실을 한다. 또한 당시의 사회적인 위계서열을 나타내는 지표의 기능을 하기도 한다. 따라서 인사는 민족이나 시대, 계절, 시간, 조건, 계급, 신분, 종교, 직업, 연령, 성별 등에 따라 각기 구분이 있어 행동양식을 달리한다. 특히, 한국은 예로부터 유교에서 유래된 예(禮)를 중시하여 이에 따른 인사법도 아침, 점심, 저녁이 다르고 상봉, 이별, 문안, 안부, 경조 등에 매우 까다롭게 적용되었다. 이러한 인사법은 '상례(常禮)'에 자세하게 기록되어 있으나 서양문물의 도입과 함께 산업사회가 가속화되면서 많이 생략되거나 변질되었고, 한편으로는 악수나 포옹과 같은 서구식 인사법이 그 자리를 차지하고 있다. 일반적으로 우리 사회에서 행해지는 인사의 방법으로는 말로 하는 인사, 행동으로 하는 인사, 서신으로 하는 인사, 선물로 하는 인사 등이 있다. 이 책에서는 말과 행동으로 하는 인사에 대하여 주로 설명한다.

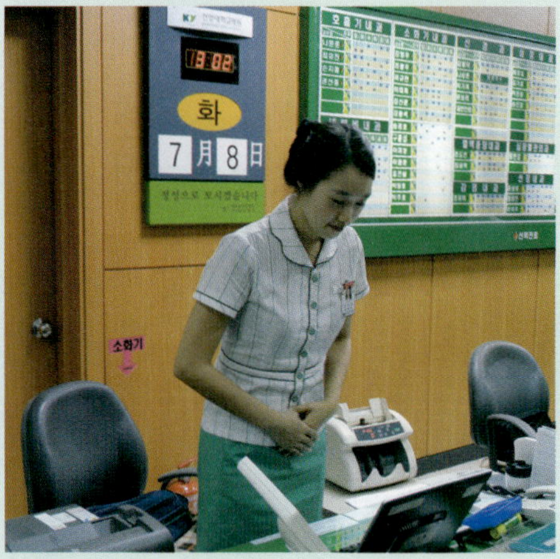

병원 직원의 정성과 예절을 갖춘 인사는 심리적으로 위축되어 있는 환자에게 마음의 문을 열게 해준다. 왜?

예절의 기본이자 커뮤니케이션의 한 수단으로서 인사가 상대방에게 전달하는 메시지는 첫째, 상대방을 존중한다는 의미를 담고 있다. 둘째는 서로 잘해보자는 의욕과 희망의 의미를 담고 있으며, 세 번째로는 좋은 인간관계에 대한 희망의 메시지를 담고 있다. 이와 같은 인사는 병원에서 심리적으로 위축되어 있는 환자에게 마음의 문을 열어주고, 병원 내 직원들 간에는 활력 있는 업무를 수행하도록 해주며, 또한 생산적 인간관계를 유지하도록 해준다.

인간 사회에서 예절은 인사에서 시작하여 인사로 끝난다고 할 정도로 돈을 들이지 않고 상대방에게 매력을 끌게 할 수 있다. 인사는 그 말이 보여주는 것처럼 사람 '인(人)'자와 일 '사(事)'자의 결합어로 '사람이 하는 일'이라는 뜻을 포함하고 있다. 예의 바른 태도로 인사를 잘하느냐, 못하느냐에 따라서 상대방에게는 건방지다거나 착실해 보인다거나 인상이 좋다거나 하는 평가를 받게 된다. 결국 인사는 자신의 이미지를 결정짓게 하는 기본적인 요소이다. 병원을 찾은 환자는 병원 직원이면 누구든지 자신을 염려해주고 또 환대해줄 것으로 기대한다. 따라서 병원이 이와 같은 고객의 기대 부응하는 예절을 제대로 보여주지 않는다면 환자는 처음부터 기분이 상하게 될 것이다.

문명사회에서 인사는 개인적 소양을 노출시키는 기본적인 행동양식이다. 서로 모르는 사람끼리도 처음 만나게 되면 인사를 통하여 서로 간에 몰라서 갖게 되는 막연한 불안감을 해소하기도 한다. 특히, 비즈니스에 있어서 인사는 서비스의 시작으로서 병원을 찾아준 고객을 진심으로 환영한다는 뜻을 지니고 있기 때문에 서비스의 성패를 결정하는 첫 번째 관문이기도 하다. 또한 인사는 한 개인의 마음가짐이 밖으로 표현된 것이며, 타인에 대한 존경과 애정의 표현이므로 상대방에게 인사를 할 때는 좋은 감정을 살 수 있도록 정중하게 정성을 다하는 것이 원칙이다.

1) 인사의 원칙

인사는 무엇보다 마음가짐이 중요하다. 내가 하는 인사가 병원을 찾은 상대방에게 기분 좋은 느낌을 주기 위해서는 첫째, 고객에 대하여 감사하는 마음을 갖도록 해야 한다. 둘째, 상대를 존중하는 마음을 갖도록 해야 한다. 셋째는 진실한 마음을 갖도록 한다. 사람의 얼굴은 그의 정신을 담고 있다. 그 사람의 마음은 그 사람의 얼굴을 통해 나타난다. 얼굴의 어원은 '얼꼴'이다. 얼(정신)을 담는 그릇이라는 뜻이다. 따라서 고객은 병원의 의사를 비롯한 직원들이 자신을 맞이하면서 인사하는 말투나 얼굴을 보고 이 병원이 자기를 따뜻하게 맞이하고 있는지, 아니면 건성으로 맞이하고 있는지를 판단하고 대응한다. 병원 직원들이 진심으로 고객을 존중하고 감사하는 마음을 갖고 있어야 그 진심이 인사하는 얼굴표정을 통해 고객에게 전달될 것이다.

다음으로는 인사는 형식을 중시하는 예절이기 때문에 형식을 갖추는 것도 중요하다. 예절의 형식은 그 사회의 가치관을 반영하는 전통과 문화이기 때문에 사회로부터 인정을 받기 위해서는 예절을 수행하는 데 있어서 형식을 갖출 줄 알아야 한다. 기본적으로 병원을 찾은 고객들에 대하여 인사를 할 때 갖춰야 할 주요 형식은 다음과 같다.

- 목과 등을 곧게 펴고 배를 당겨 부드러운 자세를 취한다.
- 양 무릎을 붙이고 팔을 겨드랑이에 붙인다.

- 상대방의 눈을 부드럽게 응시하는 자세에서 목만 구부리지 말고 허리까지 구부리도록 한다. 인사를 위한 훈련을 할 때는 천천히 하나, 둘, 셋을 세면서 구부리고, 다시 셋, 둘, 하나를 마음속으로 세면서 서서히 몸을 펴도록 한다.
- 여성의 경우 몸의 중앙(배꼽)에서 두 손을 가지런히 합쳐 잡거나 이것이 불편하면 남성과 마찬가지로 손에 계란을 말아 쥔 느낌으로 주먹을 가볍게 쥐고 차려 자세에서 45도 정도 구부려 인사한다.
- 상체를 일으키고 나면 다시 상대방의 눈을 부드럽게 응시하면서 밝은 표정을 짓는다.
- 인사가 끝난 후에는 상체를 10도 정도 기울이고 손을 앞으로 가지런히 잡으면서 용건을 듣거나 대화할 자세를 취하도록 한다.

이와 같은 인사는 모든 직장인에게 있어서 업무의 한 부분이라고 보고 몸에 배이도록 해야 한다. 따라서 출 · 퇴근 시에 만나는 모든 다른 직원들에 대한 인사는 업무의 필수 요소이다. 인사를 잘 할수록 다른 부서와의 업무 협조도 부드러워진다. 인사는 먼저 보는 사람이 먼저 하는 것이 원칙이다. 윗사람이라고 할지라도 아랫사람을 먼저 보았다면 먼저 인사를 하는 것이 예의이다.

인사를 할 때는 먼저 상대의 눈을 부드럽게 응시하고 인사를 하기 전과 후에는 반드시 눈 맞춤을 하도록 한다. 상대방의 눈을 피하면서 인사를 한다면 상대방은 억지로 인사를 한다는 인상을 받게 된다. 인사는 언제나 밝은 표정으로 해야 하며, 인사말은 '안녕하세요?' 하고 분명한 발음과 명랑한 음색으로 해야 한다. 또한 직장인들은 때와 장소, 상황에 맞는 인사를 할 수 있어야 한다.

병원 로비에서 반갑다고 해서 큰 소리로 떠들면서 인사할 수는 없다. 환자들이 대기하고 있는 병원의 복도나 로비에서 직원끼리 인사를 할 때는 부드럽게 웃는 얼굴로 약 15도 정도 구부려 작은 목소리로 인사한다. 이때 인사를 잘 받는 것도 중요한 인사 예절이라는 점을 잊어서는 안 된다.

2) 인사의 종류

인사는 상황에 따라 가볍게 하는 목례에서부터 격식을 갖추어 해야 하는 정중한 인사에 이르기까지 그 종류도 다양하다. 올바른 직장인이라면 상황에 맞는 인사법을 잘 익혀서 수행할 수 있어야 한다.

① 목례 : 실내에서 동료나 후배를 만났을 때 하는 인사다. 사무실은 물론 로비, 복도, 엘리베이터, 화장실, 식당 등에서 사용하며 밝고 부드러운 표정으로 가볍게 인사한다.

② 가벼운 인사 : 권유, 확인, 죄송함 등을 나타내는 인사로서 손님에게 좌석을 권할 때, 용건의 확인과 죄송함을 표현하거나 거절할 때에 사용한다. 간단한 목례에서 약간 발전된 형태의 인사로 발랄하고 약간 빠른 속도로 인사한다. 약 15도의 각도로 허리를 앞으로 굽히면서 3m 정도 앞쪽을 바라본다. 이때 등이 둥글게 되지 않도록 주의가 요망된다.

③ 보통 인사 : 긍정, 반가움과 감사를 나타내는 인사로 고객을 맞이할 때 사용하며 반가움과 감사함이 듬뿍 나타나도록 부드러운 표정으로 천천히 인사한다. 몸은 약 30도 정도 굽혀 인사하도록 한다.

④ 정중한 인사 : 가장 정중하게 감사의 뜻을 전할 때 사용한다. 약 45도의 각도로 허리를 많이 굽히고 눈은 자신의 발 앞을 향한다. 격식이 목적이므로 천천히 몸을 움직이도록 한다.

인사 예절에 있어서 버려야 할 습관이 있다. 그것은 인사하기 전에 잠시 망설이는 표정을 짓거나 고개만 까딱 하고 급하게 지나가버리는 경우이다. 또는 무표정하게 인사하거나 눈을 맞추지 않거나 다른 일을 하면서 말로만 인사를 하는 경우이다. 이와 같은 인사는 상대방에게 무안함만 줄 뿐이며 관계를 악화시킬 수 있기 때문에 하지 말아야 한다.

3. 전화 예절

개인용 휴대전화가 보편화되어 있는 오늘날 전화예절은 개인의 교양 수준을 보여주는 바로미터가 되고 있다. 전화예절은 이제 개인 차원을 넘어 모든 직장에서 중시되고 강조되고 있다. 그 이유는 직원들의 전화예절 정도에 따라 고객들이 그 회사의 수준을 가늠하고 있기 때문이다. 병원 직원들은 전화를 받거나 걸 때 특히 예절에 신경을 써야 한다. 전화를 받으면 "안녕하십니까? 저는 OO병원의 원무과 OOO입니다." 하는 식으로 자신의 신분을 먼저 밝히는 예절은 기본이다. 전화를 받으면 메시지나 전달사항 등을 확실하게 메모하고 전할 수 있어야 한다.

전화를 건 상대방 중 내가 이미 누군지 알고 있는 사람도 있고, 모르는 사람도 있을 것이다. 따라서 전화를 받을 때에는 내가 이 병원을 대표하는 브랜드 이미지라고 생각하고 응대하여야 한다. 병원 이름, 부서 이름, 자신의 이름을 반드시 밝혀야 하는 것은 기본이며, 언제든지 친절한 느낌을 들도록 하는 것은 의무이다. 병원 이름을 밝히기 전에 '감사합니다.' 라고 멘트를 넣어도 좋다. 만약, 전화벨이 여러 번 울린 뒤에 전화를 받았을 경우에는 반드시 '늦게 받아서 죄송합니다.'라고 먼저 말하는 것이 상대방을 배려하는 태도이다. 전화는 벨이 3번 이상 울리기 전에 받는 것이 기본적인 예절이다.전화를 통한 커뮤니케이션에서 상대방이 누군지 알아야 그 다음 대화가 진행되는 것은 당연하다. 만약, 상대방이 자신을 밝히지 않을 경우에는 '누구시죠?' 하고 취조하듯이 묻는 것보다는 '실례지만, 어디십니까?' 하고 정중하게 물어보는 것이 상대방을 무안하지 않게 배려하는 자세이다.

주로 전화를 통해 일을 처리해야 하는 경우는 말할 것도 없지만 기억력이 월등히 뛰어나지 않는 한, 전화 통화 시에는 항상 메모를 하는 것이 효과적이다. 기억력을 너무 믿고 자만하다가는 약속시간이나 중요한 용건 등을 한두 가지씩은 빠트리게 된다. 메모를 한 후, 본인이 인지한 것이 정확한지 다시 한 번 상대방에게 확인하는 것이 업무를 정확하게 처리할 수 있는 좋은 방법이다.

다음으로 전화를 통한 대화가 끝나고 전화를 끊어야 할 경우에는 반드시 마무리 인사를 하도록 한다. "우리 병원에 전화를 해 주셔서 매우 감사합니다." 라는 마무리 인사를 하도록 한다. 업무상 다른 사람의 전화를 대신 받았을 경우에는 "00님께 정확하게 전달해 드리도록 하겠습니다. 감사합니다." 하고 상대방이 안심할 수 있도록 하는 것이 중요하다. 마지막으로는 상대방이 수화기를 내려놓은 것을 확인 한 후 수화기를 조용히 내려놓는다면 상대방으로부터 좋은 인상을 받을 수 있다. 특히 상대방이 자신보다 윗사람인 경우에는 반드시 상대방이 전화를 끊은 다음에 내가 끊도록 한다.

특히 요즘 전화예절 중 요즘 가장 주의를 기울여야 할 것이 휴대전화기 통화 예절이다. 공공장소에서는 기본적으로 휴대전화기는 통화를 삼가는 것이 예의이다.

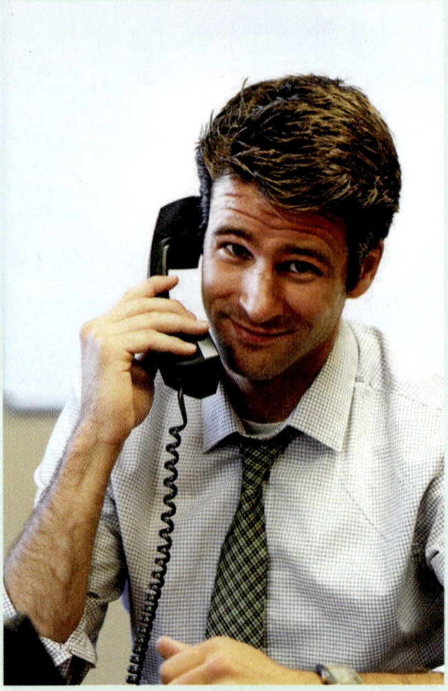

그러나 피치 못할 경우 자리를 피해 작은 소리로 통화해야 한다. 특히 상가나 병원, 극장, 연주회장, 교실, 회의실 등의 장소에서는 휴대전화기를 꺼두어야 한다. 많은 사람들이 이와 같은 예절상식을 잘 알고는 있으면서도 이를 실천하는 경우는 많지 않다. 다른 사람을 위해 약간의 불편은 기꺼이 감수하려는 예의바른 자세가 사회를 명랑하고 건강하게 만든다.

1) 전화 받을 때의 예절

전화를 받을 때 지켜야 할 예절을 살펴보면 다음과 같다.

첫째, 전화는 벨이 울리자마자 받는다. 전화벨이 세 번 이상 울리고 나서 전화를 받을 때에는 반드시 '늦어서 죄송합니다.'라고 말하는 것이 상대방에 대한 예의이다. 담당자가 바쁠 경우에는 옆 사람이 받아주도록 하고, 같은 부서에 걸려온 전화를 받을 사람이 없을 때에는 자리가 멀어도 신속하게 받도록 해야 한다. 근무시간에 전화를 했는데 전화를 받지 않는다면 상대로부터 오해를 살 수 있다. 통합사무실을 사용할 경우에는 자기가 속하지 않은 부서에 걸려온 전화라고 해도 받을 사람이 없으면 수화기를 드는 마음가짐이 필요하다.

둘째, 전화를 받는 사람의 목소리는 그 병원에 대한 첫인상이라는 점을 인식해야 한다. 전화를 받기 위해 수화기를 들면 직장 이름을 밝히고 인사부터 하도록 한다. "안녕하십니까. 저는 ○○병원 원무팀 ○○○입니다." 하고 수신자 측의 상호와 자신의 이름을 밝히는 것은 상대방이 전화를 정확하게 걸었다고 안심하게 만든다. 만약 수신자 측에서 이것을 밝히지 않는다면 송신자는 다시 수신자 측이 자신이 전화를 건 대상이 맞는지를 확인하는 수고를 해야 한다. 따라서 많은 사람들이 흔히 "여보세요?" 하고 전화를 받는 방식은 상대방을 배려하는 태도가 아니다. 교환대를 거쳐서 온 전화인 경우에는 "안녕하십니까? 여기는 ○○과 ○○

○입니다."라고 응대하면 되고, 직장 내 전화일 경우에는 "○○과 ○○○입니다." 하고 전화를 받는다.

셋째, 비즈니스의 전화 내용은 항상 메모를 하도록 한다. 특히 병원에서 환자로부터 피드백을 요구받는 경우에는 반드시 메모를 해서 정확하게 수행하는 것을 습관화해야 한다. 메모를 하지 않아 고객에 대한 피드백 약속을 잊는 경우가 많은데 이런 행동은 병원의 명예를 떨어뜨리게 된다. 수신자가 미처 메모지 준비를 못했으면 "죄송합니다. 메모를 해야겠으니 잠깐만 기다려 주십시오." 하고 상대방에게 양해를 구한 다음, 준비가 되면 "네, 말씀하십시오."라고 말한 후 대화를 이어나간다. 통화가 끝나면 메모한 것 중 확인이 필요한 사항에 대해서는 상대방의 양해를 구하고 올바로 기록이 되었는지 확인을 하는 것이 사후 문제발생을 방지할 수 있는 효과적인 방법이다.

넷째, 전화를 받아야 할 사람이 다른 곳과 통화 중일 때는 상대방에게 양해를 구하도록 한다. "지금 ○○○ 씨가 다른 통화 중입니다. 잠깐 기다려 주십시오." 라고 말하거나 찾는 사람이 지금은 전화 받을 형편이 아님을 밝히는 것이 예의이다. "○○○ 씨의 통화가 길어질 것 같으니 통화가 끝나는 대로 전화를 드리라고 하겠습니다." 하고 예의 바르게 양해를 구하도록 한다. 급한 용건일 경우에는 메모를 사용하여 통화 중인 전화를 일시 보류하게 하고 긴급한 전화부터 먼저 받도록 하는 것이 중요한 전화예절이다.

다섯째, 전화를 받을 사람이 자리에 없을 때는 상대방이 궁금해 하는 사항에 대한 정보를 제공하여 안심시킨다. "○○○ 씨는 지금 자리에 없습니다." 하고 말한 다음 "용건을 일러주시면 제가 정확하게 전달하겠습니다." 하고 말하든지, "○○○ 씨가 들어오는 대로 전화를 걸도록 하겠습니다." 하고 말하는 것을 잊지 말아야 한다. 또한 "○○○ 씨는 오후 2시경에 돌아온다고 했습니다."와 같이 구체적인 시간을 알려주는 것도 상대방으로부터 신뢰를 얻는 좋은 방법이다.

여섯째, 통화 중간에 부가적인 조치가 필요할 때는 상대방에게 최대한 예의를 갖추도록 한다. 고객이 요구하는 정보를 자신이 모르기 때문에 다른 직원에게 물어보아야 하는 경우가 발생하는 경우도 있다. 이때는 상대방에게 담당자에게 물어보겠다고 양해를 구한 다음 이쪽에서 하는 말이 상대방에게 들리지 않도록 주의를 기울여야 한다. 상대를 기다리게 해야 할 경우에는 "죄송합니다만, 잠시만 기다려 주십시오." 하고 정중하게 양해를 구한다. 잘못 걸려온 전화를 받아야 하는 경우에는 "전화를 잘못 거셨습니다. 여기는 ○○○국의 ○○○○번입니다." 또는 "전화를 잘못 거셨습니다. 여기는 ○○○병원입니다." 하고 수신자 쪽을 정확하게 밝혀주는 것이 상대방을 안심하게 만든다.

일곱째, 전화를 끊을 때는 작별인사를 해야 한다. 전화 통화가 끝나면 간단하고 따뜻한 작별 인사를 잊지 않는 것이 중요하다. "실례했습니다." 또는 "안녕히 계십시오."라는 인사말을 가볍게 하고 끊는 것이 기본적인 전화예절이다.

2) 전화 걸 때의 예절

전화를 걸 때의 예절은 다음과 같다.

첫째, 정중하게 인사를 하고 자신의 소속과 이름을 먼저 밝힌다. "안녕하십니까? 여기는 ○○병원 총무과 ○○○입니다. ○○과장님 계시면 부탁드립니다." 하고 말한다. 찾는 사람이 자리에 없을 경우에는 전화 받는 사람에게 "바쁘신데 대단히 죄송합니다. ○○병원 총무과 ○○○가 무슨 일로 전화했었다고 전해주시면 고맙겠습니다. 수고하십시오."라고 부탁한다.

둘째, 전화를 건 이유를 먼저 상대방에게 알리도록 한다. 전화 건 이유를 먼저 말하면 상대방이 빨리 이해할 수 있기 때문에 효과적이다. "오늘 저녁 모임에 대한 일입니다만~." 또는 "저희 병원의 장비구매와 관련하여 말씀드리고 싶습니다." 등 결론을 간결하고 요령있게 전달하여 상대방이 사태를 빨리 파악하도록 배려한다.

셋째, 상대방의 전화 목소리가 잘 안 들리는 때에는 솔직하게 말해야 한다. 상대방의 목소리가 작거나 잡음이 나서 잘 안 들릴 때가 있다. 이럴 때에는 망설이기보다는 미안하다는 인사말과 함께 "전화가 잘 안 들립니다만, 크게 말씀해 주시면 고맙겠습니다." 하고 상대방에게 분명하게 전달하는 것이 좋다. 상대방이 말하는 내용을 잘 알아듣지 못하여 자꾸 재차 묻거나 나중에 다른 소리를 하는 것보다 낫다.

넷째, 업무 전화는 건 쪽에서 먼저 끊도록 한다. 용건을 들을 사람 쪽에서 먼저 전화를 끊으면 상대가 용건을 모두 말하기 전에 통화가 끝날 우려가 있다. 그러나 전화를 걸었을 때, 상대방이 아주 윗사람이거나 경의를 표해야 할 사람일 때에는 상대방이 먼저 끊은 것을 확인한 다음에 전화를 끊도록 한다.

3) 어긋난 전화 예절

- 다짜고짜 "여보세요?" 하고 전화를 받는다.
- 자리를 비운 다른 직원의 전화벨이 울려도 내 전화가 아니라고 전화를 받지 않는다.
- 벨이 세 번 이상 울리도록 전화를 신속하게 받지 않는다.
- 메모지와 필기구를 준비하지 않은 채로 전화를 받는다.
- 통화 시 발음과 말씨를 똑똑하게 하지 않는다.
- 상대방의 말을 듣기만 하고, 확인이나 맞장구를 치지 않는다.
- 상황에 맞는 끝인사를 하지 않는다.
- 전화를 걸 때, 용건과 통화에 필요한 자료를 준비하지 않는다.
- 통화 시 자신의 소속과 이름을 말하지 않는다.
- 상대가 윗사람인데 먼저 전화를 끊는다.
- "그건 규정상 할 수 없습니다."와 같이 언제나 부정형으로 응대한다.
- 다른 직원의 부재 시 메모를 남기지 않는다.
- 상대의 처지(회의 중, 점심시간, 퇴근 후)와 무관하게 장황하게 말한다.
- 나이 어린 사람과 전화 통화를 할 때 무시하는 듯한 말투를 쓴다.
- 부드러운 말씨를 사용하도록 노력하지 않는다.
- 상대방이 누구든지 먼저 끊는다.
- 상대방의 입장은 고려하지 않고 장황하게 말한다.
- 늦은 밤이나 이른 아침, 식사시간에 관계없이 자기 편리한대로 전화한다.

4. 복장 예절

직장에서 단정한 옷차림과 몸가짐은 업무의 기본으로 취급된다. 복장은 전통적으로 조직을 대표하는 문화의 구성 요소 중의 하나이다. 복장은 옷을 입는 사람의 마음가짐과 행동을 규제할 뿐만 아니라 고객에 대한 첫인상을 좌우한다는 점에 있어서 중요한 마케팅 수단이기도 하다.

예를 들어, 항공사에서 승무원 복장을 바꾸는 일은 매우 중요하고 큰 일로 받아들여진다. 언론에서도 관심을 가질 정도이다. 항공사에서 승무원 복장을 바꿀 경우에는 그 이유를 공중에게 자세하게 설명한다. 직원들의 복장이 중요한 설득

커뮤니케이션이기 때문이다. 복장은 조직 내부적으로는 활기찬 근무 분위기를 조성하는 데 영향을 미친다. 은행원들의 복장에 대한 고객 인식을 조사한 한 연구에 의하면, 은행원들이 근무복을 입을 때가 그렇지 않을 때보다 신뢰감이 더 간다고 인식하는 것으로 나타났다.

병원의 경우에는 평상복을 입은 의사, 간호사 및 직원들을 상상하기 어렵다. 환자들은 의사나 진료지원 직종의 종사자들은 항상 그 기능에 맞는 복장을 갖춰 입어야 한다고 생각한다. 이처럼 복장은 조직 내외적으로 중요한 인상을 형성하는 요소이다. 때문에 직장인들은 그 조직과 직무의 특성에 맞는 복장을 잘 갖춰 입는 것이 고객에 대한 예의가 될 것이다.

직장의 복장 예절을 살펴보면, 첫째, 근무 시간 중에는 병원 규정에 의한 부착물이 부착된 지정 근무복을 착용해야 한다. 병원의 방침에 어긋나는 복장을 해서는 안 되며, 근무복은 항상 청결을 유지하여 환자를 비롯한 고객들에게 불쾌감을 주어서는 안 된다.

둘째, 근무복이 훼손되거나 몸에 맞지 않은 경우에는 보는 이로 하여금 혐오감을 낳을 수 있기 때문에 즉시 보고 후 바꿔 입도록 한다.

셋째, 와이셔츠의 소매 깃은 양복으로부터 1Cm 정도 나오도록 입는 것이 예의이며, 바지는 구김이 가지 않도록 잘 다려서 착용하도록 한다. 근무 중에 신는 구두는 장식이 없는 것으로 검정색 계통을 신는 것이 원칙이다.

넷째, 옷에 비듬이 떨어졌는지를 수시로 확인하여 보는 이들에게 혐오감이 들지 않도록 하고, 근무복에 단추가 떨어진 곳은 없는지 바느질 한 곳이 터지지는 않았는지를 수시로 확인하면서 입는다.

다섯째, 근무복 안에 입은 속옷이 너무 밖으로 보이거나 불룩 튀어나와 상대에게 흉하게 보이지 않도록 조심해야 한다.

여섯째, 와이셔츠에 넥타이를 맬 때, 그 길이는 벨트의 버클을 약간 덮는 정도로 착용한다. 이때 벨트는 현란한 장식이 없는 것으로 몸에 맞추어 착용한다. 또한 명찰과 배지는 늘 정 위치에 바르게 착용하도록 한다.

이와 같은 복장예절에서 작지만 추가적으로 유의해야 할 점은, 양복을 구겨진 채로 입거나 셔츠에 때가 끼어 있거나 넥타이를 비뚤게 매서는 안 된다. 또한 구두를 구겨 신거나 바지와 와이셔츠를 걷어 올려서는 안 된다. 훌륭한 복장을 갖추어 입었더라도 콧수염이 정리가 안 되어 있거나 손톱 밑에 때가 끼어 있다면 고객에게 혐오감을 주어 병원의 이미지를 실추시키게 된다.

의사를 비롯한 병원 직원들은 늘 고객과 마주하게 되므로 단정하고 세련된 복장을 갖춰야 함은 말할 것도 없고 항상 양치질을 하여 입 냄새를 제거하고, 수시로 머리를 다듬어 덥수룩해 보이지 않도록 한다.

오늘날 개성의 존중과 개인취향 중시 경향이 확장되고는 있지만, 여직원들은 과도한 화장으로 환자들에게 불쾌감을 주어서는 안 되며, 얼굴을 알아보기 어려울 정도로 이마와 눈이 머리에 덮이도록 해서도 안 된다. 너무 화려한 액세서리를 착용하거나 원색의 짙은 매니큐어를 바르거나 진한 검은색이나 무늬 있는 스타킹을 착용하는 것도 환자들의 입장에서 삼가는 것이 보편적이다.

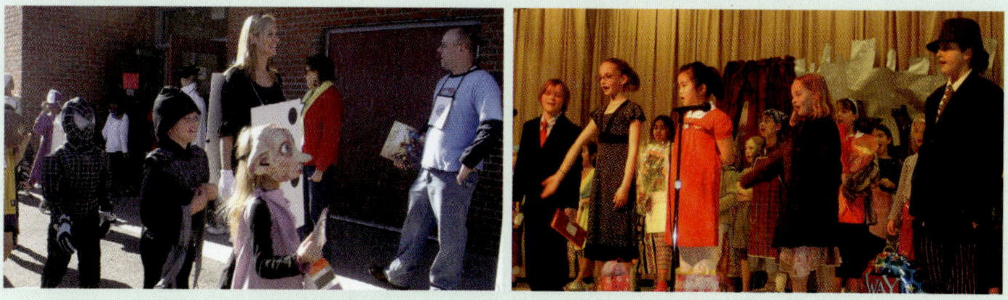

특정목적에 적합하도록 차려입은 복장

토론사례 1

환자가 느끼는 최악의 음조

Discussion Example

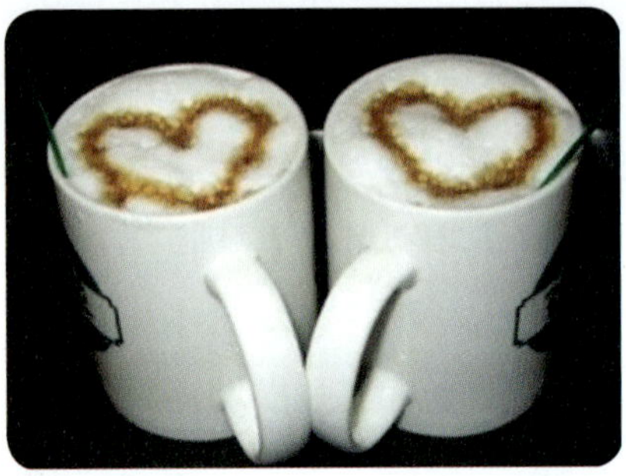

최근 의학자인 웬디 레빈슨(Wendy Levinson)이 일단의 의사들과 환자들 사이의 대화를 수백 편 녹음한 일이 있었다. 의사 절반은 고소당한 적이 없었고 나머지 절반은 두 번 이상 고소당한 이들이었다. 레빈슨은 대화만으로도 두 그룹의 뚜렷한 차이를 발견할 수 있었다. 고소당한 적이 없는 의사들은 고소당한 경험이 있는 의사들에 비해 환자 한 명과 함께 있는 시간이 3분 이상 더 길었다(18.3분 대 15분).

그들은 "우선 진찰을 해보고 나서 함께 문제를 이야기해 봅시다"라거나 "나중에 질문할 시간을 드리겠습니다"라는 식으로 환자를 편안하게 배려하려는 설명 방식을 즐겨 사용했다. 이 말은 환자로 하여금 앞으로 진료가 어떤 식으로 진행될 것이며 언제 질문을 해야 하는지 감을 잡도록 해주었다. 또한 그들은 "계속하세요. 그 이야기를 좀 더 해주시겠습니까?"와 같은 말로 적극적인 경청의 자세를 보였고 진료 중에 웃거나 익살을 떨기도 했다. 흥미로운 것은 두 그룹 사이에 환자에게 주는 정보의 양과 질에는 별 차이가 없었다는 점이다. 두 그룹의 차이는 '어떻게 이야기 하는가'였다.

의료사고는 대단히 복잡하고 다차원적인 문제처럼 들린다. 그러나 결국 문제의 핵심이 존중심으로 귀결되고, 그 존중심이 소통되는 가장 단순한 방식은 목소리의 음조를 통해서이다. 의사가 낼 수 있는 최악의 음조는 우월감이 밴 음조다.

자료원 : 이무열 역(2005), 말콤 글래드웰 저, 블링크, 21세기 북스, pp.72–73.

토론과제

HEALTH CARE COMMUNICATION

Discussion Problem

1. 위의 사례를 참고하여 우리나라에서 환자와 병원 간에 분쟁 건수가 증가하고 있는 이유에 대하여 논의해 보시오.
2. 환자들이 의사에 대하여 가장 기본적으로 요구하는 것은 무엇이며, 또 그 이유는 무엇인지 분석해 보시오.
3. 환자들에게 존중받을 수 있는 대화의 형식이나 내용은 어떠해야 하는지에 대하여 논의해 보시오.

HEALTH CARE COMMUNICATION

제2장

의료커뮤니케이션의 개념

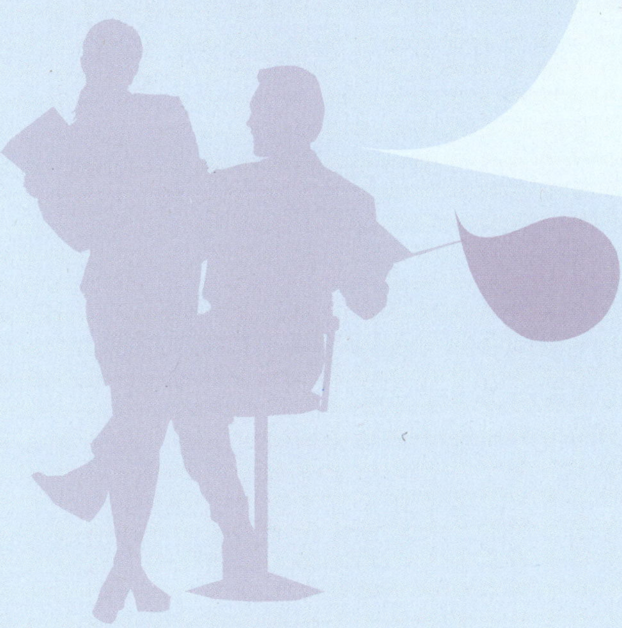

HEALTH CARE COMMUNICATION

제2장 의료커뮤니케이션의 개념

학습목표

specific aims of this period

- 보건의료인들이 의료커뮤니케이션이 수행되는 환경을 이해하고, 환자 대응 커뮤니케이션의 중요성을 이해함으로써 고객에게 만족감을 줄 수 있는 커뮤니케이션을 수행해야 한다는 책임의식을 갖도록 한다.
- 조직에서 커뮤니케이션이 갖는 여러 가지 기능과 그에 대한 장애들을 잘 이해하고 익혀서 조직의 목표를 달성할 수 있는 방향으로 커뮤니케이션을 수행할 수 있는 태도와 능력을 갖추도록 한다.
- 커뮤니케이션의 핵심이라고 할 수 있는 메시지 구성 방법을 익힘으로써 제한된 시간에 핵심적이고 설득적인 말을 할 수 있는 능력을 기른다.

I 의료커뮤니케이션의 특징과 환경

1. 의료커뮤니케이션의 특징

일반적으로 알려진 의료커뮤니케이션의 특징을 살펴보면, 가장 첫 번째로 그것은 환자는 물론이고 보건의료 종사자들의 행동수정을 통하여 질병을 예방하고자 하는 수단이다. 둘째, 정해진 기간 내에 큰 규모의 표적청중이 가진 구체적인 건강문제를 해결하기 위해 보건교육이나 캠페인 등을 통해 일단의 행동을 변화시킬 목적으로 시도하는 접근방법이기도 하다. 셋째, 흡연, 마약, 과도한 음주와 같은 각종 건강관련 이슈들에 대한 지식과 이해를 향상시키며, 넷째, 고령자 집단과 같이 구체적인 인구집단이 일상생활에서 건강한 행동을 선택할 수 있도록 지식, 태도 및 신념에 영향을 미치기 위한 메시지를 개발하고 확산시키기 위한 과정이다. 다섯째, 대중들이 평소 잊고 살아가기 쉬운 건강에 대한 관심을 일깨워주기 위한 핵심전략이며, 여섯째, 개인, 기관 및 대중들에게 당면하는 주요 건강 이슈에 대하여 알리고 영향을 미치며 동기화하는 기술이기도 하다.

아하! 2-1 "IQ · EQ보다 CQ(의사소통지수)가 더 중요해"

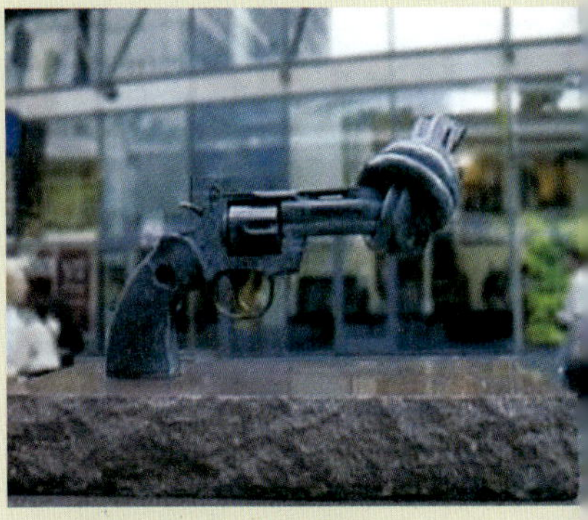

'한국에서 통역을 제일 잘하는 사람'으로 꼽는 데 주저하지 않는 '통역사 1호' 최정화교수는 지금까지 1,700여회 국제회의를 통역했고, 노무현 대통령을 비롯한 전두환 · 노태우 · 김영삼 · 김대중 전 대통령 등 역대 대통령 5명의 정상회담을 12차례 배석 통역했다. 28년간 국제 통역을 위해 돌아다닌 나라만 68개국에 달한다. "맨처음 국제 통역은 서울과 파리 시장의 만남이었는데, 1시간 통역을 하고 1주일을 앓았어요. 통역의 세계가 그만큼 쉽지는 않아요." 최 교수는 통역을 하면서 바로 옆자리에서 만난 역대 대통령에 대해선 절대 평가를 하거나 입을 열지 않는다. 다만 "대통령 중 말씀의 전개가 논리적인 분들이 아무래도 통역하기는 수월한데, 김대중 · 노무현 대통령이 여기에 속한다"며 "전두환 전 대통령은 간단 명료해서 통역이 편했다"고 들려줬다. 외국 정상 중엔 클린턴 전 미국대통령과 시라크 전 프랑스 대통령의 종횡무진하는 지적 능력이 기억에 남는다고 했다. 그는 "IQ(지능지수)와 EQ(감성지수)가 있듯이 이제는 CQ(Communication Quotient)가 더욱 중요해지고 있다."고 말했다.

이와 같은 의료커뮤니케이션은 인간은 물론이고 인간을 둘러싸고 있는 다양한 환경의 건강에도 이바지하는 조건들을 향상시킬 목적으로 개인, 인구집단 및 조직에 긍정적인 영향을 미치는 다양한 커뮤니케이션 기술과 함께 화상진료와 같은 과학기술을 이용한다.

Renata Schiavo는 그의 저서「*Health Communication: From Theory to Practice*(2007)」에서 의료커뮤니케이션을 일반 대중들의 건강을 증진시킬 목적으로 수행해야 할 행동이나 습관 및 정책을 옹호하고 소개하며, 채택하고 유지하기 위하여 개인, 지역사회, 보건의료전문가, 특정집단, 정책결정자 및 공중에게 영향을 미치거나 이들을 참여시키고 지지하게 할 목적으로 건강관련 정보를 공유하고 다른 수용자에게 전달되도록 하는 다면적이고 다학제적(multidisciplinary) 접근이라고 주장했다. Renata Schiavo가 주장하는 의료커뮤니케이션 특징의 핵심어를 정리해보면 다음과 같다. 이것은 보건 의료 종사자들이 환자들을 대상으로 의료커뮤니케이션을 수행할 때 어떤 방향성을 가져야하는지를 알려준다는 점에서 의미가 크다.

대중 중심, 연구에 기반, 다학제적, 전략적, 과정지향성, 비용효과성, 창의성, 구체성, 관계형성, 변화목표

이와 같은 의료커뮤니케이션의 특징을 볼 때, 시대적 흐름 속에서 자연스럽게 부각되는 각종 다양한 의제들로부터 독립적이기 어렵다는 것을 알 수 있다. 오늘날 의료커뮤니케이션이 그 형태를 갖추게 만들고, 중요성을 부각시켜 활용도를 높이게 된 주요 의제들을 살펴보면 다음과 같다.

첫째 건강불균형성이다. 미국의 국립보건원은 건강불균형성을 발병률과 유병률, 사망률, 질병부담, 기타 구체적 인구집단 사이에 존재하는 건강조건의 차이로 정의한다. 모든 문명사회는 이러한 불균형을 극복하고 건강의 형평성을 성취하려

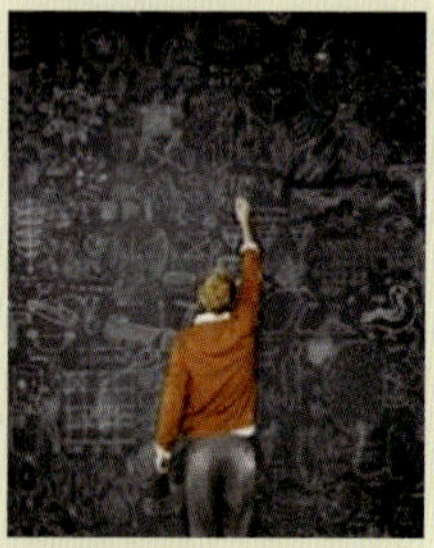

아하! 2-2 의사소통의 기본원리?

내가 어떤 의도로 말했는지는 중요하지 않다. 그 말을 상대방이 어떻게 받아들이는지가 중요하다. "아무리 A를 말했다고 해도 상대방이 그것을 B라고 들었다면 우리는 B를 말한 것과 같다." 이게 의사소통의 기본 원리다.

는 목표를 갖고 있다. 이것은 다양한 인구집단의 건강 수준과 웰빙에 있어서 격차를 최소화하거나 제거함으로써 달성할 수 있다고 본다. 따라서 보건의료분야 종사자들은 건강의 형평성을 달성하기 위한 방향으로 의료커뮤니케이션 프로그램을 기획하고 수행해 나가게 된다.

두 번째 이슈는 예방의학 및 습관의 한계이다. 의학이 발달하고 관련 기술이 발달해도 예방의학이 모든 질병을 제거하는 것은 불가능하다고 한다. 이것은 대중들이 질병의 위험요소나 관련된 예방정보를 갖고 있지 못한 데서 기인한다. 또한 사람들은 어릴 때부터 몸에 지녀온 건강에 대한 습관으로부터 자유롭지 못한 경우는 얼마든지 많다. 대부분의 선진국에서 손 씻기가 강조되지만 이것은 개인의 습관의 한계에 따라 수행에서 차이가 발생한다. 이와 같은 경우, 의료분야 종사자는 다양한 인구집단에서 수준 높은 손 씻기가 평균 수준 이상 수행되도록 의료커뮤니케이션을 기획하고 수행해나갈 필요가 있다. 한국의 경우, 코로나19 사태 시 정부의 손 씻기 캠페인이 성공을 거둔 것으로 평가받고 있다.

세 번째는 사이버 건강시스템의 출현이다. 인터넷의 발달로 기본적으로 사람들에게 수많은 건강정보를 제공하는 기회가 열렸지만 정보의 홍수는 역으로 혼란을 일으킬 수도 있고, 오남용을 부추길 수도 있다. 또한 어떤 환자에게는 원격진료와 같은 방식이 선호될 수도 있다. 이러한 사이버 건강시스템은 정보의 정확성 문제, 신뢰의 문제, 출처의 문제 등 다양한 문제점들을 드러내 보이고 있다. 의료커뮤니케이션이 사이버 상에서 홍수를 이루고 있지만 정형화된 모범적 사용모델은 만들어지지 못하고 있는 상황이라고 보아야 할 것이다.

네 번째는 의료소비자의 권한 및 역량의 강화이다. 오늘날 의료서비스를 소비하는 소비자들은 과거처럼 수동적이거나 무지하지 않다. 하지만 의료분야에서 만큼은 그 복잡한 모든 지식과 연결망을 대중이 다 이해하고 실천하는 데는 한계가 있다. 그렇다고 해서 의료분야에서 대중들의 역량이 낮은 상태로 방치하면 다른 부문과의 불균형 내지는 불일치로 의료분야에 대한 불신이 증가하고 만족도는 떨어질 수 있다. 때문에 대중들의 자동차에 대한 지식수준이나 먹거리에 대한 지식수준과 같은 높은 수준으로 의료분야에 대한 대중의 역량을 높이는 것은 의료분야에 대한 대중의 신뢰를 높이기 위해서도 필요하다.

다섯 번째는 건강문맹(健康文盲)의 수준이다. 현대인들은 건강문맹시대에 살고 있다고 한다. 건강에 대한 염려는 많이 하지만 정작 자신의 몸에 대한 세밀한 건강 정보를 갖지 못하고 있거나 정보가 있더라도 실천하지 못함으로써 건강을 유지하지 못하는 경우가 많다. 미국의 'Healthy People 2010'은 국가 건강 10년 계획을 장려하고 미국인의 건강증진 정책을 위해 연방, 주, 지역, 개인과 지역사회 증진 및 복지활동과 미국인의 건강증진향상정책을 향상하기 위한 지침으로 미국의 보건사회복지부(DHHS: Department of Health and Human Services)에서는 다른 공공의료기관과 조력자와의 협력을 통해 이 계획을 매 10년마다 재검토하는 프로그램이다. 이것은 두 가지 중요한 목표를 갖는데, 그 하나는 모든 연령대의 개인들에게 삶의 전망과 삶의 질을 향상에 도움을 주는 것이고, 또 다른 하나는 인구의 다른 부분 중에서 건강 격차를 제거하는 것이다. 격차해소의 대상 질환으로 관절염, 암, 당뇨, 만성 신장염 등 28개의 주제가 다뤄지고 있는데, 이들 주제는 가장 적절한 전문가의 의견을 가진 연방정부 에이전시의 지휘를 통해 개발되어진다. 개발과정은 350개의 국제적 회원 기관들과 250개의 주(state)의 건강, 정신 건강, 약물 남용, 그리고 환경의 에이전시와 협정을 맺은 Healthy People Consortium에 의해 알려졌다.

아하! 2-3 개미는 냄새로 자신의 삶과 죽음을 알린다.

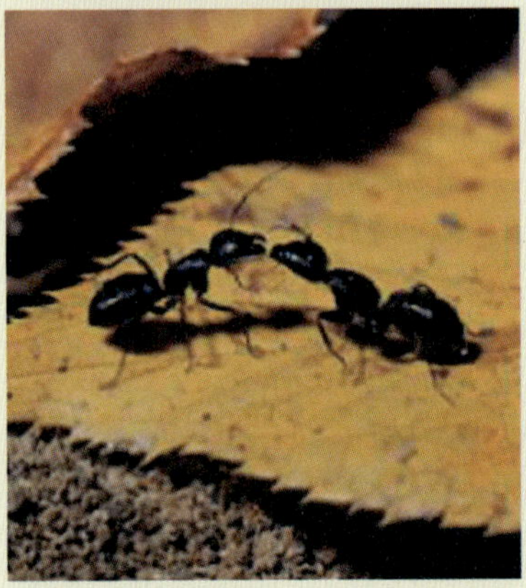

'죽음의 향기' 뿜어 시신 처리를 동료들에게 부탁

동료가 죽자마자 재빨리 시체를 이고 가는 개미의 행동은 죽은 개미가 뿜어내는 '죽음의 화학물질'이 있어 가능하다는 연구 결과가 나왔다. 캘리포니아주립대 리버사이드 캠퍼스 최동환 박사 팀은 아르헨티나 개미를 대상으로 개미가 내뿜는 냄새 화학물질을 분석했다. 그 과 살아 있는 개미는 돌리코달(dolichodal)과 이리도미르메신(iridomyrmecin)이란 화학 물질을 분출했으며, 연구진은 이것을 '삶 화학물질'로 명명했다. 반대로 개미가 죽으면 '삶 화학물질'의 분비는 눈에 띄게 감소하고 대신 개미 몸 안에 들어 있던 '죽음의 화학물질'이 분출된다. 개미는 죽음과 삶의 화학물질을 모두 몸 안에 갖고 있지만 죽어서야 비로서 이 '죽음 화학물질'을 발산해 자신의 죽음을 알린다. 이 같은 냄새 언어로 개미들은 죽은 동료의 시체를 재빨리 옮길 수 있다. 신속한 처리는 위생적인 환경을 지키고 개미의 수명을 늘리는 역할도 한다. 그 동안 학계에서는 개미가 동료의 시체를 옮기는 행동은 죽은 동료에게서 나오는 부패의 냄새 때문이라고 해석해 왔다. 최 박사는 "이러한 개미의 특징으로 개미의 의사소통 방식을 이해 할 수 있으며, 또한 앞으로 개미를 몰아내는 환경 전략을 세울 때도 도움이 될 수 있을 것" 이라고 설명했다.

이 'Healthy People 2010'에서는 개인이 적절한 건강 수준을 유지하기 위해 필요로 하는 기초적인 건강정보와 서비스를 획득하고, 처리하고, 이해하기 위한 역량을 가지는 정도로 문맹수준을 측정하고 있다. 미국 국민들의 모든 연령대에서 절반정도는 높은 문맹수준으로 건강정보를 이용하는 데 어려움을 겪고 있는 것으로 파악되고 있다. 국내 한 건강 관련 연구소의 조사에 따르면 한국의 건강문맹률도 그리 높지는 않은 것으로 밝혀졌다. 경제협력개발기구(OECD) 조사결과에서도 '의약품사용설명서'를 이해하지 못하는 한국인 성인비율은 38%로 20개 조사국 중 19위인 것으로 조사되었다. 즉, "이 약은 분비기능이 항진된 급 · 만성 호흡기장애, 급 · 만성 기관지염, 호흡장애(천식, 기침)를 수반한 기관지염, 비인두염, 후두기관염 등에 사용할 수 있습니다"와 같은 말을 완벽하게 이해하는 정도가 높지 않다는 뜻이다. 이처럼 한글을 이해하더라도 특정분야에서 사용되는 말을 이해하지 못하는 것을 기능적 문맹이라고 한다. 의료커뮤니케이션이 대중의 건강문맹수준을 향상시키는 데 적극적으로 활용되어야 한다는 것을 알 수 있다. 대중들의 건강문맹을 극복하기 위해서는 기본적으로 의료전문용어의 일반용어로의 전환, 각종 건강정보에 대한 이해력의 제고 등의 노력이 있어야 할 것으로 지적되고 있다.

여섯 번째는 전염병의 출현이다. 전염병은 의료가 발달하기 전의 사회적 사건으로 이해되었으나 현대적 의료와 과학기술의 발달 속에서도 예상치 못한 전염병들이 발생하고 전 세계를 혼란 속으로 빠뜨리기도 한다. 최근 20년 동안에 연속적으로 발생한 사스, 메르스, 신종 코로나 바이러스 감염증 등은 세계 경제의 위축과 국가 간 이동을 제한해야 할 정도로 엄청난 파괴력을 갖고 있다. 이와 같은 전염병은 의료커뮤니케이션의 하위 개념인 위기커뮤니케이션의 범주에서 다루어지고 있다. 관련 정부기관에서 내보내는 메시지 하나하나로부터 국민들이 받는 충격의 정도는 전혀 다를 수 있다는 점에 유의하여 커뮤니케이션을 해야 한다. 잘못된 의료커뮤니케이션에 의해 정부에 대한 불신과 사회적 혼란이 고조되기도 한다. 2020년에 발생한 신종 코로나바이러스 감염증 같은 경우도 사태가 심각해짐에 따라 그해 1월 세계보건기구(WHO)에서 '국제적 공중보건 비상사태'를 선포했다. 이와 같이 대중을 대상으로 한 의료계의 커뮤니케이션은 교역 중단, 상호 비방, 경제적 타격 등 사회적으로 큰 문제를 불러올 수 있기 때문에, 보건의료인들은 커뮤니케이션의 이론과 내용 및 사용법을 체계적으로 이해하고 사용할 것이 요구된다.

일곱 번째는 필수의약품의 세계적 이용이다. 오늘날 의학의 발달이 고도화된 시대 속에서도 일부 환자들은 흔히 사용되는 약물을 구하지 못해 사망에 이르기도 한다. 의료전문가들은 이와 같은 현상을 현대의학의 실패로 본다. 따라서 현대 의학의 성공은 필요한 약물이 필요한 곳에 공급되도록 하는 것이다. 하지만 이것은 의약품 그 자체만의 문제가 아니라는 것을 알 수 있다. 구매 비용에서부터 저장능력, 운송 가능성, 병원의 의지 및 정치적 영향력 등 다양한 문제들이 복잡하게 얽혀 있다. 이때 의료커뮤니케이션은 단순히 병원 내부나 일개 국가적인 문제에서 벗어나 전 세계적인 차원에서 캠페인이 일어날 가능성이 있다. '아프리카에 에이즈 치료제와 같은 약을 보내자!'는 캠페인이 좋은 예가 될 수 있다.

2. 의료커뮤니케이션의 환경

R. Schiavo는 의료커뮤니케이션에 영향을 미치는 환경적 요소는 공중, 사회적 환경, 정치적 환경, 추천하는 건강행동이나 서비스 및 상품 등이라고 보았다. 의료커뮤니케이션에 영향을 미치는 환경은 일반 대중의 건강 유지와 발전, 환자들의 건강회복을 위한 진료의 질과 중요한 관련을 맺고 있기 때문에 보건의료분야 종사자들이 관심을 기울여야 할 요소이다.

1) 공중(public) 환경 구성 요소

공중의 건강신념, 태도 및 행동, 문화, 나이, 성별, 문명 정도, 그들이 처한 위험요인, 라이프스타일, 사회경제적 요인 등

2) 사회적 환경 구성 요소

그 사회 안에 있는 주요 인물의 신념, 태도 및 실천, 사회적 규범, 사회 구조, 의료계획 및 수행프로그램 등

3) 정치적 환경 구성 요소

법률이나 정책, 정치적 의지와 책임, 반대세력, 정치적 의제의 수준 등

4) 추천하는 건강행동, 서비스 및 상품의 구성요소

그것으로부터 얻는 이익이나 손실, 위험, 가치의 교환조건, 이용 가능성과 접근성 등

아하! 2-4 나무들도 의사소통, 위기 땐 화학물 분사

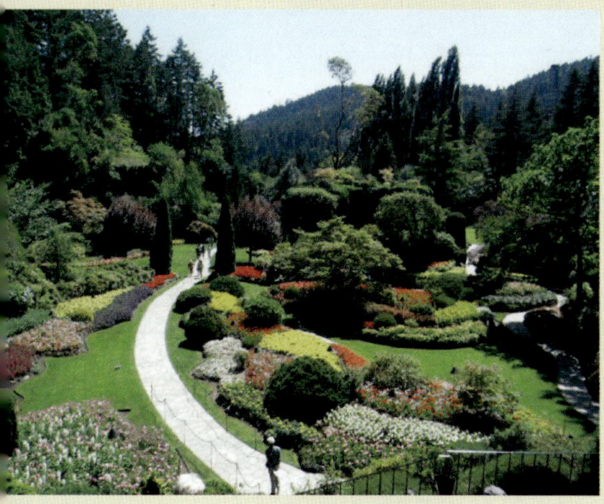

비록 사람은 그것을 듣거나 냄새 맡을 수 없을지 모르나 나무가 화학물질을 분사, 서로간에 의사소통을 한다는 사실이 밝혀졌다. 미국립과학재단이 발표한 바에 따르면 나무들은 벌레의 공격을 받을 경우 화학물질을 공중에 분출, 옆에 있는 다른 나무에 경고를 전달해서 방어체제를 갖추도록 한다는 것이다. 이 같은 연구결과는 시애틀 소재 워싱턴 대학으로부터 나왔는데 공동연구자인 데이비드 로즈 박사와 고든 오리언즈 박사는 나무들이 벌레의 공격을 받고 있는 다른 나무로부터 경고를 받았을 때 페로몬즈라는 화학물질을 입사귀에 퍼뜨려서 벌레가 먹기에 맛이 없도록 함으로써 스스로를 방어한다고 설명했다.

3. 의료커뮤니케이션의 기원

보건의료분야에서 커뮤니케이션이 중요한 이슈로 도입되기 시작한 것은 1960년대 미국 의사들에 의해 만들어진 '의료독백모델(Medical monologue model)'에 그 기원을 두고 있다. 이것은 마치 의사가 환자에게 일방적인 강의를 하듯이 진료과정과 결과를 독백의 형태로 설명하는 방법이다. 진료실 안에서 이루어지는 의사와 환자와의 관계에서 환자에게 설득력을 높이기 위한 방법으로 생겨난 대화법이다. 의료커뮤니케이션은 점차로 진료실 밖에서도 중요한 사회적 쟁점으로 다루어졌는데 1975년에 국제커뮤니케이션협회에서 보건커뮤니케이션국(局)을 설립함으로써 의료커뮤니케이션에 대한 학술적 연구가 본격적으로 이루어졌다. 또한 1975년 미국 일니노이주 에반스톤시에 위치한 에반스톤 병원에서는 의사 John McLaren을 마케팅 부사장으로 임명하고 불특정 공중들을 대상으로 광고와 홍보 등 설득커뮤니케이션 활동에 나섰다는 기록도 있다.

그러다가 1980년대에 미국 사회 전반에서 의료커뮤니케이션의 중요성이 부각되고 건강캠페인을 비롯한 각종 대국민 설득커뮤니케이션이 활성화되었다. 그 이유는 의사들의 독선과 높은 권위의식에 대한 사회적 도전이 거세졌기 때문이다. 당시 미국 시민들은 의사의 부당의료행위에 대하여 반성하지 않는 풍토에 대하여 거칠게 항의하거나 사회적 저항운동을 전개하기도 하였는데, 의료

계는 이에 대하여 병원이나 의료인들이 사회에 좋은 일을 하고 있다는 것을 적극적으로 홍보할 필요를 느끼게 된 것이다. 1990년대 이후 미국에서는 전체 사회적 차원에서 국민들의 건강을 증진시키고 바람직한 건강행동을 실천하도록 하는 사회적 의료커뮤니케이션 기법이 발달하게 되었다. 실제로 1997년 미국공중보건협회 안에 '보건교육 및 건강증진' 부문이 설치되었으며, 그 중요한 활동의 하나로 의료커뮤니케이션을 강조하게 되었다. 한국에서는 2006년도에 대한의료커뮤니케이션학회가 설립되어 정기적 학술대회 개최 및 '의료커뮤니케이션'이라는 학술지를 발간하면서 의료커뮤니케이션에 대한 체계적 연구가 본격적으로 이루어지게 되었다.

이상과 같은 맥락에서 볼 때 의료커뮤니케이션은 의사들이 높은 권위의식을 가지고 환자나 사회를 대했던 가부장적 방법으로부터 1980년대 이후 권위의식에 대

아하! 2-5 개 통역기(Dog translator) 日서 첫 출시

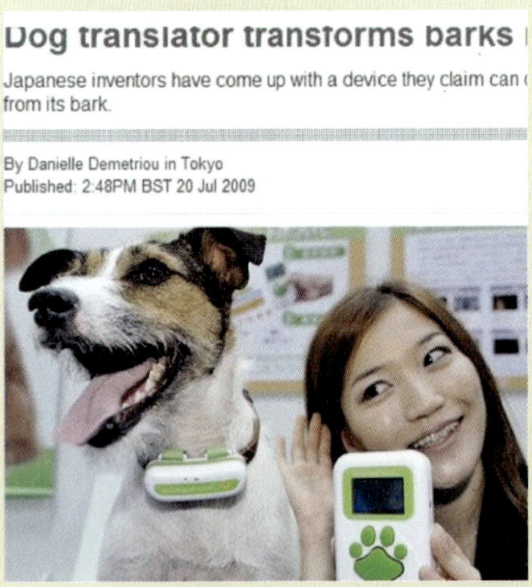
Dog translator transforms barks

Japanese inventors have come up with a device they claim can
from its bark.

By Danielle Demetriou in Tokyo
Published: 2:48PM BST 20 Jul 2009

새와 인간 사이를 통역해 주는 기계가 등장했다. 개 통역기(Dog translator)는 나라마다 달리 표기되고 발음되는 개소리를 표준화해 개의 의사표시를 이해 할 수 있도록 디자인 됐다. 일본의 장난감 제조업제 '타카라 토미'사가 개발한 개통역기 '바우링구아(Bowlingual)'는 개가 짖을 때 내보내는 음파를 분석해 즐거움, 슬픔, 흥분, 좌절 등 6가지의 감정 상태를 모니터를 통해 보여준다. 특히 이 통역기는 개의 6가지 감정을 포착하는 데 초점을 맞추고 있는데 "나와 놀아주세요"와 같은 감정을 간단히 표시를 통해 인간에게 전달할 수 있다. 이 회사는 2002년 비슷한 콘셉트의 장난감을 출시한 적이 있는데 이번에는 보다 다양하고 정교한 통역기 수준의 기계를 선보이게 된 것이다. 개 주인이 자리를 비운 사이 개가 무슨 말을 했는지 녹음하는 자동응답 기능도 있다. 통역한 개의 소리를 모니터에 보여주기만 했던 이전 것과는 달리 사람의 목소리로 읽어주기도 한다고 회사측은 설명했다.

한 대중의 항의와 저항운동에 대한 반성으로 환자 중심의 협력적 방법으로 전환되어 발달해온 것을 알 수 있다.

〈표 2-1〉 가부장적 · 환자 중심적 의료커뮤니케이션 모델

구분	가부장적 모델	환자 중심적 모델
질병에 대한 관점	신체기관의 장애, 병리학적으로 변화된 신체 기관의 관점	신체와 심리, 사회적 작용의 조절과정 장애의 관점
환자의 역할	치료의 대상자이며 의사의 지시에 순응	질환의 심리적 측면에 유의
진료	기능 장애의 제거	환자와 공동으로 질환의 의미를 밝혀내고 이해함
진단과정	질환을 의료체계로 이해 가능하고 의사가 치료할 수 있는 증상으로 파악	생의학적 자료, 사회 · 심리적, 환자의 주관적 자료를 바탕으로 통합적 진단
의사의 역할	환자와 질환에 대해 과학적, 객관적, 감정 중립적으로 대처, 전문가로서 조치를 일방적으로 결정	환자와 관계 형성 주도 감정이입, 환자의 협력자
대화의 유형	단순한 질문과 대답으로 이루어지는 문진으로서의 대화	환자 주도의 대화와 의사의 경청, 의사 주도의 질문과 대답이 통합되는 병립적(竝立的) 대화
대화의 가치	환자 의견, 환자와의 대화는 독립적인 가치가 없음	의료행위에서 대화는 가치를 높이는 핵심 요소

자료원 : 박용익(2010년), 환자중심의 의료 커뮤니케이션, 백산서당.

〈표 2-1〉에서 보는 것처럼 환자 중심의 커뮤니케이션 모델은 상호적인 커뮤니케이션과 협조적 관계를 강조하며, 환자를 둘러싼 다양한 맥락과 경험을 살피는 것에 초점을 맞추고 있다. 이런 상호 존중과 협력의 대화로부터 환자는 능동적으로 습득한 건강정보를 통해 질병의 원인과 치료의 선택에 대한 이해를 높이게 되고, 의사-환자 간 커뮤니케이션을 더욱 생산적으로 개선하고, 질병의 자체 관리에 대한 지식을 향상시키며, 건강관리에 대한 불확실성을 줄일 수 있다.

하지만, 가부장적 커뮤니케이션 모델은 건강에 관한 생의학적 모델과 일맥상통하는데, 과학적 연구를 통한 사실의 전달과 건강에 대한 개인의 생각과 행동을 바꾸기 위해 동기화하는 데 초점을 두면서, 사회문화적 · 정서적 요인을 배제한다. 건강과 질병에 대한 이러한 전통적이고 권위주의적이며, 지배적인 관점은 건강에 영향을 미치는 맥락을 배제하고 건강에 대한 문제를 무조건 전문가 의견에 따라야 한다는 가치중립적인 이슈로 보며, 전문가의 의학적 처방을 유일한 해결책으로 강조하는 경향이 있다. 따라서 권위의 배격과 상호 평등과 협력이 강조되는 현대 사회에서는 잘 맞지 않는 커뮤니케이션 방법이라고 보아야 한다.

4. 의료커뮤니케이션 활동

보건의료분야 종사자들이 의료커뮤니케이션을 수행하는 가장 큰 목적은 병원 외부적으로는 대중들의 건강을 유지 및 향상시키는 것이고, 병원 내부적으로는 환자들의 건강을 회복시키는 것에 기여하는 수단으로 작동하게끔 하는 것이다. 의료 커뮤니케이션은 주로 그것의 내용과 관계 형성으로 구성된다. 대화의 내용이 중요하긴 하지만 따뜻하고 확신을 주는 관계 중심의 커뮤니케이션 활동이 그 핵심이라고 할 수 있다. 감정이입적이고 개방적이며 진실한 커뮤니케이션, 그리고 환자의 입장에 대한 이해와 환자의 참여를 바탕으로 한 커뮤니케이션 활동이 요구된다. 다시 말하면, 참여적이고 상호적인 의료인과 환자의 상호작용이 요구된다는 것인데, 이것은 환자의 능동적 순응과 만족도는 물론, 질병의 회복에도 긍정적 영향을 주기 때문이다. 따라서 보건의료분야 종사자들은 이와 같은 목적을 염두에 두고 커뮤니케이션을 익히고 수행할 수 있어야 한다. 보건의료분야 종사자들이 구체적으로 수행해야 할 커뮤니케이션 활동을 살펴보면 다음과 같다.

첫째, 대중이나 지역사회가 건강문제에 대하여 올바른 결정을 할 수 있도록 정보를 제공하고 영향력을 행사해야 한다.

둘째, 건강행동과 관련하여 개인들에게 동기를 부여할 수 있어야 한다. 예를 들어, 손 씻기와 같은 건강행동의 수행이 개인이나 가정의 소득향상이나 건강문제와 중요하게 관련이 있는 동기부여 요소로 부각될 수 있도록 캠페인이 기획되고 수행될 필요가 있다.

셋째, 건강을 우선으로 개인의 행동을 바꿀 수 있도록 해야 한다. 요즘 사회적으로 이슈가 되고 있는 '금연'이나 '손수건으로 입 가리고 기침하기' 캠페인과 같은 수행은 좋은 예이다.

넷째, 대중이나 개인이 건강과 관련된 문제에 대하여 충분한 지식과 이해도를 높이도록 하는 것이다.

다섯째, 사람들이 건강해질 수 있다는 자신감을 갖도록 하는 것이다. 예를 들어, 비만 때문에 고민하는 사람들이 결국에는 체중을 감량하고 근육을 키우는 일을 포기하는 경우는 얼마든지 있다. 이런 사람들에게 어떻게 건강해질 수 있다는 자신감을 불어넣고 실제 건강해지기 위한 노력을 할 수 있도록 만들 것인가? 많은 나라들이 이런 사람들을 위하여 다양한 캠페인을 전개한다. 비만을 극복한 성공사례를 알려주는 것으로부터 비만의 부작용을 끊임없이 계몽하는 것과 같은 커뮤니케이션 활동을 전개하는 것을 볼 수 있다.

여섯째, 상호 대화를 통하여 건강관련 정보를 원활하게 교환하고 상호작용하는 것이다. 이를테면 환자와 연관될 수 있는 예를 들어가면선 설명하는 방식과 같은 것을 말한다. 의료기기나 약품 등의 사용법에 대하여 정확한 설명이 필요한 경우 직접 보여주면서 설명한다. 또한 의료정보에 대한 이해력이 낮을 것으로 예상되는 환자의 경우에는 반복적인 설명이 도움이 될 수 있다.

아하! 2-6 웃음소리, 엄마와 아기의 소통 출발점?

희로애락, 누구나 똑같이 느끼고 소리낸다.

기쁨 노여움 슬픔 즐거움… 사람이 상황에 따라 갖게 되는 다양한 감정은 문화 차이를 뛰어넘는 만인 공통의 감정이며 특히 웃음소리는 누구나 예외 없이 기쁠 때 나타내는 감정표현이라는 연구결과가 나왔다. 사람은 자신의 생각과 감정, 말하려는 의도를 전달하기 위한 소통 체계가 매우 복잡하다. 언어, 소리, 표정, 자세 등을 통해 이러한 것들을 전달할 수 있지만 의사소통 방법이나 형태가 모두 같을 수 없다. 문화가 다른 사람들은 같은 손짓 발짓이 전혀 반대의 뜻을 나타내는 경우도 흔하다. 서양에서 '잘가라'는 손짓이 동양에서는 '이리 오라'는 손짓과 흡사한 것도 한 예다.

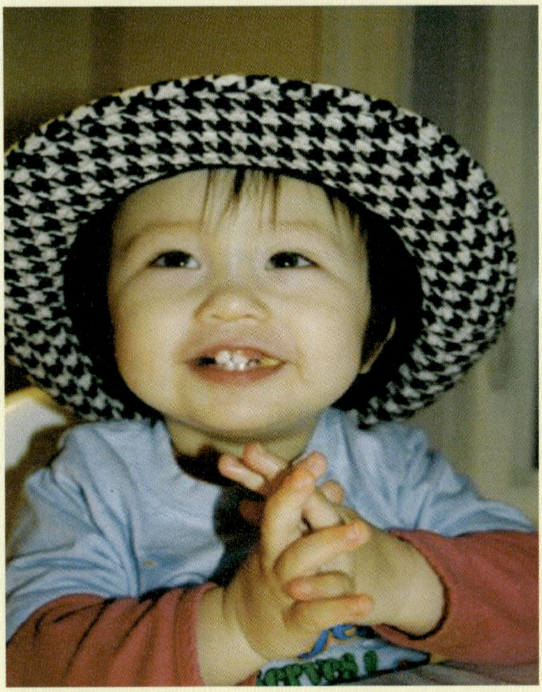

영국 유니버시티 칼리지 런던캠퍼스 소피 스캇 교수팀은 희로애락의 감정과 관계된 여러 소리가 다른 문화끼리 어느 정도 공통되는지 아프리카 나미비아의 힘바족과 영국인들을 대상으로 조사했다. 힘바족은 아프리카 남서부에 2만여 명이 모여 사는 유목민으로 전기나 학교교육이 없고 외부와 접촉도 않는 원시성 부족이다. 스캇 교수팀은 두 그룹에 교차적으로 희로애락의 감정이 들어있는 짧은 이야기를 각각 들려줬다. 예를 들어 친한 사람이 죽어서 슬프다는 내용의 이야기를 힘바족과 영국인들에게 각각 상대방의 언어로 들려주고 이야기 끝에 우는 것 같은 웃음소리와 진짜 울음소리를 들려줬다. 그리고 각각 상대방의 이야기에 어울리는 소리를 구별하도록 했다.

연구 결과 힘바족과 영국인 모두 상대방 언어로 된 이야기에서 느끼게 되는 감정과 소리를 잘 구별했다. 특히 상대방이 내는 웃음소리는 즐거움을 나타낸다는 것을 두 그룹 모두 잘 인식했다. 스캇 교수는 "두 그룹 사람들은 서로의 성남, 두려움, 혐오, 기쁨, 슬픔, 놀람과 같은 기본 감정이 내는 소리를 쉽게 인식했다."며 "희노애락의 감정과 그것을 나타내는 소리는 모든 인간문화 사이에 공통적이라는 것을 보여준다"고 설명했다.

그는 또"특히 즐거움은 인간 뿐 아니라 다른 영장류나 포유동물 등 모든 살아있는 것을 웃게 만든다"며 "웃음은 깊은 진화적 뿌리가 있을 수 있으며 어쩌면 아기 또는 새끼와 엄마 사이에 맺어지는 즐거운 커뮤니케이션의 출발점일 수 있겠다"고 말했다.

II 의료커뮤니케이션의 중요성과 기능

어떤 조사에 의하면 인간은 깨어있는 시간 중 70%이상의 읽고, 쓰고, 말하고 듣는 일에 할애하며 전 생애의 약 3분의 2에 달하는 시간을 어떠한 형태로든 조직과 관련을 맺고 살아간다고 한다. 또 다른 조사에 의하면 보통의 관리자들은 하루 시간의 69%는 회의에서, 6%는 전화로, 3%는 이동 · 여행으로, 22%는 사무실 책상에서 보낸다고 한다. 이러한 관점에서 볼 때 커뮤니케이션은 조직에서 가장 중요한 요소임에 틀림이 없으며, 조직인이 된다는 것은 그 조직에 맞는 커뮤니케이션을 할 수 있어야 한다는 것을 말한다.

1. 의료커뮤니케이션의 중요성

1) 환자와의 관계에 영향

의료커뮤니케이션과 관련하여 언론에 해마다 기사화 되는 것 중에 '의료에 대한 국민의식조사'라는 것이 있다. 이 조사 결과에 의하면 의사의 행위 중 가장 불쾌한 것으로 '질문에 설명을 제대로 해주지 않는 것'이 53.5%, 다음으로 '건성으로 진료하는 태도'가 27.9%, '반말' 8.1% 등으로 나타나고 있다(언론보도자료). 의료기관을 이용하는 고객들의 불편사항 중 많은 부분이 의료진의 커뮤니케이션과 깊이 관련이 되어 있다는 것을 알 수 있다. 따라서 의료기관이 고객들의 마음에 들기 위해서는 환자의 질문에 대하여 예의바른 태도로 성심껏 답변해주고, 최선을 다하여 진료하는 모습을 보이며, 진정으로 염려해주는 태도와 말을 사용하면 될 것이다. 그러나 이것이 말처럼 그렇게 쉬운 일이 아니다. 무엇이 환자가 요구하는 것에 부합하는 설명이며 최선을 다하여 진료하는 것인지, 그리고 어떻게 말하는 것이 환자가 반말이라고 받아들이지 않는지에 대한 세밀한 연구와 훈련이 필요하다고 하겠다. 대학에서부터 이미 철저한 커뮤니케이션 교육을 받는 미국 의사들은 환자의 유형에 따라 단어의 선택에도 세심한 주의를 기울여서 커뮤니케이션을 한다(박인출, 2002)는 사실에 주목할 필요가 있다.

아하! 2-7 자상한 의사가 훌륭한 의사

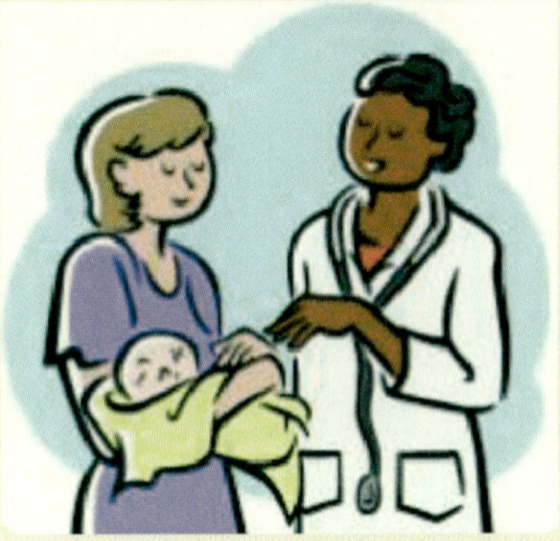

서양에서 있었던 재미있는 에피소드를 보면, 어느 날 젊은 부부가 가족계획을 하기 위해 의사를 찾아갔다. 의사가 볼 때 아직 젊은 부부이므로 먹는 피임약을 권장하면서 매일 한알씩 3개월분의 약을 주었다. 그런데 약 3개월쯤 지나 찾아온 젊은 부부는 “당신 엉터리야. 당신이 하라는 대로 매일 한 알씩 약을 먹었는데도 부인이 임신을 했다”며 화를 냈다. 의사는 참으로 진귀한 일도 있다 싶어 자초지종을 자세히 들은 뒤 실소를 금할 수 없었다. 왜냐하면 부인이 먹어야 할 피임약을 남편이 매일 먹었다는 것이다. 그러니 남편은 여성처럼 예뻐질 수 밖에 없고 부인은 임신할 수 밖에 없었다. 이렇게 된 이유는 의사가 먹는 피임약을 주면서 하루에 한 알씩만 먹으라고 했을 뿐 누가 먹어야 된다고 얘기를 안했기 때문. 따라서 사랑하는 부인이 먹는 것 보다는 자신이 먹는게 좋을 것 같다고 판단한 남편이 한 알씩 먹었다는 것이다. 이 에피소드에서 지적되어야 할 것이 바로 의사와 환자간의 정확한 의사소통이다. 아울러 환자에게 보건교육도 제대로 제공되지 못했다는 문제점도 지적되어야 할 것 같다.

2) 조직의 목표달성에 기여

또한, 커뮤니케이션은 조직속에서 구성원들의 역할관계와 협동작업을 위한 상호관계를 유지시켜주는 집단행동의 중요한 요소이며 성과에 크게 영향을 미친다. 조직은 구조상 조직을 지탱해주는 구조(strucyure)와 그에 따른 기술(technology), 조직이 정해 놓은 일(work), 그리고 그 일을 수행되기 위해서는 일이 제대로 작동할 수 있는 기술이 필요한데, 이 요소들이 유기적 관계를 맺고 효과적으로 작동하는 데 가장 중요한 역할을 하는 것이 커뮤니케이션이다.

의사들을 비롯한 병원 내 각 분야 전문가들은 환자 치료라는 의료기관의 목표가 제대로 이루어질 수 있도록 역할과 상황에 맞는 커뮤니케이션을 수행하며, 교회 조직에서 성직자는 신앙 사업이 제대로 수행되기 위한 커뮤니케이션을 한다. 만약, 의료기관의 의사나 교회의 목사가 마치 군대조직의 지휘자처럼 말을 한다면 그들이 원래 추진하고자 하는 일(환자의 치료와 설교)이 상대방에게 긍정적으로 수용되기 어려울 것이다. 즉, 조직 고유의 목표 달성에 실패할 가능성이 크다. 이처럼 조직이 추구하고자 하는 일이 제대로 수행되도록 하기 위하여 그 조직과 일의 특성에 맞는 커뮤니케이션을 사용하는 것이 중요하다.

이렇게 볼 때, 조직 내 커뮤니케이션은 사람의 신체로 따지면 마치 신경계나 혈관과 같다. 사람의 몸에서 신경계통에 이상이 오거나 피가 제대로 흐르지 않으면 몸이나 정신이 목적에 맞게 제대로 기능하지 못하는 것처럼 조직에서 커뮤니케이션, 즉 말이 제대로 흐르지 못하면 많은 부작용이 발생하여 조직 운영에 어려움을 겪게 될 것이다.

3) 조직의 성장과 발전에 기여

조직을 연구하는 많은 학자들 가운데 일부는 조직 내 커뮤니케이션을 접착제에 비유하기도 한다. 즉, 커뮤니케이션이란 조직을 깨지지 않고 결합하도록 해주는 접착제와 같다는 뜻이다. 또 대부분의 경영자들은 조직에서 그 어떤 요소보다도 커뮤니케이션이 중요하다고 강조하고 있는데, 그 이유는 조직의 구조(sructure)와 활동 범위(scope)가 바로 커뮤니케이션 기술에 의해 영향을 받기 때문이다. 조직이 구조적으로 발전하고 사업의 범위가 확장되기 위해서는 그 조직의 구성원들이 거기에 맞는 커뮤니케이션 기술을 가져야 한다는 것을 말해주는 것이다.

실제로 일선 관리자들이 수행하는 업무 중 커뮤니케이션이 차지하는 비율이 80%나 된다는 연구 결과가 있다. 칸터(Kanter, 1977)는 경영자들이 시간의 상당부분을 커뮤니케이션을 하는 데 쓰고 있다는 것을 발견했다. 이와 같은 커뮤니케이션은 대개는 부하직원, 상사, 동료 및 고객들과의 대면적 상호작용과 관계되어있다. 여기에는 대부분의 모임도 포함되어 있으며 전화나 편지에 대한 응답도 간과할 수 없다. 조직의 상층부로부터 멀어질수록 커뮤니케이션에 보내는 시간도 줄어든다.

최근 사회의 민주화에 따른 참여경영의 발달로, 지속적으로 성장하는 조직은 대부분 경영자와 모든 직원이 참여하고 여러 차례의 토의과정을 거쳐 경영목표를 수립한다. 수립된 목표는 다시 명령계통을 따르거나 일정한 커뮤니케이션 통로를 따라 경영자에서 중간 관리자를 거쳐 직접 수행할 담당자에게까지 정확하게 내용이 전달되게 된다. 경영자는 다양한 상황에 접하여 여러 종류의 커뮤니케이션을 수행하면서 대부분의 시간을 소요한다. 그들은 사업 관련 행정기관, 또 다른 경영자, 고객, 의뢰인, 거래처와 각각 다양한 커뮤니케이션을 수행할 뿐만 아니라 조직 내케서 실제 업무를 담당하고 있는 각 부서의 직원들과 커뮤니케이션을 수시로 수행한다. 특히, 병원은 다양한 특성의 직무배경을 가진 여러 가지 직종의 전문가들이 협력하여 일해야 하는데, 이의 전제조건이 바로 원활한 의사소통이다.

4) 환자 만족을 통한 경쟁력 강화

이와 같은 맥락에서 볼 때, 의료기관의 시장조사팀에서 변화하는 의료시장에서 차별화된 경쟁력을 갖추기 위해 환자들이 원하는 의료서비스의 시장조사 결과를 파악했어도 이것이 직접 환자와 접촉하는 의사와 간호사 또는 의료기사에게 효과적으로 전달되지 못한다면 실제 환자들이 원하는 의료서비스를 생산하기가 어려울 것이다. 이것은 결국 환자가 원하지 않는 의료서비스의 생산과 그에 대한 비용수반으로 경쟁력이 떨어지는 결과를 가져오게 될 것이다.

의료기관을 찾는 환자의 만족을 극대화시키고 성공하는 의료기관이 되도록 하기 위해서는 차별화 된 고객만족을 목표로 경영자와 모든 직원 사이에 원할한 커뮤니케이션이 이루어지는 것이 보장되어야 한다. 이와 같은 노력의 모형은 〈그림 2-1〉와 같이 나타낼 수 있다.

즉, 의료기관에서 의료서비스 커뮤니케이션을 수행하는 보건의료인들은 가장 먼저 환자와의 커뮤니케이션의 목적을 분명하게 인지할 것이 요구된다. 그것은 환자의 치료이고 만족이다. 바꾸어 말하면, 환자의 치료와 만족에 부합하는 말만 해야 한다는 것이다. 그러기 위해서 보건의료인들은 어떤 경우에도 고객을 만족 시켜야겠다는 욕구를 가지고 있어야 하며, 그 욕구가 제대로 발현될 수 있도록 동기부여가 이루어져야 한다. 다음으로 환자들에 대한 깊은 이해와 개인적인 관심을 가지고 있어야 한다. 이와 같은 요소들이 충족되어질 때 병원에서 환자 만족적 커뮤니케이션이 성공적으로 이루어질 수 있다.

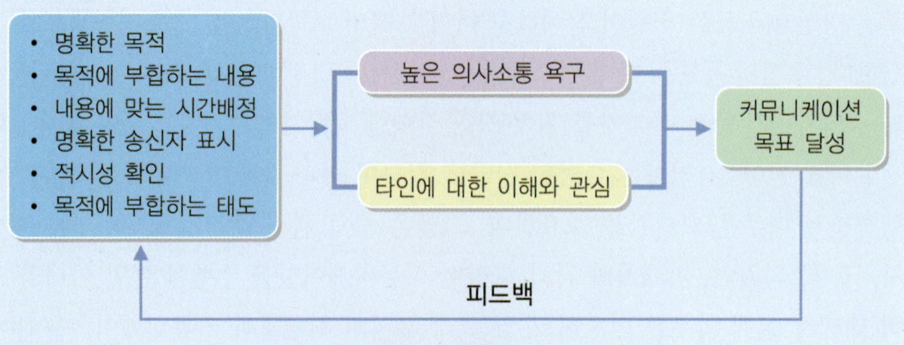

그림 2-1 **효과적 커뮤니케이션 모델**

병원이 경쟁력을 갖추기 위해서는 단순히 과거와 같은 수준에서 서비스의 방법만 바꾸려는 시도가 아니라 나날이 인식과 욕구가 변화하는 환자 개개인을 감동시킬 수 있도록 세심한 배려와 아울러 고객의 입장에 선 공감적 커뮤니케이션이 이루어지는 조직분위기를 형성해야 한다. 물론, 이와 같은 분위기 조성의 궁극적 책임은 경영자와 구성원 모두에게 있다. 최상의 목표를 달성하기 위해서는 우선, 경영자와 구성원 간 다양하고 자유로운 커뮤니케이션 통로가 형성되어야 하며, 다음으로 환자가 요구하기 전에 환자가 원하는 것을 충족시켜 줄 수 있는 환자 중심의 커뮤니케이션의 통로를 구축해야만 의료기관에 대한 환자의 공헌을 기대할 수 있다.

결국, 경영자뿐만 아니라 의료기관 구성원 모두는 더욱 창의적이고 정확하게 내 · 외부 고객과의 커뮤니케이션을 수행할 수 있는 능력을 갖추고 있어야 조직의 지속적인 발전을 기대할 수 있다.

••• 2. 커뮤니케이션의 기능

조직은 목표를 달성하기 위하여 커뮤니케이션을 활용한다. 조직의 최고 책임자는 새로 정한 신년도 목표를 전 구성원에게 전파시키기 위하여 집단교육이나 공문서, 인트라넷 또는 사내 방송을 활용한다. 부하는 상사에게 작업에 대한 자신의 의견을 밝히기 위하여 구두, 공문서 또는 전자메일로 보고를 한다. 상사는 이에 대하여 다양한 커뮤니케이션 방법으로 피드백을 한다. 의료서비스기관에서 수행되는 커뮤니케이션은 매우 복잡하지만 기본적으로는 환자를 효과적으로 치료하는데 그 본질적 기능이 있다고 하겠다.

오늘날 모든 조직 구성원들은 커뮤니케이션의 홍수 시대 속에서 살고 있다. 그만큼 커뮤니케이션이 중요하다는 뜻이다. 모든 조직에서 커뮤니케이션이 없거나 불량하다면 어떤 일도 제대로 이루어질 수 없다. 일이 성공하는 것은 커뮤니케이션이 잘 되었을 때이다. 의료기관에서 환자가 만족을 느끼는 것은 양질의 진료와 함께 커뮤니케이션이 잘 되었다는 것을 증명하는 것이다. 이처럼 조직 내에서 커뮤니케이션은 중요한 기능을 하는데, 그 내용을 보면 다음과 같다.

1) 조직의 방침을 조직 구성원에게 전파한다.

조직은 달성하려는 목표를 가지고 있다. 목표는 전 구성원이 마치 나의 것인 양

받아들이고 그 목표에 의해 동기부여가 되고, 목표를 달성하기 위한 협동심을 발휘할 때 달성이 가능하다. 조직은 이와 같은 분위기를 만들기 위하여 목표를 달성하기 위한 방침을 조직 내부에 골고루 전파해야만 한다. 방침이 없다면 조직 구성원들은 각자 자기 나름대로의 방법대로 목표를 달성하려고 할 것이며, 그것은 많은 시간과 자원의 낭비를 가지고 온다. 때문에 조직에서 정한 방침은 전 구성원에게 제대로 전달되어야 하며, 효과적인 전달을 위해서는 효과적인 커뮤니케이션을 활용할 수 있어야 한다.

2) 종업원들의 불만을 제거한다.

1920년대 미국 하버드 대학의 엘톤 메이요(E. Mayo) 교수 일행이 미국 서부전기주식회사의 호손 공장에서 조명도 실험을 한 이후 조직 내에서 성과를 높이기 위해서는 물적 조건보다 인간관계(Human Relation)가 중요하다는 이론이 유행하게 되었다. 이때부터 커뮤니케이션의 중요성이 부각되었으며, 조직 내에서 커뮤니케이션은 종업원들의 불만족을 제거하는 훌륭한 수단으로 활용되었다. 대부분의 병원 홈페이지에는 자유게시판을 설치하여 직원들이 하고 싶은 말을 하도록 유도하고 있다. 만약, 조직 내부에 자신의 의견이나 불만을 표출할 수 있는 이와 같은 고충처리를 위한 커뮤니케이션 통로가 개설되어 있지 않다면 그 조직은 종업원들의 불만 때문에 많은 부작용을 감수해야 할 것이다. 조직 구성원들이 불만으로 가득 차 있으면서도 조직이 존재할 수 있는 것은 바로 조직 내에 자신의 의견이나 불만을 표출할 수 있는 커뮤니케이션의 통로가 존재하기 때문이다. 종업원들은 불만이 있을 때 비공식적 커뮤니케이션을 활용하여 불만을 해소함으로써 불만의 대상인 상사 앞에서 태연하게 작업에 임할 수 있다. 불만이 있는 직원은 동료에게 불만을 털어놓거나, 아니면 상사에게 직접 따질 수도 있다. 어떤 직원은 상사에게 편지를 쓰기도 하고 차 상급자에게 일러바치기도 한다. 더 나아가 조직 내 고충처리위원회에 보고하거나 감독 행정기관에 투서를 할 수도 있다. 불만이 커지기 전에 그것을 해소시킬 수 있는 커뮤니케이션 시스템을 갖추는 것은 중요한 조직운영 요소이다.

3) 인간관계를 원활하게 한다.

인간관계는 대화로부터 시작한다. 대화가 없다면 관계가 형성되기 힘들다. 아무리 모르고 지내던 사람들도 몇 마디의 이야기나 며칠 동안의 대화를 통해 친해지기도 한다. 심리학자들에 의하면 싸우더라도 대화가 있는 부부가 대화가 없는 부부보다 이혼할 확률이 훨씬 적다고 한다. 사람이 하고 싶은 말을 하는 것은 확실히 불만을 정화시키는 효과가 있다. 만약 조직에서 대화가 없다면 삭막하기 이를 데 없을 것이다. 이와 같은 분위기 속에서 높은 성과가 나오기를 기대할 수는 없다. 때문에 조직에서는 적당하게 대화할 수 있는 기회가 주어져야 하고 인간관계를 활성화시킬 수 있도록 커뮤니케이션 훈련도 정기적으로 실시되어야 한다.

그러나 커뮤니케이션이 항상 인간관계를 좋게 만들어주는 것은 아니다. 오히려 대화를 많이 하면 할수록 인간관계가 나빠지는 경우도 있다. 이것은 개인적 특성이 다르고 완벽하게 커뮤니케이션을 할 수는 없기 때문인데, 사람들은 커뮤니케이션을 하는 데 있어서 제각기 지각의 과정이 다르다는 점을 이해하고 있어야 한

아하! 2-8 아기 두뇌개발, 부모와 대화만한 것이 없다

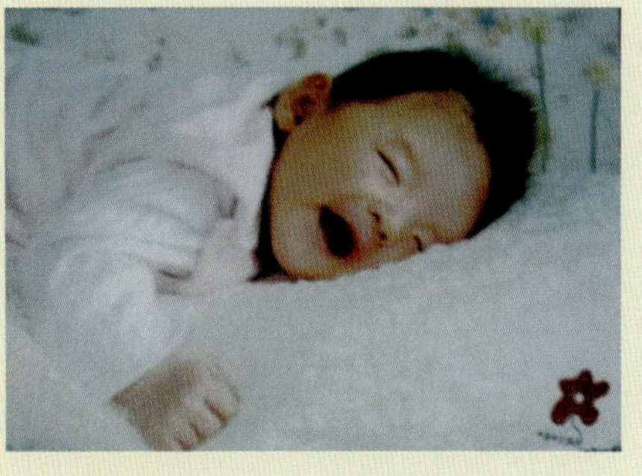

두뇌강화 비디오? 성과없어… 언어발달 저해

말을 더 잘 가르칠 수 있다는 기대감으로 두뇌강화 DVD나 비디오 앞에 아이를 앉혀 놓는 부모는 실제로는 좋은 성과를 거둘 수 없다는 연구결과가 나왔다. 일상에서 아기의 언어능력 두뇌발달에 가장 좋은 것은 역시 부모와 아기의 상호작용, 즉 원활환 커뮤니케이션이라는 것이 입증된 것, 미국 마이애미밀러 의대 제프리 브로스코 교수팀은 12~25개월 유아 96명을 두 그룹으로 나눠 한 그룹만 두뇌발달용으로 시중에 판매되는 DVD를 2주마다 다섯 번씩 6주동안 보게하고 매주 DVD에 나오는 단어로 테스트를 했다. 부모들은 보통 아기가 생후 5개월이 됐을 때부터 DVD나 비디오를 시청하기 시작했다. 연구 결과 두뇌발달 DVD를 본다고 해서 언어능력이 특별히 발달하지 않았으며 오히려 DVD를 일찍 보기 시작한 아이일수록 언어발달이 느렸다. 브로스코 교수는 "이 시기의 유아는 호기심이 많을 때 이므로 물건의 다른 쪽을 보기 위해 그 물건 주변을 돌아가니기도 하고 무슨 일이 생기는지 알고 싶어 물건을 떨어뜨려보기도 하는 등 작은 과학자"라며 "그러나 DVD나 비디오가 사회적, 행동적 법칙을 알게 해주는 존재는 아니다"고 말했다. 그는 "일상에서 주변 사람들과 상호 작용하는 것은 어린이에게는 가장 중요한 학습도구"라면서 "부모는 두뇌발달 비디오를 사고 보여주는데 시간을 쏟을 게 아니라 아기가 무엇을 쳐다보는지, 무엇을 생각하는지에 대해 스포츠중계처럼 실감나게 이야기를 나누는 것이 좋다"고 주장했다.

다. 커뮤니케이션을 하는 데 있어서 사람들은 늘 개인적인 욕구, 가치, 관심 등을 개입시킨다. 대화를 하는 중에도 사람들은 자신이 지각하지 못한 단서들에 대해서는 상대방과 전혀 다르게 반응하기도 하고, 관계없는 요인들에 대해서도 반응을 보이며, 또 관계없는 단서들을 사용하기도 하며 증거의 비중을 다르게 고려한다. 이와 같은 것들은 커뮤니케이션에 있어서 관계의 활성화보다는 오히려 오해를 불러올 수 있는 중요한 원인이 된다. 그러므로 사람들은 커뮤니케이션 시에 상대와 나는 서로 다르다는 보편적 가치를 갖고 임한다면, 더 나은 관계를 만들어 갈 수 있다.

4) 조직 구성원들의 사기를 진작시킨다.

조직에서 상사의 격려 한 마디가 부하들의 기분을 좋게 만들고 사기를 북돋운다. 가정에서 부모의 자식에 대한 격려의 말, 따뜻한 말은 자식에게 자신감을 심어주고 가족에 대한 헌신을 높여준다. 이처럼 커뮤니케이션을 어떻게 하느냐에 따라 사람들의 사기가 높아질 수 있기 때문에 조직 생활을 하는 사람들은 상대방의 사기를 높여줄 수 있는 말을 할 줄 알아야 하며, 특히 관리자들에게는 중요한 덕목이라고 할 수 있다.

5) 협동심을 고취시킨다.

모든 조직에서 목표가 성취되기 위해서 협동 작업은 필수 요건이다. 의료서비스기관에서는 환자의 질병 치료라는 고유의 목적 달성을 위하여 많은 분야의 사람들이 협동 작업을 한다. 그러나 각자 다른 성격적 특성과 삶의 배경을 가지고 있는 사람들이 협동을 하기란 쉽지 않다. 이때 커뮤니케이션은 서로의 생각과 감정을 나누어 갖고 그로 인하여 서로 하나가 되게 만드는 역할을 한다. 하지만, 일방적으로 말을 잘 한다고 해서 협동적 커뮤니케이션을 잘 하는 것은 아니다. 말을 잘 못한다고 할지라도 거기에 상대방을 배려하는 감정이 배어 있다면 상대방은 기꺼이 협조하려고 한다. 상대방을 배려하는 커뮤니케이션이 없다면 사람들은 협동하는 방법도 찾을 수 없을 것이다.

아하! 2-9 벌의 의사소통(Bee Communication)

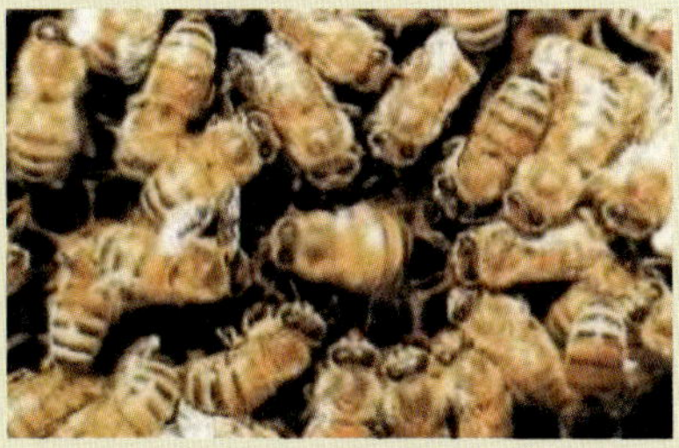

비인간 세계에서 발견된 가장 괄목할 만한 의사소통 체계 중의 하나는 유럽 꿀벌의 의사소통 체계이다. 꿀벌이 벌통으로 돌아와 동료 꿀벌에게 아주 풍부한 먹이 근원지의 위치를 알려 줄 수 있다면 얼마나 획기적인 이득을 줄 수 있겠는지 상상해 보라. 실은 꿀벌은 이 일을 할 수 있다.

양봉업자들은 이런 의사소통 체계의 특성이 과학적으로 확립되기 이전에 벌들이 서로 의사소통을 한다는 것을 오래전부터 짐작하고 있었다. 예컨대, 양봉업자들은 벌 한 마리가 우연히 특별히 풍부한 꿀이나 꽃가루 먹이 근원지를 발견했다면, 벌통에 있던 엄청난 수효의 다른 벌들이 곧 그 먹이 근원지에 나타난다는 것을 알고 있었다. 또한 어떤 벌통의 많은 수의 벌들은 같은 종류의 먹이 근원지에서 꿀을 모으는 반면에, 이웃 벌통의 많은 벌들은 전혀 다른 종류의 꽃에서 먹이를 모은다는 것도 알고 있었다. 이런 선택적인 먹이 수집은 벌들의 세계에서 어떤 의사소통 방법의 결과라고 할 수 있는 노력의 연합에 의한 것임을 암시해 주었다.

벌들의 행위에 관한 이런 사실들은 이제 잘 알려져 있으며, 이제 우리들은 꿀벌이 의사소통을 한다는 것을 알고 있다. 그리고 벌들의 의사소통 체계의 가장 중요한 특성은 칼 폰 푸리쉬와 그의 동료들의 연구(폰 프리쉬 Von Frisch, 1967)의 의해서 확인되어 왔다. 그들은 먹이를 모으는 벌들이 풍부한 먹이 공급처를 발견하고서 벌통으로 돌아올 때에는 동료 벌들에게 놀랄 만큼 복잡한 메시지를 의사소통할 수 있음을 입증하였다. 전달된 메시지는 실제적인 신병모집 방법으로써, 동료벌들이 얼마나 멀리 날아가야 하는가, 어느 방향으로 날아가야 하는가, 어떤 종류의 먹이를 찾을 수 있는가 하는 것을 알려 준다. 이런 일이 어떻게 이루어질 수 있는가?

정찰벌들의 메시지는 춤이라고 불리는, 벌통의 수직벽 앞에서의 몸놀림의 형태로 전달된다. 벌통에서 먹이 근원지까지의 위치에 따라서 중요한 두가지 형태의 춤이 있다. 그 하나는 둥근춤(원형춤)이요, 다른 하나는 8자춤(엉덩이춤)이다. 먹기 근원지가 10미터 이내에 있으면 둥근춤을 추고, 100미터 이상 떨어져 있으면 8자춤을 춘다.

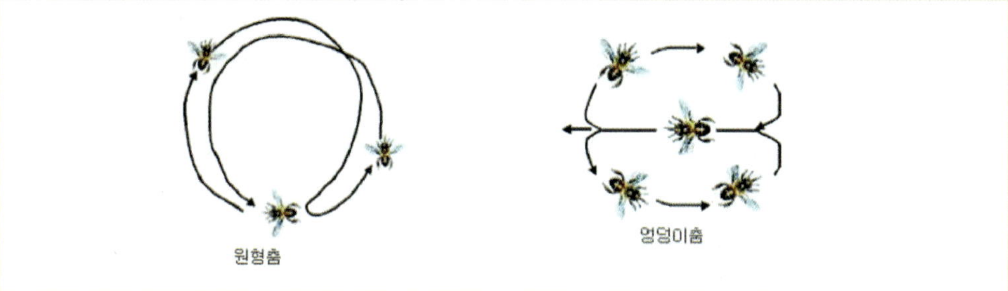

Ⅲ 의료커뮤니케이션의 과정과 장애

1. 커뮤니케이션의 과정

커뮤니케이션은 기본적으로 수신자와 발신자가 있기 때문에 정의(定義)상 사회적 관계의 과정이라고 할 수 있다. 커뮤니케이션 과정에서 발생하는 사회적 관계는 발신자와 수신자, 그리고 그들이 커뮤니케이션을 수행하는 과정에서 서로에게 미치는 상호적 영향과 관련된다. 만약 발신자가 보낸 메시지에 의하여 수신자가 위협을 받는다면, 메시지 그 자체와 메시지에 대한 해석은 충분히 왜곡될 수 있다. 위협이란 단순히 발신자와 수신자 관계를 붕괴시킬 수 있는 잠재력을 가지고 있는 많은 요인들 중의 하나이다. 조직 내에서 흔히 존재하는 지위의 차이, 서로 다른 지각형태, 성별 등은 커뮤니케이션 과정에서 수신자와 발신자 관계를 언제든지 악화시킬 수 있다. 따라서 어떤 조직에서든지 매우 양호한 또는 지극히 정상적인 커뮤니케이션 과정이 존재하기란 쉽지 않다.

조직에서 커뮤니케이션이 일어나기 위해서는 우선 목적이 반드시 있어야 한다. 이 목적은 물론 전달할 수 있는 메시지로 구성이 가능한 것이어야 한다. 즉, 목적은 메시지로 구성되어 하나의 정보원(情報源)으로서 송신자로부터 수신자에게로 발송이 되는 것이다. 이 때 메시지는 기호의 형태로 바뀌어 반드시 일정한 경로를 따라서 수신자에게 전달되고 수신자는 일정한 법칙에 따라 그 메시지를 해독하게 된다. 이와 같은 경로를 거쳐서 송신자로부터 수신자에게로 의미가 전달되는 것이다.

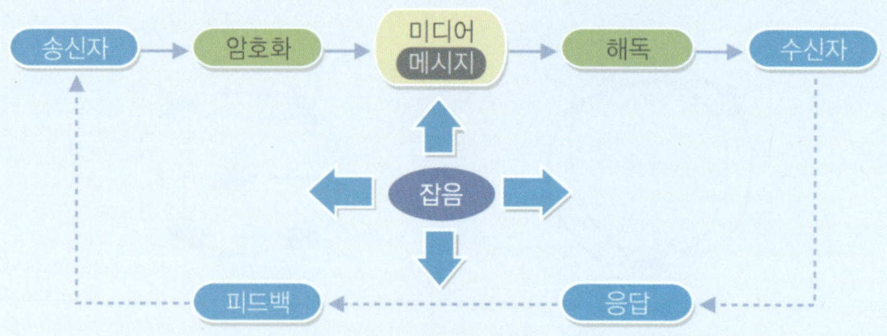

그림 2-2 의사소통의 전달과정

보통 조직에서 일어나는 커뮤니케이션의 과정은 〈그림 2-2〉와 같은 모형으로 나타낼 수 있다. 커뮤니케이션 과정에 있어서 가장 중요한 역할을 하는 것은 송신자이다. 커뮤니케이션이 성공적으로 이루어지기 위하여 송신자는 수신자가 원하는 것이 무엇인지, 얻기를 원하는 답이 무엇인지를 잘 알고 있어야 한다. 그래야만 커뮤니케이션이 원래의 목적을 달성할 수 있다. 커뮤니케이션 과정에서 유의할 점은 과정상에 반드시 소음이 발생한다는 점이다. 소음은 송신자의 본래 생각이나 아이디어가 정확하게 전달되는 데 방해를 하는 것으로 송신자나 수신자의 지각방어나 방어적 태도, 후광효과(halo effect, 後光效果) 및 주변의 불리한 환경 등이 있다.

1) 송신자(전달자, communicator)

커뮤니케이션에서 송신자는 아이디어를 제공한다든지, 정보를 전하는 등의 의사전달을 시도하는 사람을 말한다. 전달자의 전달의도가 커뮤니케이션의 시발점이 된다. 그 이후에는 송신자가 자신의 의도를 각색하고 부호화하여 수신자에게 정확히, 적시에 메시지가 전해지도록 하는 노력이 뒤따른다.

2) 부호화(암호화, encoding)

송신자는 전달하려는 내용을 부호화 하여 메시지를 만든다. 송신자가 전달하려는 내용을 전달 가능하고, 수신자가 가장 잘 이해할 수 있는 형태(예: 신호, 제스처, 그림, 숫자 등)로 변환시키는 과정을 부호화라고 한다. 진료 시에 의사가 간호사에게 지시를 할 때 우리말을 쓸 것인지, 아니면 영어를 쓸 것인지 또는 말로 할 것인지, 동작으로 할 것인지를 선택하는 것이 부호화이다. 자신의 생각을 정확하게 전달하기 위해서는 커뮤니케이션 시 상대방이 정확하게 이해할 수 있는 부호의 형태로 변환시킬 줄 알아야 한다.

3) 메시지 및 미디어/매체(message & channel)

메시지는 반드시 매체(미디어)를 통해서 송신자로부터 수신자에게 전달된다. 따라서 전송방법은 송신자가 선택한다. 전송의 방법은 구두, 문서, 편지, 전화, 이메일, 이동전화기 문자 등 그 형태가 다양하다. 이와 같은 매체는 전달하고자 하는 정보의 형태에 따라 달라질 수 있다. 부호화 된 메시지를 제대로 전송하기 위해서는 매체의 선정을 정확하게 해야 한다.

대부분의 직장에서 몇 분만 시간을 내서 상대방을 찾아가거나 대면하면 쉽게 해결될 일을 전화 통화를 통하여 시도하다가 오해를 불러일으키는 경우가 있다. 반면, 전화로 해도 될 커뮤니케이션을 일부러 찾아가서 대기하거나 대면함으로써 시간을 낭비하는 경우도 있다. 그 어떤 경우든 커뮤니케이션이 성공하고 그 결과 조직의 성과를 높이는 방향으로 전송이 이루어져야 한다.

즉, 전달내용이 무엇이냐에 따라 매체선정을 달리해야만 정확하고 효과적인 커뮤니케이션이 이루어질 수 있다. 중요한 정보인 경우에는 직접대면을 통하여 전달하는 것이 충실도 측면에서 보다 효과적일 것이다. 커뮤니케이션의 경로와 전달내용이 조화를 이룰 때 정확하고 효과적인 커뮤니케이션이 이루어질수 있다

4) 해독/해석 및 수신자(Decoding & Receiver)

수신된 메시지는 수신자에 의해 해석되고 그 의미가 제대로 받아들여져야 한다. 해독(해석)이란 어느 정도는 기술적인 문제로, 수신자의 해석능력과 관련된다.

해독이란 수신된 메시지의 의도된 의미를 해석하는 것이다. 송신자로부터 전해진 메시지를 수신자는 자신의 아이디어로 환원하게 되는데, 해독작업이 정확하게 이루어져야만 아이디어가 송신자가 의도한 대로 정확하게 전파될 수 있다.

아하! 2-10 **코끼리는 지진파로 의사소통을 한다!?**

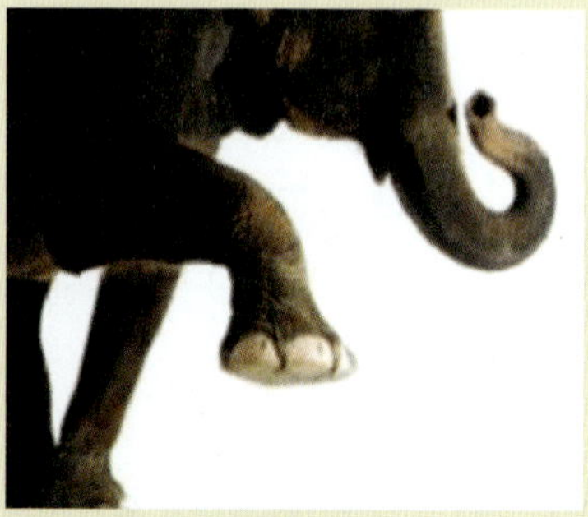

스탠포드대 행동생태학자 케이틀린 오코넬 로드웰 연구원은 코끼리가 지진파를 이용해 의사소통을 한다고 밝혔다고 ABC방송이 (최근) 보도했다. 큼지막한 발로 바닥을 치면 작은 지진파가 생겨서 동료들이 있는 곳으로 전달된다. 고체에 잘 전달되는 지진파의 특성 때문에 수 km 밖에 떨어진 동물들과도 의사 소통을 할 수 있다고 한다. 코끼리들은 동료들이 내주는 신호로 적이 오는지, 먹을 것이 있는지 알아낼 수 있다는 것이다. 특히 코끼리의 넓적한 발은 지진파를 더욱 민감하게 받아들인다고 한다. 발에서 들어온 지진파는 바로 뇌로 전달된다고 과학자들은 보고 있다. 2004년에 동남아시아에 쓰나미가 불어 닥칠 때 태국의 코끼리들이 미리 높은 곳으로 이동한 것도 이렇게 지진파를 민감하게 감지할 수 있는 능력 덕분이라고 한다. 오코넬 로드웰 연구원은 코끼리 외에 캥거루 쥐와 금빛 두더지, 전갈 등 청력이 없는 동물들도 지진파를 이용해 서로 의사소통을 한다고 밝혔다. 특히 사람도 지진파를 감지할 수 있는 기능을 갖고 있지만 지금은 많이 퇴화됐다고 보고 있다.

수신자는 자신의 과거 경험이나, 준거의 틀(Frame of reference)에 근거하여 부호화된 메시지를 해석한다. 이때 해석된 메시지가 전달자의 의도와 일치하면 할수록 커뮤니케이션의 효과는 증진된다고 볼 수 있다. 따라서 효과적인 커뮤니케이션을 위해서는 전달자는 수신자 지향적(Receiver oriented)이어야 하고 수신자는 전달자의 의미체계를 정확히 파악하려고 노력해야 한다(백기복, 2007).

5) 피드백(Feedback)

커뮤니케이션의 마지막 과정은 피드백이다. 피드백은 송신자의 생각이나 아이디어가 원래의 의도대로 성공적으로 전달되고 이해되었는지를 점검하는 것이다. 좋은 커뮤니케이션이 이루어지기 위해서는 감상이나 비평 등의 응답을 청취할 수 있는 피드백 경로가 개발되어야 한다. 일방적인 커뮤니케이션에서는 전달하려는 내용과 수신자가 받아들이는 내용사이에 왜곡의 가능성이 높다. 그리고 수신자의 반응이 없다면 내용전달이 올바로 이루어졌는지에 대하여 확인할 수 없게 된다. 그러므로 커뮤니케이션에서는 반드시 피드백이 있어야 하며 쌍방향 커뮤니케이션의 필요성이 더욱 중요하게 된다.

6) 소음(Noise)

소음(잡음)이란 원활한 커뮤니케이션 과정을 방해하는 장애를 말한다. 소음은 물리적 소음 뿐만 아니라 잡념과 같은 심리적 소음도 포함된다. 일반적으로 물리적 방해물, 어의상의 문제점(Semantic problems), 문화적 차이, 피드백 부재, 수신자와 발신자의 지위 차이 등이 효과적인 커뮤니케이션을 방해하 는 잡음으로 작용할 수 있다.

효과적인 커뮤니케이션을 위해서는 소음의 통제가 매우 중요하다. 실제, 진료를 받기 위해 의료기관을 찾는 환자들이 치료에 따르는 고통 다음으로 호소하는 불편사항은 소음이라고 한다. 예를 들어, 청력이 약한 환자에게 병원 직원의 작은 목소리는 상호간의 커뮤니케이션에서 소음으로 작용한다.

2. 커뮤니케이션의 장애의 원인

커뮤니케이션 과정에 있어서 발생하는 장애는 메시지를 송신하는 사람이나 수신자의 개인적 능력이나 태도, 지식, 당시 처한 상황 및 제도 등의 원인에 의하여 나타난다.

1) 커뮤니케이션 능력의 부족

직장에서 보고서를 작성하고 그 결과를 상사에게 제대로 보고하기 위해서는 우선 보고서 작성자의 작문실력이 있어야 한다. 다음으로 상사가 원하는 방향에서 보고서의 핵심을 말로 표현할 수 있어야 한다. 또한 상사는 보고서를 해독하고 이해할 수 있는 능력과 성과를 향상시키기 위한 방향으로 피드백을 해 줄 수 있는 능력을 갖추고 있어야 한다. 보고자의 보고능력이 부족하거나 상사가 부하의 능력을 개발하는 방향으로 피드백하는 능력이 떨어진다면 조직의 발전을 기대하기 어렵다.

2) 송신자 및 수신자의 태도

사람들은 제각각 지니고 있는 성격 특성과 지각, 가치관 및 그로 인하여 형성된 태도가 각자 다르기 때문에 커뮤니케이션 부호에 대하여 다르게 이해할 수 있다. 사람들은 흔히 선택적 지각 때문에 오류를 범하는 경우가 흔히 있는데, 직장 내 커뮤니케이션에 있어서도 이와 같은 오류는 흔히 발생한다. 예를 들어, 평소 조용한 것을 좋아하는 성향의 환자는 습관적으로 크게 말하는 의료진을 실력이 없다고 생각하여 그의 설명을 신뢰하지 않을 수 있다.

3) 조직체계상의 차이

대학병원, 일반 종합병원, 중소병원 및 개인병원이 가지고 있는 상이한 시스템들은 커뮤니케이션에 다르게 영향을 미친다. 예를 들어, 가족적 분위기가 강한 개인병원에서 의사가 간호사에게 업무 지시를 할 때 존댓말을 쓰지 않더라도 간호사는 그것을 정겹게 받아들일 수 있지만, 상급종합병원 같은 대규모 조직에서 그와 같은 의사의 언어 선택은 간호사들로부터 오해를 받을 수 있다.

4) 송신자와 수신자의 지식부족

의료기관의 경우, 행정직원들은 의사의 메시지를 다 이해하지 못할 수 있고, 의사는 행정적 절차에 대하여 이해하지 못할 수 있다. 때문에 원활한 커뮤니케이션을 위해서는 어떤 주제에 대한 정확한 대화를 할 수 있는 기회를 만드는 것이 중요하다. 특히 환자들은 보건의료인들만이 사용하는 특수한 용어에 대하여 잘 알지 못하므로 함부로 사용하는 것은 오해를 불러일으키게 된다.

5) 상호 커뮤니케이션 욕구간 시간격차

의료서비스기관을 찾거나 입원한 환자는 의료진과 되도록 많은 이야기를 나누어서 자신의 병에 대한 궁금증이나 불안감을 해소하려고 한다. 그러나 현실적으로 이것은 매우 어려운 일이다. 의료진들은 물리적으로나 개인의 특성에 따라 환자와 접촉하는 시간이 짧다. 이것은 환자들에게는 주요한 불만 중의 하나이다. 한 연구에 의하면, 의사가 환자와의 대면 시간이 3분이 넘는 경우에는 분쟁시 고소당할 확률이 줄어드는 것으로 나타났다.

국내 모 의료기관의 경우에는 간호사 1인이 환자 2명을 담당하도록 하는 파격적인 환자존중 서비스 프로그램을 도입하여 운영하고 있다. 이것은 바로 환자와 의료진간의 커뮤니케이션 욕구에 의한 시간 차이를 극복하려는 노력의 일환이다.

6) 시간과 정보량의 차이

커뮤니케이션이 일어나고 있는 상황이 여러 가지로 불리하여 시간이 촉박하다든지 전달해야할 메시지 양이 너무 많으면 송신자와 수신자의 한계 때문에 메시지내용을 부호화하고 해독하는 과정에서 정확성을 기하기 어렵다.

예를 들어, 커뮤니케이션을 해야 하는 당사자들이 시간적 압박을 받고 있다면 메시지를 잘못 이해할 가능성이 높다. 이처럼 시간이 부족하다든지, 정보량이 과중하다든지, 커뮤니케이션 발신이 시기적으로 부적절하든지, 또는 커뮤니케이션의 경로를 잘못 선택할 경우 커뮤니케이션 과정은 그 목표를 달성하지 못할 가능성이 크다.

이러한 과부하의 문제는 조직 내 커뮤니케이션에 있어서 발생하는 가장 중요한 특징이라고 할 수 있다. 과부하는 문제를 처리하는 데 있어서 생략과 그에 따른 왜곡을 초래한다. 때문에 조직에서는 과부하를 막기 위한 장치가 마련되어 있어야 하는데, 가장 흔히 사용되는 방어 장치는 줄 세우기(Queuing)이다. 접수시간이나 특별한 기준에 의하여 순서를 정하여 문제를 해결하는 것이다. 만약, 잘못된 순서체계가 사용된다면 업무의 수행에 중요한 과제가 도착되기 전에 수신자는 중요하지 않은 문제를 해결하는 데 많은 시간을 허비하게 될 것이다. 의료기관과 같은 조직은 늘 사람의 생명을 다루고 있기 때문에 문제해결의 영역에 들어오는 순서를 생명과 관련된 기준으로 정하는 것이 합리적이다.

예를 들어, 신종 감염병으로 생명이 위험하여 응급실에 들어 온 환자를 처리하는 데 있어서 우선순위는 생명을 살리는 데 있다. 그런데 관련 정부기관에서 환자의 상태에 대하여 신속한 보고를 요구한다는 이유 때문에 처치로 정신이 없는 의사에게 행정적 정보제공을 요구한다면 의사는 과부하로 인하여 환자 관리를 소홀히 할 수 있다. 경영자가 조직 운영에 있어서 성과를 높이기 위해서는 과부하를 적절히 통제할 수 있는 장치를 마련하고 지속적인 교육을 통하여 커뮤니케이션에 있어서 과부하로 발생하는 문제를 최소화시키도록 해야 한다.

3. 커뮤니케이션의 장애와 극복방안

커뮤니케이션 과정에서 발생하는 장애를 방치하면 조직에 부정적 영향을 미치는 것은 확실하다. 조직 구성원들을 불안하게 만들고 동기부여를 약화시키기도 한다. 때문에 조직의 관리자는 커뮤니케이션 과정에서 문제점은 없는지 잘 살피고 예상되는 장애를 극복함으로써 내부 커뮤니케이션을 원활하게 하여야 한다. 커뮤니케이션 과정에서 발생하는 주요 장애들과 그 극복방안을 보면 다음과 같다.

1) 송신자와 관련된 장애

송신자와 관련된 장애로는 다음과 같은 것들이 있다.

- 커뮤니케이션의 목적이 분명하지 않은 경우
- 커뮤니케이션의 기술이 결여되어 있는 경우
- 타인에 대한 이해력 부족
- 송신자에 대한 신뢰의 부족

이에 대한 극복 방안으로서 송신자가 주로 해야 될 것들로는 다음과 같다.

- 커뮤니케이션의 목적을 분명하게 설정한다.
- 상황에 맞는 언어를 적절하게 사용한다.
- 사전에 상대방에 대하여 충분히 알고 커뮤니케이션을 하도록 한다.
- 송신자 스스로 업무적으로나 개인적으로 신뢰성을 회복해야 한다.
- 커뮤니케이션 시에는 반드시 수신자에게 피드백을 요구해야 한다.
- 상황과 목적에 맞는 적절한 매체를 사용해야 한다.

2) 수신자와 관련된 장애

수신자와 관련된 커뮤니케이션 과정상의 장애로는 다음과 같은 것들이 있다.

- 상대방에 대한 선입견이다 : 이것은 상대방의 인구통계적 배경에 너무 깊은 관심을 두기 때문에 발생한다.
- 평가적 성향으로 자신보다는 남을 더 가혹하게 평가하려는 오류 때문에 발생한다 : 상대방의 말에 실수는 없는지, 목표에 부합하는 말을 제대로 하고 있는지 따지고 들려고 할 때 발생한다.
- 선택적 지각이다 : 사람들은 자신의 기호에 일치하는 부분은 긍정적으로 판단하고, 그렇지 않은 부분에 대해서는 미리 부정적으로 예단하는 경향이 있다.
- 피드백의 부족이다 : 피드백 부족은 송신자의 의도를 약화시키고 더 나아가 조직에서 커뮤니케이션 자체를 소멸시키는 위력이 있다.

이러한 수신자 측과 관련된 장애를 극복하기 위해서는 다음과 같은 방법들이 있을 수 있다.

- 신속하게 피드백을 해준다. 부하 직원이 보고한 것에 대하여 상사가 신속하게 피드백을 해줄 때 부하 직원의 행동의 변화를 기대할 수 있다.
- 상대방의 커뮤니케이션에 대하여 평가나 가치판단을 자제한다.
- 커뮤니케이션 중 잘못되었거나 잘된 일부에 집착하지 않고 전체적인 입장에서 경청하고 이해한다.
- 수신자는 송신자의 배경에 너무 깊은 관심을 두고 커뮤니케이션 할 것이 아니라 객관적으로 커뮤니케이션을 수행하는 훈련을 해야 한다.

3) 환경과 관련된 장애

커뮤니케이션 과정을 둘러싸고 있는 환경은 때로는 호의적일 수 있고, 때로는 그렇지 않을 수도 있다. 이러한 환경적 요소는 좋은 커뮤니케이션을 하는 데 항상 장애로 작용할 수 있기 때문에 철저하게 관리되어야 한다. 커뮤니케이션 환경과 관련된 장애는 다음과 같다.

- 정보의 과다 문제이다 : 특정 사안에 대하여 정보가 너무 많거나 너무 적으면 커뮤니케이션에 문제가 생긴다. 송신자가 제대로 전달을 하기가 어렵거나 수신자가

정확하게 이해하기가 어렵기 때문이다.

- 시간의 압박이다 : 시간에 쫓기는 보고나 의사결정은 정확성을 기하기 어렵다.
- 커뮤니케이션의 분위기이다 : 의사가 아기를 데리고 온 환자를 치료할 때 아기의 울음 때문에 제대로 설명을 하지 못할 수 있다. 또한 개인 신상에 대한 중요한 이야기를 하기 위해 상사를 찾아갔는데 상사는 공개된 분위기 속에서 이야기를 하라고 한다면, 그 부하 직원은 하고 싶은 말을 제대로 할 수 없을 것이다.
- 비언어적 매체가 영향을 줄 수 있다 : 송신자의 말하는 태도가 수신자의 마음에 들지 않을 경우 정보는 왜곡될 수 있다.
- 어의(語義)상의 문제이다 : 우리나라 말에'아'다르고'어'다르다는 말이 있다. 이것은 단어의 선택에 따라 커뮤니케이션이 잘 될 수도 있고, 상대방을 기분 나쁘게 만들 수 있다는 것을 보여주는 것이다. 예를 들어, 요즘 신세대들은 아래위를 가리지 않고 말을 잘라서 하는 경향이 있다. 이것은 나이가 많은 상대에게는 불쾌감을 주기 때문에 정확하게 존대어를 사용함으로써 신뢰감을 줄 수 있도록 해야 한다.

커뮤니케이션에 있어서 환경과 관련된 장애를 극복하기 위해서는 앞에서 밝힌 송신자 및 수신자와 관련된 커뮤니케이션 장애의 극복방안들을 적극 활용함과 동시에 상사의 입장에서 환경을 우호적으로 잘 조성해 주도록 해야 한다.

즉, 부하 직원이 개인 신상에 대하여 이야기하기 위해 상사를 찾아왔을 때 상사는 부하 직원이 마음을 열고 이야기할 수 있도록 편안한 분위기를 만들어 줄 수 있을 것이다. 또한 병원을 찾은 환자가 병원이나 진료진에 대하여 우호적이 되도록 하기 위해서는 하고 싶은 말을 충분히 하도록 하고, 거기에 대하여 상대방이 이해할 때까지 충분한 설명을 해주는 것이다.

Ⅳ 메시지

1. 메세지의 의의

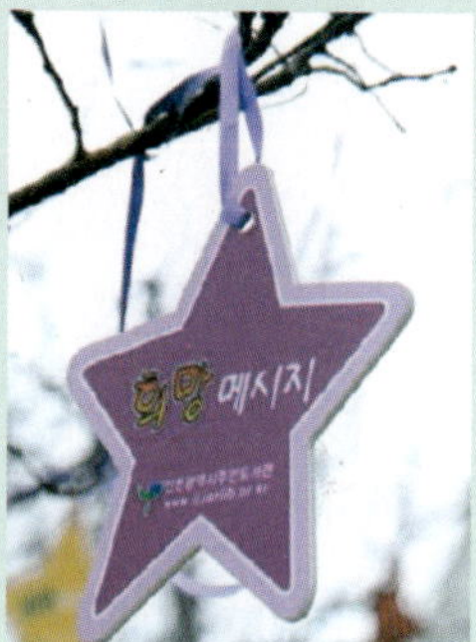

의사소통에서 가장 중요한 것은 서로에게 희망을 주는 메세지가 아닐까?

커뮤니케이션은 간단히 말해서 메시지의 전달이다. 커뮤니케이션 과정에서 송신자와 수신자 상호간에 전달되는 것이 바로 메시지인 것이다. 메시지는 커뮤니케이션을 통하여 전달하고자 하는 핵심내용으로써 사실이라는 정보 뿐만 아니라 전달자의 주장이나 경고 등을 포함하고 있기 때문에 상대방을 주의집중하게 만든다. 따라서 메시지가 없는 커뮤니케이션은 생각할 수 없다. 메시지는 그 구성이나 형태에 따라 정보, 생각, 아이디어 등으로 되어 있다. 때문에 메시지는 사람들이 주목을 하게 만들며, 커뮤니케이션을 최종적으로 완성시켜주는 알맹이로서 매우 중요한 역할을 한다. 이와 같은 메시지에 대한 세부적인 의미를 살펴보면 다음과 같다.

1) 답변해야 할 과제나 주제가 분명히 나와 있는 것이다.

혼자서 말하는 독백은 커뮤니케이션이라고 하기가 어렵다. 커뮤니케이션은 상대방에게 전달하기 위한 주제가 있어야 한다. 만약 커뮤니케이션을 하면서 주제가 빗나가 있다면 목표로 하고 있는 상대방의 반응을 유도할 수가 없을 것이다. 커뮤니케이션을 할 때 자기 자신에게 너무 집중하는 사람은 대화중에 주제를 놓칠 가능성이 크다. 대개 우리는 이런 사람을 집중력이 약하다고 말한다. 대화 시에 주제를 놓치는 사람은 대화에 집중하는 것이 아니라 바로 나 자신에게 집중하는 경향이 강하기 때문에 그런 현상이 일어난다. 자신에게 집중하는 사람은 남의 이야기에 귀를 기울이고 경청을 하기보다는 '내가 무슨 이야기를 해야 하나?', 또는 '저 사람 이야기가 끝나는 대로 내가 바로 말해야지' 하는 생각에 골몰한다.

2) 과제나 주제에 대한 상대방의 답변이 있어야 한다.

커뮤니케이션에서 과연 무엇을 말해야 그것을 답변이라고 할 수 있을까? 그만큼 답변은 쉽지 않다. 때문에 좋은 답변을 이끌어내기 위한 커뮤니케이션은 우선 '예', '아니요'를 분명히 할 수 있는 메시지인지를 검토해야 한다. 만약 송신자의 주제가 '예'도 아니고 '아니요'도 아닌 애매한 상태라면 그것은 송신자가 메시지를 잘못 전달하고 있는 것이다. 다음으로는 결론에 도달할 수 있을 만큼의 설득력이 있어야 한다. 결론이 행동이라면 실행방법을 분명하게 포함하고 있어야 한다. 즉, 과제에 따라 도출되어야 할 답변은 결론, 결론을 이끌어내게 된 근거, 그리고 실행방법이라고 할 수 있다. 이 세 가지가 포함된 답변이 좋은 답변이며, 이와 같은 답변을 이끌어낼 수 있도록 송신자는 메시지를 전달할 수 있어야 한다.

3) 상대방의 반응을 분명히 기대하고 있어야 한다.

회의를 하거나 문서 작성을 할 때 상대방이 어떻게 행동하기를 기대하는지, 어떤 성과를 이끌어내고 싶은지, 그리고 어떤 반응을 일으키기를 기대하지 않으면 그것은 커뮤니케이션이 아니라 독백에 불과하다. 모든 비즈니스에서 단순히 상대방에게 나의 의사를 전달만 하기 위한 커뮤니케이션은 드물다. 메시지를 전달하고 나서 상대방의 의견을 이끌어 내거나, 이해를 구하거나 또는 행동을 유발시키는 것과 같은 '반응'을 기대하고 있는 것이다. 그렇기 때문에 커뮤니케이션에 있어서 '전달'은 반응을 이끌어내기 위한 수단이지 목표가 아니다.

2. 메세지의 역할

조직 속에서 메시지는 새로운 뉴스와 같은 것으로 조직 구성원들의 주의를 끈다. 즉, 잠재적인 노사문제, 새로운 사업 기획 및 최근의 직무게시와 같은 새로운 정보는 종업원들의 주의를 집중시키기에 충분하다. 그러나 대부분의 조직 구성원들은 자신들에게 직접적으로 영향을 미치는 메시지에 가장 크게 관심을 기울인다는 사실이다. 이것은 물론 수신자에게는 메시지의 중요성을 의미하는 것이다. 직장 내에서는 임금의 인상이나 보너스와 같은 정보

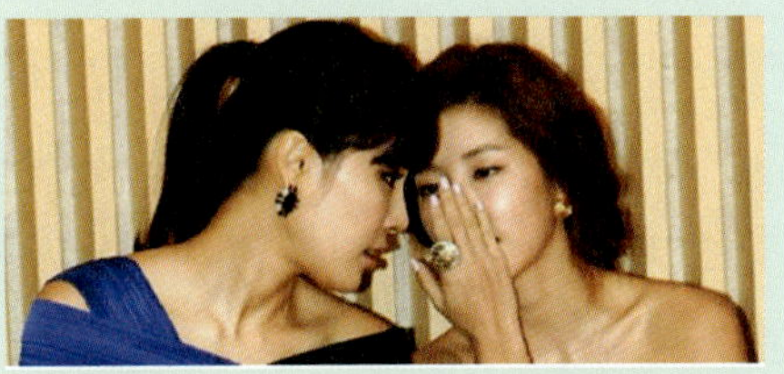

대부분의 조직 구성원들은 자신들에게 직접적으로 영향을 미치는 메세지에 가장 크게 관심을 기울인다.

를 말하는데, 조직의 구성원들은 그들의 보너스가 어떻게 계산 되는가 등에 관한 정보에 큰 관심을 기울이게 된다. 끝으로 메시지의 강도(intensity)에 따라 조직 구성원들의 관심의 강약이 달라진다. 예를 들어, 상사가 강한 어조로 말한다면 조직 구성원들의 몰입도는 높아지지만 느슨한 어조로 말한다면 종업원들의 관심도 느슨해진다.

이처럼 커뮤니케이션에서 만들어지는 메시지의 세 가지 요소인 새로움, 중요성, 강도 등은 조직의 의사소통에서 종종 간과된다. 즉, 조직 속에서 관리자들이 이용하는 많은 정보들의 대부분이 그들의 직무수행과 관련이 없으며, 또 중요하지도 않은 것들이 많다. 조직 내에서 이와 같은 정보가 많이 유포된다면 일의 효율성을 떨어뜨릴 가능성이 높다. 따라서 조직에서 커뮤니케이션을 수행하는 모든 사람들은 메시지의 신기성(novelty), 중요성(importance), 강도(intensity)를 분명하게 고려하고 있어야 한다.

••• 3. 효과적인 메시지 구성

커뮤니케이션의 목표는 바로 의견의 유도, 이해의 도출, 그리고 행동의 유발인 것이다. 이것은 메시지를 어떻게 구성하느냐에 달려있다. 의료서비스기관을 개원하고 고객을 유인하기 위한 광고도 이와 같은 방법으로 하는 것이 효과적이다. 만약, 광고를 단순히 정보의 전달로만 생각해서 내용이나 디자인을 구성한다면 그것은 바로 경제적 손실을 초래할 것이다. 그 광고를 보는 고객들로부터 그 병원에 대한 의견을 도출하고(새로운 병원이 들어섰군.), 다음으로 이해를 구하고(음, 우리 지역에 소화기 전문병원은 정말 필요해.), 결과적으로 행동의 유발(나도 그 병원에 가서 대장(大腸) 검사를 한번 받아봐야겠어.)을 도출해낼 때 그것을 훌륭한 광고라고 할 수 있다.

이상에서 볼 때, '과제', '답변', '반응의 기대' 등 이 세 가지 세트를 가지고 있을 때 그것을 진정한 의미에 있어서 메시지라고 할 수 있다(김영철, 2002). 모든 의료기관 종사자들은 상호간 또는 환자와 커뮤니케이션을 할 때 이와 같은 메시지를 담아 커뮤니케이션을 한다면 업무의 효과성과 고객에 대한 신뢰도를 높일 수 있을 것이다.

토론사례 2

조길동 씨의 분노

Discussion Example

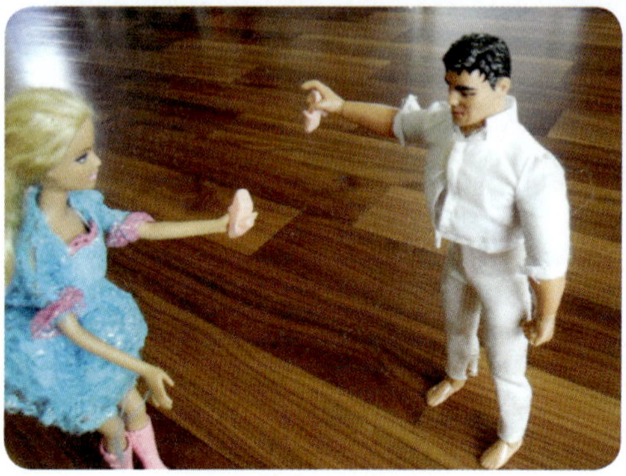

지방의 대도시에 사는 조길동 씨는 시골에서 혼자 살고 있는 어머니가 갑자기 쓰러짐에 따라 밤 11시쯤 어머니를 집 근처에 있는 종합병원으로 옮겼다. 응급실에 들어가자 간호사가 입원수속을 하라고 해서 야간 접수창구에 갔더니 야간근무를 하는 젊은 직원은 아주 무거운 표정을 짓고 사무적으로 대했다. 그 직원이 한참 컴퓨터에 뭘 입력하고 있는 중에 조길동 씨는 빨리 좀 해줄 수 없느냐고 말을 걸었다. 그러나 그 직원은 유리창 너머로 조길동 씨를 한 번 쓱 쳐다보더니 다시 자기 일에 열중이다. 그러다가 프린터기에서 접수증이 나오자 간단히 "됐습니다" 하고는 조길동 씨를 쳐다보지도 않고 작은 구멍이 난 유리 밖으로 접수증을 내놓는다. 조길동 씨는 속으로 '뭐 이런 병원이 있나?' 싶어 화가 치밀기 시작했다.

간호사들과 인턴들이 이것저것 조치를 계속 하지만 어머니는 의식이 돌아오지 않고 있다. 조길동 씨는 간호사들에게 담당 의사 선생님은 안 계시냐고 물었지만, 아무도 대꾸가 없다. 속이 타는 조길동 씨는 응급실 카운터에 가서 뭔가를 열심히 쓰고 있는 간호사에게 갔다. "저기, 여보세요" 하고 말을 걸어도 그 간호사는 뭔가를 쓰는 데만 열중이다. 할 수 없이 카운터 바닥을 노크하듯이 똑똑 두드렸더니 그때서야 간호사는 얼굴을 든다. 조길동 씨는 담당 의사와 이야기를 할 수 없느냐고 했더니, 그 간호사는 "주치의가 대시길에 있다"고 말한다. 그럼 그 주치의와 통화를 하자고 했더니 간호사는 귀찮다는 표정으로 전화를 걸어준다. 조길동 씨는 전화기를 건네받았으나 저쪽에서 아무 말이 없다. 조길동 씨가 먼저"저 실례합니다"했더니 그때서야 "예?"하는 퉁명스런 한마디가 튀어나온다. 조길동 씨는 정말 어머니만 아니면 다른 병원으로 옮기고 싶은 심정이 되었다. 그러나 조길동 씨는 꾹 참고 "좀 급하니 내려와 줄 수 없습니까?" 하고 정중하게 말했다. "알았습니다" 한마디로 전화가 뚝 끊어졌다. 거의 10분이 지나서야 의사가 나타났다. 그 사이에 조길동 씨의 어머니는 의식을 되찾아 입원실로 입원할 수가 있었다. 입원실에 들어간 조길동 씨의 어머니는 링거 주사를 꽂은 뒤 잠을 청했으나 주사 맞은 자리가 너무 아파서 침대 머리위의 벨을 눌러 간호사를 호출했다.

야간 근무를 하는 탓인지 간호사의 표정은 초췌하고 말이 없었다. 조길동 씨의 어머니는 주사 자리가 너무 아프니 어떻게 좀 해달라고 했다. 그 간호사는 주사를 다시 꽂을 심산인지 아무 대답 없이 주사바늘 자리에 붙어 있는 반창고를 떼어내는 데, 뭐가 잘못되었는지 조길동 씨 어머니는 "아얏!" 하고 외마디 소리를 질렀다. 그러자 반사적으로 그 간호사 입에서 "할머니, 뭐가 아프다고 그러세요?" 하는 칼날 같은 말이 튀어나왔다. 간호사의 외침 소리에 기가 질린 조길동 씨 어머니는 이내 수세적이 되어 간호사의 눈치를 보면서 "아프니까 그렇지요" 하고 조용히 대꾸를 했다. 그 간호사는 말 한마디 없이 주사를 다시 놓고는 병실을 나가버렸다. 옆에서 이 광경을 보고 있던 조길동 씨의 가슴에서는 참을 수 없는 본노가 치밀어 오르기 시작했다.

토론과제

HEALTH CARE COMMUNICATION

Discussion Problem

1. 이 사례의 병원 조직이 안고 있는 전반적인 문제점이 무엇인지 진단하고, 그 원인에 대해 분석해 보시오.
2. 병원 조직의 고유한 목적에 비추어 이 병원의 의사, 간호사 및 직원의 태도가 어떻게 개선되어야 하는지 설명해 보시오.
3. 이 병원이 환자로부터 신뢰를 받기 위해서는 어떻게 해야 할 지를 설명해 보시오.
4. 고객으로서 조길동 씨에게는 문제가 없는지 토론해 보시오.

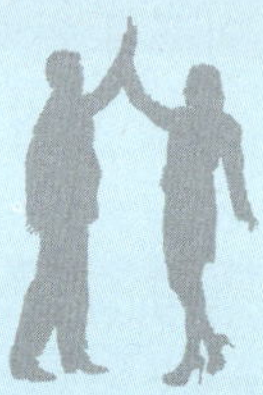

Health Care Communication

제3장

의료커뮤니케이션의 방법

Ⅰ. 커뮤니케이션은 상호작용이다

Ⅱ. 언어적 커뮤니케이션

Ⅲ. 비언어적 커뮤니케이션

Ⅳ. 텔레커뮤니케이션

Ⅴ. 조직내 이메일(E-mail) 정책

Ⅵ. 사이버 커뮤니케이션과 감정이입

제3장 의료커뮤니케이션의 방법

학습목표

specific aims of this period

- 커뮤니케이션은 어디까지나 상호작용 관계에서 출발한다는 것을 인식하여 상대방의 입장을 고려하여 대화할 수 있는 자세와 기술을 기르도록 한다.
- 각종 커뮤니케이션의 방법을 숙지하여 상황변화에 따라 적절하게 활용할 수 있는 능력을 기른다.
- 갈수록 진화하고 있는 사이버 커뮤니케이션의 장점과 부정적 영향 요인을 숙지하여 보건의료 실무에서 효과적으로 대처할 수 있다록 한다.

I 커뮤니케이션은 상호작용이다

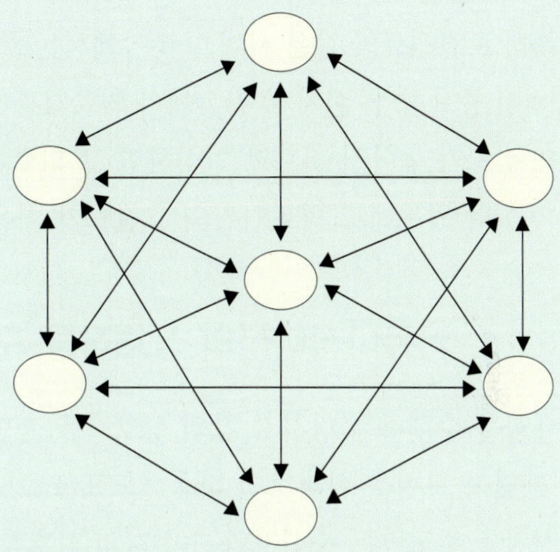

인간관계에서는 호감은 호감을 불러일으키고, 무관심은 무관심을 불러일으키는 일종의 교환의 법칙이 존재한다.

진정한 커뮤니케이션이 이루어지기 위해서는 수신자가 송신자로부터 청취한 내용이나 수신된 문서에 대해 반응, 즉 피드백을 적절하게 해주어야 원활한 커뮤니케이션이 지속적으로 이루어질 수 있다. 이것을 커뮤니케이션의 상호작용이라고 한다. 피드백이 없다면 상호간에 커뮤니케이션이 지속적으로 이루어질 수 없다는 것을 알 수 있다.

예를 들어, 몇 십 분을 기다려 의사와 접하게 된 환자는 자신의 건강이나 질병에 관한 의문사항을 의사를 통해서 해소하려는 욕구가 강하다. 그런데 이것저것 묻는 것에 대하여 의사가 적절하게 피드백을 해주지 않는다면 커뮤니케이션의 상호작용은 이루어지지 않는다. 질문은 환자의 일방적 독백이 되어버리고 환자는 의사가 자신을 존중하지 않는다고 생각할 것이다. 환자는 당연히 의사의 태도 때문에 기분이 나빠질 것이며, 환자의 개인적 특성에 따라서 의사에 대하여 분개하거나 적개심을 품을 수도 있다. 이런 환자들은 밖에서 그 의사나 병원에 대하여 매우 나쁘게 이야기할 수 있다는 점에 유의해야 한다.

이처럼 인간관계에서는 호감은 호감을 불러일으키고, 무관심은 무관심을 불러일으키는 일종의 교환의 법칙이 존재한다. 사람들은 자신을 칭찬하고 자신에게 좋은 일을 해주고, 또 우정과 승인을 보여주는 사람들을 좋아한다. 그러나 상대방에 대한 호감의 표시는 어떤 다른 목적이 있는 아첨이 아니라 진실이 배어 있다고 믿도록 하는 것이 중요하다. 의료서비스기관을 찾은 환자에게 마치 아첨하는 것과 같은 친절을 베푸는 것은 상대방을 혼란스럽게 할 수 있다. 그러나 의료서비스기관을 방문한 것에 대하여 진정으로 고마워하는 말과 태도를 보여줄 때 환자는 호감을 갖는다. 이것은 환자를 진심으로 염려해주고, 환자가 궁금해 하는 사항에 대하여 이해할 때가지 예의를 갖추어서 설명해주는 것이다.

특히 보건의료와 같은 서비스 분야에서는 호감의 상승작용을 불러일으키도록 하는 것이 중요하다. 환자의 입장에서 의료기관에 처음 왔을 때보다 몇 번 왔을 때 호감의 정도가 높아진 것으로 인식하면 그 의료기관에 대한 애착을 더 가질 수 있다. 몇 번이나 왔는데도 의료기관의 호감도가 처음과 같다고 느끼면 실망할 것이다.

1. 커뮤니케이션의 상호작용 개념 모형

대화를 수행하는 당사자 간의 상호작용 측면에서 고려될 수 있는 커뮤니케이션의 개념적 모형을 살펴보면 다음 〈도표 3-1〉과 같다. 이 모델은 커뮤니케이션이 메시지를 주고받는 송신자와 수신자의 상호작용이라고 볼 때, 커뮤니케이션은 상호간에 개인적 요인(P)과 환경요인(E)이 상호작용하는 행위 즉, B = f(P, E)라는 함수관계에 있다고 말한다. 말하자면 개인과 환경이 행위에 직접적인 영향을 미치고 그 둘의 상호작용의 효과가 행위에 간접적인 영향을 미친다고 볼 수 있다.

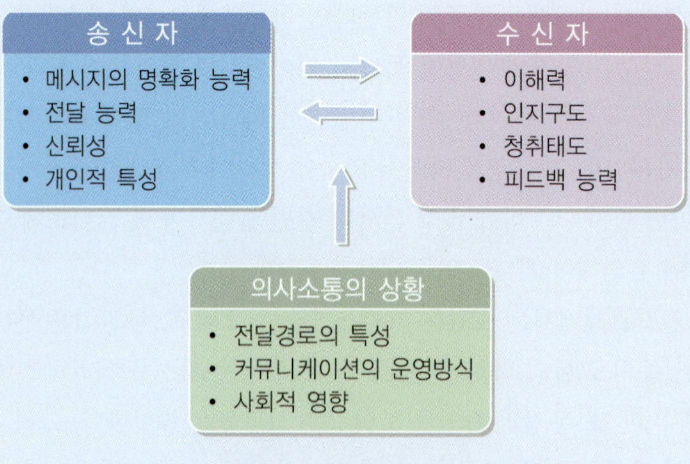

그림 3-1 상호작용적 커뮤니케이션의 개념적 모형

■ 송신자 측면

모델에서 보는 바와 같이 송신자는 정보원으로서 커뮤니케이션 과정에서 정보를 전달하는 사람이다. 송신자는 정보를 효과적으로 전달할 수 있는 매체를 선정하여 메시지를 담아 수신자에게 보낸다. 커뮤니케이션 과정에서 송신자에게 영향을 미치는 요소는 메시지를 명확하게 구성할 수 있는 능력, 전달능력, 신뢰성 및 개인적 특성 등이 있다(신유근, 2005).

- 메시지의 명확화 능력은 전달자가 전달하고자 하는 메시지나 정보의 논점을 얼마나 명확하게 할 수 있는가 하는 능력을 의미한다.
- 전달능력은 전달자가 자신의 메시지를 정확하고 신속하게 수용자에게 전달할 수 있는 매체를 선정하고 이를 활용하는 능력을 말한다.
- 신뢰성은 공신력이라고도 하며 전달자가 믿을 만한가 아닌가에 따라 커뮤니케이션의 효과에 영향을 줄 수 있다는 것이다.
- 개인적 특성은 전달자의 동기, 가치관, 감정상태, 기대, 기질 등을 의미한다. 개인적 특성이 외향적인지 내향적인지, 지배성향이 강한가 약한가에 따라 커뮤니케이션의 효과에 영향을 준다.

이러한 송신자 측면의 여러 요인들이 서로 복합적으로 결합되어 송신자가 커뮤니케이션을 원활하게 하지 못하게 하는 문제가 발생하게 되는데, 이러한 대표적인 문제점은 주로 누락(Omission)이나 여과(Filtering), 왜곡(Distortion)과 같은 것들이 있다.

■ **수신자 측면**

커뮤니케이션의 상호작용이 제대로 되는 데는 수신자의 메시지에 대한 이해력, 인지구조, 청취태도 및 피드백 등이 중요하게 영향을 미친다.

- 이해력(understanding)은 받아들인 메시지의 의미를 해석하는 능력을 말한다. 수신자의 이해력은 수신자가 송신자의 정보를 송신자가 의도한 대로 받아들일 수 있는가를 결정하는 중요한 요인이며 이해력에는 읽기능력이나 듣기능력 등이 포함된다.
- 인지구조는 효과적인 커뮤니케이션에 있어 중요한 영향요인이며, 수용자의 인지구조로 대표적인 것이 준거의 틀(frame of reference)이다. 준거의 틀이란 판단 및 행동의

기준이 되는 지배적인 규범체계로서, 이러한 준거의 틀에 따라 수신자는 커뮤니케이션의 내용에 대해 가치판단을 하게된다. 만약, 환자와 대화하는 보건의료인의 인지구조가 환자와 너무 차이가 많이 난다면 환자는 보건의료인의 반응에 대하여 오해를 할 가능성이 높다.

- 청취태도(listening attitude)는 수신자들이 송신자의 메시지를 편견 없이 듣는가, 커뮤니케이션에 몰입하고 주의를 집중하는가 등과 관련된 태도를 말한다.
- 피드백(feedback) 능력은 송신자로부터 전달된 메시지에 대한 수신자의 반응을 말하며, 수신자가 송신자에게 얼마나 효과적으로 피드백할 수 있는가는 커뮤니케이션의 효과에 영향을 미친다.

■ 커뮤니케이션 상황 측면

상호작용적 커뮤니케이션 과정에는 커뮤니케이션이 이루어지는 환경 또는 상황이 중요하게 영향을 미친다. 이것은 정보의 전달경로와 특성, 커뮤니케이션의 운영방식, 사회적 영향 등을 말한다.

- 전달경로는 메시지나 정보가 수신자로 흐르는 커뮤니케이션 통로를 말한다. 전달경로는 직접대면, 문서, 상징물, 시청각 경로, 기업사보 등의 직간접적 경로가 있는데 수신자의 입장을 고려하여 가장 효과적인 선택이 이루어져야 한다.
- 운용방식은 상향적인가 하향적인가, 일방적인가 쌍방적인가, 집권적인가 분권적인가 하는 커뮤니케이션의 관행이나 관리방식을 말한다. 환경적 측면에서 커뮤니케이션의 과정에 가장 중요하게 영향을 미치는 요소는 소음인데 이것은 커뮤니케이션의 정확성이나 신속성에 부정적 영향을 미치기 때문에 좋은 커뮤니케이션을 원한다면 사전에 통제되어야 한다.
- 사회적 영향이란 커뮤니케이션을 둘러싼 정치 · 사회 · 문화적 상황을 뜻한다. 이와 같은 맥락에서 볼 때, 병원 조직의 경우 서로 다른 직종의 다양한 전문가들이 많이 모여 있는데 이와 같은 상황은 환자를 효과적으로 치료하는 데 방해가 될 수 있다.

••• 2. 일방적 커뮤니케이션

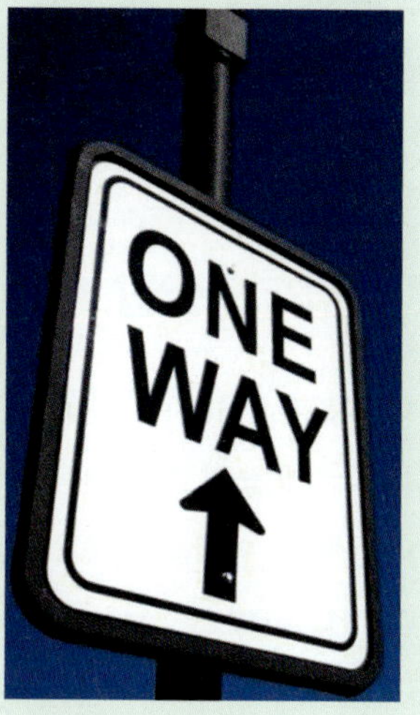

일방적 커뮤니케이션(one-way communication)이란 상대방의 입장을 고려하지 않거나, 또는 송신자의 정보 송신에 대하여 피드백이 없는 것을 말한다. 특정한 개인이 다수의 사람들을 상대로 일방적으로 자신의 의견을 전달하는 경우에 해당하는 것으로 강의, 연설, 프레젠테이션, 설교 등이 그것이다. 일방적 커뮤니케이션은 대개 송신자가 사전에 정해진 주제에 따라 주관적으로 작성한 내용을 발표하는 것이다. 그렇지만 발표를 할 때는 참석자들의 반응을 파악해가면서 이야기를 끌고 가는 것이 효과적이다. 일방적 커뮤니케이션은 의사전달 시간을 단축할 수 있고, 동일한 정보를 한 번에 많은 사람에게 전달할 수 있다는 장점이 있지만 이해력이 떨어진다는 단점이 있다.

과거 아날로그 시대에는 TV, 라디오 등 대중 매체에서 주로 일방적인 커뮤니케이션이 이루어졌지만, 오늘날 디지털 시대에는 네티즌의 참여가 높아지면서 매체를 통한 커뮤니케이션에 있어서도 양방향 커뮤니케이션 방법이 발달하고 있다.

의료서비스기관에서 흔하게 일어나는 일이지만, 진료 결과에 대해서 환자는 이것저것 매우 궁금해 한다. 환자는 자신의 증세의 진행상황이나 치료 완료시기 등에 대하여 자세하게 알고 싶어 한다. 이와 같은 궁금증은 환자의 보호자도 마찬가지이다. 환자나 보호자의 궁금증에 아랑곳하지 않고 의사를 비롯한 병원 직원들이 일방적으로 설명하고 됐다고 한다면 환자는 병원 직원들이나 의사에게 뭔가 말하려고 준비했던 것까지도 다 잊어

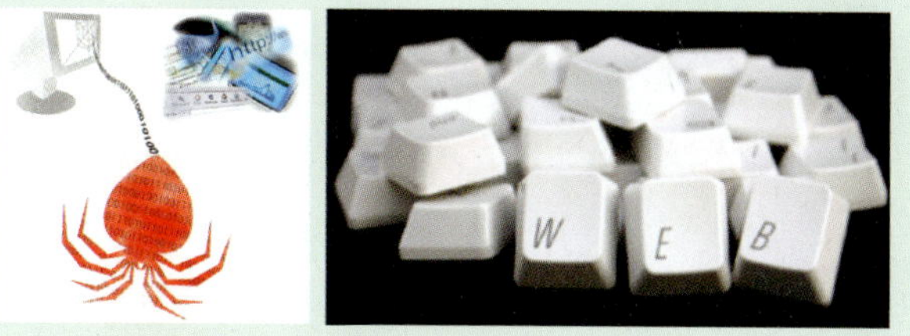

인터넷 언어는 쌍방간 의사 소통의 장애물이 될까? 소통물이 될까? 앞으로 좀 더 두고 봐야 할 것 같다.

버리고 병원을 나와야 할 것이다. 특히, 환자와 의료진 사이에 있어서 상대방의 피드백을 고려하지 않는 일방적 커뮤니케이션은 병원에 부정적 결과를 초래할 가능성이 크다. 병원에 근무하는 직원들은 환자나 그 보호자들이 그들의 의문점에 대하여 귀를 기울여 주고, 거기에 대하여 성실하게 답변해주기를 기대하고 있다는 사실을 인식하고 실행하는 것이 중요하다.

3. 양방향 커뮤니케이션

양방향 커뮤니케이션(two-way communication)이란 일방적 커뮤니케이션과 반대되는 개념으로서 피드백과 상대방을 고려하는 상황의 커뮤니케이션을 말한다. 개인 간에 주고받는 대화나 인사, 소개 또는 비즈니스에서의 상담, 면담 등이 바로 그것이다. 양방향 커뮤니케이션은 상대방에 대한 정보를 얻거나 상대방의 의사를 확인하는 데 효과적으로 활용된다. 때문에 양방향 커뮤니케이션이 효과적으로 이루어지기 위해서는 송신자와 수신자 상호간의 역할이 중요하다. 몸이 아파 병원을 찾는 환자들은 피드백이 적극적으로 이루어지는 양방향 커뮤니케이션을 선호한다.

양방향 커뮤니케이션이 원래 목적한대로 이루어지기 위해서는 기본적으로 상대

아하! 3-1 아기의 사교성, 5개월 안에 발달

눈 맞추기가 사교 생활의 시작

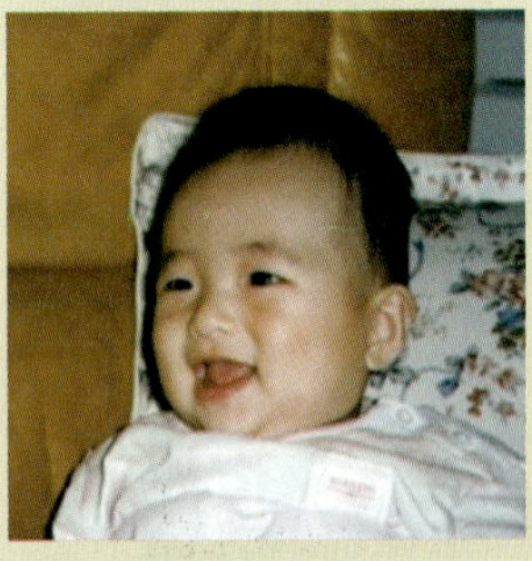

아기의 '눈 맞추기'와 같은 중요한 사회적 기술은 태어나서 5개월도 되기 전에 발달하며 이 시점이 아기의 사교 생활의 시작점이라는 연구 결과가 나왔다. 영국 런던 대학 버벡 칼리지의 토비아스 그로스만 박사와 마크 존슨 교수는 빛의 흡수와 반사의 원리에 기초한 근적외선 분광법을 이용해 아기들의 뇌에서 어느 부분이 어른과 눈맞추기 등 주의력 집중 활동을 활발하게 하는 지 연구했다. 아기가 어른과 눈을 맞출 때 아기는 인지 및 사회적 행동 등을 지시하는 뇌의 앞쪽 좌측 전두엽 피질로 알려진 부분을 사용하는 것으로 나타났다. 두 학자는 "어른과 눈맞추기와 같은 행위를 가능케 하는 뇌활동은 생후 5개월 이내에 발달하며 가르치고, 협력하고, 언어를 습득하는 데 필요한 인간의 중요한 사회적 기술 가운데 하나"라면서 "자폐증의 초기 징후 가운데 하나는 이러한 기술이 손상되는 것"이라고 말했다. 연구진은 또 생후 수개월밖에 되지 않은 아기들에게 어른 얼굴의 컴퓨터 애니메이션 이미지를 보여주자 눈을 맞추려고 하는 것을 확인했다.

방의 의견을 적극적으로 청취하고 청취한 내용에 대해 적절하게 피드백을 하는 것이 중요하다. 피드백은 송신자들의 메시지를 수신자의 욕구와 반응에 맞추도록 송신자를 도와준다. 또한 피드백은 다른 여러 가지 부수적인 기능을 하는데 이 중 가장 중요한 것은 커뮤니케이션에 관여하고자 하는 욕구가 생길 수 있도록 수신자들을 고무시켜준다는 점이다. 송신자의 메시지 전달과정을 효과적으로 수행하기 위한 적극적인 피드백 자세 몇 가지를 살펴보면 다음과 같다.

- 기본적인 피드백으로서 대화 시에 진지한 태도를 취하는 것이다. 자세를 편안하게 잡고 눈동자를 고정시킨다. 눈동자를 이리저리 굴리면 대화할 의사 없거나 상대방의 말을 무시하고 있다는 느낌을 준다.
- 상대방의 이야기를 잘 들으려는 열망이 전달되도록 한다. 상대방의 말이 끊어질 때, "김 간호사가 그 환자 때문에 정말 어제 야근을 했단 말입니까?" 하는 것처럼 이야기의 사실 여부를 확인한다. 이것은 말하는 사람에게 더 솔직할 수 있는 느낌을 제공하고 신뢰감을 갖도록 해준다.
- 의사 확인을 구체적으로 한다. "그러니까, 이번 일요일에는 반드시 참석해야 한다는 말씀이지요?"하고 정확하게 확인을 하는 습관을 지니도록 한다. 이와 같은 피드백은 송신자에게도 새로운 아이디어를 떠오르도록 하는 데 도움을 주고, 수신자는 더 많은 정보를 얻도록 해준다. 예를 들면, 다음과 같은 대화가 있을 수 있다.

의사 : "환자 분은 약 먹는 동안 술은 자제하는 것이 좋습니다."
환자 : "한 방울도 먹어서는 안 된다는 뜻입니까?"
의사 : "음, 맥주 한 잔까지는 문제없습니다. 그러나 소주와 같은 독한 술은 한 잔도 마셔서는 안 됩니다."

위의 대화에서 보는 것처럼, 환자는 의사의 주의 설명에 대하여 '예' 하고 간단히 대답하고 나가는 것보다 재차 의사를 확인함으로써 더 정확한 정보를 얻을 수 있고, 또 의사는 환자의 적극적 피드백에 힘입어 새롭게 생각난 것을 자세하게 설명할 수 있는 기회를 갖게 된다.

- 중요한 이야기를 나눌 때에는 메모하는 습관을 갖도록 한다. 메모를 하는 행동은 상대방에게 자신을 존중하고 있다는 감정을 갖도록 하여 친밀해지는 데 효과적이다.

이상과 같이 대화에 있어서 적절한 피드백은 양방향 커뮤니케이션을 활성화시

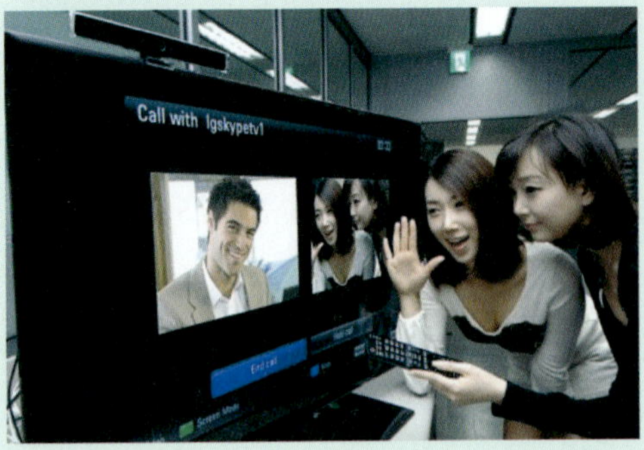

인터넷을 통해 영상 · 음성 통화와 화상회의 등을 할 수 있는 LG전자의 브로드 밴드 TV

(세계일보, 2010-01-05)

키고, 양방향 커뮤니케이션의 활성화는 인간관계의 개선은 물론 조직의 생산성 향상에도 기여한다.

4. 효과적 의료커뮤니케이션의 수행

커뮤니케이션의 기본은 상호작용이다. 반드시 상대가 존재한다는 점을 의식하고 대화에 임해야 하는 것이 원칙이다. 특히 의료현장에서의 대화는 보건의료 전문가와 비전문가이며 동시에 육체와 정신이 비정상적인 상태의 환자가 파트너가 되어 전개된다는 점에 유의해야 한다. 일반적인 대화는 파트너 간에 대등한 입장에서 이루어지는 대칭적 대화인 데 반하여, 의료현장에서 이루어지는 대화는 정보의 비대칭성 하에 이루어진다. 이런 비대칭적 대화는 정보를 적게 가진 쪽에서 정보를 많이 갖고 있는 상대에 대하여 위축되거나 자신이 기만당할 수 있다는 오해를 할 수 있다. 많은 건강정보를 가지고 있는 의료진과 건강정보에 취약한 환자 사이의 정보의 비대칭성은 서로간의 커뮤니케이션에서 갈등을 유발시킬 가능성이 크다는 점을 보건의료인들은 유의해야 한다.

병원에서 진료 후 환자의 만족도를 높이거나 특정 인구집단의 건강증진과 같은 성과를 목표로 하여 커뮤니케이션을 효과적으로 수행하기 위해서는 언어의 개념과 같은 기초지식의 습득과 이해로부터 출발하여 상황변화에 따른 다양한 커뮤니케이션 수행능력을 갖추고 있을 것이 요구된다. 효과적으로 커뮤니케이션을 수행해야 환자 중심 의료가 뿌리내리는 것이 가능하고 사회 공동체의 건강을 증진시키는 데도 기여할 수 있다. 이를 위하여 보건의료인들이 병원 현장에서 환자들과 대면하여 어떻게 커뮤니케이션을 수행해야 하는지를 살펴보면 다음과 같다.

첫째는 경청(傾聽)이다. 이것은 단순히 환자라는 대상이 아니라 존엄성을 가진 인간으로서 관심을 갖고, 편견이나 선입견을 배제하고 끝까지 이야기를 들어주며, 적절한 반응을 보여주는 기술을 말한다. 과거에 의사들은 환자들의 말을 잘 듣지 않거나 무시하는 태도를 보임으로써 환자들의 불만족을 사곤 했다.

둘째는 대화의 기술로써 쿠션 넣기이다. 이것은 언어적 · 비언어적으로 공감하며, 환자의 반응을 유도하는 기술. "아, 그런 일이 있었군요.", "얼마나 힘드셨어요."와 같은 칭찬이나 격려, 기다려주기, 환자가 한 말 반복하여 확인하기, 재인용하기, 환자의 이야기를 재해석해 공유하기 등의 기술을 말한다.

셋째는 메타(meta) 커뮤니케이션 기술이다. 메타라는 말은 본래의 것 이상을 의미한다. 즉, 환자가 표현하는 신체적 언어, 목소리, 얼굴 표정 등 언어적, 비언어적 대회의 의미를 유심히 파악하고, 여기에 적절하게 반응하는 기술을 말한다. 병원 근무의 일상에서 접하게 되는 환자의 표현은 단순한 정보의 전달을 넘어서 그 이상의 내용을 담고 있는 경우가 많다. 그러므로 보건의료인들은 환자와의 대화에서 나타나는 환자의 심리를 잘 읽어 낼 수 있어야 한다. 즉, 회진 시에 극심한 통증을 호소하는 환자의 표현에는 통증이라는 사안 자체 외에 또 다른 의미가 담겨 있는 경우가 많다. 환자는 의사에게 따듯한 관계를 맺기를 바란다는 메시지를 보내고 있는 것일 수 있다.

넷째는 의미를 명확히 하는 것이다. 환자는 신체적으로 정신적으로 불안정하여 이야기를 불명확하거나 미완성의 상태로 할 수 있다. 이때는 다시 한 번 질문을 하여 명확한 내용을 확인하도록 해야 한다.

다섯째는 시간 개념의 기술이다. 이것은 언제부터 아팠고, 언제 증상을 느끼는지를 알아내기 위해 정확하게 질문하는 기술이다.

여섯째는 내면적 요약(internal summary)이다. 이것은 환자가 이야기한 것을 요약하고 정리하여 정확하게 확인하고, 환자가 부연설명을 하도록 하거나 잘못 말한 것을 수정하도록 하는 기술이다.

일곱째는 적절한 언어 사용의 기술이다. 대화에서 언어의 사용은 자신을 나타내는 프레임과도 같다. 환자 만족도를 높이기 위해 보건의료인들은 항상 간단하고, 쉽고, 명확하게 설명하는 것을 습관화해야 한다. 전문용어보다는 일반인이 쓰는 용어를 사용하고 목소리, 눈 맞춤, 표정, 자세 등의 신체적 언어를 통하여 환자가 자신을 인간적으로 대하고 있다는 것을 느끼도록 해야 한다.

여덟 번째는 환자의 배경을 파악하는 기술이다. 이것은 환자가 생활하고 있는 문화적 배경과 사회적 특성을 미리 파악해 좀 더 개인화된 질문과 대화를 추가하여 질 높은 진료가 가능하도록 하는 기술을 말한다.

보건의료인들이 의료커뮤니케이션을 효과적으로 수행함으로써 얻게 되는 이점은 다음과 같다. 첫째, 정확하고 다양한 정보제공을 통해 환자의 이해, 동의, 치료의 결정에서부터 참여와 몰입도를 높일 수 있고, 둘째, 환자로부터 진료와 관련이 있는 관련되는 생활의 역사, 증상, 환자의 인식, 근심 등의 정보를 얻음으로써 진료의 질을 높일 수 있다. 즉, 개인의 병력, 가족 병력, 증상, 환자 인식, 근심 등을 자세하게 진술하도록 함으로써 진료에 도움을 받을 수 있다. 셋째, 인간적인 관계를 형성함으로써 환자의 의료진에 대한 신뢰를 높이고 건강회복에 대한 자신감을 높이며, 결국 치료에 대한 환자의 만족감을 높이는 데 기여할 수 있다. 넷째, 보건의료인이 환자의 감정에 대해 진실로 공감하고, 환자가 갖고 있는 문제를 해결하기 위해 노력하고 있다는 것을 보여줌으로써 환자의 입장에서 의료진이 자신을 지지하고 있다는 인식을 갖게 하여 진료에 대한 협조를 크게 이끌어낼 수 있다.

II 언어적 커뮤니케이션

언어적 커뮤니케이션은 언어를 이용한 커뮤니케이션이다. 이것은 구두(口頭)와 문서를 이용해서 상호간에 커뮤니케이션을 하는 것으로 가장 기본적인 요소는 단어와 문맥이다. 환자들은 자기 생각에 매우 중요한 건강문제에 대하여 의사에게 속 시원한 대답을 듣기 위해 질문을 하는데, 의사는 그것에 아랑곳하지 않고 질문을 회피하거나 자신의 관심사항에 대해서만 이야기한다면 환자는 의사에게 실망하고 말 것이다. 탁월한 커뮤니케이션 능력을 가진 의사라면 제한된 시간에 이해하기 쉬운 단어를 선택하여 정확한 문맥을 갖추어 설명함으로써 환자로부터 만족을 유도해내고 신뢰를 형성할 수 있을 것이다. 이처럼 언어적 커뮤니케이션이 효과를 보

아하! 3-2 아기는 개 짖는 소리 이해한다

개 본적 없어도 짖는 소리와 개 사진 잘 연결시켜

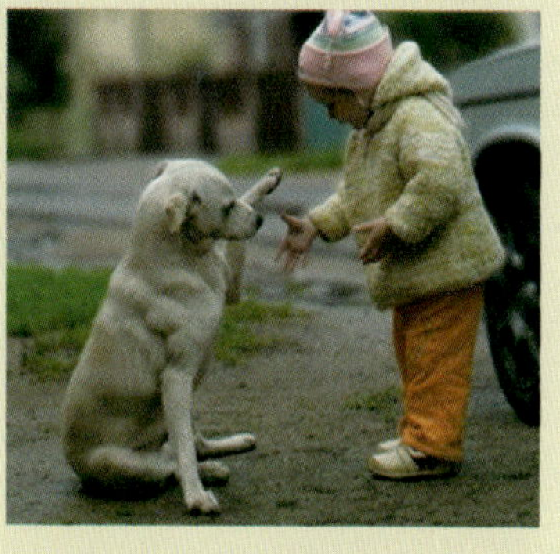

아기는 개를 본 적이 없어도 개가 짖는 소리만 듣고 개의 마음 상태를 잘 이해하는 것으로 나타났다. 미국 브리검영대학 심리학과의 로스 플롬 교수 팀은 생후 6개월 된 아기들에게 한 개가 반가워 멍하고 짖는 소리와 위협하며 사납게 짖어대는 소리를 각각 들려주면서 친근한 개의 사진과 이빨을 드러내고 위협하는 사진을 보여 줬다. 그러자 아기들은 개를 본 적이 없어도 개 소리와 사진을 잘 연결시켰다. 아기들은 위협하는 개 소리가 들릴 때는 사나운 개의 사진을 들여다봤고, 멍멍 대는 소리가 들릴 때는 친근한 개 사진을 응시했다. 이러한 실험 결과는 아기들이 개 짖는 소리의 감정과 사진에서 표출되는 개의 감정을 모두 잘 추측할 수 있음을 보여 준다고 연구진은 밝혔다. 출생 뒤 날짜가 하루라도 긴 아기들일수록 더욱 소리와 사진을 잘 연결시켰다. 연구진은 개 소리와 사진을 사용한 이유를 "개는 커뮤니케이션을 잘 하는 동물이기 때문"이라고 설명했다. 연구진은 또한 아기의 학습 효과를 배제하기 위해 단 한번만 실험을 실시했다.

연구진들은 "아기들이 개 짖는 소리에 전혀 놀라지 않았으며 소리와 사진 연결 실험을 대부분 즐겼다"고 말했다. 플롬 교수 팀은 이 연구에 앞서 아기들이 베토벤 교향곡의 슬픈 부부분과 기쁜 부분을 구분할 줄 안다는 연구 결과를 발표한 바 있다. 연구에 참여한 한 학생은 "우습게 보이는 아이디어라도 이 실험을 통해 연구 결과로 만들어낼 수 있는지를 아기를 대상으로 한 실험들에서 깨달았다"고 말했다.

기 위해서는 목적에 맞는 단어의 선택과 문맥의 형성이 우선되어야 한다.

언어적 커뮤니케이션은 말과 글 즉, 구두(oral)커뮤니케이션과 문서(written)커뮤니케이션으로 구분할 수 있다.

●●● 1. 언어에 대한 이해

사람들의 사용하는 언어(言語)란 과연 무엇일까? 현대 언어학의 아버지로 불리는 Ferdinand de Saussure는 언어를 '기호의 체계'라고 주장한다. 하나의 소리가 의미를 표현하거나 전달할 때 그것은 언어로 간주되며, 그렇지 못하면 소음에 불과하다. 어떤 소리가 의미를 전달하는 것으로 인정을 받기 위해서는 규약체계나 기호의 체계가 되어야 한다는 것이 소쉬르의 견해이다. 기호체계란 표시와 뜻을 갖고 있다는 것을 말한다. 그런데 이것들은 특정 인구집단이 자의적으로 정해서 사용한다. 예를 들어, '저녁'이라는 언어는 해가 저무는 시간, 또는 하루를 마감하는 시간을 말한다. 이것은 저녁이라는 언어가 갖는 뜻이다. 하지만 저녁이라는 말이 미국에서는 'evening'이고 독일에서는 'abend'이다. 미국에서 저녁의 개념을 'evening'이라고 표시하는 것은 자기네들이 임의로 그렇게 하지고 약속한 것이다. 이처럼 똑 같은 뜻을 지닌 저녁이 나라별로 얼마든지 다른 기호로 표시되고 있는 것을 알 수 있다. 이처럼 언어는 기본적으로 표시와 뜻으로 구성되는 신호체계이지만, 이들 둘 사이에는 어떤 필연성이 존재하지는 않는다는 것이 언어학자들의 견해이다.

하나의 단어를 제대로 이해한다는 것도 쉬운 과정이 아니다. 상징으로서의 언어를 사용하는 커뮤니케이션은 매우 복잡한 개념이라는 것을 알 수 있다. 수신자와 송신자 사이에서 한 단어도 단순히 전달되지 않는다. 대화의 과정에서 한 단어의 의미가 창조되는 과정도 복잡하다. 지시 대상이 무엇인지, 대화를 나누는 당사자 간의 경험의 차이에 따라 의미가 다르게 해석될 가능성은 얼마든지 있다. 언어가 그저 단어를 만들어내는 도구에 머물지는 않는다는 것을 보여준다. 언어란, 사람들 사이에서 이루어지는 커뮤니케이션을 도와 송신자와 수신자가 서로의 인식에 동참할 수 있게 만들어준다. 이러한 언어는 원래 가지고 있던 개념이 역사적 변화에 따라 변하기도 한다.

언어는 커뮤니케이션의 핵심적 요소이지만 언어만으로 의미의 전달이 완벽하게 이루어지지 못하는 경우는 너무 많다. 이것은 언어 자체가 갖는 한계성 때문이다. 기본적으로 언어가 갖는 한계는 추상적이다. 여기서 '추상적'이라는 말은 사물을 구성하는 여러 가지 속성들 중에서 어떤 것은 선택을 하고 또 어떤 것은 배제를 하는 특성을 말한다. 예를 들어, 식사라는 말을 보자. 우리는 아침, 점심, 저녁, 야식 등 각기 다른 시간에 다른 음식을 먹는 것을 통틀어 식사라고 부른다. 그렇다면, 식사라는 말은 구체적인가, 추상적인가? 매우 구체적이지 못하다는 것을 알 수 있다. 언어가 갖는 추상성은 매우 신속하게 정보처리를 하는 데는 도움을 주지만 수신자의 이해의 폭을 좁혀 오해를 불러일으킬 수 있다. 또한 언어는 '장님이 코끼리를 만지는 식'일 수 있다. 인간은 복잡한 세상사를 다 알고 이해할 수 없다. 하지만 대부분의 성인들은 어떤 주제에 대하여 모든 것을 다 아는 것처럼 말한다. 여섯 명의 장님이 각자 코끼리의 다른 부위를 만지고 나서 코끼리를 다르게 표현하는 우화처럼 사람들은 자신이 경험한 단어의 범위 안에서 어떤 주제를 해석하고 설명하는 데 익숙하다. 이처럼 난해한 언어를 사용하는 커뮤니케이션을 효과적으로 수행하기란 쉽지 않다는 것을 알 수 있다.

따라서 몸이 불편하고 건강에 관한 정보도 상대적으로 많이 갖고 있지 못한 환자들을 상대하여 효과적인 커뮤니케이션을 수행해야 하는 보건의료인들은 언어의 사용에 있어서 규칙이 있다는 것을 알고 사용해야 한다. 이 규칙을 문법이라고 하는데, 문법은 하나의 사회체제 안에서 어의나 단어의 무분별하고 무의미한 나열을 막아서 언어 사용의 혼란을 막아준다. 문법에는 음운론적 규칙, 의미론적 규칙, 구문론적 규칙, 화용론적 규칙이 있다.

첫째, 음운론은 언어를 전달하는 체계에 있어서 따라야 할 소리를 내는 규칙을 정한 것이다. 말을 하는 데 있어서 억양(accent), 말의 속도 등에 대한 규칙을 말한다. 한 언어 안에서 의미가 다른 두 요소를 구별해주는 음성적 요소가 다른 것을 익혀야 한다. 영어의 경우에는 억양의 위치에 따라 뜻이 바뀌는 것을 알 수 있고, 우리말의 경우에는 달과 딸은 전혀 다른 의미이기 때문에 서로 다르게 발음해야 한다. 말의 머리글자 소리의 차이에 따라 뜻이 달라지는 것을 보여준다.

둘째, 의미론적 규칙이란 언어를 사용하는 데 있어서 사회적 합의를 지켜야 하는 것을 말한다. 예를 들어, '용감하다'라는 말은 위험을 감수하려는 용기와 씩씩함을 나타내는 의미라는 것에 사회적인 합의가 이루어져 있다. 따라서 환자와 잘 다투는 병원 직원을 두고 '용감하다'고 표현하는 것은 옳지 못하다는 것을 알려주는 것이 의미론적 규칙이다. 오히려 환자와 잘 다투는 병원 직원의 경우에는 '무모하다'라든지, '거칠다'는 표현을 사용하는 것이 의미론적으로 맞는 말이 될 것이다. 의미론에 대한 연구는 일찍이 그리스 · 로마시대의 서양에서 출발하였는데, 문법의 연구에서 가장 완성도가 낮은 분야이다. 왜냐하면, 의미는 본질적으로 사람의 심리적 현상과 관련이 있으므로 직접 관찰이 어렵고 내부적 성찰에 의한 것이기 때문에 그 본질에 접근하기도 쉽지 않기 때문이다. 우리나라에서는 의미론에 관한 연구가 1964년 이을환과 이용주가 공동으로 저술한「국어의미론」이라는 책의 출간을 기점으로 시작된 것으로 알려져 있는데, 처음에는 반대어, 상대어로 지칭되는 의미의 대립관계 연구에서 출발하여 조사가 갖는 의미론적 연구를 거쳐 어휘의미론, 인지의미론 등의 연구로 발전해 왔다.

셋째, 구문론이란 어떤 문장의 구조가 허락되는가의 문제이다. 이 규칙은 어휘들을 정확하게 연결해서 써야 하는 규칙을 말한다. 보통의 대화는 '주어+목적어+동사', 즉 '나는 진료하러 간다'로 표현하지, '간다 나는 진료하러'과 같이 '동사+주어+목적어'로 쓰지 않는 것과 같다. 구문론적 규칙은 문서 작성을 할 때 반드시 지켜져야 할 규칙으로 알려져 있다. 구문론적 규칙을 어기고 모든 사람들이 자신의 취향대로 문장을 구상한다면 얼마나 큰 혼란이 일어날지를 가늠할 수 있다.

넷째, 화용론적(pragmatic) 규칙이란 언어의 사용에 있어서 지켜져야 할 규칙을 말한다. 화용론은 기호로서의 언어와 해석자 사이의 관계에 관한 과학으로 불린다. 즉 말하는 사람, 듣는 사람, 시간, 장소 등 그 당시의 언어를 있게 만드는 언어의 주변에 대한 설명이 제대로 되어야 한다는 뜻이다. 예를 들어, '당신'이라는 말은 사용하는 사람이나 시간, 장소에 따라서 다르게 해석되어 상대방으로부터 오해를 불러일으킬 수 있다. 말다툼을 하는 과정에서 상대방에게 '당신'이라고 부르면 감정이 더 격해졌다는 뜻이지만, 부부가 부드러운 대화를 하는 과정에서 사용하는 '당신'이라는 말은 평상심의 상태에서 사용되었다는 것을 의미한다. 보건의료인들은 커뮤니케이션을 수행할 때 선택하는 단어에 따라 그 사람의 수준이 평가받는다는 점을 잘 이해하고 있어야 할 것이다.

2. 구두 커뮤니케이션

구두에 의한 커뮤니케이션은 효율성과 즉각성의 장점 이외에도 본인의 생각을 양적으로 더 많이 표현할 수 있기 때문에 가장 많이 사용된다. 예를 들면 직접적인 대화, 전화통화나 집단토의 등과 같이 언어를 사용하여 정보를 교환하는 것이다. 일반적으로 직장인들은 사무실에서 하루 근무시간 중 60%는 타인의 이야기를 듣는 데 소비하지만 대부분 수동적으로 듣고 있다고 한다. 그러나 능동적이고 적극적인 청취자라면 메시지에 몰입하고 다음의 이야기를 예측하고 규칙적으로 요약하며 행간에 숨어 있는 추가적인 의미를 청취하는 적극적인 경청자가 되어야 한다. 따라서 보건의료인들이 환자와 그 가족들을 대할 때 단어의 선택이나 정확한 문맥 선택을 통해 원활한 커뮤니케이션을 유지해 나가야 할 것이다.

1) 단어의 가치와 선택

병원을 찾아온 환자의 진료 접수와 검사, 또는 의사가 진료를 하기 위해서는 주로 언어적 표현을 사용하게 된다. 환자를 접촉하는 직원이 선택하는 언어적 표현에 따라 고객으로부터 호응을 받을 수도 있고 또 외면을 당할 수도 있다. 병원 경영자는 언제나 찾아오는 고객이 듣기 좋은 단어를 사용할 수 있도록 직원들을 교육해야 할 책임이 있다. 병원에서 사용해서 안 되는 단어들과 환자들에게 기쁨을 줄 수 있는 단어들을 선택하여 직원들에게 꾸준히 교육해야 효과가 나타난다. 특히 언어는 그 병원의 규모와 가치에 적합한 단어를 쓰도록 할 것이 요구된다. 환자들이 그 병원의 가치를 판단하는 데 직원들이 사용하는 단어는 매우 중요하게 영향을 미친다. 어떤 단어는 환자들에게 위협적으로 인식되기도 하고, 또 어떤 단어는 환자의 가슴에 온기를 불어넣기도 하기 때문이다.

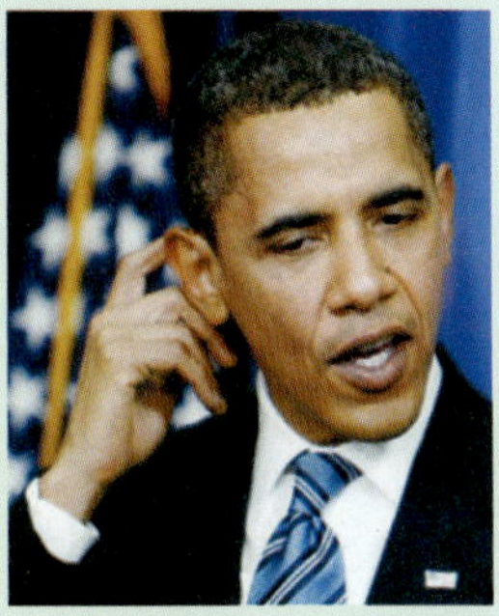
경찰관에 고개 숙인 미국 대통령 ("불행하게도 내가 선택한 단어 때문에 캐임브리지 경찰과 특히 제임스 크롤리 경사를 나쁘게 비치도록 했다는 인상을 주고 말았다. 나도 파문의 확산에 책임이 있다"), 중앙선데이(2009-07-26)

이처럼 병원 직원들이 사용하는 단어 하나하나가 고객들의 인지와 이해를 통하여 의료기관의 가치를 높여주고 병원을 대외적으로 홍보하는 데도 중요한 영향을 미친다는 것을 인식해야 한다.

대화에서 선택하는 단어는 표준어를 사용하는 것이 가장 무난하다. 특히, 환자의 증세나 처치에 대하여 설명할 때에는 상대방이 알아듣고 이해할 수 있는 단어를 선택해야 한다. 의사들이나 간호사들은 무의식적으로 전문적인 단어나 그들만의 언어인 특수용어(jargon)를 사용하는 경우가 많은데, 대화 시에는 반드시 상대방의 수준을 고려해서 단어를 선택해야 한다. 이것은 의료기관이 환자에게 할 수 있는 중요한 배려이다.

여러 가지 의미를 복합적으로 담고 있는 단어를 선택하여 사용할 때에는 전후 문맥을 고려하고, 상대방이 이해하지 못하는 듯한 태도를 보이면 빨리 부연 설명을 하는 것이 좋다. 요즘에는 대화 시에 상대방의 관심을 촉진시키고, 또 시대성을 고려하여 유행어를 사용하는 경우가 있다. 그러나 이것을 지나치게 많이 사용할 경우에는 말하는 사람의 신뢰도에 부정적 영향을 미칠 수 있기 때문에 유의해야 한다.

2) 문맥

사람은 말소리나 글자를 통하여 커뮤니케이션을 하는데, 이것에는 일정한 체계가 있다. 이러한 체계를 이루어주는 기반이 곧 의미이다. 어떤 사람이 아무렇게나 떠드는 말을 우리는 알아들을 수 없다. 이것은 그 말에 체계와 의미가 없다는 뜻이다. 말의 체계와 의미를 통틀어 문맥(context)이라고 하는데, 이것은 좁게는 언어적 표현 또는 기호들과 이것들이 가리키는 대상이나 의미가 어떻게 연관되어 있는지를 알게 해준다. 즉, 추운 겨울날 부는 차가운 바람, 하늘에 떠있는 먹구름은 어떤 의미를 갖는다고 할 수 있다. 이것들이 문장 속으로 들어가면 '차가운 바람'은 추위를, '먹구름'은 눈을 뜻한다고 볼 수 있다. 사람들은 차가운 바람을 통하여 추위를 느끼고, 먹구름을 보고 눈이 내릴 것이라는 것을 안다.

이와 같이 자연적인 기호가 어떤 의미를 갖는 것처럼 커뮤니케이션에서 어떤 기호는 사람들에게 중요한 의미를 제공한다. 예를 들어, 봄이라는 단어는 '봄의 계절(spring)'을 뜻한다. 이것은 그 사회에서 정해진 계약이다. 누가 '봄이 왔습니다'라고 말하면, 누구든지 봄의 계절이 왔다는 것을 알 수 있다. 그런데 '봄의 계절이 왔다'고 표현한다면 어색한 의미 전달이 될 것이다. 이와 유사하게 '빨간 신호등'은 멈춤의 의미를 가지고 있으며, '태극기'는 한국을 상징한다. 또한, 어떤 문장 속에 '인도에 빨간 신호등이 켜져 있었다'라고 표현되어 있으면 전후사정으로 보아 사람들이 길을 건너기 위해 대기하고 있다는 것을 알 수 있게 해준다.

사회적 약정 또는 계약 때문에 하나하나의 낱말이 사용된 문맥 속에서 그 의미를 대부분 찾을 수 있지만, 그러나 그 의미를 정확하게 파악하기 어려운 경우도 있다. 마치 기계가 복잡할수록 고장이 날 가능성이 높은 것처럼, 말도 단어의 양이 많아지고 길어지면 낱말과 낱말이 나타내는 의미의 관계가 복잡해져서 인과관계

아하! 3-3 언어와 소통

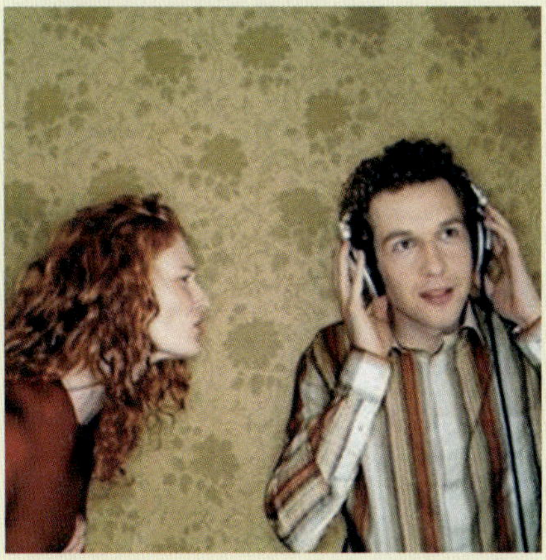

몇 년 전 중국에서 거주할 때의 일이다. 한 번은 전화를 받았는데 상대방이 다짜고짜 험한 말을 해서 몹시 당황했던 경험이 있다. 전화번호를 잘못 알고 걸었던 모양이었다. 그래도 난데없이 '닥쳐라'라니, 나중에야 전화를 잘못 걸었다는 말이 중국으로 '다춰러'라는 것을 알게 됐다. 그 말이 닥치라는 말로 들렸던 것이다.

남의 나라에서 살자니 그 나라 말을 배우지 않을 수 없었다. 그러나 애써 노력해도 살면서 느는 것이 말이 아니라 다소곳한 침묵과 웃음뿐이다. 서툰 언어로는 소통이 제대로 되지 않으니 미련하게 보이지 않고 사나워 보이지 않는 방법이 '그저 웃지요'였다. 가만히 웃고는 집으로 돌아와 사전을 뒤적여가며 그때 상대방의 말뜻이 무엇이었는가를 전전긍긍 되새겨봐야만 했다.

'언어는 존재의 집'이라는 말이 있다. 철학자 하이데거의 이 말을 그야말로 철학적으로 해석할 능력이 내게는 없으나, 나름대로 그 의미를 생각해보지 않을 수 없다. 언어는 단지 말로만 존재하는 것이 아니라 말의 너머, 혹은 말의 내부를 표현한다. 실은 웃음이나 침묵까지도 언어일 것이다. 물론 가만히 건네는 눈빛 역시 그러하고 내 몸의 반응 모두가 그러하겠다. 언어의 집을 갖고 있는 존재인 한 모든 것이 어쩌면 언어일지도 모른다.

세계에서 가장 나이가 든, 7만 년이라는 역사를 가진 언어가 지구상에서 완전히 사라졌다는 보도를 보았다. 인도 안다만의 보(Bo)족이 쓰던 보 언어라는데, 보족의 마지막 인물이 숨을 거두면서 종족은 물론이거니와 그들이 사용하던 언어까지 동시에 멸종했다는 것이다. 보라는 낯선 언어의 이름보다 먼저 7만 년이라는 엄청난 숫자가 눈에 박혔다.

미국 스탠퍼드 대학의 연구팀이 아프리카 두 부족의 미토콘드리아 내 유전자(DNA)를 분석한 결과, 7만년 전쯤 인류는 극심한 기후변화를 겪은 끝에 겨우 2,000명 정도만 생존하게 됐다는 것이다. 이렇게 어마어마한 연구결과가 어떻게 나오는 것인지 나로서는 짐작도 할 수 없는 일이지만, 그보다 더한 것은 고각 2,000명만 살아남았던 인류가, 또 그들 중의 몇 명이 자신들의 언어를 몇 만년 동안이나 생존시켰다는 사실이다. 인류가 언어를 살린 것일까, 아니면 언어가 인류를 살린 것일까. 다시 말하면 소통이 인류를 살려놓은 것일까. 무지막지한 가뭄을 극복하고, 전쟁과 불과, 홍수도 극복하고, 재앙 같은 가난과 질병도 모두 극복하게 한 것은 서로가 서로를 붙들어줄 수 있었던 언어, 말하자면 소통이 아니었을까.

같은 민족끼리 같은 말을 쓰면서도 전혀 소통되지 않는 사례를 보는 것은 최근 들어서는 드문 일이 아니다. 다 이해하지 못해서가 아니라 소통하려는 의사 자체가 없기 때문이다. 소통은 언어로만 남고, 언어의 내부는 흔히 감춰진다. 의도된 오해들이며, 그리하여 더 이상은 오해도 아니게 된 것들이다. 정치판에서 늘상 그러하고, 시국이 또한 자주 그러하며, 사소하게는 벗과 가족 사이에도 그러하다. 익명의 인터넷 문화가 판을 치는 이때에는 더욱 그러하다. 그러나 결국 의도된 오해조차도 어떤 의미에서는 필사적인 소통의 욕구이다. 욕망이 순정한 것이 못되기에 서로에게 상처를 입히고 결국에는 자신도 상처가 나는 것이 될 뿐이다.

다시 멸종된 언어를 생각해 본다. 7만 년 전 살아남아야 한다는 절박함이 없었다면 보 언어가 그 민족과 함께 살아남을 수 있었을까. 그리고 7만년 후 소수에 대한 절박한 애정이 여전히 남아 있었다면 보 언어는 계속 우리들 안에 살아 있을 수 있지 않았을까. 머나먼 보 언어에 대한 생각이 나와 우리를 돌이켜보게 하는 것은 사라진 것에 대한 안타까움 때문이 아니라 사라져서는 안 될 것에 대한 생각 때문이다. 다양한 모든 것이 정당하게 소통되어 그것이 더욱 풍성하게 통합되고 발전되기를 바라기 때문이다.

가 처음과는 다르게 변할 가능성이 있다. 이것은 낱말들이 문맥에 따라서 각각 다른 뜻을 갖는 다중성 때문이다. 예를 들어, '저 배가 크다'라고 하면 어떤 배를 뜻하는지 알 수 없으나, '나무에 열린 배들 가운데 저 배가 크다'라는 문맥 속에 들어가면 뜻이 분명해진다.

일상적인 대화나 좌담회에서 말하는 사람이 정확하지 못하고 애매한 문맥을 사용하면 의미의 전달이 제대로 되지 않는다는 점에 주의를 기울여야 한다. 문맥의 표시는, 문자언어에서는 구두점이나 행 바꿈 등으로 구분하며, 구두 언어에서는 음성과 강약으로 구분한다. 문맥을 잘 구성하지 못하면 커뮤니케이션에 있어서 그 의미가 원래보다 확대되거나 축소되든지, 다른 것으로 비유가 되든지 또는 전혀 다른 뜻으로 전용되는 경우가 있어 오해를 불러 올 수 있다는 점에 유의해야 한다.

3) 구두 커뮤니케이션의 도구

■ **음성 메일(voice mail)**

이동전화기와 컴퓨터의 발달로 메일 박스(mail box)에 녹음된 메시지를 남겨 원하는 사람에게 들을 수 있게 한다. 동시에 여러 사람에게 보낼 수 있는 음성 메일은 수신자의 부재 시에도 자동응답 시스템을 통하여 저장이 가능하다. 이처럼 음성메일은 어떤 전화든지 놓치지 않고 기록을 남길 수 있다는 장점이 있지만, 사용 방법이 복잡하고 기록의 보존에 대한 발신자의 두려움 때문에 지각방어를 유발시키는 단점도 있다.

전자메일도 마찬가지이지만 음성메일을 발송할 때에도 반드시 자신이 누구라는 것을 밝혀야 한다. 직접 대면하는 것이 아니므로 자신의 이름을 먼저 밝히는 것이 상대방에 대한 예의라고 하겠다.

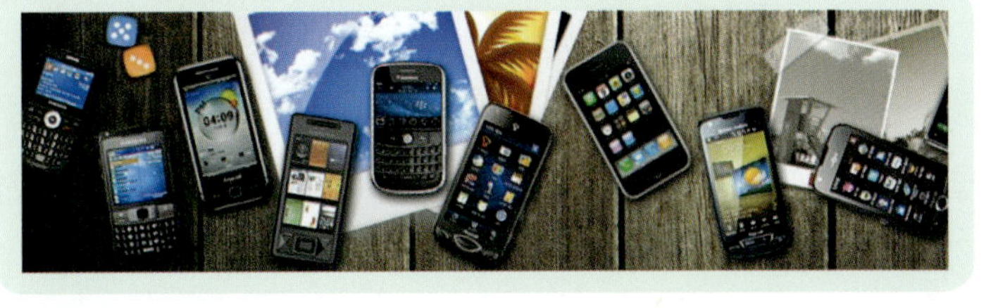

■ **전자회의(electronic meetings)**

전자회의는 전화나 비디오를 활용한다. 전자 회의는 과거와 같이 회의를 하기 위해 별도 공간으로 자리를 이동해야 하는 번거로움과 시간, 경비를 절약하는 장점이 있다.

전자회의(teleconference)의 기본은 전화회의인데, 이것은 일반 전화선에 서로 다른 곳에 있는 사람들이 한 회선을 통하여 여러 개의 전화로 함께 회의를 하는 것이다. 그렇지만 4명 이상의 사람이 동시에 진행하는 데는 무리가 있으며, 보안상의 문제가 따른다. 특히, 상대방의 모습이 보이지 않기 때문에 목소리로만 가지고 상대방의 감정을 판단해야 하는 등 제약이 따른다. 첨단 화상회의가 발달된 요즘엔 거의 사용하지 않는다.

■ **화상회의(video conference)**

지역적으로 떨어져 있는 사람들이 텔레비전 모니터를 사용하여 얼굴을 보이도록 하고 케이블을 통해 언어를 전달하는 형태의 회의 방식이다. 과거 전화를 이용한 회의 방식을 극복한 것으로 오늘날 선진화된 기업을 중심으로 적극 활용되고 있다. 그러나 화상회의를 실시하기 위해서는 고가의 장비와 시설을 갖추어야 하는 등 비용이 수반되어 회의를 자주 하지 않는 경우라면 낭비적인 요소가 될 수도 있다. 또한 회의에 임하는 사람들이 장비를 조작해야 하는 번거로움이 있다.

■ **이동전화기(cellular phones)**

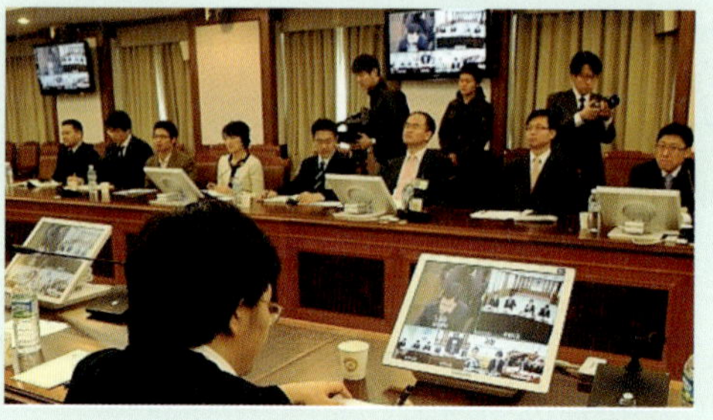

음성과 데이터 및 화면을 무선으로 송신하는 전화이다. 시간을 생산적으로 전환시키는 장점이 있지만 일반 전화요금보다 비용이 높고, 사용할 때 발생하는 전자파 때문에 인체에 대한 유해성 논란이 일고 있다.

최근 각 의료기관에서 이동전화기를 이용한 단순 문자메시지 서비스(SMS : Short Message Service)를 시행함으로써 호응을 얻고 있다. 진료한 경험이 있는 고객에게 인사 메시지를 보내기도 하고 예약 날짜를 알려주기도 하는 등 의료기관 마케팅에 용이하게 활용되고 있다. 각종 산업분야로 급속하게 확산되고 있는 단순 문자메시지 서비스는 가격이 저렴하고 동시에 다수의 고객들에게 메시지를 전달할 수 있다는 장점을 지니고 있다.

SMS는 1996년에 우리나라에 소개되어 1999년부터 기업의 고객관리 및 광고형태로 발전하여 활용되고 있다. SMS는 여러 가지 형태로 변형 · 발전되면서 현재는 EMS(Enhanced Message Service) 또는 MMS(Multimedia Message Service) 형태로 널리 활용되고 있다.

4) 구두 커뮤니케이션의 장 · 단점

구두에 의한 커뮤니케이션은 개인의 생각이나 아이디어 및 감정의 전달을 위하여 가장 많이 사용하는 방법으로 장점은 신속성과 즉각적인 피드백에 있다. 구두에 의한 의사 전달은 신속하게 상대방에게 전달될 수 있고 비교적 빠른 피드백에 의하여 잘못 전달된 것이 확인되면 신속하게 수정이 가능하다.

아하! 3-4 개원가도 환자관리 '최첨단 시대'

스마트폰·트위터·페이스북 등 인기… 환자유인 행위 요주의

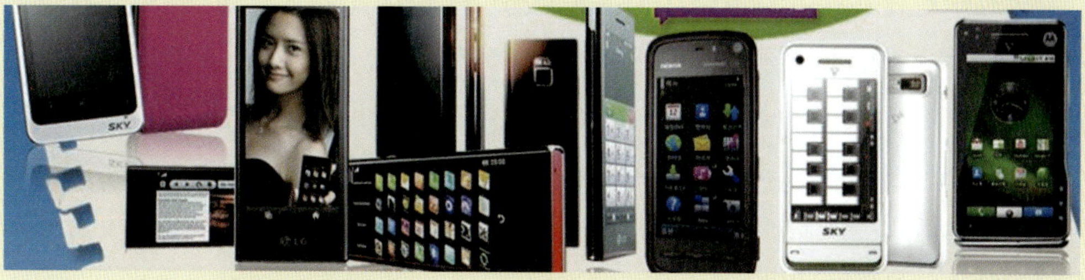

최근 스마트폰, 트위터, 페이스북 등 다양한 커뮤니케이션 수단이 등장하면서 개원가를 중심으로 이를 이용한 기상천외한 마케팅이 활발히 진행되고 있다. 나날이 경쟁이 치열해지는 개원시장에서 '고객관리'는 개인의원들의 흥망을 가르는 중차대한 요소, 때문에 철저한 고객 관리가 필수인 개원가는 새로운 마케팅 수단이나 전략에 민감하게 반응하며 앞다퉈 이를 활용해 왔다. 최근 대형병원들에게도 일상화 돼 있는 휴대폰 문자서비스나 이메일 등도 개원가에서는 이미 한 차례 붐을 탔던 마케팅 수단들이다. 발빠른 개원의들은 벌써부터 최근 젊은이들의 아이콘으로 부상중인 스마트폰, 트위터, 페이스북 등 진일보된 커뮤니케이션에 주목하고 있다. 이미 이들 커뮤니케이션 수단을 활용, 고객관리에 들어간 개인의원도 적잖다. 실제 압구정의 한 성형외과 의원은 인스타그램을 통해 고객에게 생일, 결혼기념일 축하 메시지를 보내는 것은 물론 환자로부터 오는 수술 문의사항 등을 처리한다. 강남의 한 피부과 의원의 경우 고객 중 아이폰 소지자를 파악, '후즈히어(Whoshere)'라는 어플리케이션으로 고객관리에 나섰다. 반경 1~2마일에 아이폰 소시자들이 잡힐 경우 '추운 날씨, 따뜻한 차 한잔 하고 가세요' 등과 같은 메시지를 전송, 고객의 감성까지 공략하는 방식이다. 신사동의 한 성형외과 개원의는 "때로는 놀랍게, 때로는 감동적으로 다가오는 기술 진보에 맞춰 개원가의 마케팅도 빠르게 진화하고 있다"고 말했다. 종로의 한 비뇨기과 개원의는 "앞으로 새로운 매체와 기계가 계속 등장할 것이고 개원가는 이들을 어떻게 활용하느냐에 따라 성패가 좌우될 것"이라고 예견했다. 한편 첨단 커뮤니케이션 수단을 활용한 개원가의 마케팅에 대해 '환자 유인 행위'로 변질될 수 있다는 우려의 목소리도 있다. 단순히 고객관리 차원을 넘어 다양한 형태의 환자 유인 행위가 나타날 소지가 다분한 만큼 개원가 스스로 주의를 해야 한다는 지적이다. 개원의협의회 관계자는 "환자와의 접근이 용이하다는 점 때문에 유인의 유혹의 빠질 수 있다"며 "고객관리와 환자 유인 간 선을 분명히 지킬 필요가 있다"고 말했다.

문서에 의한 커뮤니케이션과 달리 구두 커뮤니케이션은 시간이 지나면 소멸되는 특징을 가지고 있기 때문에 준비 과정에서부터 많은 주의가 요구된다. 장점으로는 강조하고 싶은 부분을 반복적으로 전달하여 효과를 높일 수 있다. 메시지의 발신과 함께 반응이 나타나기 때문에 말하기를 조절할 수도 있고, 서로의 모습을 확인할 수 있어서 신뢰감을 형성하는 데 효과적이다. 하지만 구두에 의한 커뮤니케이션 시 거쳐야 하는 사람 수가 많을수록 메시지의 왜곡현상이 나타난다는 점에 유의해야 한다. 특히, 계층 조직에서 구두에 의하여 메시지를 계층의 상하로 전달하려고 할 때 계층의 수가 많을수록 왜곡현상이 많아져 메시지 본래의 의미를 상실할 가능성이 크다.

조직에서 구두 커뮤니케이션을 잘 수행하여 소기의 목적을 달성하기 위해서는 말하기의 중요성을 알고, 효과적으로 말하는 방법을 익혀야 한다. 특히 환자를 치료하는 것과 같이, 어떤 특정한 목적을 달성하기 위해 말을 할 때는 좀 더 조직적이고 전략적인 방법을 사용하여 상대방으로부터 자신이 원하는 것을 얻을 수 있도록 해야 한다.

3. 문서 커뮤니케이션

문서 작성은 조직을 운영하거나 일을 수행하는 데 있어서 효과적인 커뮤니케이션을 위해 구두(口頭)적 요소와 함께 사용되는 중요한 기능이다. 문서(文書)는 시간적인 제약 없이 반드시 기록을 남겨두어야 하거나 미래에 참조할 사안일 때, 또 메시지가 명확하며 공식적인 자료일 때 주로 사용한다.

하지만 직무수행에서는 구두와 문서 어느 하나의 방법만 사용하기보다 대개는 병행해서 커뮤니케이션을 하는 것이 바람직하다. 구두로만 일을 처리하여 나중에 낭패를 보는 경우는 얼마든지 있다. 문서로 보고할 때에도 상사의 책상에 문서만 갖다 놓는 것이 아니라 구두보고를 함께 하는 것이 효과적이다. 특히, 문서에 있는 내용을 그대로 읽어 내려가는 것과 같은 보고는 시간낭비일 수도 있고, 바쁜 상사를 괴롭힐 수 있으므로 문서의 내용을 구두로 보고할 때는 핵심만 요약해 보고하도록 한다. 문서로 지시를 하는 경우에도 문서만 시달하고 말 것이 아니라 필요한 부분에 대한 부연 설명을 해주는 것이 상대방을 배려하는 것이다.

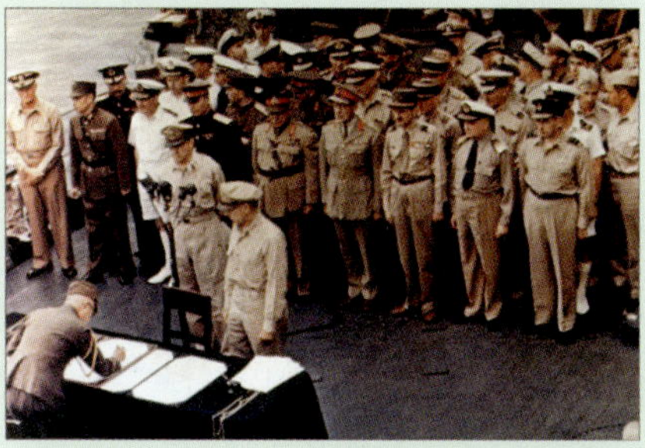

일본의 항복문서 : 1945년 9월 2일 도쿄만에서 정박중인 미 전함 미주리호 함상에서 맥아더 사령관이 지켜보는 가운데 항복문서에 서명하는 일본 시게미쓰 마모루 외무대신

의료서비스기관을 비롯한 어떤 조직이든지 직무수행을 위해서는 문서를 사용하기 마련인데, 문서에는 보고서, 편지, 설득 메모지, 요청서 등이 있다. 최근에는 컴퓨터를 사용하여 문서를 효과적으로 작성할 수 있도록 다양한 도구가 많이 발달되어 있으므로 효과적인 커뮤니케이션을 위해서는 이것들을 잘 익힐 필요가 있다.

우선 조직에서 직무수행을 위한 문서를 작성할 때 일반적으로 지켜야 할 원칙을 살펴보면 다음과 같다.

1) 문서 작성의 일반 원칙

앞에서도 살펴보았지만, 단어나 문장의 사용에는 사회에서 정한 약정이 있다. 이것을 벗어나 말을 하거나 문장을 사용한다면 잘못된 사람으로 오해를 받을 수 있다. 이와 같은 맥락에서 일반적으로 문서를 작성할 때 지켜야 할 일반적인 원칙은 다음과 같다.

◆ 목표가 분명히 나타나 있어야 한다.

모든 문서에는 전달하고자 하는 목표가 분명히 제시되어야 한다. 목표가 제시되지 않은 문서는 종이 낭비이고 읽는 사람의 시간 낭비이다. 따라서 문서를 작성하는 사람은 문서를 작성하기 전에 문서에 담아야 할 목표가 무엇이고 문서를 통하여 무엇을 달성하려고 하는지를 염두에 두어야 한다.

◆ 중심 내용은 분명한 문장으로 진술하도록 한다.

문서 역시 사람들과의 교감이기 때문에 아무리 급하다고 해도 주요 문제만 다룰 수는 없다. 주요 문제와 관련된 주변적인 일들을 설명해야 할 때도 있고, 또 상대방을 존중하는 의미에서 핵심적 내용을 전후하여 인사와 같은 격식을 차려야 할 때도 있다. 그러나 그런 가운데서도 핵심적인 사항에 대해서는 항상 분명하게 제시되어야 한다. 예를 들어, 원료의 공급을 독촉하는 문서의 경우를 보자.

모든 내용을 생략하고 '귀사는 2023년 3월 1일까지 주사기 100개를 납품하기 바람'이라고 쓸 수도 있겠지만, 이것은 어딘가 상대방을 무시하는 듯한 인상을 주게 된다. 따라서 다음과 같이 문서를 작성한다면 효과적일 것이다.

"귀사의 발전을 기원합니다. 우리 병원 사정상 시급하게 주사기 100개 납품을 요청합니다. 2023년 3월 1일 오후 5시까지 납품하여 주시기 바랍니다."

◆ 수신자의 입장에서 문서를 작성한다.

문서의 내용, 형태, 어법 등은 작성하는 사람이 아니라 읽어볼 사람의 입장에서 작성되는 것이 전달과 이해의 효과를 극대화할 수 있다. 만약, 젊은 직원이 나이 많은 상사에 대한 보고서를 작성하면서 젊은 사람의 취향에 맞는 어법이나 내용으로 구성한다면 의미 전달이 잘 되지도 않을뿐더러 인격도 의심받을 수 있다.

◆ 문장의 내용이 주제에 부합해야 한다.

핵심 메시지 외에 다른 부가적 내용을 담는 것은 곤란하다. 하나의 문서에는 하나의 주제만 다루도록 한다. 두 개 이상의 주제를 담는다면 핵심이 흐려지고 수신자에게 혼란마저 주게 된다.

◆ 필요한 말만 하도록 한다.

커뮤니케이션 시에 상대방에게 필요한 말만 하고 있다는 인상을 주기 위해서는 전달하고자 하는 목적과 주제에 맞는 단어를 선택하여 사용하도록 한다. 단어 하나하나가 목표와 주제에 부합해야 한다는 뜻이다. 부합하지 못하는 단어를 선택할 경우 목적과 주제가 흐려지게 된다. 이것은 말의 경제성과도 통하는 것이다. 문서를 접하는 수신자가 가장 짧은 시간에 문서를 읽고 목표와 주제를 파악하고 이해할 수 있다면 그것은 성공적인 문서라고 할 수 있다.

◆ 문장은 간단한 것이 좋다.

옛날부터 한국 사람들은 문장을 길게 쓰는 데 익숙해 있다. 문장을 짧게 쓰면 상대방에게 실례가 된다고 생각했기 때문이다. 그러나 문서의 문장은 간단하게 쓰는 것이 효과적이다. 이것은 상대방이 이해하기 쉽기 때문이다. 문장이 길면 읽는 사람이 이해하는데 아무래도 시간이 많이 걸린다.

◆ **문서 전달방법과 시기를 잘 선택해야 한다.**

전화로 할 것인가, 편지로 할 것인가, 또는 격식을 갖춘 공문서로 발송할 것인가, 그것도 아니면 전자메일로 보낼 것인가 하는 것 등은 당시 처한 상황에 따라서 또 문서를 받는 수신자의 특성에 따라서 가장 효과적인 방법을 선택해야 한다.

문서 전달의 시간 역시 중요하다. 아침 일찍 보낼 것인가, 아니면 오후에 보낼 것인가. 내용에 따라서 퇴근 무렵에 받아서 좋은 문서가 있고 아침 출근해서 바로 받아서 좋은 문서가 있다. 회의 참석을 요구하는 문서라면 최대한 여유 시간을 가지고 보내는 것이 상대방을 배려하는 것이 될 것이다. 다음 주에 처리할 일에 관한 문서라면 주말에 보내지 않는 것이 좋을 것이다.

2) 문서 커뮤니케이션의 도구

오늘날 다양하게 발달하고 있는 문서 커뮤니케이션 도구는 복잡할 정도로 많다. 이것들의 용도와 사용방법을 잘 아는 것은 좋은 커뮤니케이션을 하는 데 도움이 된다. 그 도구들을 살펴보면 다음과 같다.

■ **컴퓨터**

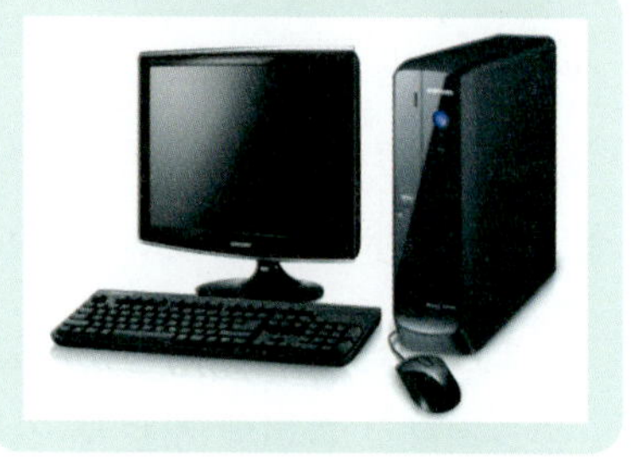

기본적으로 정보나 데이터를 저장하는데 사용한다. 삭제된 내용에 대한 복구가 가능하며 상대방이 보기 좋도록 편집을 할 수도 있다. 인쇄가 가능하고 인터넷이 설치되어 있다면 첨부파일로 문서를 송신할 수 있다. 최근에는 컴퓨터의 기능이 더욱 확대됨에 따라서 다양한 수준에서 커뮤니케이션 수단으로 활용되고 있다. 오늘날 직장에 근무하는 사람들에게 있어서 컴퓨터의 워드나 엑셀 기능을 사용해서 문서를 작성하는 것은 기본이다. 또한, 컴퓨터 통신을 이용한 전자결재 시스템은 오늘날 거의 모든 조직에서 보편화되고 있다.

■ **워드프로세싱 소프트웨어**

컴퓨터 안에서 기본적으로 서류를 작성하는 기능을 가지고 있다. 데이터 관리, 워드프로세싱, 텔레커뮤니케이션 등 모든 종류의 서류를 조직화하고 기안을 하며,

필요에 따라 수정 · 편집 및 교정하고 포맷하는 기능을 다양하게 수행한다. 단점으로는 문서의 위조 가능성이 높다는 점이다.

■ 전자우편 및 전자게시판

전자우편은 컴퓨터를 이용한 우편 서비스로 일반적으로 이메일(e-mail)이라 부른다. 이는 전화나 데이터라인을 통해 한 컴퓨터에서 세계 어느 곳에 있는 다른 컴퓨터로도 즉시 메시지와 서류를 송신할 수 있는 기능을 갖춘 것이다. 전자게시판은 컴퓨터 망에 접속하는 사람들과 필요한 정보를 공유하는 기능을 말한다. 최근 이메일은 업무수행이나 비즈니스를 위한 중요한 커뮤니케이션 수단으로 완전히 자리를 잡았다.

요즘 직장인들은 하루에도 수십 통씩의 이메일을 접하게 된다. 그 유통량이 너무 많다보니 흥미가 없는 제목들은 펼쳐보지도 않고 삭제 당하기 일쑤이다. 따라서 이메일을 보내는 사람은 상대방이 읽을 수 있도록 제목을 잘 구성해야 한다. '당신에게 도움이 되는 글'정도로 해서는 상대방에게 매력을 느끼게 할 수 없다. 그렇다면 어떻게 하는 것이 효과적일까? 그것은 주제를 명확히 하고 상대방에게 기대하는 반응을 분명히 제시하는 것이다. 또한, 메일의 내용이 길 경우에는 첨부 파일을 이용하는 것이 상대방을 배려하는 것이다.

예를 들면, "임상보고서 제출기한은 00월 00일 00시까지입니다", "마케팅전략회의 일정 변경을 부탁합니다", "간호사 교육은 내일(수요일) 13시 정각, 6층 소회의실입니다" 라고 쓰여 있으면 열어보지 않을 수 없을 것이다.

■ 데이터베이스 관리 및 운용

논리적으로 관련된 정보를 업무의 목적에 따라 컴퓨터파일로 접속할 수 있게 만든 것으로 다양한 업무에 활용이 가능하다. 의료서비스기관의 경우 원가계산을 위하여 재무부서의 컴퓨터망에 접속하여 각종 재료와 물자의 유입과 유출에 관한 사항을 확인할 수 있다. 효과적인 인사관리를 위하여 생산 현장의 관리자는 인사 부서에 구축해 놓은 인사 데이터베이스에 접속할 수 있다. 필요할 경우 요금을 내고 조직 외부에 널려 있는 온라인 데이터베이스에 접속하여 업무 수행에 도움을 받을 수 있다. 이와 같은 데이터베이스 관리와 운용은 조직의 운영에 필요한 정보를 종래의 방법보다는 빠르고 효율적으로 얻을 수 있어 많이 사용하고 있다.

이밖에도 업무의 효율성을 높이기 위한 각종 문서 데이터베이스, 프레젠테이션 그래픽스, 이메일, 스프레드시트 기능을 통합한 소프트웨어를 사용하는 방식으로 오피스 슈트(office suit)가 있으며 컴퓨터 프린터, 복사기, 팩스, 스캐너 등도 문서 커뮤니케이션의 방법으로 많이 활용되고 있다. 최근에는 이와 같은 여러 가지 사무기능을 한데 묶은 복합 오피스 제품이 수시로 개발되어 출시됨으로써 문서 커뮤니케이션의 효율성을 높이는데 기여하고 있다.

3) 문서 작성의 과정

조직에서 직무를 제대로 수행하여 생산성을 높이기 위해서는 문서를 제대로 작성하는 것이 매우 중요하다. 요즘에는 컴퓨터나 인터넷 사이버 상에서의 문서 작성이 발달하여 종이로 문서를 작성하여 유통하는 경우는 감소하고 있지만 아직도 대부분의 조직에서는 문서를 이용하여 업무를 수행하고 있다. 따라서 모든 조직에서는 직원들이 문서를 정확하게 작성하고 유통시킬 수 있도록 교육을 실시하고 있다. 대학생 때부터 보고서 하나를 작성하더라도 자기 주관에만 의존하기보다는 체계화된 원리와 과정을 세밀하게 익힘으로써 사회에 나가 더욱 효과적이 될 수 있다. 일반적으로 문서를 작성하기 위한 기본과정을 살펴보면 다음과 같다.

◆ 문서 작성의 필요성을 분명하게 확인한다.

문서를 작성하는 이유도 모른다면 제대로 된 문서가 만들어질 수 없다. 많은 조직에서 중간관리자는 경영진의 지시에 따라 문서를 작성하여 보고해야 하는 경우가 많은데, 부하 직원에게 전후 사정을 생략하고 "~에 관한 문서"를 작성하라고 지시하는 경향이 있다. 이럴 경우 부하 직원은 문서에 담아야 할 내용을 정확하게 모르기 때문에 상사로부터 수차례의 문서 수정 지시를 받는 것을 볼 수 있다. 참으로 시간 낭비가 아닐 수 없다. 이럴 경우에는 경영자로부터 직접 지시를 받은 중간관리자가 문서를 작성하여 부하 직원에게 검토를 지시하는 것이 가장 효과적이다.

◆ 독자와 목표를 분명하게 확인한다.

문서를 받을 사람이나 목표의 종류에 따라서 문서의 형식이나 내용, 그리고 작성방법이 달라질 수 있기 때문에 문서 수신자와 목표를 분명하게 확인하는 것은 문서를 제대로 작성하기 위한 필수조건이다. 수신자가 감독관청인지, 협력 업체인지, 하청업체인지, 아니면 상사인지, 부하인지에 따라서 단어의 선택이나 어법이 달라질 수 있다. 특히 감독관청에 발송하는 문서의 경우 간혹 문서의 형식이 잘못 되었다는 이유로 반려되는 경우도 발생한다.

◆ 전달하고자 하는 핵심 내용과 관련된 정확한 제목을 제시해야 한다.

문서의 제목은 문서 전체를 한눈에 알아보도록 하는 것이어야 한다. 문서의 내용과 관련이 없는 제목이 제시된다면 문서 작성자의 능력을 의심받게 된다. 또한, 짧은 제목이지만 문법구조나 어법이 잘 맞아야 한다. 간혹, 제목이 어법에도 맞지 않고 문법적으로도 틀린 경우가 있는데 이것은 문서 작성 훈련이 제대로 되지 않았기 때문이다.

◆ 순서에 맞게 논리를 전개해야 한다.

논리의 전개방법은 여러 가지가 있을 수 있다. 가장 간단한 것은 서론, 본론, 결론의 방식이지만 상황에 따라서 결론부터 제시하고 그 원인을 밝힐 수도 있다. 문서는 피라미드형으로 작성하는 것이 가장 일반적인 방법인데, 앞에서 작은 사건을 다루고 뒤로 갈수록 큰 사건을 다루는 방법이다.

◆ 결론을 명확하게 한다.

장황한 내용에도 불구하고 결론을 찾을 수가 없다면 수신자는 매우 당혹스럽고 결국 송신자에게 문서의 결론이 무엇인지 확인을 해야 할 것이다. 때문에 아예, 결론을 앞머리에 제시하고 결론에 대한 부연 설명을 뒤에 하는 경우가 점차 늘어나고 있다. 이것은 다분히 서구식 문서작성법인데 한국에서도 시간에 쫓기며 사는 현대인들에게 긍정적으로 수용되고 있다.

◆ 각종 차트나 표를 이용하여 시각적 효과를 높인다.

문서가 여러 쪽으로 이루어져 있을 때 문장으로만 구성되어 있으면, 지루한 느낌을 줄 수 있다. 이때에는 가능한 차트나 그래프, 또는 표를 이용함으로써 수신자의 이해를 높일 수 있다.

◆ 문서의 형식을 잘 구성해야 한다.

의료기관에 따라서 사용하는 문서의 양식이 다양하지만 대개는 정부의 행정문서 양식에 준하여 사용하고 있다. 사회에서 보편적으로 사용되고 있는 양식과 거리가 먼 것을 사용하는 것은 바람직하지 않다.

••• 4. 구두 커뮤니케이션과 문서 커뮤니케이션의 비교

구두 커뮤니케이션은 직접적이고 문서 커뮤니케이션은 간접적인 경우가 대부분이다. 구두 커뮤니케이션은 효율성과 즉시성의 장점 이외에도 자기 생각을 많이 표현할 수 있기 때문에 오해의 소지가 적다고 볼 수 있다. 반면 표현의 정확성이 부족할 때, 수신자가 가까이 없을 때, 기록으로 보관해 놓을 필요가 있을때는 문서에 의한 방법이 효과적이다. 이처럼 다양한 언어매체 중 어느 것을 사용하는지에 따라서 커뮤니케이션의 효율성, 예를 들면 〈그림 3-2〉와 같이 전달의 정확성과 피드백 속도가 달라진다(임창희, 2008).

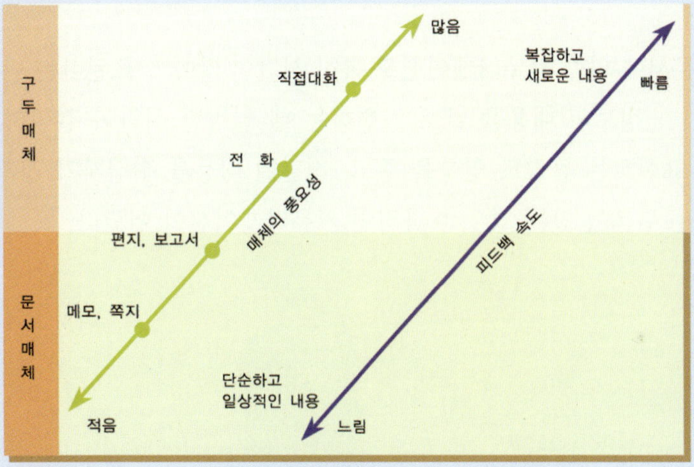

그림 3-2 구두매체와 문서매체의 효율성

조사에 의하면 대부분의 관리자는 보고를 받거나 지시할 때 문서보다는 구두커뮤니케이션을 압도적으로 선호하고 있는 것으로 나타났다. 그 이유는 구두로 하는 것이 즉각 전달이 가능하고 자기가 하고 싶은 얘기, 궁금한 부분을 자세히 알 수 있기 때문이었다. 부하의 보고, 보고에 대한 의문점에 대한 질문, 부하의 재답변 등이 문자로만 이루어진다면 많은 시간과 오해의 소지가 쌓일 수 있다.

하지만 구두 커뮤니케이션 시 관리자가 모든 부하를 만나야 커뮤니케이션이 가능하다면 큰 문제이다. 관리자는 시간이 없기 때문이다. 그러다 보니 정보소통의 중추역할을 맡은 관리자가 제대로 기능을 하지 못하게 되며 노하우를 해당 부하들에게도 전달하지 못하고 자신의 머리 속에만 쌓아 놓는다. 관리자는 곧 모든 정보를 독점하게 되고 모든 분야의 의사결정에 참여하는 독재적 관리자로 변할 수 있고, 관리자도 인간인지라 관리자 자신의 정보저장 능력과 활용능력의 제한으로 최선의 의사결정보다는 수박 겉핥기식 결정을 내릴 가능성이 높아진다.

문서에 의한 커뮤니케이션은 중요한 문제에 대해서는 구두 커뮤니케이션보다 더 효과적일 수 있다. 예를 들면, 정보가 정확하게 전달 될 수 있다는 것이 가장 큰 장점이며, 정보의 수신자가 충분한 시간을 갖고 전달된 내용을 심도있게 검토할 수 있고, 커뮤니케이션의 내용이 영구적으로 기록될 수 있다는 것이 장점이다. 또한 보존된 정보는 필요시마다 다시 검토할 수 있어 효과적이다(정수진 외, 2005).

하지만 문서에 의한 커뮤니케이션도 특히 시간이 많이 소요된다는 단점이 있다. 정보전달자가 정보의 내용을 글로 표현하는 데 일정한 시간이 걸리며, 의사전달자가 글로 표현하는 능력도 영향을 주고, 전달된 내용을 수신자가 정확하게 이해하지 못하는 부분이 있는 경우 효과적인 커뮤니케이션이 어렵다.

Ⅲ 비언어적 커뮤니케이션

1. 비언어적 커뮤니케이션의 의의와 기능

1) 의의

언어적 커뮤니케이션은 늘 비언어적 커뮤니케이션을 수반한다. 또는 비언어적 요소만이 유일하게 커뮤니케이션방법이 되는 경우도 있다. 일상대화 중 70% 이상이 비언어적 커뮤니케이션에 의해 이루어진다는 보고도 있다(정수진 외, 2005). 송신자가 대화 중에 흔히 사용하는 손짓과 몸짓은 바로 비언어적 요소이다. 대화 중에 손짓이나 몸짓을 사용하는 이유는 대화의 모든 수준을 언어만으로 표현하는 데 한계가 있기 때문이다. 이러한 비언어적 커뮤니케이션은 문화와 매우 밀접한 관계를 맺고 있다. 특징적인 비언어적 커뮤니케이션 행동은 관찰자의 문화적, 민족적, 인종적인 배경에 따라서 서로 다르게 해석될 수 있다는 의미이다. 예를 들어, 성인 남성 간의 입맞춤은 미국문화에서는 동성애 관계를 의미하는 것으로 이해되지만, 일부 유럽문화에서는 단지 인사습관이다. 미국문화에서 치마를 입고 있는 성인 남성은 이상한 시선을 받지만, 스코틀랜드 남성과 영국 군대의 스코틀랜드 부대에서는 흔한 일이다(김규수 외, 2002).

이와 같은 관점에서 본다면, 비언어적 메시지는 확실히 의미 있는 커뮤니케이션이라고 할 수 있다. 그것은 안면의 표정, 움직임, 그리고 각종 몸짓을 포함할 수 있다. 비언어적 표현을 연구하는 많은 학자들은 눈 접촉이나 응시와 같은 비언어적 표현의 의미와 그 효과를 탐색한다.

예를 들면, 면접자가 긍정적으로 피면접자를 평가할 때 수신자와의 눈 접촉이 증가하는 것을 밝혀냈다(Exline & Winters, 1965). Ellsworth & Carlsmith (1968)는 면접자가 피면접자를 자주 보는지, 혹은 거의 보지 않는지, 그리고 대화가 긍정적인지 또는 위협적인지를 확인했다. 그 결과 그들은 커뮤니케이션 내용이 긍정적일 때 면접자가 피면접자의 눈 접촉을 더 많이 하는 것은 긍정적 신호라는 것을 밝혀냈다. 그러나 부정적일 때 많은 눈 접촉은 면접자자 피면접자에게 부정적 신호를 보내고 있는 것이라고 주장했다. 또한, 대화 시에 상대방의 얼굴을 보는 사람들은 특별한 훈련을 받지 않아도 행복, 놀라움, 두려움 및 분노와 같은 정보를 해석할 수 있다는 주장도 있다(Ekman, Friesen, & Ellsworth, 1972).

언어적인 표현뿐 아니라 인간적인 면을 강조하는 비언어적인 표현들도 다양하게 변모하고 있다. 때문에 가장 효과적인 커뮤니케이션은 언어와 비언어적 요소를 적절하게 배합하는 것이다. 대화를 시작하기 전에 상대방의 외형적인 요소만 가지고 쉽게 평가해버리는 경향은 누구에게나 있다. 수신자의 사회적 · 경제적 지위와 경험을 바탕으로, 때로는 상대방의 신체적 조건, 외모와 행동, 억양, 사투리, 차림새 등 비언어적 커뮤니케이션 요소를 통해 상대를 잘못 평가하는 실수를 범해서는 안 된다.

2) 기능

비언어적 메시지가 가지는 다양한 기능을 보면 다음과 같다(김규수 외, 2002; 오미영 외, 2008).

- **언어로 말한 것을 반복하는 기능을 한다.** 예컨대 '5분만 기다려 달라'고 말하면서 손가락 5개를 펼쳐 보이는 것이 그것이다. 위치를 알리거나 크기나 형태를 묘사할 때에도 비언어의 반복기능은 많이 쓰인다.

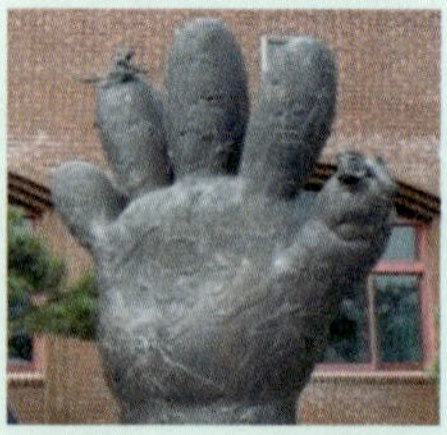

- **언어적 메시지를 대신하기도 한다.** 언어 커뮤니케이션을 대체하기도 한다. 시끄러운 거리에서는 말 보다는 '이리 오라'는 손짓이 훨씬 유용하다. 또 엄지손가락을 치켜세우면 아무런 말이 없어도 '최고'라는 뜻을 전달한다. 승리를 나타내는 'V자'도 마찬가지다.

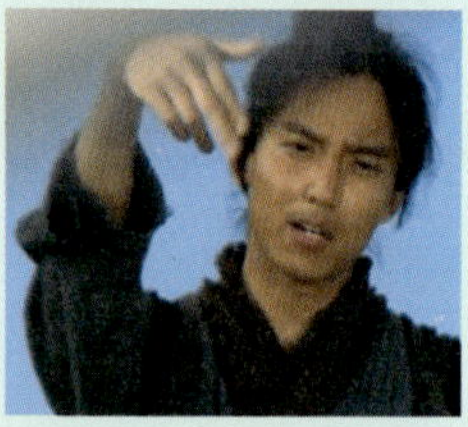

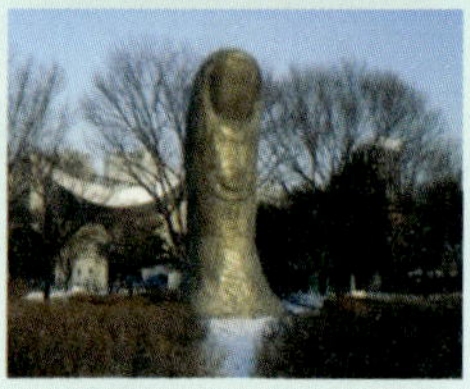

◆ **언어적 메시지를 강조하거나 보완하는 기능을 한다.** 예컨대 '고맙다'는 말을 하면서 고개를 숙여 정중한 예를 갖추는 것이다. 화가 났을 때 목소리도 함께 커지고 높아지는, '아니오'라고 말하면서 머리를 세차게 흔드는 것 등이 그것이다. 얼굴표정, 시선, 어조, 크기, 제스처, 몸동작 같은 비언어는 모두 언어를 보완하거나 강조하는 기능을 함으로써 의미전달을 보다 뚜렷하게 해준다.

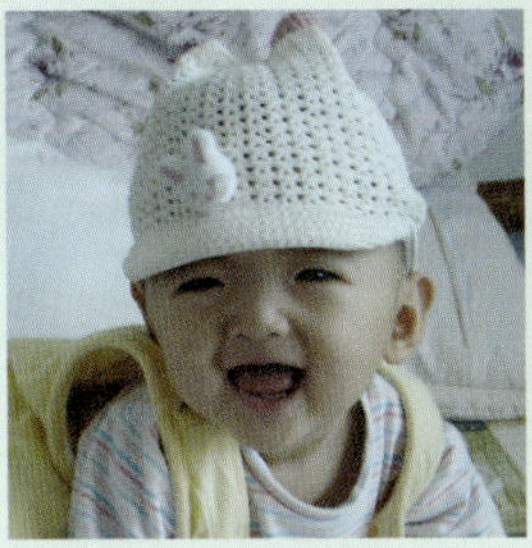

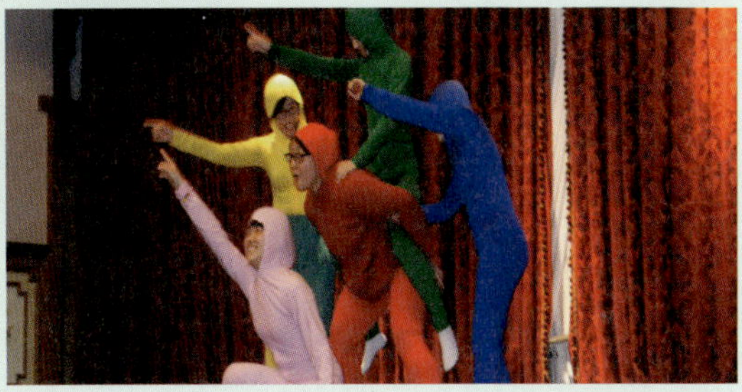

◆ **언어적 메시지를 조절하거나 규제하는 기능을 한다.** 만약 상대방이 눈치 없이 길게 얘기하거나 참견할 때 말로써 이를 규제하기가 매우 곤란하다. 이 경우 눈짓을 보내거나 몰래 툭치는 등 비언어행동으로 규제할 수 있다. 조절기능은 우리가 일상대화에서 무의식적으로 늘 사용하는 것으로서, 억양이 낮아지면서 크기가 작아지면 말을 끝마친다는 것을 의미하고, 시선을 똑바로 하면 얘기할 준비가 되어 있으며, 반대로 시선을 피하면 얘기를 마무리하겠다는 의미를 전달한다.

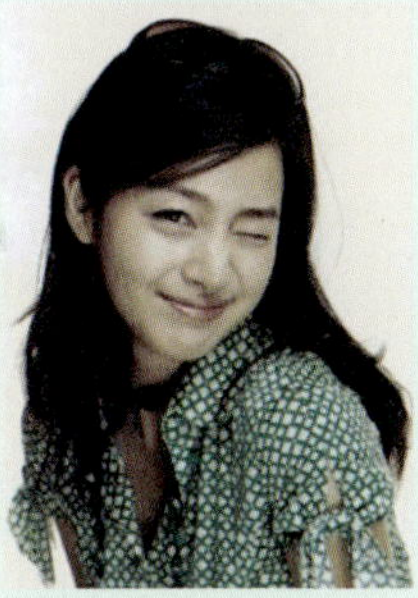

◆ **언어적 메시지와는 반대되는 내용을 전달하기도 한다.** 언어와 비언어는 일치하는 것이 보통이지만 서로 다르게 전달되어 혼란을 주는 경우가 있다. 흔히 언어로 표현되는 것이 본심이 아닐 때 이와 동반되는 비언어메시지는 전혀 상반된 뜻으로 전달될 수 있다.

2. 비언어적 커뮤니케이션의 유형

사회생활을 하는 인간이 커뮤니케이션을 하지 않는 것은 거의 불가능하다. 무엇을 하든지 사람들은 주위 사람들에게 자기 자신에 대하여 정보를 주게 된다. 무표정한 얼굴조차도 상대방에게는 메시지를 보내고 있는 것이다.

대부분의 사람들은 언어적인 커뮤니케이션을 통해 사고와 판단을 배우게 되지만, 비언어적 커뮤니케이션을 통해서는 느낌과 감정을 익히게 된다. 물론 이것은 그 사회의 문화적 특성이나 가치관에 의해 달라질 수 있다. 비언어적 커뮤니케이션은 크게 신체적 움직임, 억양이나 단어에 대한 강조, 얼굴표정, 송신자와 수신자의 거리 및 복장과 차림새 등으로 설명될 수 있다(송계충 외, 2003).

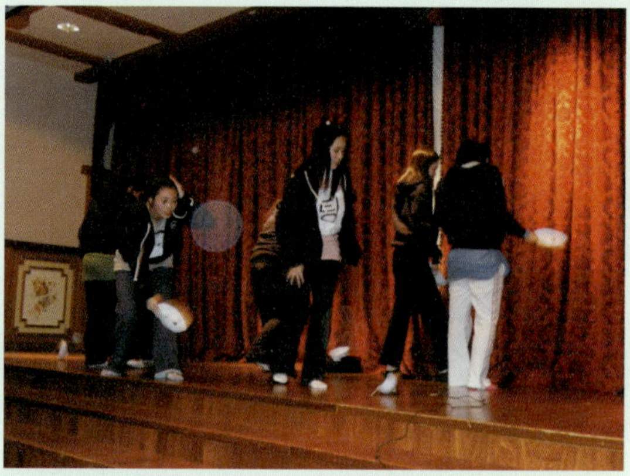

신체를 이용한 커뮤니케이션은 가장 원초적인 인간본능의 하나로서 중요한 비언어행위이다.

1) 신체적 움직임

신체를 이용한 커뮤니케이션은 가장 원초적인 인간본능의 하나로서 중요한 비언어행위이다. 신체적 움직임에 대한 학문적 연구가 따로 있을 정도이며 이를 키네식스(kinesics)라고 부른다. 여기에는 몸짓, 얼굴의 윤곽, 그 밖의 몸의 움직임이 포함된다. 이것은 말이 살아움직이면서 힘을 발휘하는 것을 뜻하는데, 이처럼 말이 지닌 동력을 원리적으로 밝히는 학물을 키네식스라고 한다. 말과 함께 나타나는 한 가지 몸짓이 사람을 절망에 빠트리기도 하고, 또 쓰러진 사람을 일으켜 세워주기도 한다는 사실로부터 언어의 동력적인 특성을 이해할 수 있다.

모든 신체 언어(body language)는 각각 어떤 의미를 지니고 있으며 우연히 일어나는 몸의 움직임은 없다고 한다. 그리하여 신체언어는 언어적 커뮤니케이션에 동반되며 때로는 언어적 커뮤니케이션을 더욱 어렵게 만들기도 한다. 몸의 위치나 움직임 자체가 어떤 구체적이고 일반적인 의미를 지니지는 않지만 그것이 언어적 커뮤니케이션과 결합될 때 발신자의 메시지에 보다 더 완전한 의미를 부여하기도 한다.

예를 들어, 의사들이 병실에 있는 환자들을 회진할 때 뻣뻣하게 서서 침대에 있

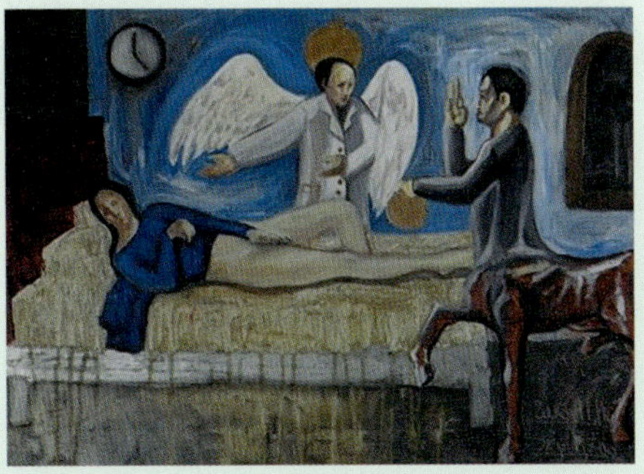
대화의 목적은 상대방을 깊이 이해하기 위한 것이다

는 환자들과 이야기를 나누는 것보다는 환자 쪽으로 몸을 숙여서 이야기를 한다면 훨씬 더 신뢰감과 안도감을 부여한다. 또한, 환자들이 접수창구에 도착했을 때 바쁘지 않은 상황인데도 불구하고 직원이 그 자리에 앉아서 환자를 빤히 올려다보면서 대화를 하는 것은 상황에 따라 환자에게 불쾌감을 줄 수 있다. 따라서 의료기관에서는 환자나 보호자와의 접촉 시 어떤 몸동작이 호감을 줄 수 있는지를 연구하여 교육시킬 필요가 있다.

2) 억양이나 단어에 대한 강조: 준언어

누가 말을 하며 주저주저 하든지 떨든지 하면 두려움이나 숨기는 것이 있음을 알 수 있다. 이와 같이 대화 시에 나타나는 억양이라든가 특정 단어에 대한 강조는 말하는 사람의 감정 상태, 태도, 느낌 등을 전달하게 되므로 이를 준언어(準言語: paralinguistic channel)라고도 한다. 준언어에는 억양이나 특정 단어에 대한 강조뿐 아니라 미소, 울음, 흐느낌, 투덜댐 등 언어로는 표현하지 않았지만 상대방에게 메시지를 간접적으로 전달할 수 있는 것들을 모두 포함한다.

말하는 내용과 부합되지 않는 억양이나 단어의 강조는 상대방의 오해를 불러일으킬 수도 있다. 일반적으로 사람들은 대화의 내용과 억양이 일치하지 않는 말을 듣게 되면 대화 내용보다는 억양에 의해 반응하여 정보를 왜곡하는 경우가 있다.

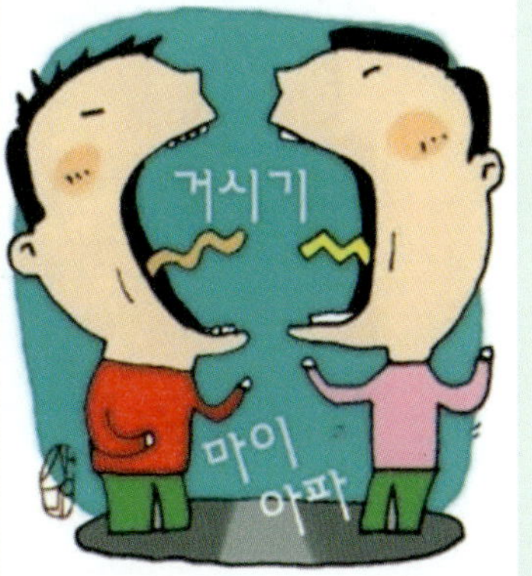

예를 들어, 어떤 환자가 자기가 궁금한 사항에 대하여 의사에게 질문을 했을 때, 의사가 "무슨 뜻으로 그런 질문을 하지요?"하고 대답했다고 하자. 이와 같은 의사의 대답은 그 어조에 따라 환자의 반응이 다르게 나타

날 수 있다. 만약, 부드러운 어조라면 환자는 자신의 궁금증을 구체적으로 설명하겠지만, 의사의 어조가 좀 강하다면 환자는 자신의 질문에 대하여 의사가 불쾌하게 여기는 줄 알고 궁금증에 대한 질문을 "아닙니다"라는 말로 재빠르게 철회할 것이다. 아마도 그 환자는 다시는 그 의료서비스기관을 찾지 않을 가능성이 크다.

또한, 대화 시 사용하는 억양이나 빠르기 등은 의료기관의 환경이나 분위기에 맞도록 해야 한다. 작은 병원에 근무하는 직원들이 비교적 큰 목소리로 말하거나 강한 억양을 사용하는 것은 전체 분위기와 잘 맞지 않는다. 반면, 대규모 병원에 근무하는 직원들이 작은 목소리로 말하거나 너무 조용한 억양을 사용하는 것은 잘 어울리지 않는다. 응급실과 같은 긴급을 요하는 장소에서는 신속하고 정확하게 말함으로써 응급실에 대한 신뢰를 높일 수 있을 것이다. 만약, 응급실 직원이 응급환자를 다루면서 환자 가족이 요구하는 수준보다 느리게 말을 한다면 신뢰를 얻기가 어려울 것이다.

3) 얼굴 표정

의료서비스기관에서 직원들의 얼굴 표정은 환자에게 분명히 어떤 의미를 전달한다. 미소 짓는 직원의 표정은 환자의 질문에 대하여 관심이 있다는 뜻으로 비쳐질 수 있고, 아무런 표정이 없다면 관심이 없다는 의미 전달이 될 수 있다. 상황에

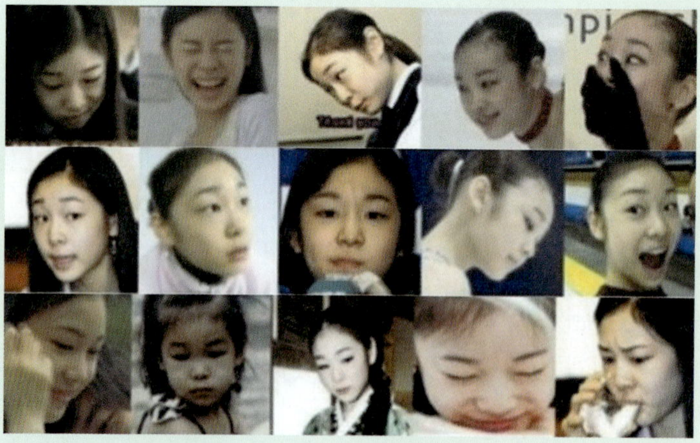

다양한 얼굴표정

따라서 얼굴표정은 언어나 말보다 더 정확한 커뮤니케이션 수단이 될 수 있다. 얼굴은 전달하려는 내용을 표현하는 하나의 시스템으로서 눈, 코, 입, 턱, 입술 등이 제각기 개별적으로 의미를 나타내기에 충분하기 때문이다.

얼굴 표정은 억양과 함께 우아함, 공격성, 행복감, 두려움, 놀람, 슬픔, 노여움, 관심 등 문서로서는 전달할 수 없는 의미들을 제공할 수 있다. 따라서 병원에 근무하면서 환자를 상대해야 하는 의료인들은 감정노동을 하는 근로자로서 언어적 커뮤니케이션과 함께 표정을 적절하게 관리할 줄 알아야 한다. 특히, 모든 비즈니스에서는 자신의 불쾌한 감정을 직접적으로 얼굴 표정에 표현하는 행위를 자제할 줄 아는 것이 성공의 지름길이다.

4) 시간

사람들은 자기보다 신분이 높거나 중요한 사람을 만나러 약속장소에 갈 때는 일찍 가서 기다린다. 그래서 '나는 정확한 사람이다' 또는 '나는 당신을 존경합니다'라는 뜻을 전달할 수 있다. 반대로 회의석상에 맨 나중에 들어온 사장은 '내가 너희보다 높다'는 사실을 알리고 싶어서인지도 모른다. 동료 간에 대화 시 상대가 요구하는 시간보다 더 짧은 시간을 할애함으로써 '나는 매우 할 일이 많다'는 의미를 전하기도 하고 약속시간을 연기해도 그러한 뜻을 전하는 셈이다.

5) 송신자와 수신자의 거리

커뮤니케이션에 있어서 물리적 거리, 즉 다른 사람과의 일정한 간격을 유지하는 것도 의미 전달에 있어서 중요한 요소이다. 대화를 할 때 다른 사람과 일정한 거리를 유지하는 것은 그 사회의 문화적 규범에 의해 영향을 받는다. 예를 들어, 한국에서는 친근한 거리로 생각되고 있는 것이 미국에서는 사무적인 거리로 생각될 수 있다. 어떤 사람이 적절하다고 생각한 것보다 더 가까이 접근하면 그것은 공격성이나 무례함을 나타낼 수도 있다. 그러나 보통보다 더 멀리 떨어져 있으면 오히려 흥미가 없다거나 불쾌감을 느끼고 있음을 나타낼 수도 있다.

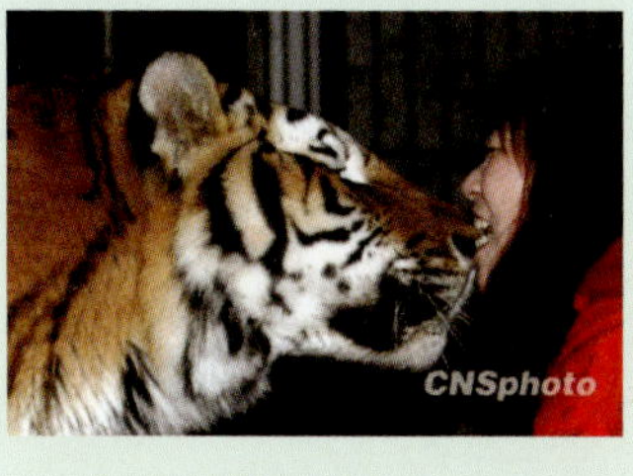

서울신문(2010-02-18)
호랑이의 코를 깨문 용감한 자, 과연 누구?

문화인류학자인 에드워드 홀(Edward Hall)은 사람들이 상황에 따라 이용하는 공간의 거리를 4가지로 나누어 설명하고 있는데, 거리가 멀수록 업무적이고 공식적인 상황을 나타낸다(오미영 외, 2008).

- **친밀한 거리(intimate distance):** 45cm 이내의 거리로 엄마와 아기, 연인 사이 등 매우 근접한 관계에서 유지되는 거리다.
- **개인적 거리(personal distance):** 45~120cm까지의 거리로서 일반적인 친구사이에서 대화하기 좋은 거리이다.
- **사회적 거리(social distance):** 120~360cm까지의 거리로서 직장에서 공적인 업무로 대화할 때 주로 사용되는 거리이다.
- **공적 거리(public distance):** 360cm 이상 거리이다. 이는 대인커뮤니케이션이 불가능한 상황으로 흔히 공중을 대상으로 한 연설이나 강연 등에 이용되는 거리이다.

6) 복장과 차림새

문화가 발달되어 있는 사회에서 복장과 차림새는 커뮤니케이션으로서 중요한 기능을 한다. 복장과 차림새는 표면적 정보로서 상대에 대한 정보가 부족할 경우 상대방을 평가하는 요인으로 종종 작용한다. 사람들은 대개 복장이나 차림새로 상대방의 지적 수준, 사회 경제적 수준, 기호, 문화, 연령, 성 등을 파악하는 경향이 있다.

최근에는 많이 파괴되고 있다고 하지만, 아직까지도 많은 직장에서는 조직 분위기와 지위 등에 따라 복장과 차림새에서 차이가 있는 것이 현실이다. 특정 조직의 구성원으로서 업무를 수행중이라면 소속된 조직에 적합한 차림새를 갖추어야 한다. 어떤 직업에 속하든지 항상 고객과 여러 사람에게 신뢰를 줄 수 있는 차림새를 갖추는 것은 기본적으로 중요하다.

의료서비스기관에서는 환자들에게 호감을 갖도록 하기 위하여 조직의 이미지에 부합하는 복장을 만들어 일괄적으로 입도록 하고 있다. 때에 따라서 이것은 부정적 영향을 주는 경우도 있다. 따라서 1년 내내 같은 유니폼만 입힐 것이 아니라 계절이나 지역에 따라서 복장이나 차림새를 다르게 할 수도 있을 것이다. 최근에는 의사나 간호사들이 입는 가운의 긴 소매를 통해 질병 감염 가능성이 높다는 연구 결과와 이의 언론보도에 따라 병원 의료진들이 입는 가운 소매를 짧게 만드는 것이 유행이 되고 있다. 때문에 자신이 진료를 받고 있는 병원 의료진들이 아직도 긴 소매를 입고 있는 것을 본다면 환자들이 상쾌하지 못할 수도 있다. 실제로 2017년 보건복지부가 제시한 '감염관리를 위한 의료기관 복장권고문'에 따르면 다음과 같은 6가지의 원칙이 있다.

- 기본적인 개인위생 준수
- 청결한 근무복 착용 및 오염 시 즉시 환복
- 충분한 근무복 지급과 기준에 따른 세탁
- 근무복 및 환자복 착용으로 외출 금지
- 수술실 등의 복장 및 보호구 착용지침 준수
- 개별 의료기관 여건에 맞는 복장규정 제정 및 자율실천

이와 함께, 복장권고문 예시에는 다음과 같은 것들이 열거되어 있다.

- 긴 가운은 짧은 재킷 형태로 바꾼다.
- 넥타이 착용을 자제한다.
- 수술복 형태의 반팔 상의를 착용한다.
- 손가락이나 손목에 주얼리 착용을 자제한다.

Ⅳ 텔레커뮤니케이션

••• 1. 의의

오늘날 글로벌 시장체제의 구축과 그에 따른 조직의 지리적 분산과 시간의 압박, 그리고 각종 IT 기기의 발달로 커뮤니케이션에 있어서 과거의 대면적 커뮤니케이션(face to face communication)을 보완할 필요성이 제기되었다. 이와 같은 필요성에 의하여 생겨난 것이 텔레커뮤니케이션이다.

텔레커뮤니케이션은 라디오, 텔레비전, 전신, 전화, 컴퓨터를 이용한 메신저 등 각종 원거리 통신 수단을 이용해서 커뮤니케이션 하는 것을 말한다. 최근에는 전 세계적으로 인터넷 보급이 대중화되고, 이동통신 전화기 보유량이 기하급수적으로 늘어나면서 시간과 공간의 한계를 초월하여 다양한 방법의 커뮤니케이션이 가능해졌다.

그러나 텔레커뮤니케이션이 발달할수록 진정한 커뮤니케이션을 위한 제도적 장치와 기술이 필요하다. 익명성(匿名性)이 보장되는 인터넷을 사용한 커뮤니케이션에 있어서는 상대방을 철저하게 인격체로 존중할 것이 요구되며, 상대방이 보이지 않는다고 해서 폭력적이고 저속한 언어를 사용하는 것은 금지되어야 한다. 만약 이와 같은 것이 지켜지지 않는다면 인터넷에 의한 커뮤니케이션은 순기능보다 역기능이 더 많아 사회 전반에 부정적 영향을 초래할 수도 있다. 사실, 특정 개인에 대한 인터넷을 통한 무차별적인 인신공격은 개인이나 가정을 파탄에 몰아넣기도 한다. 인터넷상의 부정적 댓글 때문에 종종 자살을 하는 연예인이 있는 것이 사실이다.

때문에 현대사회에 있어서 다양한 텔레커뮤니케이션을 선택하고 사용하기 전에 인간 상호간에 호의적 교환과정을 실천할 수 있는 교육이 제대로 이루어져야 한다.

••• 2. 텔레커뮤니케이션 방법

오늘날 기업들이나 주요 조직에서 사용하고 있는 텔레커뮤니케이션 방법으로는 다음과 같은 것들이 있다(임창희, 2008).

1) 인터넷(internet)

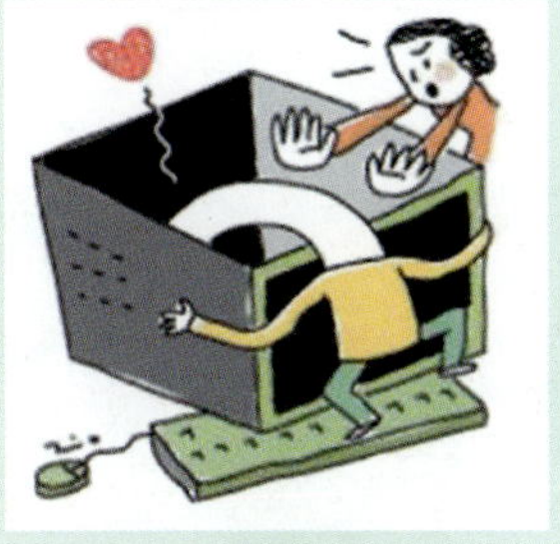

컴퓨터 네트워크를 전체적으로 연결시킨 것으로 기업, 대학, 병원, 정부, 전세계의 정보를 개인 PC에서 열어 볼 수 있기 때문에 이제는 누구나 이를 이용하고 있다. 이에 대해 인트라넷(intranet)은 조직에서 사용자들에게 ID를 부여하고, ID를 가진 사람만 이용할 수 있게 함으로써 조직 내부의 효율적 커뮤니케이션을 위해 많이 사용하고 있다.

2) 전자우편(e-mail)

인터넷을 사용하여 편지와 서류를 보내는 제도로서 오늘날 가장 중요한 커뮤니케이션의 매체가 되었다. 전자우편의 장점은 다음과 같다.

- 한 번에 수많은 사람에게 전달이 가능하며 메시지의 양도 무한하다.
- 시간과 비용이 최소화된다.
- 관련자들의 팀워크가 증대된다.
- 시간과 장소를 초월한다(예: 휴대전화 이메일, 무선 노트북 컴퓨터).

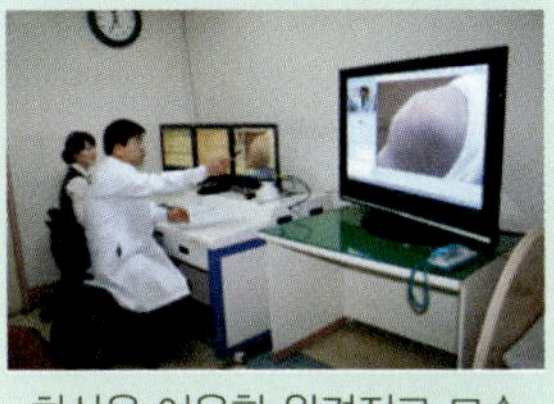
화상을 이용한 원격진료 모습

3) 종합전산망(collaborative computing)

시간과 장소를 가리지 않고 구성원 모두가 동시에 커뮤니케이션할 수 있는 종합컴퓨터시스템으로서 화상회의, 원격회의, 전자칠판 등의 기술을 활용하여 함께 의사결정을 하고 과업을 수행하는 기술이다.

4) 원격화상회의(video conferencing)

공간적으로 분리되어 있는 사람끼리 비디오와 오디오를 연결하여 커뮤니케이션할 수 있는 기술로서 이동하지 않고도 살아갈 수 있는 시대가 되어가고 있다.

5) 원격이동(telecommuting)

전화나 PC를 이용하여 직장의 과업을 가정과 사무실로 자유롭게 이동시킬수 있는 전자시스템으로서 집과 사무실의 구별이 점차 없어질 것이다. 현대에 들어와 근거리, 원거리를 막론하고 스마트폰을 활용한 커뮤니케이션이 일상화되었다.

3. 효과적인 텔레커뮤니케이션 사용방안

1) 철저한 학습

오늘날은 정보화의 시대이다. 조직에서 모든 일들은 컴퓨터와 스마트폰을 통하여 이루어지며 이것은 의료시장에서도 예외가 아니다. 따라서 의료기관들은 변화하는 의료 환경에 적합한 커뮤니케이션 기기를 개발하고 선택하여 조직 분위기에 맞게 사용하도록 해야 한다. 조직 구성원들 역시 발전하는 커뮤니케이션 기기에 당황하지 말고 친근하게 접근하여 사용할 수 있는 마인드를 가지고 있어야 한다.

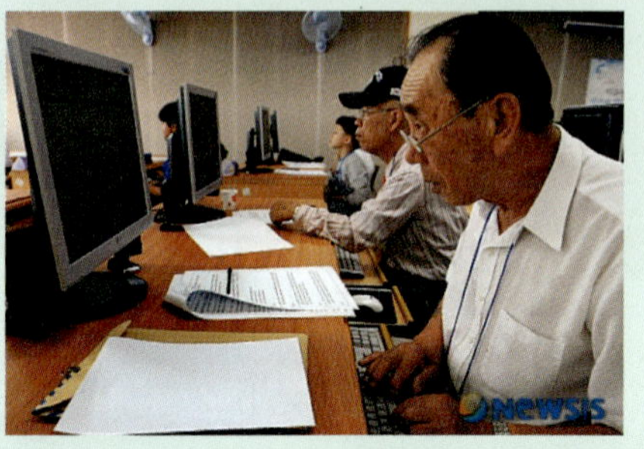

의료기관들은 변화하는 의료 환경에 적합한 커뮤니케이션 기기를 개발하고 선택하여 조직 분위기에 맞게 사용하도록 해야 한다

요즘에는 컴퓨터나 스마트폰에 대하여 심리적 · 기술적 거리감을 가지고 있던 노인들조차도 이 기기들을 배우려는 열기가 강하다. 그 이유는 컴퓨터를 사용하지 않고서는 원활하게 커뮤니케이션을 할 수 없기 때문이다. 조직의 경영자들은 새로운 커뮤니케이션 도구의 도입만이 중요한 것이 아니라 그것을 조직이 추구하는 목적에 맞게 제대로 사용할 수 있도록 조정해주는 것이 더 중요하다.

2) 기기의 양면성 인식

텔레커뮤니케이션 기기의 발달이 조직의 업무 수행에 혁신을 가지고 왔다. 하지만 그것의 사용에 있어서 반드시 장점만 있는 것은 아니다. 장점에 비해 단점도 있다는 것을 확실히 인식하고 있어야 비인간적인 사용을 방지할 수 있다. 일의 편리성, 신속성, 매출의 증대 등 여러 가지 장점이 있음에도 불구하고 컴퓨터의 장애 시에는 커다란 혼란을 가져오기도 한다. 만약, 어떤 의료서비스기관에서 컴퓨터시스템이 일시 정지한다면 그 조직의 모든 업무가 마비될 것이다. 각종 사무를 볼 수 없는 것은 물론이고 환자 치료를 위한 검사도 진행할 수 없을 것이다.

또한, 어느 곳에서나 사용이 가능한 이동통신 전화는 편리한 동시에 개인 사생활이 침해받을 수 있다. 인터넷을 통한 정보교환, 전자결재, 은행업무 처리 등 개인에게는 더할 수 없는 편리성을 제공하고 있지만, 장애 시 감수해야 하는 불편성, 개인의 정보노출 가능성 등은 하루빨리 보완되어야 할 과제이다. 텔레커뮤니케이션은 그것을 사용하는 사람들이 기기의 긍정적인 면과 부정적인 면을 제대로 이해하고 현명하게 사용하려는 태도를 갖는 것이 중요하다.

3) 휴머니즘의 보완

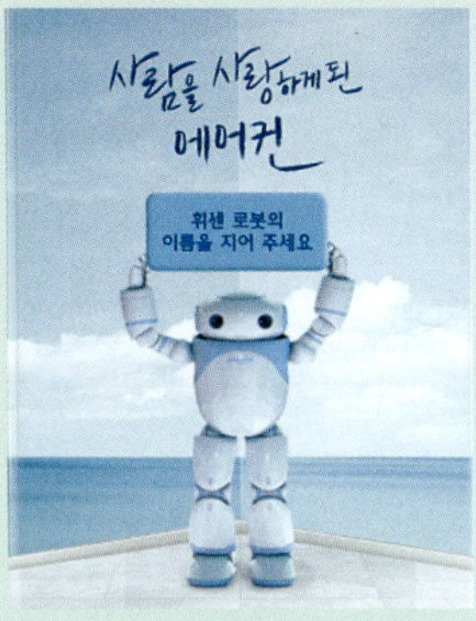

차가운 기계에 감성을 불어넣는 광고가 늘어나고 있다

AI의 등장을 비롯하여 텔레커뮤니케이션 기기가 아무리 발달해도 그것에 인간의 감정을 실을 수는 없다. 아무리 정밀한 팩시밀리라도 상냥한 미소는 보낼 수 없듯이 인간의 감정과 신체적 접촉을 통한 커뮤니케이션을 그대로 실현할 수 없다. 그러나 커뮤니케이션에 있어서 첨단 장비의 사용이 늘어남에 따라 인간적인 면이 점점 줄어들고 있는 것은 범사회적인 문제이다. 비록 상대방의 모습이 보이지는 않는다고 할지라도, 기기를 사용한 커뮤니케이션 시에는 일대일로 직접 대면하면서 대화를 나누는 것처럼 생생하게 내용을 전달할 수 있도록 목소리에 신체적 언어뿐 아니라 상대편을 설득할 수 있는 감정을 실어 보내는 것이 중요하다. 대화를 위하여 스마트폰을 사용하더라도 상대방이 얼마나 성의 없이 전화를 받고 있는지 알 수 있다. 요즘에는 직장에서 상사와 부하의 전화통화 시 부하가 시간에 쫓긴다는 이유 때문에 상사보다 먼저 전화를 끊어버리는 경우도 있다. 기기를 사용하는 예절에 대한 교육을 철저히 함으로써 보다 더 인간적인 직장으로 만들 수 있을 것이다.

4) 정확한 사용법 파악

텔레커뮤니케이션의 작동 방법 및 단축 사용법을 적극적으로 활용하여 시간 활용에 효율성을 기해야 한다. 또한 기기를 사용하여 커뮤니케이션을 해야 하는 경우에는 사용법을 철저히 숙지하고 대화에 임해야 상대방에게 실례가 되지 않는다. 사용법을 몰라 중간에 대화가 끊어진다든지 하면 비즈니스에 부정적 영향을 미치는 것은 말할 필요도 없다.

5) 상대방에 대한 배려

텔레커뮤니케이션을 통하여 대화할 때 송신자의 입장에서는 원거리에 있는 수신자의 입장을 헤아려서 말을 해야 한다. 원거리에 있는 사람과 대화를 하면서 마치 서로 마주보며 이야기를 할 때의 상황으로 오인하여 실수를 저지르는 경우가 있다. 따라서 기기를 사용하여 원거리 커뮤니케이션을 할 때에는 미리 메모를 부탁하거나 정확하게 파악했는지 재차 확인하는 절차를 거치는 과정이 필요하다. 즉, 상대편의 입장을 이해하고 사전에 대화할 내용을 정리해서 준비한 후에 커뮤니케이션을 실시한다면 효과를 좀 더 높일 수 있을 것이다.

이와 같은 배려 중의 하나로 커뮤니케이션을 할 때, 수신자가 토의된 내용이나 전달하고자 한 내용을 정리 요약하여 대화 결말을 유도할 수도 있다. 대화가 끝나면 "제겐 유익한 시간이었으며 다음에 또 연락 주십시오."라는 감사 멘트를 놓치지 않음으로써 상대방에게 우호적인 이미지를 줄 수 있다.

텔레커뮤니케이션과 함께 인터넷 커뮤니케이션의 발달 등 현대 기술혁명은 너무나 빠르고 광범위하다. 그러나 이와 같은 기기(器機)들은 원거리에 있는 사람들의 목소리와 이미지를 다른 사람에게 전달하는 단순한 수단에 불과하다는 사실을 인식하는 것이 중요하다.

각종 다양한 텔레커뮤니케이션 기술과 기기는 사람들이 시간과 거리의 장벽을 넘어 커뮤니케이션을 할 수 있도록 하는데 지속적으로 기여하는 것만은 확실하다. 그러나 가장 중요한 점은 커뮤니케이션의 주체는 항상 인간이라는 사실이다. 따라서 요즘 젊은 계층이 흔히 사용하는 메신저를 업무에 활용할 경우 친구들과 하던 습관대로 상대방이 알 수 없는 약어나 은어들을 사용하는 것은 직장에서는 혼란의 원인이 된다.

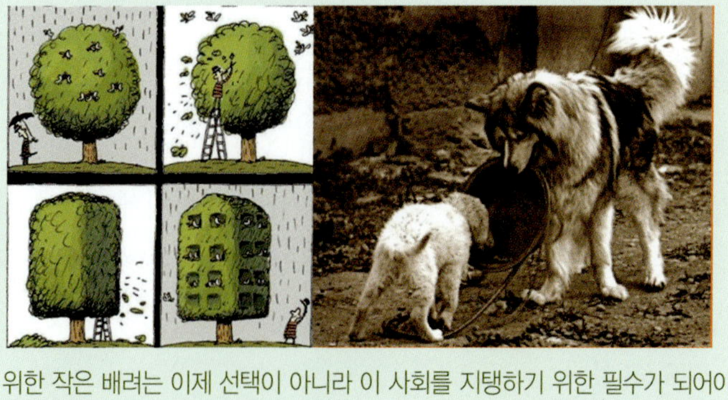

남을 위한 작은 배려는 이제 선택이 아니라 이 사회를 지탱하기 위한 필수가 되어야 한다

V 조직 내 이메일(E-mail)정책

1. 의의

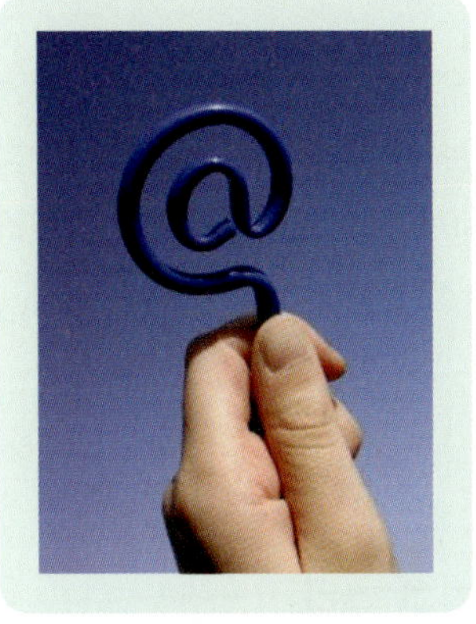

현대 인터넷 시대 속에서 비즈니스 용도의 이메일 사용은 일처리를 하는데 편리하긴 하지만 잘못 사용하면 조직을 소송에 휘말리게 하거나 각종 루머에 시달리게 만들 수 있다. 미국의 경우 직원들이 근무시간에 회사의 재산인 장비를 사용하여 이메일로 작성한 메시지를 검사할 수 있는 권리가 조직에게 있는 것으로 받아들여지고 있다. 미국에서는 회사에 따라 이에 대한 대응방식이 다르게 나타나고 있으나, 약 40%가 공식적으로 검사를 하는 것으로 조사되고 있다.

그러나 한국에서는 사회적 통념상으로나 시간 등 각종 이유로 직원들의 메일을 일일이 검사하는 경우는 극히 드물다. 단지, 문제가 발생하는 경우에 개별적으로 직원을 징계하는 일은 있다. 경영자 입장에서는 마치 개인의 사적 비밀에 관한 검열을 하는 인상을 줌으로써 직원들을 자극하려고 하지 않는다.

이메일은 이처럼 편리하기도 하지만 회사에 시간적으로나 경제적으로 부담을 주는 요소도 아울러 지니고 있으므로 직원들이 납득할 수 있는 규정을 만들어서 채용이나 고용계약 시에 분명하게 공지를 하는 것이 효과적이다. 조직에서 사용할 수 있는 이메일 정책의 주요 내용을 살펴보면 다음과 같다.

2. 이메일 정책의 주요내용

1) 이메일 저장에 대한 공지

우리 사회에서 직장인들은 공식적 이메일을 사적으로 사용해도 별 문제가 없을 것이라는 인식을 조금씩은 가지고 있다. 직원이 사용하는 컴퓨터가 회사의 재산

아하! 3-5 **500병상 이상 병원 '개인정보보호委' 의무화**

의료기관의 정보보안 강화를 위해 대형병원들로 하여금 개인정보보호위원회를 구성토록 하는 내용의 가이드라인이 마련됐다. 보건복지가족부는 16일 의료기관이 개인정보 해킹을 위한 사이버 공격 대상이 될 수 있다는 점을 감안해 진료정보 보호를 위해 500병상 이상 의료기관을 대상으로 한 기술 · 물리적 정보보호 지침을 마련했다고 밝혔다.

가이드라인은 500병상 이상 의료기관은 상설기구로 개인정보 보호와 보안점검, 예방조치 등을 담당하는 5인 이상의 개인정보보호위원회를 설치하고 개인정보보호 및 보안업무를 총괄 관리할 실무책임자를 최소 1명 두도록 했다. 1,000병상 이상의 병원은 2명 이상을 둬야 한다. 가이드라인은 또 개인정보보호 외부 안전진단과 정보시스템 운영 및 보안관리, 네트워크 및 로그관리, 사용자 인증 및 접근권한 관리, 침해사고 예방 및 대응 등 실무지침을 담고 있다.

이라면 이메일 역시 회사의 전화를 사적으로 사용하는 것과 같다.

또한 저장이나 발신을 잘못하여 회사의 중요한 기밀이 해킹을 당할 수도 있다. 회사는 이와 같은 내용에 대하여 분명하게 교육시킬 필요가 있다. 조직 구성원들도 사적인 사항은 개인의 휴대폰을 사용하도록 하는 습관을 갖도록 해야 한다. 이메일을 개인들이 휴지통에 버린다고 하여도 그 근거는 하드디스크에 남아 있기 때문에 회사의 기밀을 다루거나 문제가 될 만한 사항을 유통시키는 데 많은 주의가 요망된다.

2) 비밀정보는 다른 매체 이용

요즘 컴퓨터나 이동전화기의 사용이 늘면서 해킹이나 도청문제가 사회적 이슈로 부각되고 있다. 따라서 조직 구성원들은 새로운 제품의 개발이나, 회의 내용 및 평가에 관한 사항은 이메일의 사용보다는 다른 소통수단을 사용하는 것을 생활화해야 한다. 회사 운영과 관련된 중요한 문제는 당사자와 일대일로 대면하여 커뮤니케이션을 하거나 해당자만 알 수 있는 인비(人秘, 인사비밀)문서를 사용하도록 해야 한다.

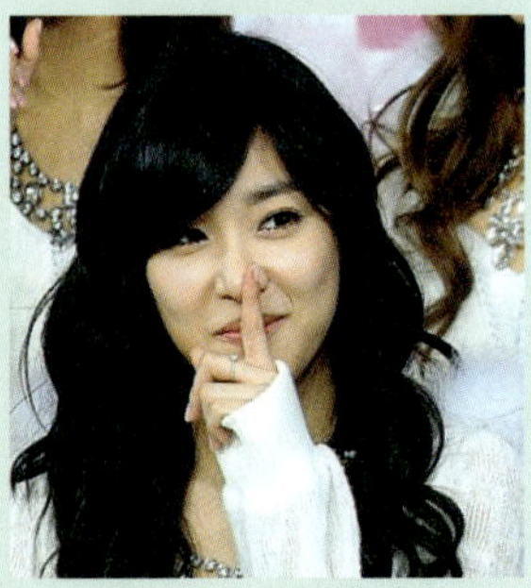

중요한 문제는 당사자와 일대일 대면하여 커뮤니케이션을 하거나 해당자만 알 수 있는 인사비밀 문서를 사용하도록 해야 한다

특히, 의료기관에서는 개인의 질병기록이 타인의 손에 잘못 넘어가 엉뚱하게 사용되는 경우가 있기 때문에 이와 같은 일이 발생하지 않도록 특별히 유의해야 한다. 진료증명서와 같은 서류는 반드시 본인이 발부 받도록 해야 하며, 직원들도 이와 같은 규칙을 철저히 지키도록 교육되어야 한다.

3) 저작권 침해 금지

디지털시대이긴 하지만 디지털 커뮤니케이션 가동을 가능하게 만드는 소프트웨어의 저작권 문제는 계속해서 분쟁의 대상이다. 때문에 조직 구성원 모두는 어떤 경우에도 저작권을 침해하지 않도록 해야 한다. 특히, 다운 받아 쓰기 쉽다고 해서 아무 소프트웨어나 무단으로 사용했다가는 큰 코를 다칠 수 있다. 벌금을 물어야 하는 것은 물론 형사처벌까지 받을 수 있다. 따라서 조직은 이와 같은 일이 발생할 것에 대비하여 사전 대비책을 가지고 있어야 한다. 아예 소프트웨어는 정품을 사용하고 함부로 다운을 받아 사용하지 않도록 하고, 다운 받은 것을 특히 다른 사람에게 다시 유통시키는 행위에 대한 처벌규정도 가지고 있어야 한다.

4) 부도덕한 이메일 유통의 방지

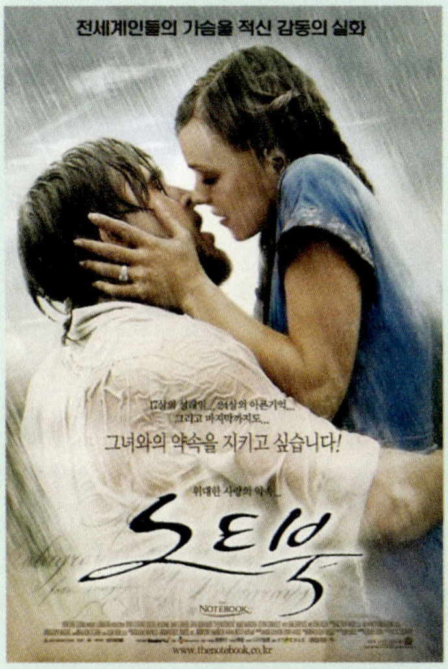

컴퓨터를 이용해 타인을 음해하거나 익명으로 상대방을 욕하는 이메일을 유통시키는 행위는 철저하게 예방되어야 한다

회사의 컴퓨터를 이용하여 타인을 음해하거나 익명으로 상대방을 욕하는 이메일을 유통시키는 행위는 철저하게 예방되어야 한다. 컴퓨터상에서의 스토커 행위, 음란물을 유포하는 행위는 벌칙을 정하여 하지 못하도록 해야 한다. 상대자로부터 발각되어 그와 같은 불법적 행위를 한 것에 대하여 법적 처벌을 받기도 하지만 문제가 확대되어 회사의 윤리성이 도마 위에 오를 수도 있다.

3. 생산성을 높이는 이메일 사용 방법

일상생활은 물론 직업 세계에 있어서 이메일은 이제 없어서는 안 되는 중요한 커뮤니케이션 수단이 되고 있다. 빠른 속도로 정보를 주고받음으로써 상대방과 만나서 처리해야 할 경우 발생하는 시간을 획기적으로 줄여주고 있다. 그러나 이메일이 항상 편리한 것만은 아니다. 사용하기에 따라서 오해를 받거나 손해가 나기도 한다. 예를 들어, 너무 간단한 이메일의 경우에는 상대방에게 무례하게 비춰질 수 있고, 또 너무 장황한 내용은 상대방에게 혼란을 줄 수도 있다. 상대방이 생각하기에 정말 적당한 양의 내용을 적당한 분량만큼만 작성하도록 해야 한다. 때문에 의료서비스기관 종사자들은 이메일 사용 시 지켜야 할 기본 원칙을 잘 지켜야만 유능한 사람으로 인정받을 수 있다. 이메일 사용 시 유의해야 할 점으로는 다음과 같은 것들이 있다.

1) 제목은 내용에 맞게 정확하게 기재한다.

정보화가 발달할수록 스펨메일도 기승을 부리는 것이 현실이다. 때문에 수신자가 빨리 열어볼 수 있는 열의를 갖도록 정확한 제목을 붙일 줄 알아야 한다. 예를 들어, 홍보팀에서 임상부서로 기사자료 제공을 협조요청 할 때, 단순히 '협조요청'이라는 제목보다는 '감기환자 변동사항에 대한 협조요청'이라고 구체화시켜 보낸다면 좀 더 상대방의 주의와 관심을 끌 수 있다. 또는 '의료기관장 지시사항'이라고 포괄적으로 제목을 쓰기보다는 '신종플루 환자 관리에 관한 의료기관장 지시사항'이라고 제목을 쓴다면 수신자들의 주의를 집중시킬 수 있을 것이다.

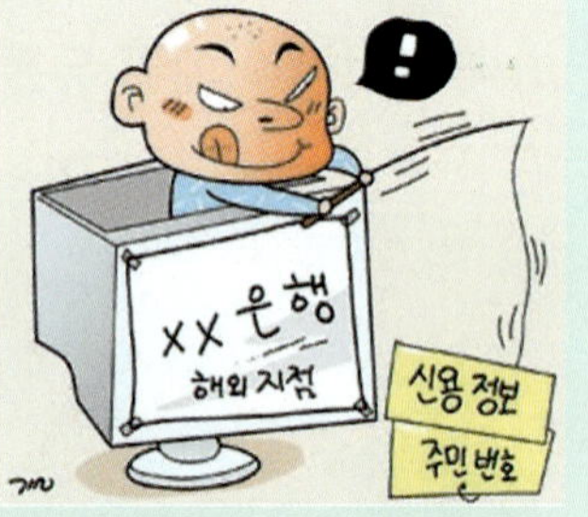

정보화가 발달할수록 스펨메일도 기승을 부리는 것이 현실이다

2) 상대방이 따뜻하고 자신을 존경한다는 마음이 들도록 인사말을 사용한다.

얼굴을 마주하지는 않지만 편지를 비롯한 전화, 이메일 등 역시 엄연한 커뮤니케이션이다. 때문에 문장의 시작은 당연히 정중한 인사말로 해야 한다. 업무상의 정보교환이라고 해서 본론만 제시하는 것은 한국과 같이 감정을 중시하는 사회에서는 상대방으로부터 좋은 인상을 받기 어렵다. 따라서 "안녕하십니까? 저는 원무팀에서 통계를 담당하고 있는 김 아무개입니다"라고 정중하게 시작을 하면 상대방의 수용력을 더 높여서 설득적이 될 수 있다. 마무리 시에도 '감사합니다'와 같은 인사말을 한 줄 더 씀으로써 상대방에게 호감을 주도록 한다.

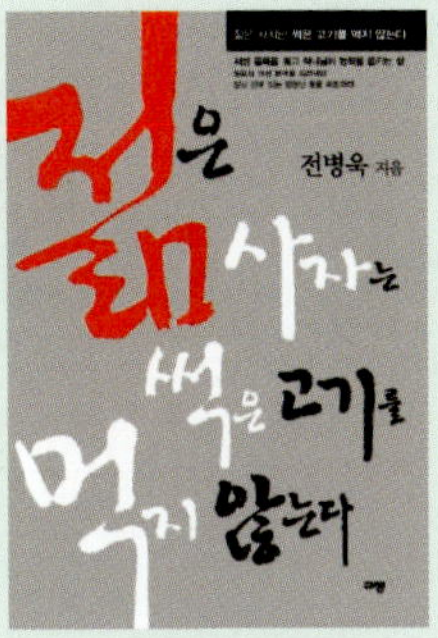

제목을 강조한 한 형태

3) 내용은 한눈에 들어오도록 작성하고 용건을 최대한 간단하게 작성한다.

문장은 짧게 쓰고 그 안에 요청하는 내용들이 모두 들어가도록 해야 한다. 이메일 사용에서 돌려서 말하는 것은 금물이다. 상대방에게 불쾌감을 주기에 충분하기 때문이다. 사안별로 문단을 나누어서 작성하는 것도 읽는 사람의 편의를 도모할 수 있다. 또한 강조할 사항은 굵은 표시를 하는 것도 한 방법이다.

4) 반드시 회신 기간을 명시하도록 한다.

앞에서 예시한 바대로 홍보팀에서 감기환자의 변동 상황에 관한 자료를 요청했으면, 언제까지 해달라는 기간을 반드시 제시하는 것이 효과적이다. 홍보팀에서도 언론사로부터 자료요청을 받았을 것이므로 언론사에 보도 자료를 발송하기 전에 검토하고 점검할 수 있는 시간이 필요할 것이다.

5) 수신자에게 이메일을 보내기 전에 반드시 퇴고(推敲) 과정을 거치도록 한다.

아무리 글을 잘 쓰는 사람도 글을 다 쓰고 나면 문장이 뒤엉켜 있거나 요청하고자 하는 내용에 부합하지 않는 단어를 사용하게 되는 경우가 종종 있다. 때문에 누구든지 이메일 문서를 작성하고 컴퓨터의 '보내기' 버튼을 누르기 전에 교정을 정확하게 보는 습관을 가져야 한다. 누구나 다 경험하는 사실이지만 수신된 이메일에서 오자나 빠진 글자가 있으면 상대방이나 문서의 내용에 대하여 신뢰감이 떨어지는 것이 사실이다. 송신자는 그만큼 능력을 의심받게 된다.

6) 커뮤니케이션의 기본요소를 숙지한다.

어떤 종류의 커뮤니케이션이라도 다음의 다섯 가지 기본요소에 대한 답을 알고 있다면 효과적인 커뮤니케이션을 수행할 수 있을 것이다.

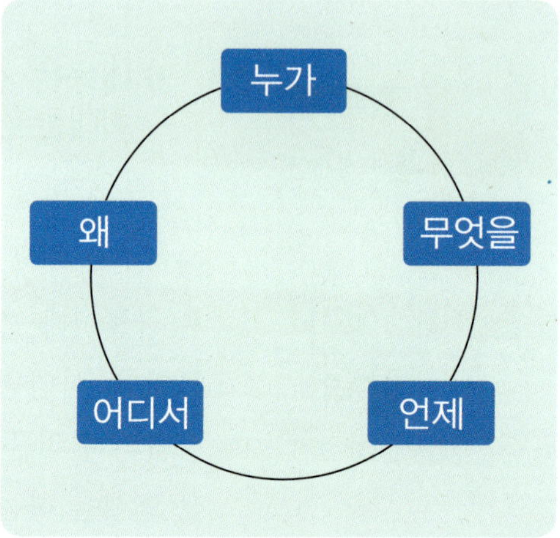

◆ **누구**

대상이 누구인가? 직장 내부인가 아니면 외부인가, 그의 지위는 어떻고 당신과 관계는 어떠한가? 그들에게 어떤 인상을 주고 싶은가?

◆ **무엇을**

메시지의 주제는 무엇이며, 요점이 무엇인가? 그렇다면 적절한 형식과 어조는 무엇일까?

◆ **언제**

약속, 회의, 마감일 등에 대해 쓴다면 그게 언제인가? 답변은 언제까지 받아야 하나? 직접 만날 약속을 잡아야 한다면 또는 당신에게 연락을 하고 싶다면 언제가 제일 좋은가?

◆ **어디서**

어디서 만나는가? 수신자가 어디서 답변을 하게 될까?

◆ **왜**

왜 하는가? 메시지의 목적은 무엇이며 달성하고자 하는 목표가 무엇인가?

Ⅵ 사이버 커뮤니케이션 감정이입

1. 사이버 커뮤니케이션의 의의

사이버 커뮤니케이션은 컴퓨터를 이용한 인터넷의 발달에 따라 인터넷상에서 이루어지는 커뮤니케이션이다. 인터넷을 통한 사이버 커뮤니케이션 이용자 수도 폭발적으로 증가하고 있으며, 사이버 상에서 일대일 또는 집단 간 커뮤니케이션이 다양한 형태로 수행되고 있다. 대개 방송을 일방적 커뮤니케이션이라고 한다면, 인터넷은 직접 대면이 아니면서 양방향 커뮤니케이션이라고 할 수 있다. 고객의 입장에서 매우 주의 깊게 수행하지 않으면 이익보다는 손실을 볼 수도 있다.

의료계에서도 인터넷에 의한 진료 및 치료의 원격의료 기법이 점차 도입되면서 사이버 커뮤니케이션도 증가되고 있다. 국내에서는 일부 대형 의료서비스기관을 중심으로 전사적 자원관리시스템인 ERP(Enterprise Resource Plan)를 넘어서는 각종 원격 진료까지 할 수 있는 소프트웨어 시스템을 개발하여 적용하기 위한 시도를 하고 있다. 예를 들어, 어떤 국내 병원에서 특정 질병으로 치료를 받던 사람이 지방 출장이나 해외여행 중에 그 질병으로 인하여 곤란에 처했을 때 현지 또는 해외 병원에 설치되어 있는 인터넷을 통하여 사이버 상에서 진료지시를 할 수 있는 시스템이 갖추어지고 있다. 한국의 의사는 인터넷상에서 화상으로 환자의 증세나 상처를 확인하여 외국 병원 의사에게 치료 지시와 투약 처방을 내릴 수 있다.

이와 같은 사이버 커뮤니케이션에 있어서 가장 유의해야 할 점은 직접 대면하는 커뮤니케이션이 아니라는 점이다. 환자의 입장에서는 직접 의사와 대면하지를 못하기 때문에 심리적으로 불안해하거나, 당장 자신이 진료 받던 의사가 옆에 없다는 이유로 위축될 수 있다. 이를 극복할 수 있는 방법이 상대방이나 인터넷 시스템에 대한 감정의 이입이다. 감정이입은 심리학 분야에서 연구되고 있는 공감(共感)과 유사하다.

사람들은 친숙한 환경에 대하여 자신의 내면을 드러내는데 익숙해 있지만 낯선 환경에 대해서는 그렇지 못하다. 때문에 자주 만나는 의사에게는 자신의 모든 요구사항을 자연스럽게 표출하던 환자가 외국이나 원거리에서 사이버 상의 치료 시에는 평소와 다른 이상 반응을 보일 수 있다. 이런 사이버상의 진료에 환자가 적응하지 못하면 의사와 환자 사이에는 그 동안 쌓아왔던 신뢰가 무너질 수 있다. 사이버 커뮤니케이션에서 이와 같은 불상사를 방지하기 위해서는 자신의 감정을 인터넷이나 상대방에게 이입하여 수신자를 편안하게 할 수 있는 기술이 요구된다.

2. 감정이입의 방법

감정이입(Empathy)은 다른 사람의 입장과 느낌을 충분히 이해하고 그러한 이해를 그 사람에게 관련지을 수 있는 능력을 의미한다. 커뮤니케이션에 있어서 감정이입 기법이란 작업현장에서 고객의 행동에 대한 자세한 관찰을 통하여 수집된 정보와 자료를 분석하여 고객의 입장에서 커뮤니케이션을 수행함으로써 성공적인 커뮤니케이션이 이루어지도록 응용하는 기법이다. 이와 같은 감정이입 기법은 의료기관에서 어떤 경우에도 환자를 안심시키면서 치료할 수 있는 새로운 아이디어를 창출해낼 수 있는 원천이며, 점점 커져가고 있는 사이버 진료시장에서 새로운 환자 치료의 기술역량을 집결시키는 것은 물론, 발전된 차원에서의 의료기관 경영을 시도할 수 있는 잠재력을 갖게 해준다. 말하자면 오프라인 진료와 온라인 진료를 결합시킴으로써 진료의 질적 발전은 물론 수익 면에서도 큰 효과를 볼 수 있다.

그러나 상대방과의 대화에서 감정이입이 쉬운 일은 아니다. 상대방의 생각과 느낌을 이해하기 위해서는 우선 상대방의 관점을 상상할 수 있는 능력을 갖추어야 한다. 또한, 자기 스스로를 상대방이 처한 상황 속에 입력시켜 볼 수 있는 능력도 필요하다. 이것은 저절로 이루어지는 것이 아니라 일정한 훈련을 통하여 습득될 수 있다.

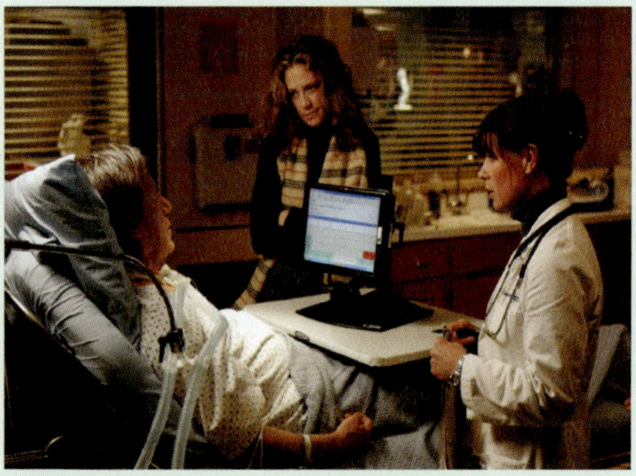

감정이입은 다른 사람의 입장과 느낌을 충분히 이해하고 그러한 이해를 그 사람에게 관련지을 수 있는 능력이다

청취에 있어서도 감정이입적 청취는 다른 청취형태와 달리 세 가지 중요한 면이 있다.

- 감정이입적 청취는 상대방의 생각뿐만 아니라 감정도 다룬다. 즉, 감정이입적 청취자는 다른 사람이 전달하고 있는 정보를 이해할 뿐만 아니라 그 진술의 배후에 숨어 있는 느낌을 상상하기 위해, 심지어는 말하는 사람의 견지에서 상상해 보기 위해 노력하는 것을 말한다.
- 감정이입적 청취는 다른 형태의 청취와는 다른 초점을 가지고 있다. 정보를 위한 청취이건 의사 결정을 하기 위한 청취이건 초점은 자기자신에게 있다. 자신이 이해하고 싶어 하는 것이며 자신이 결정해야 하는 것이다.
- 감정이입적 청취는 다른 형태의 청취와는 다르게 극적인 사건에 초점을 맞춘다. 감정이입적 청취를 요구하는 상황은 대개 극적인 돌발 사태, 주요하게는 어떤 문제에서 시작된다. 또는 사람의 감정에 초점을 맞춘다. 감정 이입된 청취가 요청되는 상황은 감정이 강렬한 것이 특징이다. 말하는 사람은 기쁨이나 분노, 당혹감 같은 강렬한 감정을 표출할 것이다.

커뮤니케이션에 있어서 이와 같은 감정이입 기법은 첨단공학 분야, 설계회사 및 선도적 몇몇 제조기업 분야에서부터 시작되었다. 비즈니스 분야에 있어서 감정이입은 사람들의 감정을 최대로 좋게 할 수 있는 방법들을 개발하여 적용하고 있다.

예를 들어, 자동차회사에서 제공하는 가죽시트를 제작하면서 사람들이 보편적으로 좋아하는 향기를 내도록 하는 것이다. 값비싼 가죽시트가 그냥 단순한 가죽시트로서의 역할만 하는 것이 아니라 그 자동차를 탄 사람의 감정을 최대한 좋은 상태에 있게 할 수 있는 방법으로서 향기를 삽입하는 것이다(강영식, 2002).

닛산디자인인터내셔널(Nissan Design International)은 90종류 이상의 가죽제품을 시험한 뒤 사람들이 보편적으로 가장 선호하는 세 종류의 향기 나는 가죽시트를 만들어 미국에 수출하는 자동차에 장착했다. 이와 같은 방법은 기존의 값비싼 가죽시트라는 개념에 향기라는 개념을 더함으로써 고객들의 욕구에 부응하려는 것이다. 또한 세계적인 오토바이 제조회사인 할리 데이비슨(Harley Davidson)은 사람들이 가장 좋아하는 엔진소리를 내도록 엔진을 설계하는데 많은 투자를 했고 이 감정이입 기법은 큰 성공을 거두었다. 각국의 오토바이 회사들이 할리 데이비슨사의 엔진소리를 모방하다가 제소를 당하기도 했다.

비즈니스에서 이러한 감정이입 기법은 두 가지 차원에서 고려되어야 한다. 첫째는 고객이 익숙해 있는 것과 연계한 개발이다. 예를 들면, 사람들은 '포스트 잇'

제품에 익숙해 있는 그와 유사한 각종 제품, 즉 접착식 우표와 라벨과 같은 제품에 대해서도 좋은 감정을 보인다. 둘째는 고객이 너무 익숙해 있기 때문에 고쳐야 할 문제가 있음에도 불구하고 해결책을 요구하려고 하지 않는 경우이다(강영식, 2002). 사람들은 습관 때문에 불편한 것에도 익숙하게 적응하는 경우는 많다.

말하자면, 사람들은 전문가의 권위에는 복종해야 한다는 오랜 관습 때문에 그 동안 의사들의 일방적 커뮤니케이션에 적응해왔다. 그러나 사회가 민주화되고 다원화되는 가운데 과거의 권위의 상징들이 평범한 것으로 인식되면서 환자나 그 가족들은 의사나 병원의 권위주의에 불편을 느끼게 된 것이다. 때문에 의료서비스기관에서 성과를 높이고자 한다면, 환자들의 욕구를 진료에 반영시키는 감정이입 기법을 적극 활용할 필요가 있다. 이와 같은 방법이 성공하여 일반화된다면 의료서비스기관은 환자들로부터 훨씬 더 친밀하게 느껴질 수 있을 것이다.

고객에게 감정이입을 시도하기 위해서는 우선, 고객이 처한 환경에 대하여 광범위한 조사와 폭넓은 해석을 해야 한다. 때문에 단순한 설문조사보다는 직접 인터뷰나 모니터링이 효과적이다. 환자가 의사를 만나 진료를 받으면서 왜 기분이 나빠지는지, 또 병원을 왜 불신하게 되는지는 직접 관찰이 가장 정확한 방법이다. 많은 병원에서 의료서비스의 질을 높인다는 목표 아래 수시로 환자를 대상으로 설문조사를 하고 있다. 그러나 설문조사는 그것 자체가 지니고 있는 한계 때문에 고객의 세밀한 욕구를 모두 파악하는 데는 한계가 있다.

일찍이 헨리 포드(Henry Ford)가 말하기를, "성공의 유일한 비결은 다른 사람의 생각을 이해하고, 당신의 입장과 아울러 상대방의 입장에서 사물을 바라볼 줄 아는 능력"이라고 했다. 의사가 환자에 대한 공감이 부족하면 상호 간에 관계가 원만하지 못하게 되고 대화는 실패할 가능성이 높다. 의사들도 환자와 공통된 현실을 찾지 못하면 대화에 부담과 중압감을 느끼는 것으로 나타났다. 따라서 의료진은 환자와의 공감을 통하여 적절히 대처하고, 공통된 현실을 찾아내도록 노력해야 한다.

아하! 3-6 소통 잘되는 의사 만나면 병 금방 나아

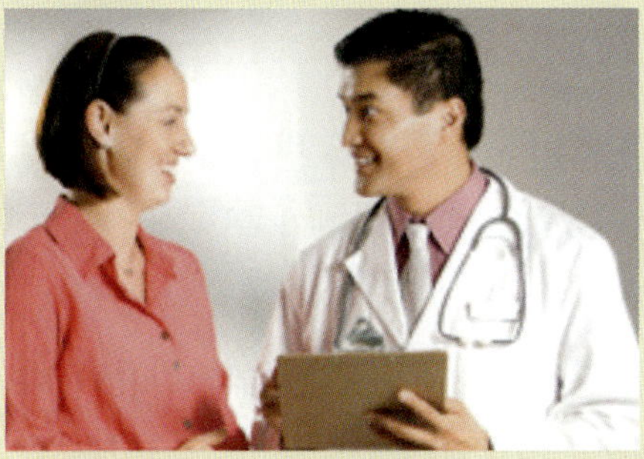

의사 태도 따라 면역력 달라져

환자의 얘기를 들어주고, 환자로 하여금 결정을 내리게 하는 친철한 의사에게 진찰 받으면 면역력 회복이 빨라져 감기가 하루 더 빨리 낫는다는 연구 결과가 나왔다. 의사가 환자를 '사람'으로 대해주느냐 아니냐에 따라 치료결과가 달라진다는 것이다.

미국 위스콘신대학 의대 데이비드 라켈 교수는 환자 350명을 대상으로 의사에 대한 만족도를 설문조사 했다. 그 결과에 따라 △커뮤니케이션이 전혀 없는 의사 △보통 정도로 커뮤니케이션을 하는 의사 △걱정하는 마음을 표현하는 의사 등 세 부류로 나누고 각 환자들의 회복 속도를 측정했다.

그 결과 진료 의사에게 만점을 준 환자 84명은 의사를 만난 지 48시간 만에 면역력이 완전히 회복되면서 감기가 낳는 속도가 다른 환자 그룹보다 24시간 더 빨랐다. 면역력의 회복정도는 코 분비물의 면역세포 숫자를 검사해 측정했다.

이런 결과에 대해 라켈교수는 "의사의 태도는 환자의 면역체계에 분명한 영향을 미친다"며"그동안 감기를 빨리 낳게 해 준다는 비타민 C, 아연, 항바이러스제 등에 대한 여러 연구가 있었지만, 의사의 친절함만큼 감기를 빨리 낫게 해 주는 것은 없었다"고 말했다.

그는 또한 "감기약은 졸린 것 같은 부작용이 있지만 의사의 친절에는 부작용이 없다"며 "의사가 똑같이 대해도 어떤 환자는 친절하다고 느끼고 다른 환자는 그렇지 않다고 느끼기 때문에 초점은 어디까지나 환자에 맞춰져야 한다"고 덧붙였다. 위스콘신대학 의대는 이 연구 결과를 의대생 교육 자료로 활용하고 있다.

3. 감정이입의 효과

사람과 직접 대면하여 커뮤니케이션을 하는 경우에는 상대방의 반응을 잘 살펴서 감정이입을 할 수 있다. 그러나 사이버 커뮤니케이션에서는 사람을 직접 상대하지 않고 대화를 해야 하기 때문에 기계적 장애, 간접적 대면의 장애가 발생한다. 따라서 평소에 철저하게 상대방의 태도를 잘 관찰하여 그 사람의 태도와 특징에 대하여 준비하지 않으면, 사이버커뮤니케이션 상황에 부딪쳐 목표달성이라는 효과를 보기가 어렵다. 면대면(face to face) 강의보다도 사이버 강의가 집중력이 떨어지고 효과가 감소하는 것도 이와 같은 이유들 때문이다.

고객과의 대면에서 수행되는 커뮤니케이션에 감정이입 기법을 제대로 활용할 경우 다음과 같은 효과를 볼 수 있다.

1) 수신자의 유인

의료서비스기관이 어떤 서비스 환경을 갖추고 있어야 환자가 병원이나 의사 및 진료방법에 대하여 호감을 갖도록 만드는가? 그것은 바로 환자가 의료서비스 기관으로서 병원에 대하여 요구하는 수준에 일치시키는 것이다. 역설적으로 말하면, 환자가 요구하는 수준에 모든 환경을 대응시키지 못할 경우 그만큼의 결손이 발생하는 것으로 이해할 수 있다. 환자나 그 가족이 의료기관을 방문하여 느끼는 주차에서부터 안내원의 안내 태도와 방법, 실내의 온도와 습도 정도, 로비나 진료실 및 병실 분위기, 식사, 간호사의 설명, 의사의 진료 태도 등을 경험하고 나서 "그래 맞아, 의료기관은 이래야 돼" 하는 수준에 도달한다면 그것은 제대로 의료기관의 진료 환경이 환자의 마음에 들도록 구성되어 있는 것이다. 이와 같은 감정이입은 수많은 꿀벌을 불러 모을 수 있는 한 방울의 꿀과 같은 것이다.

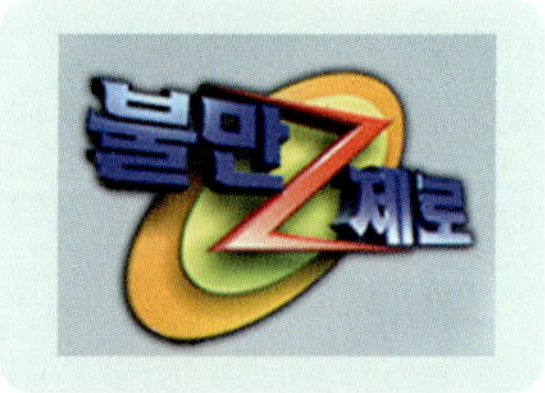

사이버를 이용한 진료나 의료상담에 있어서는 인터넷 접속 환경이라든가 정확한 음성 확인을 위한 질 높은 스피커 장치 등이 사전에 잘 준비되어 있어야 한다. 그래야만 몸이 불편한 환자들이 갑자기 의료기관 서버에 접속하는데 불편을 느끼지 않을 것이다. 또한 요즘 노인들이 가정에서 재택진료를 받기 위하여 사이버진료 신청을 하는 경우가 있는데, 이때 복잡한 과정을 거쳐서 접속한다면 사이버진료 자체가 무용지물이 될 수 있다. 따라서 한 번의 접속으로 의료진과의 만남이 가능하도록 해야 한다.

이처럼 고객이 병원의 의료서비스를 이용하면서 느끼는 감정을 정확하게 관찰하고, 그 욕구 수준에 대응시켜 의료서비스를 제공함으로써 환자의 유인을 극대화할 수 있을 것이다.

2) 상호작용의 활성화

의료서비스기관의 독특한 서비스 환경을 선호하는 고객들을 잘 관찰하여 얻을 수 있는 이점은 직원들의 수행능력을 높임으로써 경쟁에서 우위를 확보할 수 있다는 점이다. 고객을 가족처럼 여기는 병원이라면, 고객이 요구사항을 정확하게 말할 수 있도록 배려해야 한다. 관리자들은 고객들이 요구하는 사항들을 제대로 구비하고 고객들에게 보고함으로써 고객들의 마음을 기쁘게 할 수 있고, 고객들은 병원이 자신들의 요구를 신속하게 제대로 들어줌으로써 병원과 그 구성원들이 자신들을 위하고 있다고 판단한다. 이것은 병원의 경영 이익에 큰 효과를 가져다주지만, 무엇보다도 환자들의 치료에 긍정적으로 작용한다.

사이버커뮤니케이션에 있어서도 고객이 요구하는 것을 정확하게 준비하고 그 결과를 널리 홍보함으로써 사이버 상에서의 커뮤니케이션을 더욱 활발하게 만들 수 있다.

3) 고객의 재창조

몇몇 연구에서 환자들은 진료실에 들어올 때 의사가 일어서서 맞아주는 경우에 크게 감동을 받는 것으로 나타났다. 그 환자는 자신이 의사로부터 VIP 대접을 받고 있다고 인식하며, 의사에게도 그렇게 대하려고 애쓰는 것을 볼 수 있다. 종합병원에서 환자들은 그들의 차례가 올 때까지 대기석에서 기다리다가 간호사가 이름을 부르면 간호사에게로 간다. 간호사는 환자가 그에게 다가올 때까지 기다렸다가 환자가 자신의 앞에까지 오면 필요한 사항을 질문하고 기록한 후 의사에게 안내한

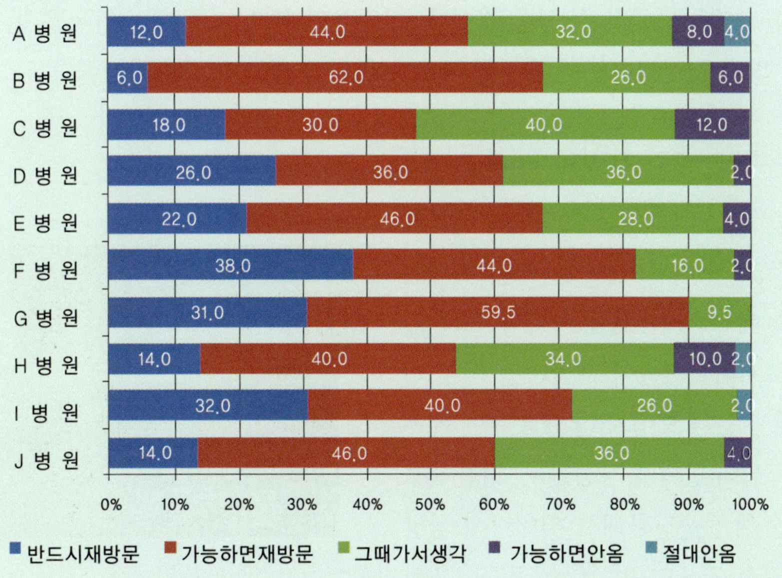

한국소비자원에서 조사한 서울시내 주요병원 의료서비스 만족도 조사(2009년)

다. 그렇다고 의사에게 바로 가는 것도 아니다. 환자는 진료실 문 앞에서 한 번 더 대기를 해야 한다. 진료실 문 앞에까지 안내를 한 간호사는 환자를 혼자 내버려두고 자기의 위치인 스테이션으로 돌아가 버린다. 이와 같이 사람을 수동적으로 만드는 과정에서 환자들은 아직까지 의료서비스기관이 권위적이라고 판단하게 된다. 간호사는 자기 위치로 돌아가기 전에 밝은 표정으로 돌아간다고 인사를 함으로써 환자를 안심시키고 또 환자에게 신뢰감을 갖게 만들 수 있다.

환자들이 수동적인 심리상태에 머무르게 되면 각자의 성격이나 특질에 따라 모욕감을 느낄 수도 있고, 순간적으로 허탈감을 느낄 수도 있다. 의료서비스기관 종사자들은 환자들이 병원에서 누군가로부터 도움을 받고 싶어 하지만 자존심은 지키려고 한다는 사실을 정확하게 인식해야 한다. 때문에 그들을 안내하는 의료진이 그들을 진심으로 위하고 있다는 느낌을 갖게 될 때, 환자들은 그들이 중요한 사람으로 대우받고 있다고 생각한다. 그렇지 않다면, 아마도 환자는 자신을 되도록 VIP처럼 대해주는 의료서비스기관을 다시 찾아내려고 할 것이다.

환자와 의료진, 병원 사이의 격리된 감정을 극복하기 위해서는 어떻게 할 것인가? 그것은 바로 환자의 입장에 서려고 하는 의료진들의 태도와 행동에 달려 있다. 진료실 앞에서 아픔과 기다림에 지쳐 멍하게 앉아 있는 환자를 부를 때 간호사는 제자리에서 큰 소리로 이름을 부르기보다는 환자에게 다가가 위로하듯 이야기하면서 진료실로 안내할 수 있을 것이다. 그렇다면 환자는 훨씬 더 감동을 받을 것이고, 이와 같은 감정이입의 행동은 새로운 환자를 창조하는데 기여한다.

4) 조직에 대한 동질감 창출

의료서비스기관에서 환자에게 제공하는 진료와 행정서비스 및 각종 편의는 모두 눈에 보이는 것이 아니다. 고객들은 의료서비스기관이 제공하는 각종 서비스에서 눈에 보이지 않는 부분에 대해서도 느낌의 변화를 경험한다. 방문객을 보는 순간 접수창구에서 일어나서 상냥하게 미소 지으며 인사하는 직원, 의사와 간호사의 위로해주는 듯한 부드러운

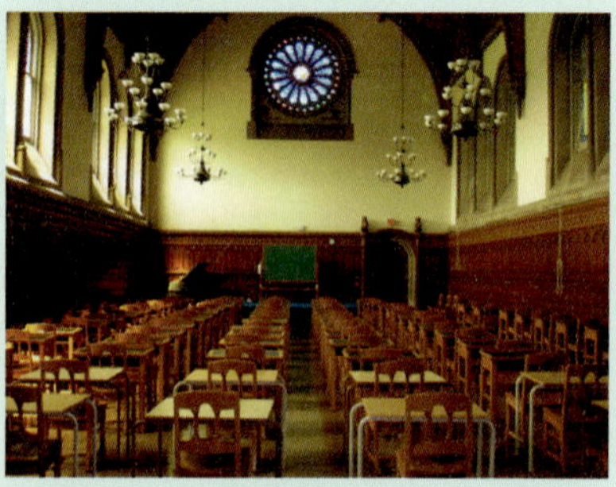

조직에 대해 동질감을 갖게 하면 의료기관에 대한 신뢰도도 높아진다

목소리, 의사의 정확하고 인내 섞인 설명 등은 눈에는 잘 보이지 않는다. 그러나 평소에 환자의 욕구에 대하여 철저히 학습하고 이에 대응한 적절한 감정 이입적 커뮤니케이션은 환자가 진료에 적극 협조하도록 동기부여시킨다.

눈에 보이지 않는 서비스로부터도 환자가 좋은 감정을 갖게 된다면 병원에 대한 신뢰도는 높아질 것이다. 우리는 마음에 드는 식당에 대하여 늘 칭찬하면서 내 집처럼 드나들게 되는 것을 발견한다. 그 식당의 주인과 마치 오래된 친구처럼 가족처럼 지내게 된다. 그렇게 되는 이유는 그 식당에는 눈에 보이는 서비스는 물론 눈에 보이지 않는 감정이입 서비스가 있기 때문이다. 예를 들어, 그냥 벗고 들어간 신발이 나올 때는 가지런히 정돈되어 있다든지, 자동차의 유리가 깨끗하게 청소가 되어 있으면 그것은 소리 없는 감동이 되어 손님의 가슴에 쌓이게 된다. 만약, 병원 직원들이 권위를 내세우면 내세울수록 환자는 그 병원을 더 멀리하게 된다.

5) 서비스 수준의 변화

감정이입법을 제대로 적용함으로써 의료서비스기관은 고객들도 인식하지 못하던 잘못된 점들을 파악하여 개선할 수 있다. 이것은 의료서비스기관이 장기적인 감정이입 커뮤니케이션 실행 프로그램을 가지고 고객들을 아주 세밀하게 관찰함으로써 가능하다.

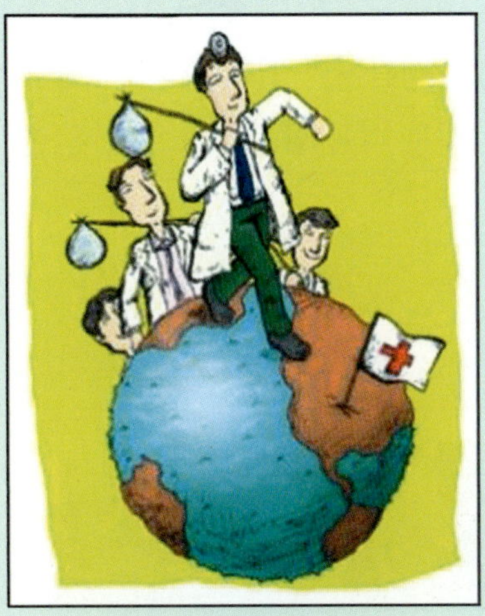

변화하는 의료시장 동향 따라잡기

휴렛패커드의 한 제품 개발자는 자신이 제작한 의료장비가 제대로 기능하고 있는지를 확인하기 위하여 수술 중인 외과 의사를 관찰하였는데, 그 의사는 컴퓨터 모니터를 통하여 환자의 몸과 자신의 손을 보면서 수술을 하고 있었다. 이때 간호사가 수술실 주위를 걸어 다니면서 수술 장면을 잠깐씩 가렸지만 아무도 불평을 하지 않았다. 이 장면을 목격한 휴렛패커드 회사의 직원은 즉시 이와 같은 현상을 개선할 것을 의료진에게 제안했다. 그것은 수술의 정확성과 생산성을 높일 수 있는 방법임에도 불구하고 의사들은 개선의 필요성을 실감하지 못했다. 휴렛패커드 회사에서 새로운 방식으로 새로운 장소에 카메라를 설치하여 그와 같은 가림 현상이 없어지자 의료진들은 그때서야 더욱 안전해졌다는 것을 느끼게 되었다.

고객들은 자신의 고정된 습관 때문에 비용이 초과 지출되는 것을 인식하지 못하고 우수한 개선에도 거부반응을 보이는 경우는 얼마든지 있다. 이와 같은 문제의 해결은 현장에 대한 정확한 관찰과 설득커뮤니케이션에 의하여 개선될 수 있다. 의료서비스기관 역시 경쟁력을 갖추기 위해서는 환자들이 표출하지 못하는 욕구를 찾아내서 충족시켜 줄 수 있어야 한다. 대부분의 의료서비스기관들은 이와 같은 것을 시행할 능력이 있다. 그럼에도 불구하고 그것을 모르고 시행하지 않거나 게을리 함으로써 잠재적 경쟁력을 소모시키고 있다. 또한, 보이지 않거나 표출되지 않는 고객의 욕구가 조직이 보유하고 있는 아이디어나 지식과 잘 연결되지 않기 때문이기도 하다.

따라서 의료서비스기관이 경쟁력을 갖고자 한다면 물리적 진료 현장과 업무의 수행방법을 설계할 때부터 감정이입이 자동적으로 접목되도록 해야 한다. 감정이입적 서비스 공간의 설계는 조직이 가지고 있는 역량을 최대로 발휘할 수 있도록 해준다.

4. 감정이입 커뮤니케이션의 개발 방법

커뮤니케이션에 있어서 상대방에 대한 감정이입은 생각처럼 쉽지 않다. 상대방의 감정과 욕구를 이해하면서 대화할 수 있기 위해서는 다음과 같은 노력과 훈련이 필요하다.

1) 정확한 관찰

내부 어떤 곳에서도 환자를 비롯한 방문 고객들이 병원 직원들과 대화를 나누는 것을 관찰할 수 있다. 관찰을 통하여 고객이 어떤 경우에 만족해하고 또 불만족스러워하는지를 알 수 있다. 관찰자는 특별한 상황을 기록함으

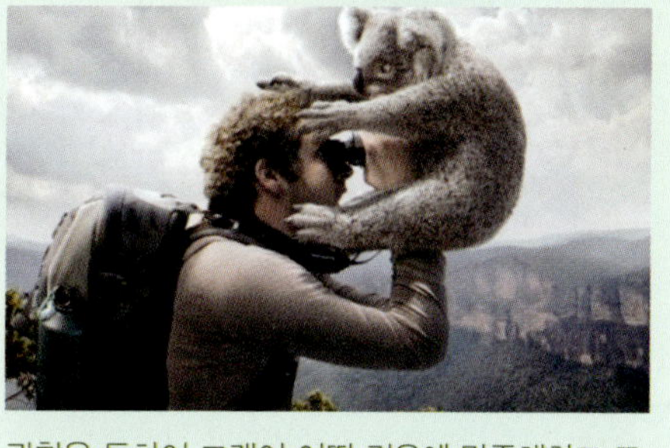

관찰을 통하여 고객이 어떤 경우에 만족해하고 또 불만족스러워하는지를 알 수 있다

로써 자신의 태도를 교정하고 개선하는데 도움을 얻을 수 있다. 심지어는 날씨에 따라서 고객들이 커뮤니케이션에 어떻게 반응하는지를 관찰할 수도 있다. 관찰을 정확하게 하기 위해서는 관찰자가 일일이 기록을 할 수도 있지만, 비디오 등으로 촬영을 해두었다가 교육용으로 활용할 수도 있다.

특히, 커뮤니케이션은 환경의 영향을 받기 때문에 고객이 병원 환경에 어떻게 대응하는지도 관찰해야 한다. 예를들어, 병원에 진입하면서 주차문제로 불편을 겪은 고객은 좋은 감정을 가지고 대화하기가 어려울 수 있다. 의료기관 측에서는 이와 같은 상황까지도 관찰해서 개선을 해야 고객의 만족도를 높일 수 있다. 또한, 화장실을 이용하는데 있어서도 불만을 토로하지 않는지 관찰하여 불만스러워하는 점을 개선한다. 화장실은 시각, 후각을 자극하여 지각에 영향을 주기 때문에 병원 화장실의 경우 관리에 각별한 주의가 요망된다.

2) 자료수집 인터뷰

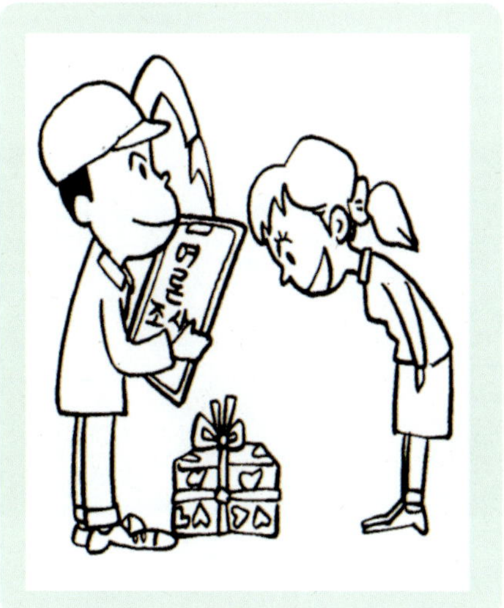

관찰자의 입장에서 고객으로부터 더 많은 자세한 정보를 얻기 위해서는 관찰자는 병원을 찾아온 고객들에게 특별한 것에 대하여 주관적으로 질문을 할 수 있다. 관찰자는 아주 겸손하게 고객에게 직접 질문함으로써 설문조사에서 얻지 못하는 것을 얻어낼 수 있다. 의료서비스기관들이 고객만족도 조사를 설문조사에만 의존하는 타성에서 벗어날 필요가 있다. 설문조사에만 의존하면, 설문조사에서 드러나지 않는 문제는 영원히 개선하기 어렵다. 설문조사에 대하여 응답자들이 100% 정확하게 응답한다는 보장도 없다. 사람들은 의식적이든 무의식적이건 보통 자신들의 행동에 대하여 정확하게 보고하지 않는 경향이 있다.

때문에 관찰에 이은 주관적 질문은 설문조사에서 밝혀내지 못한 것을 많이 밝혀낼 수 있다. 관찰자가 자료의 수집을 위해서 고객에게 질문을 할 수 있는 내용들은 다음과 같다.

- 병원 빌딩에 대한 의견(건물 외모, 조명, 인테리어, 유리, 색상, 방향 등)
- 병원의 위치, 접근성, 조경 등
- 주차 및 출차 시 애로 사항(성별, 나이별, 차종별 등)
- 식당의 환경(다른 의료기관 식당과 비교)
- 세부적인 식사의 내용(용기, 맛, 분량, 청결 정도 등)
- 개선되어야 할 직원들의 태도(말투, 의사의 진료 태도, 간호사의 태도 등)
- 병원 직원들의 모습(외모, 의상, 구두 등)
- 대기용 의자의 모양, 색상, 장착 위치 등
- 병원 로비나 대기 장소의 분위기
- 병원 화장실의 변기 재질, 손 닦는 장치, 화장지의 재질 등

그러나 병원을 찾아온 고객이나 환자에 대하여 일일이 따라다니면서 질문을 할 때 개인 특성에 따라 잘 응해주는 사람이 있는가 하면, 사생활을 침해받는다고 생각하는 사람이 있기 때문에 유의해야 한다.

3) 자료 분석 및 훈련

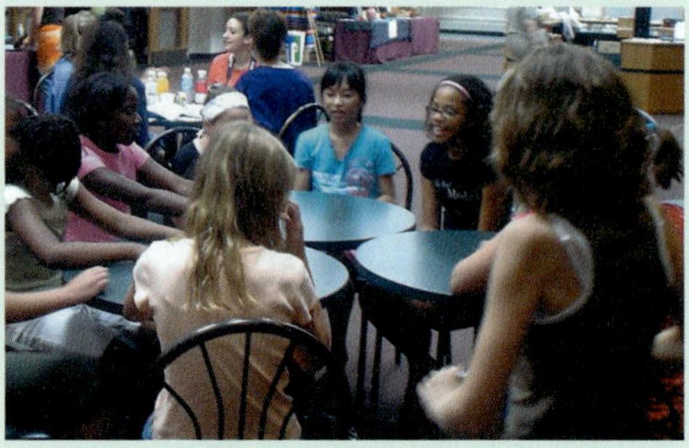

브레인스토밍(brainstorming)

고객에 대한 커뮤니케이션 효과를 높이기 위해서 관찰 후에는 관찰한 결과자료에 대한 검토와 분석이 뒤따라야 한다. 의료서비스기관에서 맡고 있는 역할에 따라서 개인적으로 분석할 수 있고, 팀별로 할 수도 있을 것이다. 이 과정에서는 관찰한 사람끼리 비교 및 분석을 할 수도 있으며, 서로 논의를 할 수도 있다. 이와 같은 과정을 통하여, 의료기관 직원들은 어떤 경우에도 고객에게 만족을 줄 수 있는 커뮤니케이션 태도와 방법을 찾아내고 실행해야 한다. 이와 같은 태도와 방법을 찾아내기 위해서는 브레인스토밍(brainstorming) 기법을 사용할 수 있다.

실행을 위해서는 사전에 반복 훈련이 필요하다. 정확한 실행을 위하여 도움이 되는 방법으로는 모델링(modeling)이나 롤플레잉(roll-playing)과 같은 방법이 있다. 모델링은 본보기를 통해 말이나 행동을 바꾸도록 하는 기법이다. 롤플레잉은 역할 연기법이라고도 하는데 문제해결이나 이해를 위해 당사자가 문제의 주인공처럼 실제 연기를 해서 문제의 핵심을 파악하도록 하는 기법이다.

4) 실행 및 평가

커뮤니케이션에서 감정이입의 훈련까지 끝나면, 마지막으로 실행으로 옮기는 과정이 남아 있다. 실행은 의료서비스기관 직원들이 자신의 작업 위치에서 고객들과 커뮤니케이션을 하면서 훈련한 대로 감정이입을 적용하는 것이다. 의료서비스기관 내 감정이입 커뮤니케이션 확산을 위하여 관찰부터 훈련까지 하고 나서 실행을 하지 못한다면, 교육을 받은 의미가 없을뿐더러 실행하지 않음으로서 발생하는 비용과 교육훈련 시간의 손실이 크다고 할 수 있다. 실행을 가능하도록 하기 위해서는 실행의 결과를 인지할 수 있도록 정확한 평가를 실시해야 한다. 평가는 고객의 의견을 들어서 할 수 있고, 평가항목에 의한 자기평가나 동료나 상사에 의한 관찰평가를 활용할 수 있다.

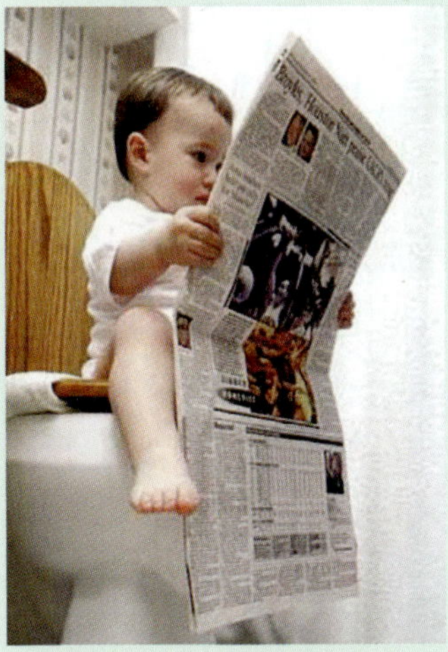

평가는 대부분의 영역에서 이루어지고 있어 선택이 아닌 필수의 영역으로 자리매김하고 있다

관리자는 실행을 완벽하게 해내는 직원들에게 응분의 보상을 해줌으로써 의료서비스기관 내 감정이입 커뮤니케이션에 대한 동기를 부여하고 활성화시키도록 해야 한다.

토론사례 3

설명이 필요하다.

Discussion Example

평소 심장질환을 앓고 있는 K 교수는 어느 날 퇴근길에 교통사고를 당했고, 잠시 기절을 한 상태로 그 도시에 있는 대학병원의 응급실로 긴급히 후송되었다. 약 20분 동안 응급조치가 이루어진 후 몇 가지 검사와 촬영도 이루어졌다. 정신을 회복한 K 교수는 교통사고로 왼쪽 팔에 금이 간 것이 확인되어 깁스를 하게 되었다. 응급실에서 K 교수가 안정을 찾는 데는 약 2시간이 걸렸다. 담당 의사는 K 교수에게 몇 가지 문진을 한 뒤 일단 집에 가서 쉬고 내일 다시 병원으로 나와 줄 것을 당부했다.

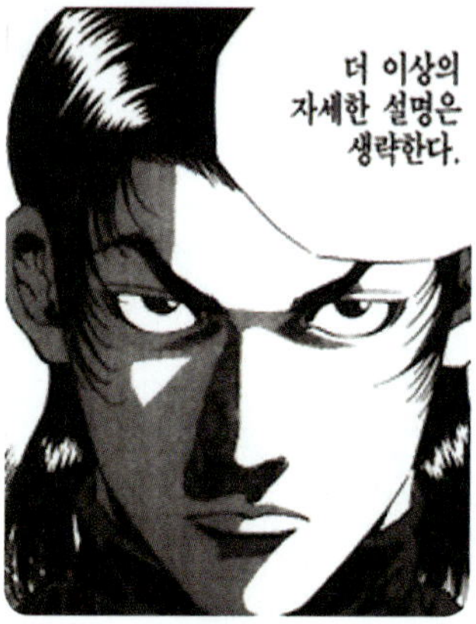

이때 치료비를 지불하기 위해 접수창구로 간 K 교수의 아내는 수납 담당 여직원과 입씨름을 하고 있었다. 계산서에는 몇 가지 검사를 비롯하여 약 8가지의 항목에 대하여 모두 240,000원이 청구되었기 때문이다. 이에 대하여 K 교수의 아내는 수긍을 할 수 없다며, 금액이 의외로 많은 이유를 대라고 화를 내고 있었다. 수납을 하는 여직원은 자신들은 처방된 대로 계산만 할 뿐이라고 대응을 했다. K 교수 부인은 교통사고를 당해서 팔뼈에 금이 가서 깁스를 했을 뿐인데 그것과 관련이 없는 몇 가지의 검사는 왜 들어가 있느냐며 언성을 높였다.

수납 여직원은 할 수 없이 진료행정실장에게 전화를 걸어 자초지종을 보고하고 도와줄 것을 요청했다. 병원의 행정부서에서 20년 이상을 근무한 경력을 갖고 있는 L 실장은 바로 응급실로 달려왔다. 그는 K 교수의 부인에게 정중하게 인사를 하고 우선 죄송하다는 말과 함께 인사를 하고 자신을 소개했다. K 교수의 부인은 이제 L 진료행정실장을 향하여 쓸데없는 검사항목이 너무 많은 것 아니냐고 따지듯이 물었다. 이에 대하여 L 실장은 다음과 같이 대답했다.

"예, 사모님. 이 검사는 환자가 심장질환이 있는 분이기 때문에 교통사고의 충격으로 이상이 생겼는지를 확인한 것인데, 이상이 없는 것으로 나타나서 다행입니다. 이 검사는 환자의 특성상 반드시 해야 하는 것으로 나중에 문제가 발생하면 오히려 지금 검사를 하지 않은 것을 원망하게 됩니다."

이에 대하여 옆에서 듣고 있던 K 교수는 이 검사가 그런 뜻이 있는 것인 줄 몰랐으며 오히려 알려주어서 고맙다고 말했다. K 교수 부부가 응급실에서 나가자 비로소 응급실 수납창구는 다시 평온한 분위기를 되찾을 수 있었다.

토론과제

HEALTH CARE COMMUNICATION

Discussion Problem

1. K 교수 부인이 의료기관에 대하여 화를 내게 된 이유에 대하여 설명해 보시오.
2. 위 사례와 관련하여 이 대학병원이 지니고 있는 문제점에 대하여 분석하고 토론해 보시오.
3. 이와 같은 문제가 발생하지 않기 위해서는 어떤 조치가 필요한지 설명해 보시오.

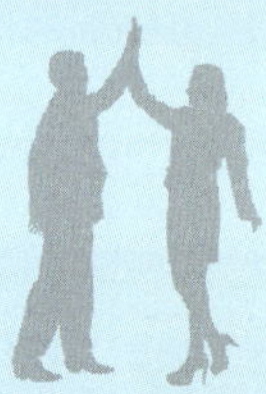

Health Care Communication

제4장 발표와 프레젠테이션

Ⅰ. 발표의 의의 및 형태

Ⅱ. 효과적 발표의 원리

Ⅲ. 프레젠테이션의 의의

Ⅳ. 화면의 구성과 전달

Ⅴ. 프레젠테이션 과정

Ⅵ. 대 고객 프레젠테이션

제4장 발표와 프레젠테이션

학습목표

specific aims of this period

- 보건의료인들이 직무수행이나 환자 응대에 있어서 언제나 자신감을 가지고 말하는 것이 중요하며 그것을 위해서는 철저한 사전준비를 해야 한다는 것을 숙지하도록 한다.
- 보건의료인들이 직무수행이나 환자 응대 시 언제나 목적에 부합하는 말을 함으로써 직무의 성공적인 수행은 물론 환자의 신뢰도를 높일 수 있도록 한다.
- 보건의료인들이 직무수행이나 환자 응대 시 자기 주관대로만 말하는 것이 아니라 상대방의 반응을 잘 살펴서 말하는 습관을 통하여 환자 만족도를 높이는데 기여하도록 한다.
- 현대 사회에 있어서 프레젠테이션의 중요성을 이해하고 직무수행시 효과적으로 활용할 수 있는 능력을 기른다.

I 발표의 의의 및 형태

1. 발표의 의의

발표의 사전적 의미는 '어떤 사실이나 결과, 작품 따위를 세상에 널리 드러내어 알리는 것이다. 현대 사회에서 직업을 가지고 있는 사람들은 늘 다른 사람들 앞에서 말을 해야 한다. 비즈니스 세계에서 발표는 자신의 의견을 공개하거나 상대방이 필요하다고 생각되는 정보를 전달하는 것이다. 이러한 발표는 공식적으로 이루어지는 경우도 있고 비공식적으로 이루어지는 경우도 있는데, 주어진 상황이나 목표에 따라서 선택할 수 있을 것이다. 결혼 발표와 같은 사적인 것은 비공식적으로 해야 할 것이고 직무 수행에서 발생되는 문제점의 인식이나 개선을 위한 의견과 같은 것은 공식적 루트를 사용해서 발표를 하는 것이 효과적일 것이다.

의료서비스기관이 효과적으로 운영되기 위해서는 날마다 다양하고도 많은 발표가 이루어져야 한다. 병원장의 비전이나 사업전략 발표에서부터 수시로 이루어지는 연구회에서 의사들은 환자의 치료에 관하여 발표하고 토론을 해야 한다. 의료서비스기관 홍보 담당자는 중요한 행사나 연구결과에 대하여 외부에 공식적으로 발표를 해야 한다. 또한 모든 의료서비스기관 직원들은 각종 회의나 세미나에서 자신들의 직무 개선에 대한 발표를 해야 하며, 환자와 고객에게는 쉴 새 없이 의사표시를 해야 한다. 이처럼 우리의 직업생활 전체가 발표나 말하기와 직·간접적으로 연관되어 있다. 이와 같은 환경에 처해 있는 현대인들이 자기표현을 잘 하지 못한다면 경력개발을 통한 성공을 보장받기 어렵다.

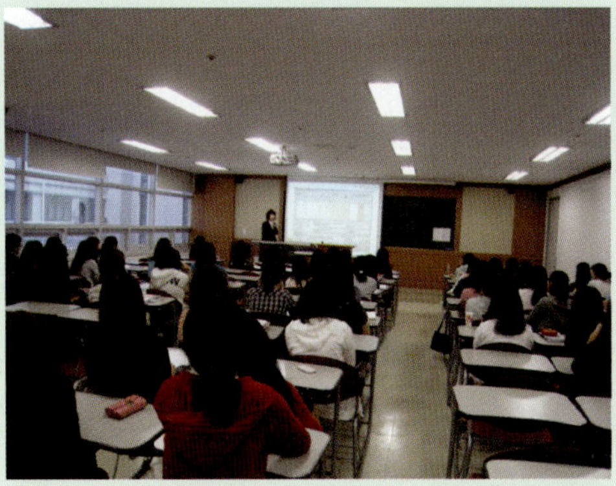

발표는 자신의 의견을 공개하거나 상대방이 필요하다고 생각되는 정보를 전달하는 것이다.

발표에는 가장 기본적인 형태로 대화가 있으며, 보고, 회의, 판매, 협상, 프레젠테이션 등 비교적 복잡한 형태의 발표들이 있다. 이와 같은 형태의 말하기 또는 발표에 대해서는 다음 장에서부터 세부적으로 살펴볼 것이다.

2. 발표의 형태

1) 대화

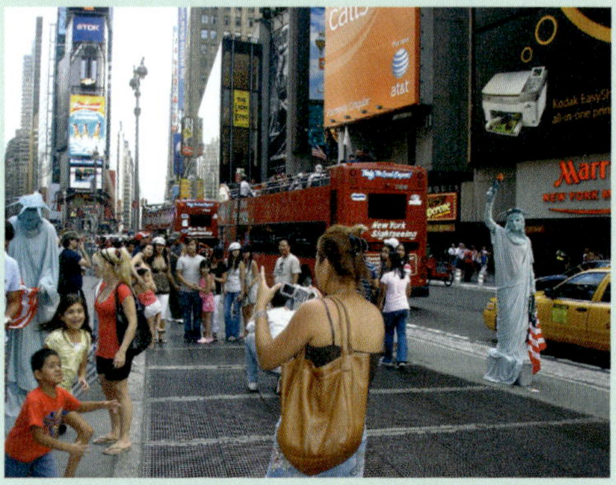

대화는 매우 자주 그리고 다양한 형태로 일어난다.

대화(對話)란 사람과 마주 대하여 이야기를 하는 것이다. 직업 활동을 하는 데 있어서 대화는 매우 자주 그리고 다양한 형태로 일어난다. 그것은 상대해야 하는 대상이 다양하기 때문이다. 직장에서 동료들과 가볍게 나누는 잡담에서부터 업무 중 짤막한 협조 요청이나 질문, 환자의 질문에 대하여 답하기, 직무 수행에 필요한 공식적인 제의, 회식 중 나누는 대화 등 대화의 종류와 형태는 많기도 하고 복잡하다. 그렇지만 이렇게 무질서해 보이는 대화의 내용도 자세히 들여다보면, 분명히 말을 하는 주체와 말의 주제 및 대상이 있다. 대상이 있기때문에 사소한 말 한마디에 상대방의 마음을 상하게 할 수도 있고 또 협력자로 만들 수도 있다. 때문에 작은 대화라도 주의를 기울여서 하는 습관을 갖도록 해야 한다. 직장생활은 이러한 대화를 통해서 인간관계를 구축하기도 하고 서로 협조를 하면서 일을 해나가는 과정이기 때문에 직장인이면 누구든지 말을 잘 하는 기술이 필요하다.

2) 보고

보고는 일의 진행사항이나 그 결과를 관련이 있는 당사자에게 알리는 것이다. 보고는 동료 간에도 이루어지지만 주로 상사의 지시에 대한 피드백 형태를 띠고 있다. 모든 직장에서 부하는 상사의 지시에 대하여 합법적으로 보고를 해야 할 의무를 지고 있다. 직장인들의 직무수행은 보고의 연속이라고 해도 과언이 아니다. 보고는 출

퇴근 시에 하는 인사에서부터 직무수행 상 반드시 해야 하는 정보의 전달, 프로젝트 진행상황의 보고, 그리고 환자의 보호자에게 환자의 상태에 대한 보고에 이르기까지 보고는 쉴 새 없이 일어난다. 특히 모든 조직에서 의사결정은 보고를 기반으로 해서 이루어지기 때문에 보고자는 양질의 의사결정이 이루어질 수 있는 보고를 하도록 노력해야 한다. 특히 의료서비스기관에서 보호자에 대한 환자 상태의 보고나 질병 치료에 대한 설명은 매우 예민한 문제이기 때문에 주의 집중과 고도의 기술이 필요하다.

3) 회의

의료서비스기관을 비롯한 모든 조직에서 구성원들이 자신에게 기본적으로 부여된 직무의 수행에서부터 특별하게 부여받은 프로젝트의 수행에 이르기까지 그 완성도를 높이는 데 반드시 필요한 것이 회의이다. 회의(會議)란 말 그대로 여럿이 모여서 어떤 사안에 대하여 의논을 하는 것으로 조직에서는 중요한 소통의 장(場)이다. 조직에서 모든 일은 독단적으로 수행하는 데 한계를 갖기 때문에 다른 사람의 의견이나 아이디어를 참조하고 반영하는 것은 필수적이다. 어떤 측면에서 회의는 일의 시작이며 끝이라고 할 수 있다. 일을 수행하는 데 있어서 반드시 회의를 통하여 좋은 의견이나 아이디어를 모으게 되고 그것이 완결되었는지에 대한 평가 역시 주로 회의를 통해서 이루어진다. 어떤 일은 회의에서 합의를 이루지 못하여 원점에서 다시 시작해야 하는 경우도 있다. 때문에 모든 직장인들은 회의에서 자신이 제안하는 일이 다른 사람의 동의를 얻을 수 있도록 철저한 검토와 취지에 부응하는 정확한 설명을 할 수 있어야 한다.

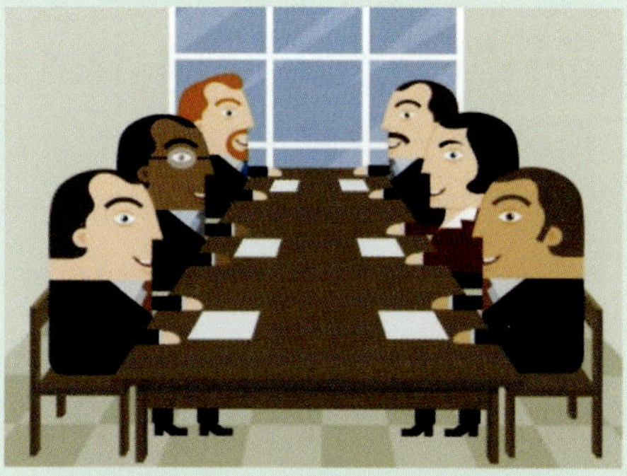

회의는 일의 시작이며 끝이라고 할 수 있다

4) 판매

판매활동은 전형적인 설득커뮤니케이션 영역이다. 대부분의 경우 상대방을 설득시키지 못하면 판매는 이루어지지 않는다. 설득시키지 못하면 상대방의 지갑을 열게 할 수 없다는 말은 사실이다. 때문에 판매에 있어서 말하기는 다양한 요소들을

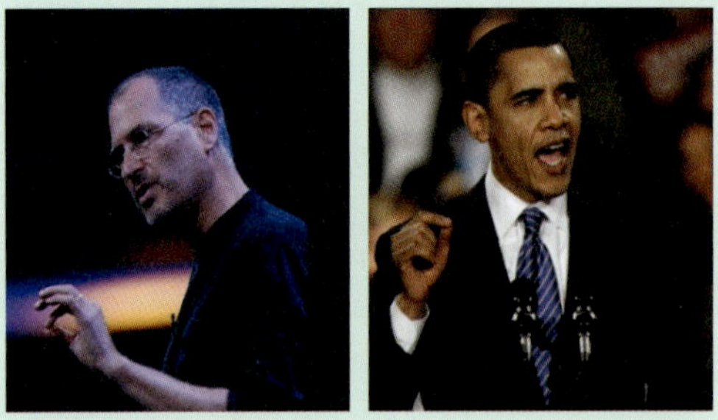

세심한 단어와 어휘의 선택과 상대방을 감동시킬 수 있는 말하기를 통해 상대방의 마음을 얻어야 한다.

요구한다. 세심한 단어와 어휘의 선택과 상대방을 감동시킬 수 있는 말하기를 통해 상대방의 마음을 얻어야 한다. 무엇보다도 상대방의 말을 잘 들어야 하며, 거기에 유머나 칭찬 등 사람을 움직일 수 있는 모든 방법을 동원할 줄 알아야 한다. 따라서 판매 시 수행하는 대화를 커뮤니케이션의 종합체라고도 한다. 의료서비스기관 역시 의료서비스를 판매하는 주체이다. 과거와 달리 병원을 비롯한 의료업계는 경쟁체제에 접어들어 있다. 기업과는 차원이 다르기는 하지만, 고도의 판매 전략을 수립 및 시행하지 않고서는 환자들을 유치하기가 어렵다. 사실 요즘에는 병원에도 마케팅이 적극 도입되고 있다. 병원에 있어서도 마케팅의 본질은 공급자와 소비자 간 가치의 교환에 관련된 종합적인 커뮤니케이션이다. 진료 분야에서 유명한 의사를 유치하더라도 그것을 외부에 잘 알리지 못하면 환자들은 유인하기 어렵다. 이때 '어떻게 알릴 것인가?' 하는 문제는 병원 경영에 있어서 중요한 발표 기술과 관련이 있다.

5) 협상

협상이란 간단히 말해서 원하는 것을 얻어내는 기술이라고 할 수 있다. 우리 주위에서 협상은 다양한 형태로 나타난다. 상품을 판매하는 데 있어서 판매자가 원하는 가격을 받기 위해서 하는 작은 규모로부터 업무의 할당이나 자원의 배분과 같은 중간 규모, 조직의 인수 및 합병 등 큰 규모의 협상에 이르기까지 다양하게 발생한다. 특히 의료서비스기관에서는 환자의 진료나 치료가 잘못되어 소송으로 이어지기도 하고, 환자의 보호자들과 보상이나 배상에 관한 협상을 벌여야 할 때도 있다. 각종 의료기관

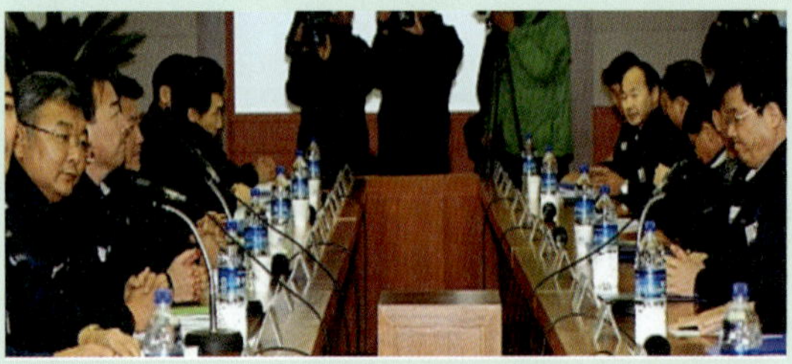

협상은 원하는 것을 얻어내는 기술이다

에서 매년 반복되는 노사 간 협상은 구성원 모두에게 긴장감을 조성하기도 한다. 진료재료의 공급을 원활하게 공급받기 위해 각종 공급자들과도 협상을 해야 한다. 이때 협상의 당사자들 모두는 자신에게 유리한 방향으로 협상을 끌고 가려고 한다. 때문에 협상에서 내가 원하는 것을 얻어내기 위해서는 다른 사람의 마음을 잘 이해하여 의견을 조율하는 기술을 익힐 것이 요구된다.

6) 프레젠테이션

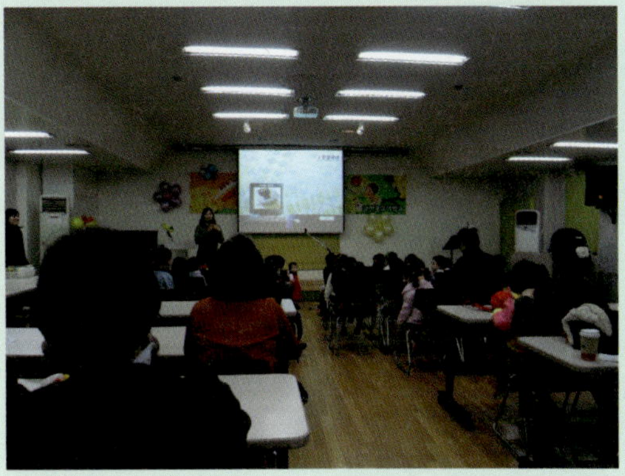

프레젠테이션은 강연이나 연설, 강의, 설득 커뮤니케이션 등의 효과를 높이기 위하여 컴퓨터 운영 도구인 파워포인트(power point)를 이용한 발표형식을 말한다. 오늘날 어떤 영역에서 일을 하든지 사람들은 다른 사람들을 설득해야 하는 입장에 놓여 있다. 과거 대중들을 상대로 말을 해야 하는 직종이 비교적 적었던 시대에 비하여 발표와 설득을 해야 하는 직종이 증가할수록 말로만 해서는 사람들을 설득할 수 있는 힘이 점점 약해지고 있다. 따라서 설득의 효과를 높일 수 있는 시청각 보조 자료가 발달하게 되었으며, 최근에 컴퓨터상의 파워포인트를 이용한 발표형태로써 프레젠테이션이 유행하고 있다.

발표를 하기 위하여 잘 설계된 기획과 말솜씨를 갖추고 있다고 할지라도 전달하고자 하는 바를 정확하게 전달하지 못하면 상대방을 설득하는 데 실패할 가능성이 높다. 때문에 프레젠테이션은 이와 같은 약점을 보완하여 설득의 목적을 달성하는 데 효과적이다. 이처럼 프레젠테이션은 우수한 제작과 적절한 활용을 통하여 발표의 효과를 높이는 데 기여한다. 오늘날 현대인 모두는 프레젠테이션 기술을 익혀서 활용할 것을 요구받고 있다. 프레젠테이션은 오늘날 마치 발표의 핵심과도 같이 떠오르고 있다. 프레젠테이션 커뮤니케이션에 관해서는 뒤에서 자세하게 다루도록 한다.

II 효과적 발표의 원리

1. 철저한 사전 준비

상대방이 감동을 받을 만큼 말을 잘 하는 타고난 달변가는 없다. 특히, 많은 청중들 앞에 서서 발표를 해야 한다면 두렵고, 숨이 차고, 입에 침이 마르고, 심지어는 다리가 후들거리기까지 한다. 발표를 한다는 것은 단순히 사람을 만나서 편안한 느낌으로 말하는 것과는 다르기 때문이다. 혹시 실수나 하지 않을까하는 두려움과 또 청중들로부터 평가를 받게 된다고 생각하기 때문이다. 발표는 자신에 대한 스스로의 느낌뿐만 아니라 청중들에 대해 느끼는 편안함이나 불편함, 그리고 기타 등등의 외적인 요인들에 의해 많은 영향을 받는다. 하지만 모든 직업생활은 청중 앞에서 말을 하지 않는 상황은 전제될 수가 없기 때문에 현대인들 모두는 평소 발표를 잘 할 수 있는 훈련을 해야 한다. CNN의 유명한 앵커 래리 킹(Larry King)은 "어떻게 하면 당신과 같이 말을 멋있게 잘 할 수 있습니까?"라는 물음에 대하여 다음과 같이 대답했다. "철저한 사전 준비와 치밀한 상대방 분석입니다."

평소 말을 잘 하는 사람에게도 다수의 청중들을 상대로 하여 목표를 가지고 발표를 한다는 것은 쉬운 일이 아니다. 때문에 사소한 발표라도 그것의 성공은 사전준비를 어떻게 하느냐에 달려 있다고 하겠다. 사전에 계획을 잘 짜고 대화의 시나리오를 그려보아야 한다. 철저한 사전 준비를 통해서 처음에 의도했던 바를 잘 전달할 수 있도록 해야 한다.

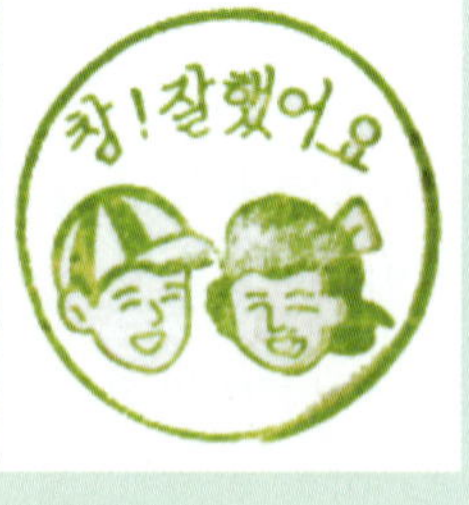

철저한 사전 준비를 통해서 처음에 의도했던 바를 잘 전달할 수 있도록 해야 한다

사전준비의 방법으로는 먼저 발표할 내용을 효과적으로 전달하고 그 의미를 심화시켜 줄 관련 연구 자료나 문서들을 철저하게 준비해야 한다. 증거로 제시한 통계가 사실과 다르거나 날짜가 다른 경우 성의 없는 발표라고 비판을 받을 수도 있고 또 웃음거리가 될 수도 있다. 또한 준비된 자료는 발표자만 참조하는 것이 아니라 청중들이 사전에 검토하여 이해도를 높일 수 있도록 발표 전에 배포를 한다면 신뢰도를 높일 수 있다. 이렇게 사전준비를 체계적으로 함으로

써 발표자와 청중간의 능동적 상호작용이 이루어지게 되고 말하고자 하는 주제를 더욱 효과적으로 전달할 수 있게 된다.

발표를 하기 전에 주의를 기울어야 할 것 중 하나는 이야기를 들을 대상이 누구인지를 확인하는 것이다. 즉, 청중이 누구인가에 따라서 복장이나 마음가짐, 선택하는 용어, 활용 시간 등이 달라져야 하므로 이를 확인하는 것은 발표의 효과를 높일 수 있다. 예를 들어, 청중이 최고경영자인지, 상사인지, 동료인지, 부하직원인지, 고객인지를 정확하게 인지하고 준비를 해야 한다. 대상에 따라 발표의 기법과 태도가 달라지기 때문에 이를 확인하고 대상의 특성에 맞게 준비해야 한다. 직장에서 상사들을 대상으로 하는 경우와 동료나 부하들을 대상으로 하는 경우에는 사용하는 용어나 태도가 달라질 것이다.

이와 같은 준비가 끝나면, 발표 전에 충분한 연습을 통하여 스스로 청취를 해보면서 발음이나 용어의 사용에 문제가 없는지를 확인하고, 또 소요시간을 정확하게 측정해본다. 연습은 객관적 입장에서 발표를 재정리하는 계기가 되며, 사전 발표 연습에서 나타나는 문제점들을 수정하고 개선하는 과정을 거친다면 실전에서 효과를 높일 수 있다. 또한 사전 발표연습은 본 발표에 대한 두려움을 없애고 자신감을 가지고 실전에 임할 수 있도록 해주기 때문에 중요하다. 본 발표시 자신감을 높이기 위해서는 평소 발표의 기법을 익히고, 끝없는 연습을 통해 기술을 연마하는 것도 중요하다. 이를 위해서는 다른 사람의 발표를 들어보거나 관련 비디오를 감상하면서 자신의 미비점을 수정할 수 있다. 이때 발표는 반드시 잘 하는 사람을 흉내 내서 하기보다는 자신의 스타일을 잘 발견해서 자신만의 개성을 살린 발표를 하도록 한다.

마지막으로, 발표는 타인 앞에서 말을 한다고 생각하기보다는 자신이 해야 할 일이 무엇인지를 잘 인식하는 것이 중요하다. 즉, 발표자가 발표를 통해서 얻고자 하는 것이 무엇인지를 명확하게 알 수 있다면 이야기의 목표를 정할 수 있고, 목표를 달성하기 위하여 더욱 명쾌한 아이디어들을 얻을 수 있다. 발표를 위한 사전 준비에 있어서 빼놓을 수 없는 또 하나의 요소는 책임의식과 마음자세이다. 그 일이 당연히 자신이 해야 할 일이라면 책임의식을 가지고 준비를 하는 자세를 갖도록 해야 한다. 그래야만 발표를 하는 데 대하여 보람을 가질 수 있다. 특히, '실수를 하면 어떻게 하나?'와 같은 부정적 생각보다 잘 될 것이라는 긍정적 생각은 발표를 성공으로 이끄는 데 도움을 준다.

••• 2. 정확한 목표 수립

이야기의 출발점은 발표할 주제와 관련된 목표의 수립이 되어야 한다. 목표는 당신이 발표를 끝냈을 때 얻고자 하는 그 무엇을 뜻한다. 따라서 아무 생각 없이 이야기를 할 수는 없다. 이야기를 해야 할 상대의 특성을 분명히 인식하고, 그 상대방이 원하는 것에 대하여 분명한 메시지를 전달하는 것은 발표의 기본이라고 하겠다. 비즈니스 관련 이야기를 시작하기 전에 분명한 목표를 확립하기 위해서는 자기 자신에게 다음과 같은 질문을 제기해 보는 것이 좋다.

"내가 발표를 끝내면 청중은__________을 할 것이다"

"나는 왜 고객을 설득시키고자 하는가?"

"그밖에 다른 목적은 없는가?" 등등

다음으로 해야 할 일은 발표를 해야 할 이유를 찾아내는 것이다. 발표를 통해 얻고자 하는 것이 무엇인지 명확하게 알게 되면 이야기의 목표를 정할 수 있고, 목표를 달성하기 위한 더욱 명쾌한 아이디어들을 얻을 수 있다. 만일 스스로 이야기하고자 하는 의도가 무엇인지 명확한 개념이 없다면 그 발표를 듣는 청중 역시 똑같아질 것이다. 청중들은 발표자가 무슨 이야기를 하는지 알 수 없게 되고 발표는 실패로 끝날 가능성이 크다. 앞선 질문에 대하여 다음과 같이 대답해 볼 수 있다.

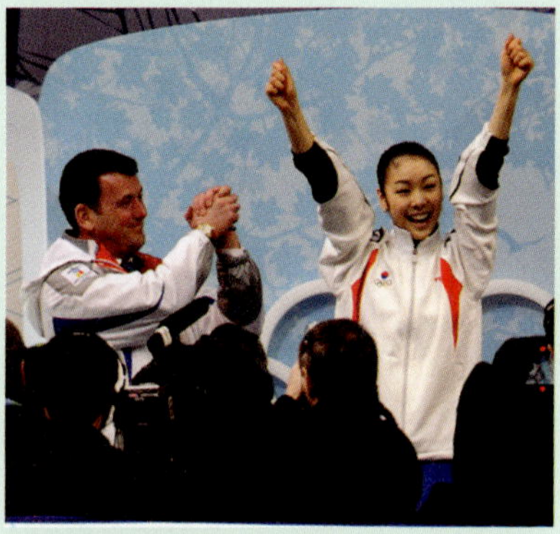

명확한 목표를 가지고 그것을 달성하기 위해 과정을 밟아 나아가면 청중을 사로잡을 수 있고 또한 자신이 원하는 것을 성취할 수 있다

"그렇다. 나는 외과 의사들에게 최신의 의료장비를 소개하고 이 장비를 외상수술에 사용하는 것이 왜 효과적인지를 교육하고, 그들의 동의를 얻어낸 다음 그들을 대상으로 이 제품을 판매하는 것이다."

이와 같은 목표설정을 통해 어떤 방향으로 이야기를 전개해야 할지 확신을 가질 수 있고, 심리적 부담을 조금이라고 줄일 수 있다. 발표해야 하는 목표가 뚜렷해지면 다음과 같은 줄거리로 발표를 전개해나갈 수가 있을 것이다.

- 자기소개 및 인사
- 오늘날 외과 의료장비의 변화 추세 설명
- 판매 의료기의 특성 및 효과 설명
- 환자 치료의 효과 및 그에 따른 경제적 이익 설명
- 질의응답
- 마무리

또한 많은 사람들 앞에서 이야기하기 위해 준비하면서 부딪히게 되는 어려움 중의 하나가 어디서부터 이야기를 시작해야 할지를 모른다는 것이다. 발표자들이 어떤 방향으로 이야기를 전개해 나갈 것인지 확신이 없다면 용기를 잃은 채 공포심에 빠져 버릴지도 모른다. 이를 해결하기 위해서 나 자신 스스로에게 다음과 같이 질문을 해본다.

"나는 왜 이 이야기를 하려고 하는가?"

"내가 발표를 통해서 달성하고자 하는 목표는 무엇인가?"

이와 같은 질문에 대한 답을 찾아가는 과정에서 이야기의 출발점을 찾을 수 있게 될 것이다. 만일 어떤 부분에서든지 무슨 말을 해야 할지 모르겠다면 이 경우에는 목표를 확인하는 단계로 돌아가는 것이 바람직하다. 아무리 좋은 내용이라 할지라도 말하고자 하는 바를 벗어난 내용은 본래의 목표를 흐릴 수 있으므로 포함시키지 말아야 한다.

목표를 분명하게 수립하고, 또 인식하고 있어야 발표 도중에 강조해야 할 점이 무엇인지 알 수 있다. 청중의 관심이 집중되기를 바란다면 말하고자 하는 바를 빨리 알아차릴 수 있도록 강조하는 것이 좋다. 그러므로 내가 말하고자 하는 바의 핵심이 무엇인지를 정확히 파악하는 일은 무엇보다 중요하다.

청중의 관심이 집중될수록 발표의 목표달성도 쉬워진다. 만약 내가 말하고자 하는 것이 무엇인지를 청중이 제대로 이해하지 못한다면 그들은 곧 이야기를 듣는 일을 불필요하게 여길 것이며 더 이상 귀를 기울이지 않게 될 것이다. 그러므로 목표의 설정은 청중을 어떤 방향으로 이끌어 갈 것인가를 결정할 수 있도록 작용해야 한다. 발표를 시작하게 되면 청중의 관심보다도 더 중요한 것은 청중으로 하여금 목표에 귀를 기울이고 그 목표를 수용하도록 만드는 일이다. 명확한 목표를 가지고 그것을 달성하기 위해 과정을 밟아 나아가면 청중을 사로잡을 수 있고 또한 자신이 원하는 것을 성취할 수 있다.

이처럼 어떤 발표든지 청중 앞에 서기 전에 말하고자 하는 바에 대하여 정확하게 파악하고 있다는 것을 자기 스스로 확신하고 있어야 한다. 발표자로서 정확하고 책임감 있는 목표를 수립하는 것은 발표를 잘 할 수 있는 첫걸음이 된다.

••• 3. 목적에 맞는 이야기의 전개

청중이나 고객을 대상으로 이야기를 할 때 실패하지 않는 가장 기본적인 조건 중에 또 다른 한 가지는 목적에 맞도록 이야기하는 것이다. 이야기를 전개하는 사람은 '내가 청중에게 바라는 것이 무엇인지?'를 정확하게 설정해야 한다. 때로는 상품이나 서비스를 판매하기 위해 사람들을 설득하기도 하며, 공식적인 자리에서 감동을 전하기 위한 말하기도 있다. 사람들을 가르치거나 특정 행동을 이끌어내기 위해 이야기하는 경우도 있다. 사람들 앞에서 발표를 할 때는 그 목적을 분명히 하고, 청중을 파악한 후 구체적이고 자세하게 원고를 작성하면서 이야기할 내용을 체계화시켜야 한다. 또 목소리와 차림새 등도 목적에 맞추어 준비해야 한다. 감동적인 내용을 전달하기 위해 말하면서 억양이나 감정을 실지 못하고 밋밋하고 메마른 톤으로 말을 한다면 감동이 전달되기 어려울 것이다.

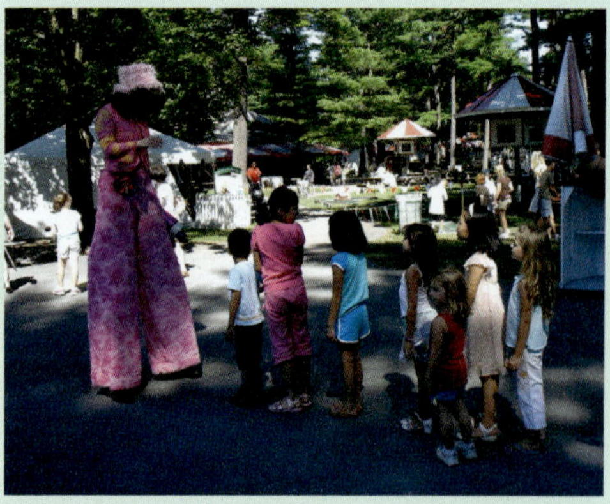

이야기를 전개하는 사람은 '내가 청중에게 바라는 것이 무엇인지?'를 정확하게 설정해야 한다

타인에게 이야기를 하는 목적은 주로 판매, 교육, 감동, 선동, 사실 설명을 위한 경우 등 다섯 가지로 분류하는 것이 일반적이다. 어떤 유형의 이야기를 할 것인가를 결정하

는 일은 발표자가 청중에게 어떤 정보를 전달해야 하는 가를 결정하는 일이기도 하다. 예를 들어, 회사에서 새로 선보인 선글라스를 중간 소매업자에게 판매한다고 하면 이미 말하고자 하는 바가 무엇인지는 정확하게 나와 있으므로 소매업자들에게 왜 이 선글라스를 선택해야만 하는지를 말해야 할 것이다. 그렇다면 이러한 정보를 어떤 방법으로 전달해야 소매업자들을 설득할 수 있을 것인가? 이런 경우에는 판매를 위한 말하기 규칙을 따른다면 설득할 수 있는 방법을 발견할 수 있을 것이다.

성공적인 판매를 위한 조언들은 너무 많이 나와 있기 때문에 필요한 사람들이 관련 책 한 권만 읽어도 어떤 태도를 취해야 하는지를 알 수 있을 것이다. 판매를 위한 대화 시 참고할 만한 유의점들을 제시해보면 다음과 같은 것들이 있다.

- 유머로 경계를 해소하라
- 고객이 꿈꿀 수 있는 이야기를 들려주어라
- 판매한다는 느낌을 주지 마라
- 대화 중에 나타난 고객의 기호를 파고들어라
- 고마워하거나 미안하게 만들어라
- 장점에 대해서는 칭찬을 하라
- 자존심을 건드리지 마라

자신이 어떤 내용을 이야기할 것이며 그 목표가 무엇인지를 명확히 결정했다면, 그것은 어떤 유형으로 말을 할지를 파악한 것이다. 판매가 목적이라면 설득력 있게 말하기를 해야 하고, 교육 프레젠테이션은 교육적이고 감동적으로, 선동 프레젠테이션은 설득력 있고 감동적으로, 사실 설명 프레젠테이션은 타인이 능동적으로 참여하고 있다는 주체성을 가지고 겸손하면서도 교육적으로 전개해야 할 것이다.

'어떤 유형의 이야기를 어떤 방식으로 전개할 것인가?'와 같이 목적에 맞는 이야기를 어떻게 잘 전개할 것인지를 고민하는 일은 청중 앞에 나가 발표를 성공적으로 하는 데 도움을 줄 수 있을 것이다.

4. 청중의 반응에 대한 부응

이야기를 하는 사람은 상대나 청중이 화자(話者)의 목표에 귀를 기울이고 그 목표를 수용하도록 기술을 발휘해야 한다. 이것을 잘 해내지 못한다면 그는 발표에서 실패하고 직장생활을 하는 데도 어려움을 겪을 것이다. 의료서비스기관에서 환자와 이야기를 나눌 때에도 환자가 요구하는 사항을 정확하게 파악해서 그 문제를 해결할 수 있는 방안을 제시한다면 환자의 감동을 얻어낼 수 있다. 그러나 환자들은 병원 직원과 대화를 마치고 나서 다음과 같이 불만 섞인 소리를 한다.

"그 직원이 뭐라고 이야기는 하는데, 무슨 소린지 알 수가 없군."

이와 같은 결과를 가져왔다면, 그 사람은 듣는 사람이 무엇을 원하는지를 정확하게 확인하지 않고 자신의 입장에서만 말을 한 것이다. 의료서비스 구매 시 존재하는 정보의 비대칭성은 환자의 입장을 고려하지 않고 말할 경우 환자가 의료진과 나누는 대화의 내용이나 의도를 이해하지 못하게 할 가능성이 크다.

특히, 대부분의 사람들은 청중에 대해 필요 이상의 두려움을 가지고 있다. 많은 사람들이 나의 움직임을 주시하며 내 말 한마디 한마디에 귀 기울이고 있다고 생각하면 두렵고 긴장되는 것은 누구나 마찬가지이다. 하지만 사실 대다수의 청중은 발표자가 이야기하는 도중 실수를 하더라도 눈감아주는 호의적인 태도를 보인다. 대부분의 경우 청중은 발표자의 이야기를 듣기 위해 그 자리에 온 사람들이기 때문에 그의 편이라고 할 수 있다. 이야기 하는 도중에 작은 실수를 한다고 하더라도 그 실수를 가지고 발표를 그만하라는 식으로 말하기보다는 슬쩍 눈감아 주고 계속하라는 반응을 보이는 것이 청중의 너그러운 심리이다. 발표자가 이와 같은 사실을 안다면

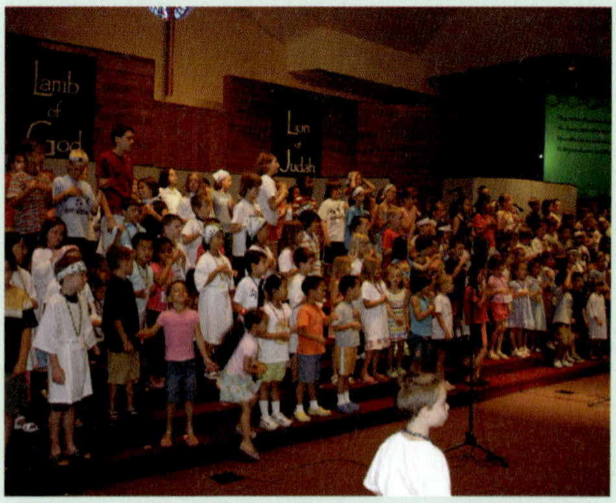

대다수의 청중은 발표자가 이야기 하는 도중 실수를 하더라도 눈감아주는 호의적인 태도를 보인다

발표자는 청중들에 대하여 심각하게 겁을 먹을 필요는 없다.

그렇지만 발표자는 어디까지나 상대가 나의 목표에 동의하고 신뢰를 보낼 수 있도록 철저히 준비하고 값어치 있는 발표를 진행시켜야 할 책임이 있다. 따라서 발표자는 발표 시에 정확하게 자신의 '목표'를 인식하고 있어야 한다. 이야기를 듣는 상대는 교육을 받거나, 재미를 느끼거나, 쓸모있는 정보를 얻기 위하여 말을 들으려고 하는 것이다. 이것이 바로 청중 또는 청자들의 반응이다. 목표를 분명히 인식하고 목표에 맞는 말을 해야 상대의 주의를 집중시킬 수 있으며 그것이 발표를 성공으로 이끈다.

청중의 주의를 더욱 집중시키기 위해서는 먼저 청중이 어떤 사람들인지를 알아야 한다. 발표를 시작하기 전에 '그들은 과연 누구인가?'라는 질문을 스스로에게 던짐으로써 청중이 어떤 특성의 사람들로 구성되어 있는지 다시 생각하게 된다. 그리고 그들의 수준에 따라 사용할 어휘의 수준을 결정할 수 있다. 만약, 청중이 의학 분야의 전문가들이라면, 그 분야의 전문 용어를 사용할 수 있을 것이다. 만일 대학 교수들을 상대로 하는 강연이라면 학생들을 상대로 할 때와는 다른 수준의 어휘를 사용해야 할 것이다. 만약, 의사들을 상대로 강연할 때의 어휘나 용어를 다시 일반인들을 상대로 한 강연에서 활용한다면 청중들은 발표의 내용을 이해하는 데 어려움을 겪을 것이다. 이는 곧 발표의 목표를 상실하는 것이다. 이처럼 청중이 어떤 사람인지 미리 알아두고 그들의 수준에 맞는 용어나 어휘를 사용하면 청중의 이해를 도울 수 있고, 그들을 내편으로 만들기도 한결 쉬워진다.

다음으로 청중이 발표에 적극적으로 참여하도록 유도하는 것이 좋다. 청중을 발표 속으로 끌어들이면 끌어들일수록 발표자와 청중 간의 벽은 더 빨리 허물어질 수 있다. 이러한 과정을 통해서 청중은 발표의 내용에 훨씬 더 집중해서 들을 수 있게 된다. 청중을 발표에 참여시키는 기본적인 방법으로는 청중들의 틈새를 찾아 질문을 하는 것이다. 질문을 하는 것은 청중이 발표의 내용을 제대로 이해하고 있는지 확인할 수 있고, 청중을 이야기에 집중하게 만드는 좋은 방법이다. 청중들이 더욱 적극적으로 정보를 수용하도록 만들기 위해서는 발표 중 간간이 질문을 하는 것이다. 하지만 질문을 할 때에는 다음과 같이 주의해야 할 점들이 있다.

- 대상자를 지목해서 질문하라.
- 같은 질문을 두 사람 이상에게 하라.

- 청중의 답변에 대해 노코멘트로 일관하라.
- 항상 정답을 제시하라.
- 논쟁을 벌이지 마라.
- 질문을 너무 많이 하지 마라.
- 대답할 수 있는 질문을 하라.
- 대답을 반복해서 들려주어라.

토론사례 4-1

의료서비스기관은 어떤 사람을 채용해야 하나? Discussion Example

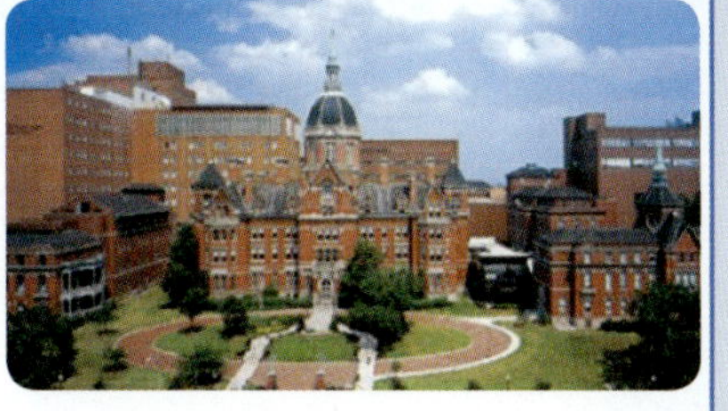

'당신은 물리치료 예약이 되어 있는 환자의 방에 시간을 맞춰 갑니다. 그런데 환자가 아직 치료를 받을 준비가 되어 있지 않습니다. 침대 시트는 더럽혀져 있고 환자는 몸을 씻어야 하는 상황입니다. 당신은 어떻게 하시겠습니까?'

"만약 그 지원자가 '저는 간호사에게 가서 말하겠습니다' 라고 말한다면 저는 이렇게 묻습니다. '만약 간호사가 지금 당장 와줄 수 없다고 하면 어떻게 하겠습니까?'"

"만약 그 사람이 물리치료 예약을 다시 잡겠다거나 혹은 다음 예약환자에게 갔다가 다시 돌아오겠다고 하면 저는 아마 그 사람을 채용하지 않을 겁니다. '제가 그 환자를 씻겨주겠습니다'라고 말하는 사람이 제가 찾는 사람입니다. 그리고 그가 간호사를 부르겠다는 말을 아예 하지 않는다면 더 좋겠죠. 힘든 일인데도 자발적으로 하려는 사람을 고용하는게 '그건 내가 할 일이 아니다' 식의 사고방식을 가진 사람에게 그 일을 하라고 요청하는 것보다 훨씬 더 쉽습니다. 그렇게 완벽한 사람을 찾기는 물론 쉬운일이 아니고, 그게 전부라고 생각하지도 않습니다. 하지만 저는 직원들에게 무엇이 가장 중요한지를 지속적으로 말해주어야 하고, 그들이 그렇게 따라와 주었을 때 감사해야 합니다."

자료원 : 강수정 역(2009), Freed Lee 저, 디즈니 의료기관의 서비스리더십, 김앤김북스, 188쪽

토론과제

HEALTH CARE COMMUNICATION

Discussion Problem

1. 위 사례를 읽고 각자 느낀 점에 대하여 이야기를 해봅시다.
2. 환자들은 궁극적으로 의료서비스기관 직원들에게 무엇을 원하고 있는지 논의해 보시오.
3. 의료서비스기관은 조직의 목적을 달성하기 위하여 어떤 사람을 선발해야 할지에 대하여 논의해 보시오.

III 프레젠테이션의 의의

1. 의의

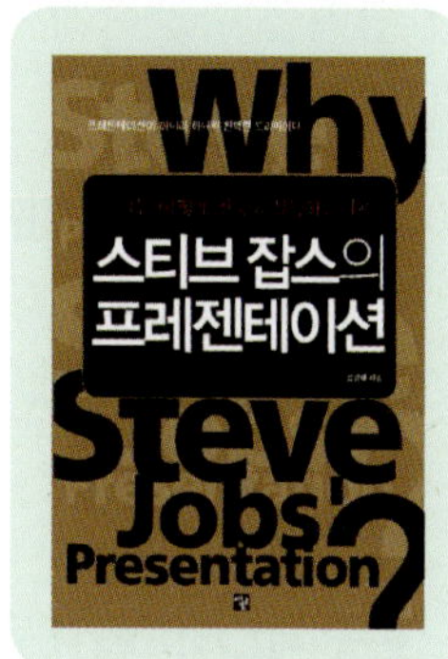

프레젠테이션이란 시청각 도구를 활용하여 개인이나 집단의 의견 또는 생각을 공개적으로 발표하는 것이다. 각종 세미나, 학회, 국제회의에서 하는 발표를 포함해서 직장에서 하는 각종 브리핑이나 보고, 더 나아가 학교수업 시간의 발표, 정견발표, TV토론, 국회 연설 등 다양한 분야에서 프레젠테이션 기법이 널리 활용되고 있다.

프레젠테이션은 그 대상을 기준으로 분류할 때, 소수를 대상으로 하는 것으로 사내 각종 회의나 회의 사전 준비를 들 수 있다. 다수를 대상으로 하는 것으로는 학회, 시사회, 국제회의, 주주총회 및 이사회의 등이 었다. 장소를 대상으로 할 때에는 사내에서 하는 방법이 있고 사외에서 하는 방법이 있다. 프레젠테이션은 차원에 따라서 여러 방법으로 분류될 수 있지만 그 사용 원리는 유사하다.

최근 들어서는 사회가 다원화되고 또 사람들의 감각도 다양하게 발전함으로써 다양한 계층을 대상으로 또 다양한 장소별로 커뮤니케이션의 능력과 중요성이 요구되고 있다. 상대방에게 자신의 의시를 분명히 전달하면서 동시에 상대방의 감정을 자신이 의도하는 방향으로 이끌 수 있는 설득력이나 협상능력이 무엇보다 중요시되고 있는데, 최근 그와 같은 커뮤니케이션 목적을 달성하기 위하여 프레젠테이션 기법이 각광을 받고 있다.

프레젠테이션 기법은 의료서비스기관에서도 꽤 다양하게 활용되고 있다. 의사가 환자에게 질환과 치료법을 설명하는 것으로부터 각종 교육이나 보고에 이르기까지 널리 사용되고 있다. 의료서비스기관 직원들이 외부 행사에서 발표를 하거나 세미나 및 학회에서 프레젠테이션을 사용하는 것은 보편화되었다.

프레젠테이션을 사용할 때는 그 용도에 따라서 구성과 내용, 형태 및 운용방법에 대하여 주의를 기울여야 한다. 사람에 따라서 프레젠테이션을 할 때 글로만 화면을 구성하는 정우도 있으나 차트나 그림을 통하여 프레젠테이션의 효과를 높일 수 있다. 그러나 차트를 사용할 때 유의할 점은 데이터의 수치가 정확하지 않거나 근거가 미약한 것은 차트보다 말로 표현하는 것이 효과적이다. 시청자가 익히 알고 있는 것을 차트로 보여주면 프레젠테이션이 너무 형식적이라는 느낌을 줄 수 있다. 이처럼 프레젠테이션을 제작하여 발표할 때에는 시청자들의 특성에 따라서 내용이나 형태를 다양하게 구성하는 것이 효과적이라고 할 수 있다.

••• 2. 프레젠테이션의 여섯 가지 요소

바람직한 프레젠테이션에 반드시 필요한 여섯 가지 요소가 있다. 프레젠터는이 요소들을 동시에 모두 다룰 수 있어야한다. 이들 요소는 다음과 같다(박재호, 2009).

◆ 프레젠터 ◆ 내용(메시지) ◆ 청중 ◆ 커뮤니케이션 방법 ◆피드백 ◆ 장소

1) 프레젠터 (presenter)

발표를 하는 사람인 프레젠터는 다음 요소를 고려해야 한다 .

◆ **프레젠테이션 하고자 하는 동기이다.** 프레젠테이션의 댓가로 직접적인 보상이 기대되는지, 아니면 간접적인 보상이 기대되는지, 또는 즉각적인 보상이 기대 되는지, 아니면 차후의 보상이 기대되는지에 따라 동기화된다. 따라서 프레젠테이션 하기 전에 당사자눈 왜 무엇 때문에 프레젠테이션 하는지를 밝히는 것이 중요하다 .

◆ **프레젠터의 신뢰성이다.** 프레젠터가 가진 아이디어나 컨텐츠는 청중들이 그 사람을 얼마나 신뢰하느냐에 따라 받아들여지는 정도가 다르다. 그렇기 때문에 신뢰성은 당사자의 믿음직함, 인간성, 경쟁력, 열정, 전문성 등에 의해 결정 된다 .

◆ **프레젠테이션의 스타일이다.** 이는 메시지를 전달하는 방법인 스타일이 프레젠 테이션 목적과 부합되어야 한다는 것을 의미한다.

아하! 4-1 탁월한 프레젠터가 되는 6가지 전략(OPENUP)

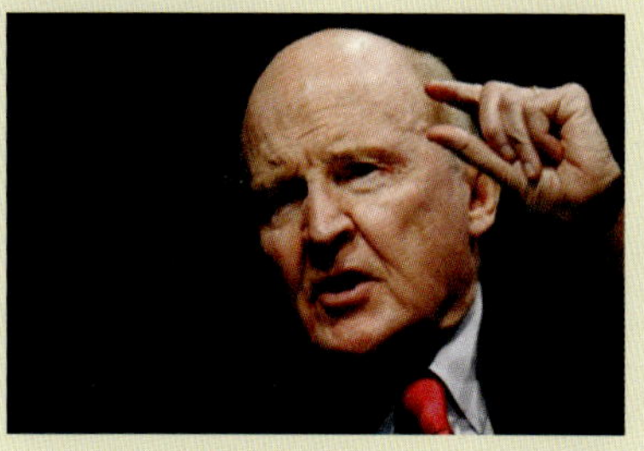

1. O(Organized: 조직화)
   - 균형잡히고 세련된 방식의 전달, 전달하고자 하는 내용의 완벽한 이해, 주도권 장악
2. P(Passionate: 열정)
   - 자신이 말하는 바에 대한 긍정적인 열정과 확신을 발휘, 에너지 발산, 열정적으로 보고 말할 것
3. E(Engaging: 매력)
   - 청중을 사로잡음, 유머 사용, 청중과의 교감
4. N(Natural: 자연스러움)
   - 대화하는 듯한 자연스러움 연출, 편안함 유지, 자신이 말하는 것과 청중에 대한 확신을 가질 것
5. U(Understand Your Audience:청중을 이해하라!)
   - 발표할 내용의 충분한 검토, 청중에 대한 공부, 청중과 교류하고 참여를 도울 요소를 미리 습득
6. P(Practice: 연습하라!)
   - 연습을 통해 자신의 능력을 향상시킬 것, 프레젠테이션 스킬을 연습할 것

2) 내용(메세지)

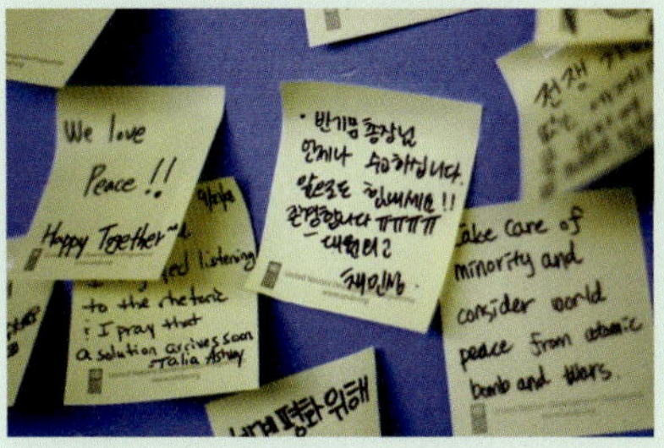

프레젠터가 언어적 또는 비언적으로 표현하는 모든 것을 말한다. 언어적 내용에는 발표내용, 표현스타일, 구조가 있다 .

- ◆ **발표 내용은 프레젠테이션 주제와 관련되는 것으로 프레젠터는 청중의 요구, 할애된 시간 등을 고려하여 내용을 준비해야 한다.**

- ◆ **표현 스타일은 내용을 프레젠테이션하는 방식을 의미한다. 여기에는 공식적인 것에서부터 비공식적인 것까지 그 범위가 상당히 넓다. 나아가 표현 스타일은 프레젠터, 청중, 시간, 장소 등을 고려하여 적절하게 결정되어야 한다.**

- ◆ **메시지의 구조는 프레젠테이션 내용을 어떻게 배열하는가를 말한다. 구조는 주로 서론(도입), 본문, 결론으로 구성한다.**

3) 청중

프레젠터는 자신의 메시지를 듣는 청중을 분석해야 한다. 그리고 자신의 아이디어를 어떻게 프레젠테이션할 것인가를 결정해야 한다. 이러한 요인들에는 연령, 성별, 문화, 지역, 단체 등이 있다.

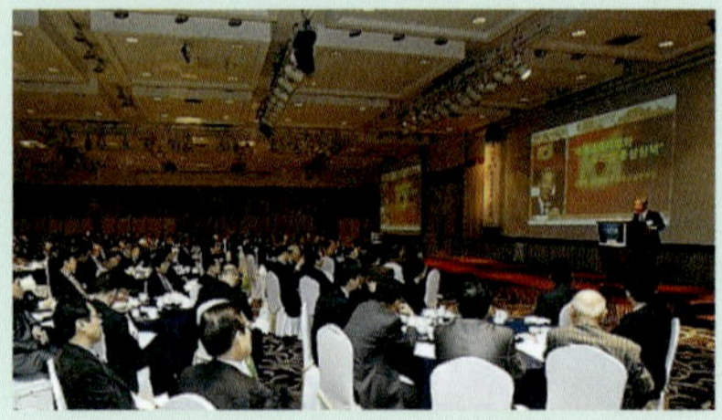

4) 커뮤니케이션 방법

이는 메시지를 전달할 때 사용하는 수단이다. 청중에 직접 이야기할 때 발표자는 다음과 같은 다양한 커뮤니케이션 방법을 이용한다. 이에는 시각도구, 그림도구, 소리도구가 있다. 시각도구로는 제스처, 표정, 행동, 자세 등이 있고, 그림도구로는 도형, 지도, 그래프, 그림, 실물 등이 있다. 그리고 소리도구로는 성량, 음의 높낮이,음의 다양성 등이 있다.

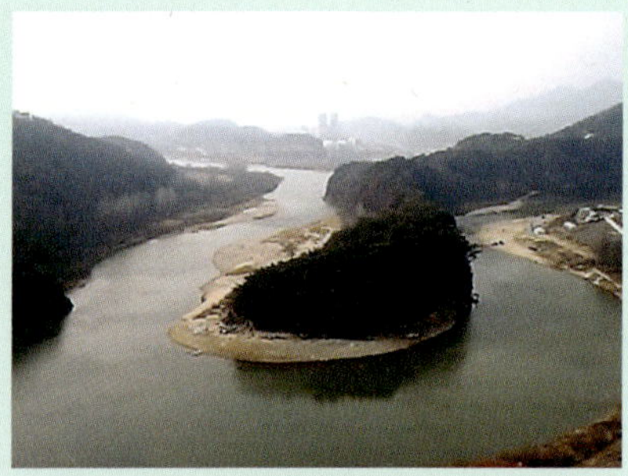

지도?

5) 피드백

프레젠터가 자신의 메시지를 청중들이 어떻게 받아들이고 있는지에 대한 정보를 얻고 이에 대한 적절한 조치를 취하는 것을 말한다. 피드백 절차는 프레젠터가 청취자에게 반응하기 전까지는 끝나지 않는다. 또 여기에는 프레젠터의 반응에 청취자의 반응이 포함되어지며 그 반대도 포함된다.

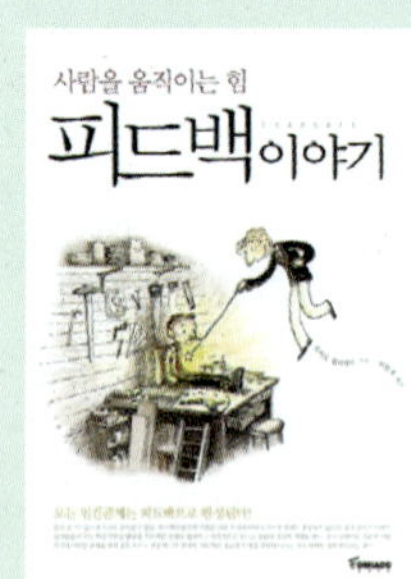

6) 장소

프레젠테이션 장소와 관련하여 반드시 유의하고 대비해야 할 방해요소는 외적 소음과 내적 소음이 있다.

외적 소음은 술렁대는 소리, 사람들의 소곤거리는 소리, 기침, 바시락 거림,

좋지 않는 엠프시설, 온도(너무 덥거나, 너무 추운), 나쁜 환기시설, 휴대폰 벨소리, 나쁜 조명, 시각적 장애물(기둥) 등이 해당된다.

내적 소음에는 프레젠터가 자신이 발표하고자 하는 주제에 대해 혼동하거나 명확하지 않으면, 이것은 내적 소음에 해당된다. 또한 프레젠터가 청중을 잘 모르거나 잘못 분석했을 경우도 이같은 문제가 발생할 수 있다.

청중과 프레젠터의 역할은 서로 동시에 쌍방향으로 커뮤니케이션을 하는 것이다. 이때 소음을 제거하는 것은 매우 중요한데 그 이유는 청중과 프레젠터의 상호작용이 방해받지 않고 원활하게 진행되도록 하기 위한 것이다.

Ⅳ 화면의 구성과 전달

1. 내용 작성 시 유의할 점

프레젠테이션 커뮤니케이션을 수행할 때 텍스트는 청중이 쉽게 읽고 이해할 수 있도록 구성해야 한다. 화면의 내용을 쉽게 읽을 수 없다는 것은 정확한 정보 전달을 하는 데 큰 장애가 된다. 명확하게 잘 읽히고 이해하기 쉬운 프레젠테이션을 만들기 위해서는 다음과 같은 점들을 고려해야 한다.

1) 폰트 사용법

가급적 표준폰트를 사용하고 2~3종의 서체를 적절히 사용하며 읽기 쉬운 크기로 설정한다. 또 현재 설명하고 있는 부분만 구별하여 슬라이드에서 청중을 이끌 수 있는 스포트라이트를 준비해야 한다. 글씨체는 두 가지가 넘지 않도록 하며 제목이나 요점 등 강조할 사항은 굵은 글씨를 써서 한눈에 들어오게 한다. 또한 제목은 최대한 짧게 하며 한 줄에 여섯 단어 한 슬라이드에 여섯 줄이 넘지 않도록 하는 것이 좋다. 특히 한 페이지에 한 가지 주제만 다루도록 하여 청중들이 이해하는데 편리하도록 한다.

2) 제목 및 글머리 기호

명료하고 핵심을 찌르는 제목과 글머리기호를 통해 강조하고자 하는 내용을 쉽게 전달할 수 있다. 제목은 중요한 정보에 집중할 수 있도록 해주므로 눈에 띄는 서체로 만들어 슬라이드의 중앙 상단에 배치한다. 글머리기호는 주제 문장이나 특정한 경우에만 사용하여 청중이 목록을 빠르게 파악할 수 있도록 한다.

3) 레이블, 표, 범례

의미가 불분명한 그래프 표 정보에는 레이블을 붙여 청중이 화면의 내용을 정확하게 인식할수 있도록 해야 한다. 표는 구체적인 값이 중요하고, 데이터가 복잡하거나 강조할 부분에만 사용하여 핵심을 보여줄 수 있도록 한다. 범례는 그래프나 표의 어느한 부분과 레이블 사이의 연결관계를 설명하는 것이다. 범례는 레이블을 사용할 수 없을 때 넣으면 좋고 범례가 필요하지 않으면 사용하지 않는 것이 좋다.

2. 색의 사용

시작 자료에 색을 사용하면 더 큰 효과를 가지고 올 수 있다. 색의 사용은 극적인 효과를 내고 전체 분위기에 영향을 미칠 뿐만 아니라 이해 능력과 동기부여 능력에 변화를 줄 수있다. 의미하는 정서와 관련해서 색을 쓰면 효과적인데 예를 들어 녹잭은 '시원한 색'으로 성장, 수입, 창조성을 상정한다. 붉은 색은 '뜨거운 색'으로 빛, 비용, 화남, 정열을 뜻한다. 그리고 검은색은 전문적인 것 또는 심각한 것을 전달할 때 쓴다. 밝고 가벼운 색은 즐거움과 친근감을 표시한다.

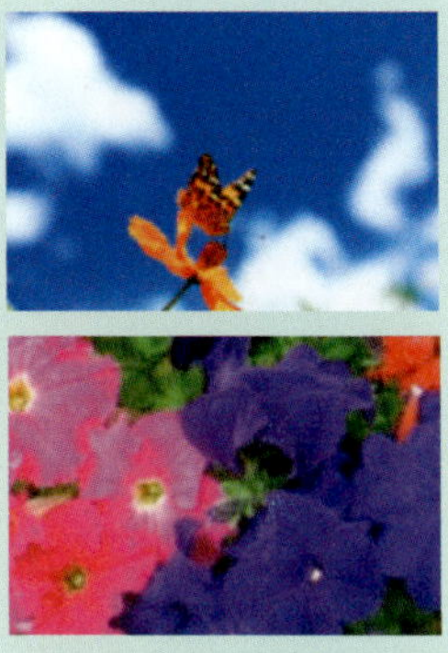

시작 자료에 색을 사용하면 더 큰 효과를 가지고 올 수 있다

색은 배경과 전경을 구분하고 가장 중요한 내용을 가장 눈에 띄는 색으로 배치한다. 제목과 본문 텍스트는 다른 색을 사용하며 내용을 표시하는 전경 색으로는 따뜻한 계열을 사용하는 것이 좋다. 또 색의 조화와 관습을 존중하여 구성하면 발표자가 제시하고자 하는 메시지가 더욱 명확하게 전달될 수 있다. 그러나 너무 어지러운 색깔이나 어두운 색은 가급적 피하는 것이 좋다. 다음은 시각 자료에 효과적으로 색을 사용하기 위한 전략이다.

- 색깔은 세 가지를 넘지 않게 한다.
- 밝은 바탕에 짙은 글씨를 사용하거나 어두운 바탕에 밝은 글씨를 사용한다.
- 전체 슬라이드의 바탕색을 같은 계통으로 유지한다
- 글자에는 빨간색을 사용하지 않는다(읽기 어렵다).
- 바탕색을 어두운 색으로 했을 경우 노란색과 흰색을 글자색으로 사용한다.
- 색의 순서를 배열할 때는 어두운 색에서 밝은 색 순서로 사용한다. 자료의 아랫 부분은 짙은 색으로 하고 위로 갈수록 밝은 색을 사용하는 것이 좋다.

아하! 4-2 **시각 보조자료를 준비할 때 해야하는 것과 해서는 안 되는 것**

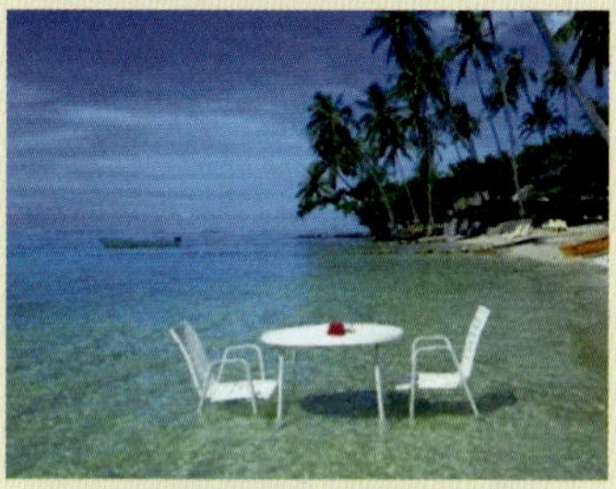

DO's(해야 하는 것)

- 단순하고 도움이 되고 또 쉽게 볼 수 있도록 한다.
- 보조자료는 주제와 관련성이 있어야 한다. 단어만 제시하는 것보다 정보를 좀더 명확하게 프레젠테이션하기 때문에 관련성 여부를 반드시 검증해야 한다.
- 프레젠터는 한번만 보아도 알 수 있을 정도 보조자료에 익숙해져야 한다.
- 프레젠터는 시각자료를 가리키면서 청중을 향해서 발표한다.
- 프레젠테이션을 한 뒤에 보여준 자료의 복사본을 얻을 수 있음을 말한다(미리 자료가 제공되지 않았다면).

DON'Ts

- 글자를 너무 작게 쓰지 마라. 표준 글자체를 이용하지 말고 큰글자체를 사용하라.
- 보조자료 앞에 서서 청중들의 시야를 가리지 마라.
- 보조자료를 만지작거리지 마라. 이는 청중들을 불편하게 한다.
- 플립차트를 넘기면서 이야기하지 마라.
- 주제와 관계없는 자료 등이 배포되거나 돌게 하지 마라. 사람들은 당신이 이야기할 때 그것을 읽고 있을지도 모른다.

3. 선명성

가장 멀리 떨어진 자리에 앉은 사람도 잘 볼 수 있는지 확인하고, 글씨는 크고 읽기 쉽게 쓴다. 글씨체는 최대한 일반적인 고딕체나 바탕체를 이용한다. 영문은 대문자로 쓰며, 일반적으로 한 장의 슬라이드에 6줄이 넘지 않게 배열한다. 줄 간척과 여백을 충분히 줘서 너무 빽빽해서 눈이 피로하지 않게 한다. 이탤릭체를 써야 한다면 아껴서 쓰고, 강조하고 싶은 부분이었을 때는 밑줄 긋기보다 볼드체로 쓴다. 그리고 한 장 안에 다단 편집을 해서는 안된다. 시각자료에 복사한 그림이나 글씨를 붙이지 않도록 한다. 청중들이 PPT 제작 기술이 부족하다고 느끼기 쉽기 때문이다. 만일 시각자료 내의 모든 내용을 청중이 다 읽기를 바란다면 유인물로 복사해서 배부하도록 한다.

4. 애니메이션과 사운드

주의를 집중시키기 위해 애니메이션을 사용하되 매 슬라이드마다 다른 화면 전환을 사용하는 것은 청중들의 시선을 피곤하게 만들고 주의력을 분산시키기 때문에 좋지 않다. 같은 정보를 가진 부분은 같은 방식의 애니메이션을 사용해야 청중이 하나의 그룹으로 인식할 수 있다. 복잡한 표현은 한 번에 조금씩 보여주고, 개체나 사건에 어울리는 효과를 사용하도록 한다.

또한 적절한 사운드를 사용하면 청중을 주목시키는 데 도움이 된다. 사운드와 텍스트, 그래픽을 조화롭게 사용하며, 경고음과 같은 짜증스러운 사운드는 피하는 것이 좋다. 또한 사운드가 실내 어디서나 잘 들리도록 해야 한다.

미디어를 사용할 때 움직이는 화면과 정지화면 중 정지화면이 청중의 주의를끌기에 유용하다는 연구결과가 있다. 청중의 기억과 이해에 대한 조사결과를 보면 다음과같다. 요즘에는 애니메이션은 적당히 쓰되 사운드는 사용하지 않는 것이 일반적이다.

〈동화면과 정지화면의 설득력 비교〉

	기억	이해
정지화상에서 1회 설명할 때	83%	56%
움직이는 화상에서 2회 설명을 할 때	73%	40%
구두로 설명을 할 때	76%	24%

자료 : 박재호(2009)에서 인용

5. 그림과 그래프

단어는 잊어버려도 그와 유사한 의미의 그림은 오랫동안 기억한다. 시각적 자료는 말 그대로 시각적이어야 한다. 차트, 그래프, 사진 등을 충분히 이용한다. 그저 몇 개의 단어가 들어있는 슬라이드는 시각적이라기보다 언어적이다. 요점을 강조하고 주의를 집중시키기 위해서는 시각자료를 활용하기 때문에 익숙한 상징이나 적절한 클립아트를 삽입해 넣는 것이 더욱 효과적이다. 프레젠테이션에서 그래프를 사용하면 수치만 나열하는 것보다 숫자들에 대한 정보를 더 효과적으로 전달할 수 있으며 특히 상대적인 값을 보여주려 할 때 효과적이다.

그래프의 표현방식은 청중에게 익숙한 것을 선택하는 편이 좋으며 그 예로는 원그래프, 그림표, 선그래프, 막대그래프, 계단그래프, 산포도, 다중그래프 등이 있다. 상대적인 중요도를 나타내려면 그 선을 부각시키되 값이 순차적으로 배열되도록 하는 것이 좋다.

••• 6. 질적 정보의 전달 방법

명확하게 핵심을 전달하고 주장을 뒷받침할 사례를 보여주면 명확한 증거제시가 필요하다. 이는 그래픽을 보여주고 싶은 이야기로 설명하는 'Show and Tell' 기

아하! 4-3 기억을 잘하게 하는 법

사람들이 요점을 잘 기억하게 만드는 여러 가지 방법이 있다.

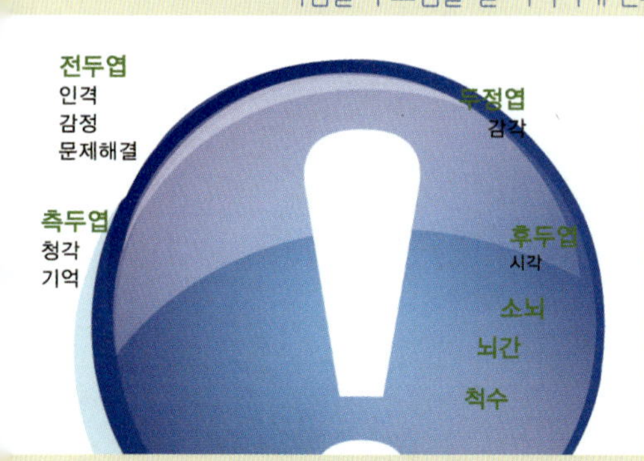

- 첫 번째 글자를 따서 단어나 약어를 만든다.
  - 첫 번째 글자를 따서 하나의 단어를 만든다. 예를 들어, SRV는 Smile(미소), Respord(대답), Value(가치)를 뜻하고 고객 응대의 기본 설명을 할 때 유용하다.
- 비슷한 음운의 단어를 연결한다.
  - 비슷한 음기를 가진 단어를 서로 엮어서 쓴다. 예를 들어 성실, 성공, 성취와 같이 '성'이 들어가는 단어를 모아서 한 가지 주제를 설명한다.
- 기본을 강조한다.(ABC, 3R)
  - 컨설턴트, 작가, 강사인 케네스 블랜차드는 직원의 업무성과에 대해 설명할 때 ABC를 흔히 사용한다. ABC를 Attitude(태도), Behavior(행동), Consequence(결과)로 쓴다.
- 반복
  - 질(Quality)의 중요성을 직원들에게 강조하기 위해 세 개의 요점을 만들어 반복해 알린다. 예를 들어, Quality Support(품질 지원), Quality Products(양질의 제품), Quality Service(양질의 서비스)
- 질문하는 형식
  - 개방형 질문 형식을 취한다. 경영변화에 대한 발표를 할 때 이런 식으로 질문을 던질 수 있다: 무엇이 바뀌는가? 그 영향을 누가 받는가? 변화를 쉽게 하기 위해 어떻게 해야 할까?

법을 사용하는 것이 좋다. 이때 사용하는 그래프에는 차트, 다이어그램, 지도, 사진, 클립아트를 예로 들 수 있다. 그래픽은 배경과 확실하게 구별되도록 하며, 청중에게 익축한 기호, 개념, 전문용어를 사용하여 필요한 부분만 강조하여 나타내도록 한다. 또 그래픽의 정보가 발표자의 각색으로 본래 의도에서 벗어나 왜곡되지 않도록 주의해야 하며, 그래픽 사용은 설명의 핵심을 나타내는 분명한 것이어야 한다.

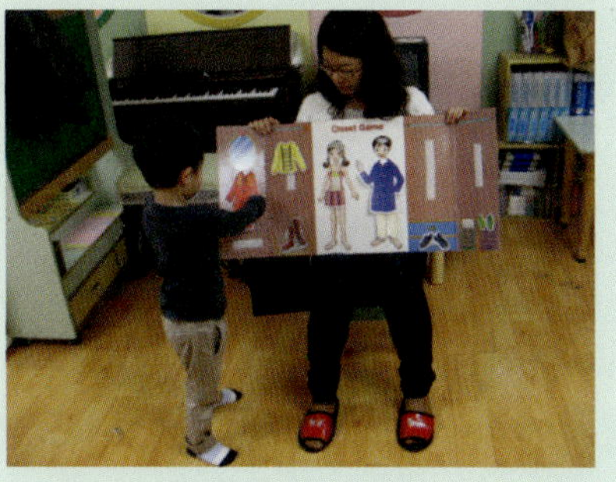

Show and Tell 기법

V 프레젠테이션 과정

프레젠테이션의 메시지가 의미 있는 것이 되기 위해서는 우선 청중의 수준에 적합한 것이어야 한다. 사전에 청중의 지식과 관심사에 대하여 충분한 조사와 분석을 통하여 각장 적합한 주제를 설정하고 청증을 집중시킬 수 있도록 '보여주기와 말하기(Show & Tell)'를 적당한 양으로 조합하여 뚜렷하게 제시해야 효과적인 프레젠테이션 구성이라 할 수 있다. 프레젠테이션을 수행하는 중에 청중의 이해를 높이고자 한다면 일관된 설명보다는 재미있는 사례의 제시와 핵심용어의 설명이 강조되는 것이 반드시 필요하다. 또 청중이 프레젠테이션 내용을 이해할 수 있는 여유시간을 주기 위해 중간에 주제와 관련이 있는 만화나 유머, 사례를 넣는 것도 효과적이다.

또한 프레젠테이션이 끝난 후에는 질의응답 시간을 갖도록 한다. 질문에 대해서는 언제나 환영하는 반응을 보이는 것이 중요하다. 질문은 발표자가 미처 다하지 못한 이야기를 보충할 수 있는 좋은 기회가 되기 때문이다. 만약, 애써 한 프레젠테이션 발표 후에 청중의 질문이 없다면 그것은 청중이 발표에 관심이 없거나 내용을 이해하지 못했다는 신호와 같다. 그렇기 때문에 발표자는 청중의 질문을 예상하고 프레젠테이션 중 일부는 질의를 대비하여 남겨두는 지혜도 필요하다. 만일 예상하지 못한 질문이 나왔다면 즉석에서 말하지 않아도 된다. 오히려 억지로 답을 하려고 시도했다가 낭패를 보는 경우도 있으므로 좀 더 세밀하게 조사하여 하루나 이틀 안에 답해주겠다고 말하는 것이 신뢰를 높일 수 있다. 그러나 이 약속은 반드시 지켜야한다.

대부분의 프레젠테이션은 다음과 같이 세 부분으로 구성된다 할 수 있다.

◆ **서언 :** 자신이 발표하려는 주제에 대해 말한다.

◆ **본론 :** 핵심 내용을 말한다.

◆ **맺음말 :** 자신이 발표한 내용에 대해 핵심을 정리한다.

이 세 부분은 다시 말해서 '서론, 본론, 결론'으로 효과적인 프레젠테이션 발표는 이 세 가지 요소를 포함하고 었다. 프레젠테이션은 이처럼 아주 단순한 논리로 구성되어 었다. 발표를 시작하는 서두에서는 발표 주제를 소개한다. 주제는 직설법을 사용할 수도 있고 예를 들거나 은유로 시작할 수 있다. 주제는 청중에게 관심을 불러일으키는 길잡이와도 같다. 길잡이는 뒤에 따라오는 사람들의 관심이 집중되는 것처럼 청중들에게 주의를 기울이게 하고 기대치를 정하도록 해준다.

청중에게 방향을 제시하고 발표의 개요를 설명하고 나면 발표자는 본론에서 논할 핵심 사항에 대하여 간단한 설명을 해야 한다. 주제를 입증하기 위해서는 사례나 통계와 같은 각종 정보자료를 선택하게 되는데 이때는 다음과 같은 사항들에 유의하도록 한다.

- ◆ **사례 :** 흥미를 높일 수 있는 것을 선택한다.
- ◆ **이야기 :** 관중에게 색다른 경험을 들려준다.
- ◆ **인용 :** 적절한 인용물을 이용함으로써 내용의 신뢰도를 높인다.
- ◆ **명확성 :** 이해하기 쉬운 요점을 제공함으로써 이해력를 높일 수 있다.
- ◆ **비교 :** 유사한 내용과 비교해서 결정률 용이하게 한다.
- ◆ **대조 :** 완전히 다른 것과 대조한다.
- ◆ **통계 :** 새로운 각도에서 정보를 제공한다.

다음으로 본론으로 들어가서 각각의 핵심 사항을 언급하고 세부적인 사항까지 다루어야 한다. 발표에 있어서 핵심 내용은 아무래도 심각하고 건조할 수 있으므로 발표 중에 유머나 일화, 사례를 통해 살을 붙이는 것이 효과적이다. 그리고 맺음말에서는 핵심 사항들을 다시 한번 요약 · 정리하되 행동에 옮기는 것은 청중들에게 맡긴다. 더욱 효과적인 프레젠테이션을 구성하기 위해서는 본론에 해당하는 부분에 은유나 흥미로운 통계자료, 유머, 일화 등을 활용한다면 좀더 매력적인 프레젠테이션이 될 것이다. 프레젠테이션 구성의 전체적 흐름에 대하여 자세하게 살펴보면 다음과 같다.

1. 서론

서론은 전체 프레젠테이션 발표 시간 가운데 20% 이상이 되지 않도록 한다. 서론을 효과적으로 진행하기 위해서는 주제와 관련하여 참석자들의 관심을 유발하고, 그들에게 유익한 기회임을 상기시키고, 발표하고자 하는 주제가 무엇인지 확실하게 알 수 있도록 한다.

발표할 때 청중의 주의와 관심을 모으기 위해 짧은 몇 초 동안의 머리말은 중요하다. 고리타분하고 뻔한 인사말이 아니라 뭔가 참신한 머리말을 준비해야 한다(하지현 옮김, 2008). 발표자가 서론에서 기본적으로 잘 갖춰야 할 요소는 청중의 흥미 유발, 신뢰감 형성, 개요와 핵심을 설명하는 것이다.

- 어쩔 수 없이 감동 받을 수 밖에 없는 인용문
- 충격적인 통계자료
- 수사적인 질문
- 익살스러운 일화
- 매력적인 이야기
- 시각자료

또한 발표자는 참석자들의 관심을 유발하기 위해서는 서론에서 다음과 같은 방법을 써서 효과를 높일 수도 있다 .

◆ 참석자에게 질문을 해본다.

만약, 의사들에게 원가절감을 위한 진료행위나 방법의 수정방안에 관한 교육 프레젠테이션 발표를 한다면, 현재 의료기관 운영에 있어서 원가절감과 관련된 가장중요한 문제가 무엇인지를 질문해 본다. 그리고 그 질문에 대한 의사들의 관심이나 반응도가 어떤지를 살펴본다면 발표를 진행해 나가는 데 도움이 될 수 있다.

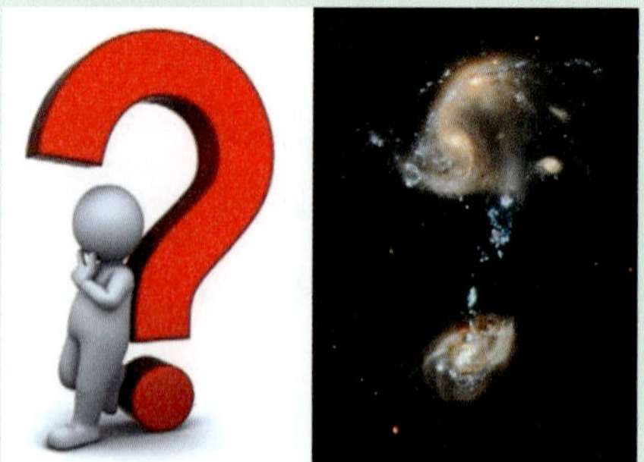
우주의 물음표?

◆ 평범한 사실보다는 특이한 사실을 열거한다.

발표자는 참석자들이 평범한 사실은 이미 인지하고 있다는 점을 간과해서는 안 된다. 평범한 사항을 발표한다면,절대 참석자들의 관심이나 흥미를 유발시킬 수 없다. 예를 들어, 원가절감 방안에 대한 교육 시 수돗물이나 전기 아껴 쓰기 정도나 강조한다면 공감을 얻기가 어렵다. 의료서비스기관 구성원들의 행동이나 직무수행 방법에문제가 있다고 지적하면 깊은 관심을 불러 일으킬 수 있다.

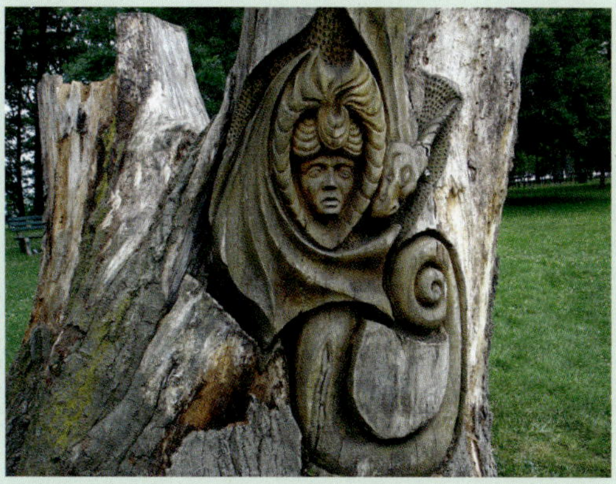

평범한 사실보다는 특이한 사실을 열거한다.

◆ 비교와 사례를 통해 이야기한다.

주제와 관련된 이야기를 전개할 때 그림을 보여주면 관심을 유발할 수 있다. 그림은 늘 호기심을 불러일으킨다. 주제와 관련된 특별한 사실을 전달할 수도 있다. 예를 들어, "A 병원은 의사들의 진료 방법을 개선함으로써 의사들 간에 다섯 배까지 차이가 나던 원가의 차이를 1. 5배까지 축소했습니다"라고 발표하면서 수술 원가를 줄일 수 있는 수술 준비 및 방법 교정과 같은 독특한 그림을 보여준다면 큰 효과를 낼 수 있다.

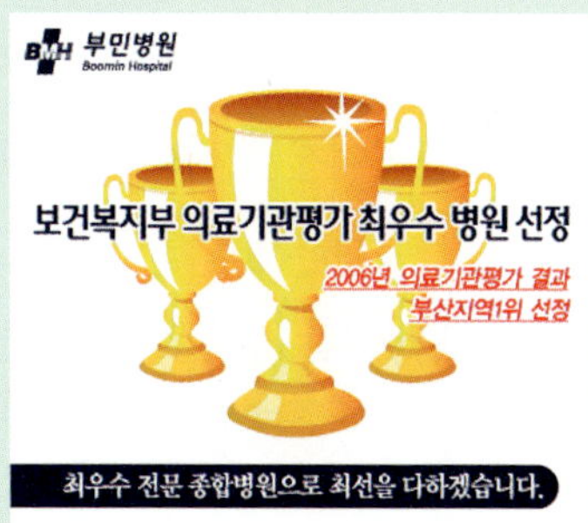

비교와 사례를 통해 이야기 한다

◆ 인용문을 사용한다.

사람의 마음을 사로잡는 인용문은 주의를 끄는 데 효과적이다. 하지만 너무 많이 사용하면 식상할 수 있다. 인용문은 정확해야 한다. 정확한 인용문을 찾기 위해서는 책을 읽고 컴퓨터의 파일이나 메모장에 항상 정리해두는 습관을 갖도록 한다. 많은 사람들로부터 인정을 받는 인물들의 말을 인용하면 발표 내용의 신뢰성을 높일 수 있다.

◆ **유머를 사용한다.**

유머로 시작한다면 참석자도 여유를 가지고 주목하게 된다. 유머는 적절하게 사용하고 편안한 분위기를 연출하도록 재미있어야 한다. 억지로 유도하면 분위기가 더 어색해질 수 있다.

2. 본론

본론에서는 중요한 요점과 이에 관련된 자료들을 제시한다. 프레젠테이션 시간의 60~70%정도를 본론에 배정한다. 본론은 발표의 목적에 정확하게 부합해야 하며 참석자들에게 유익한 메시지를 전달해야 한다.

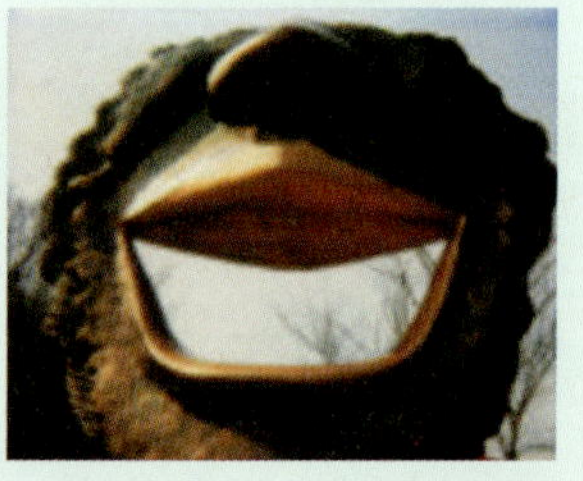

일단 발표 주제를 선택하면 프레젠테이션을 위해 관련된 다양한 자료를 수집해야 한다. 자주 프레젠테이션을 수행할 기회가 있다면, 효과적인 제작이나 시간 관리를 위해 관련 주제별로 데이터 파일을 만들고 관리하는 습관을 갖도록 한다. 즉 신문이나 잡지 기사 그리고 필요한 정보를 들을 때마다 그것을 데이터 파일에 정리하면 프레젠테이션 제작이나 발표 시에 매우 효과적이다. 기억력만 믿고 정리하지 않으면 좋은 발표 자료를 만들기 어렵다.

프레젠테이션을 제작할 때에는 모아진 자료와 정보의 정확성을 다시 점검해야 한다. 근거가 불충분한 정보나 자료의 사용은 큰 화를 불러 올 수 있다는 점을 명심해야 한다.

3. 결론

결론은 앞에서 발표한 메시지를 최대한 핵심만 요약해서 정리하고, 자신의 주장이나 제안을 덧붙이도록 한다. 전체 발표시간의 10% 정도를 사용하도록 한다. 발표자는 결론을 통하여 참석자들이 발표 내용을 더욱 확실하게 이해하고 메시지를 자기의 것으로 받아들이며, 앞으로 구체적인 행동으로 옮기도록 하는 역할을 수행하도록 해야 한다. 모든 발표를 통해 전해지는 메시지는 상대방의 행동으로 이어진다는 결론에 도달하도록 해야 한다. 그렇게 하기 위해서는 참석자들이 결론을 기록하도록 유도하거나 반드시 행동으로 이어질 수 있는 질문을 한다면 효과적이다. 질문은 참석자 모두의 관심을 집중시키는 효과가 있다.

프레젠테이션 발표 시 효과적인 결론을 내리기 위해서는 결론 발표 초반에 중요한 요점 몇 가지를 재차 강조한다. 만약, 의료기관에서 새로운 치료 기술과 관련된 프레젠테이션을 한다면 결론적으로 내용의 소개뿐 아니라 의료기관이나 고객에게 유익한 장점을 줄 수 있는 핵심적인 특성을 강조하는 것으로 결론을 맺도록 한다.

프레젠테이션에서 효과적인 결론을 구성하기 위해서는 다음과 같은 점에 유의해야 한다.

♦ 요점을 다시 정리한다.

발표자의 발표의도를 간략하게 말하고 그와 관련된 주요 요점을 간단하게 요약하도록한다. 시청자들에게 유익한 점을 알려준다. 이때 독특한 표현을 사용하는 것은 효과적이다. 프레젠테이션 글씨체나 색깔을 바꾼다든지, 배경 그림을 강렬한 것으로 사용하거나 결론에 적합한 배경음악을 넣는 것도 효과적이다.

♦ 언제나 결론에서는 미래의 좋은 가능성을 제시하도록 한다.

원가절감에 관한 발표를 했다면, 원가절감을 통하여 의료서비스기관과 구성원들에게 어떤 이점이 있는지를 정확하게 짚어줌으로써 발표를 듣는 것이 유익했다는 느낌을 갖게 할 수 있다. 커뮤니케이션의 결론은 언제나 행동의 개선 또는 수행이라는 점을 명심해야 한다. 원가절감 방안에 관한 발표를 듣고 모든 구성원들이 그것에 공감하고 원가를 절감할 수 있는 행동에 착수해야 그 발표가 성공적이라고 할 수 있다.

♦ 효과적인 결말은 발표의 일관성를 유지하는 것이다.

결론부에 도달해서 너무 비약하는 경우가 있는데 이와 같은 방법은 설득력이 떨어진다. 발표장에 참석한 사람들이 편안한 마음으로 자연스럽게 체계적이고 논리적으로 도출된 결론으로 인식하고 수용할 수 있도록 하는 것이 중요하다.

VI 대 고객 프레젠테이션

1. 프레젠테이션 시 고려사항

1) 분명한 목적의 정립

프레젠테이션을 구성하여 실행하기 전에 필수적으로 점검해야하는 사항 가운데 가장 중요한 것 중 하나가 발표의 목적이다. 프레젠테이션은 단순히 형식적으로 보여주기 위한 이벤트가 아니다. 분명히 정보와 아이디어를 전달하기 위한 중요한 커뮤니케이션 방법이다. 궁극적으로는 조직의 성과 향상에 기여할 수 있는 것이어야 한다. 이처럼 프레젠테이션이 의미 있는 것이 되기 위해서는 그것의 목적을 분명히 해야 한다.

프레젠테이션이 상대방에게 유익한 정보를 전달하기 위한 것이라는 목적을 분명히 하기 위해서는 내용 면에서 정보들 간의 연관성을 강조한다. 시청자의 주의를 끌 수 있는 흥밋거리도 갖추고 있어야 한다. 예를 들어 의료서비스기관에 갓 입사한 신입 직원들에게 보여주는 프레젠테이션이라면 향후 직장생활에 필요한 각종 정보를 전달한다든지 직무기술 향상을 위한 방법을 안내한다든지 하는 목적을 분명히 가지고 있어야 한다. 이와 같은 목적을 전달하기 위하여 훌륭한 보건의료인으로 성장한 사람의 예를 보여주거나 발전하고 있는 다른 의료서비스기관 구성원들의 근무태도 같은 예를 들어주는 것도 효과적이다.

2) 참석자의 특성 파악

프레젠테이션을 준비할 때 목적이 정립되었다면 그 다음 단계는 참석자들에 대한 정보를 파악하는 일이다. 그들은 어떤 부류의 사람들이며, 그들이 프레젠테이션에서 기대하는 것은 무엇인지를 반드시 확인하도록 한다. 모든 참석자는 제각기 개성이 다르기 때문에 프레젠테이션이 제대로 효과를 발휘할 수 있도록 사전에 참석자에 대한 핵심적인 중요한 정보들을 확보하는 것이 중요하다. 대상자가 신입사원이라면, 나이, 성별, 학력, 출신지, 취미, 선호 등을 미리 파악해서 여기에 부응할 수 있는 사례들을 수집한다면 더욱 효과적이 될 수 있다. 만일, 참석자들이 프레젠테이션의 주제나 내용에 흥미가 없으면 의도한 효과를 얻기가 힘들다. 예를 들어, 의료서비스기관에 갓 입사한 신입 직원들은 연봉제도나 승진제도는 관심을 끌겠지만, 변정된 노인건강보험제도에 대하여 프레젠테이션을 한다면 흥미는 반감될 것이다.

참석자들에 관한 정보를 얻을 수 있는 가장 좋은 정보원은 해당 행사 프로그램의 기획 담당자이다. 참석자들의 개인적 특생이나 경력 배경을 제대로 파악하지 못하고 프레젠테이션을 준비한다면 애써 노력한 것에 대해 효과를 극대화하기가 어렵다. 참석자들에 대한 정보는 인구 통계학적 자료, 참석자의 지위 및 경력, 생활양식, 개인적 특성이나 태도를 포함하는 참석자 프로필을 참고할 수 있을 것이다. 사내 프레젠테이션 시 참석자 수준에 따라 고려해야 될 사항을 보면 다음 〈도표 4-1〉과 같다.

도표 4-1 참석자 정보에 따른 고려사항

정보차원	정보내용	고려사항
인구통계학	성별, 나이, 교육수준, 직종, 결혼 여부, 수입, 거주지 등	• 구성 내용 • 수준별 사용할 언어 • 사용할 사례
지위 및 경력	최고경영자 임원, 고위관리자, 중간관리자, 현장관리자, 직원, 의사, 간호사, 의료기사, 약사, 행정직원 등	• 유머의 수준 • 전달 방법 • 설명 시간
생활양식	거주 형태, 배우자의 직업, 가족의 수, 취미, 화제의 중심 내용, 관심사항(건강, 재테크 교육 등) 등	• 장소 • 발표 시간 • 예상되는 질문 확인 • 마이크로폰의 종류와 상태
개인 특성	성격, 취미, 가치관 등	• 배부해야할 유인물 수량 • 목소리의 억양 • 삽화나 그림의 삽입 정도 • 프레젠테이션의 배경 및 글자 색 • 진행 보조원의 유무 • 초기부와 결말부 훈비

2. 프레젠테이션 시 유의할 점

청중들에게 프레젠테이션이 살아있다는 느낌을 주도록 하기 위해서는 종합적으로 설계되고 시행되어야 한다. 너무 빨리 말하거나 추상적이거나 일반적인 것, 또는 너무 메마른 사실들을 나열하면 대고객 설득에서 실패하기 쉽다. 우선 고객에게 웃음으로 대해야 하며, 유추해서 설명하도록 한다. 예를 들어, 다운사이징이나 혁신을 말할 때는 몸의 다이어트 과정을 비유로 들 수 있을 것이다. 통계자료를 인용할 수도 있고, 구체적이고 알기 쉬운 예를 드는 것이 좋다.

고객에 대한 프레젠테이션은 조직의 경제적 손익이 달려 있기도 하지만 직장인으로서 개인적인 능력을 평가받는다는 점에 있어서 철저하게 주의를 기울여서 시행해야 한다. 대 고객 프레젠테이션 시행 시 유의할 점은 다음과 같다.

◆ 시작하기 전에 고객 요구 사항의 핵심이 무엇 인지를 정확하게 이해한다.

예를 들어, 어느 대기업체로부터 직원들의 건강검진 사업을 의뢰받았다면 건강검진 의뢰의 목적이 그 기업의 복지비용의 절감에 있는지, 직원들의 건강을 보장하기 위한 것인지, 단순한 의무 때문인지, 아니면 회사의 이미지를 관리하기 차원인지를 간파하여 그 목적에 맞도록 준비하는 것이 중요하다.

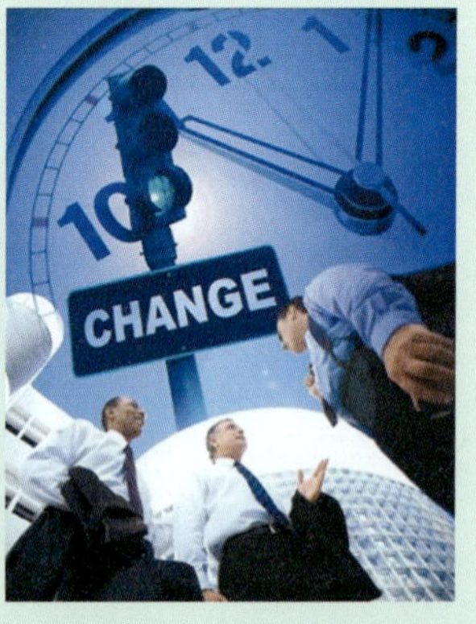

고객 요구 사항의 핵심이 무엇 인지를 정확하게 이해해야 한다

◆ 주변적인 설명보다 항상 핵심적인 것에 강조점을 두도록 한다.

많은 커뮤니케이터들이 고객을 상대로 주변적인 것을 설명하다가 핵심을 놓치거나 시간을 낭비하는 경우가 많다. 특히, 자신의 입장에 집착하지 않도록 한다. 의사들은 환자들이나 가족의 다른 의견에 대하여 자존심이 상하여 자신의 입장을 너무 고집하는 나머지 고객을 잃는 경우가 많다.

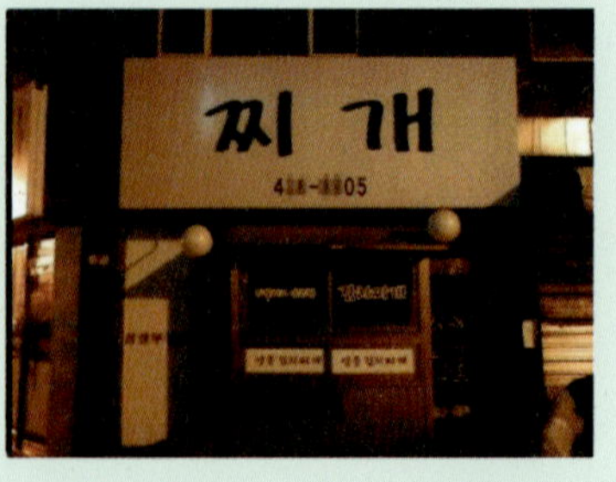

진짜 핵심적인 것에 강조점을 둔다

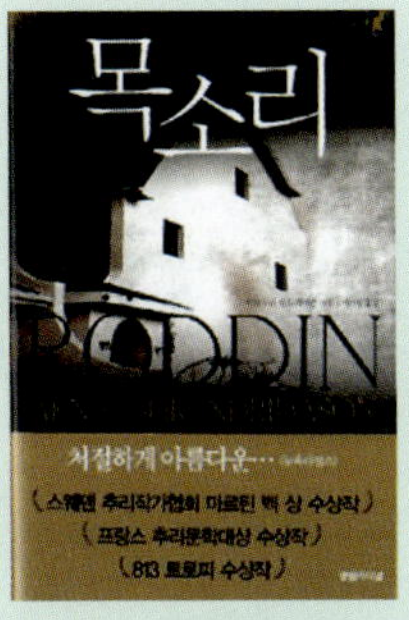

음성은 큰 목소리로 분명히 이야기 한다

◆ 언어선택과 음성에 유의한다.

단어는 정확히 요점에 부합하는 것을 골라 의사전달에 혼선이 없어야 한다. 한 문장의 길이는 짧아야 한다. 주기적으로 잠시 얘기를 멈춰 청중이 지금까지 한 말을 쫓아오게 하고 또 생각할 여유를 준다. 전문용어, 어려운 단어와 같이 청중이 전체 주제를 이해하는 데 방해가 될 만한 단어의 사용은 삼간다.

음성은 큰 목소리로 분명히 이야기 한다. 복근을 이용해 공명이 있는 목소리를 내야 멀리 있는 사람까지 의사전달이 잘 된다. 메시지에 의미를 더하기 위해 음량, 속도, 음조에 변화를 주기도 한다. 이런 음성변화는 청중의 주의 집중을 유지하는 역할을 한다.

단조로운 목소리를 듣는 만큼 재미없고, 졸립고 또 비효과적인 것은 없다. 시각적 프레젠테이션에 더하여 발표자의 목소리는 청중에게 큰 영향을 미친다. 따라서 발표자가 소리를 내는 방법, 음성의 강약, 고저 등 다양한 방안을 구사해야만 청중들에게 강한 영향을 미칠 것이다. 목소리를 다양하게 하는 몇 가지 방법을제시하면 다음과 같다(박재호, 2009).

- 흥분된 감정을 전달하기 위해서는 목소리를 높여라 작은 소리로 우물우물 말하지 마라
- 청중들의 동감을 불러일으키기 위해서는 목소리를 낮추어라.
- 청중들과 어울리기 위해서는 말하는 속도에 변호를 주어라 .
- 제시하는 내용에 맞도록 프레젠테이션 속도에 변호를 주어라 .
- 흥미와 즐거움을 주기 위해 강조하는 엑센트에 변호를 주어라.

또한 표정, 제스처, 몸짓 등을 이용해 메시지를 표현한다. 약간은 동적이고 열정적인 발표유형은 청중을 흥분시키고 발표자가 원하는 방향으로 끌어당긴다. 청중과 계속 눈을 맞추는 것 또한 성공적 프레젠테이션의 중요한 요소이다.

◆ 적극적이고 긍정적으로 말하도록 한다.

다른 경쟁사에 대하여 설명할 때에도 긍정적으로 말하는 것이 좋다. 다른 경쟁사를 깎아 내린다고 해서 고객이 좋아하느냐 하면, 반드시 그런 것만은 아니다.

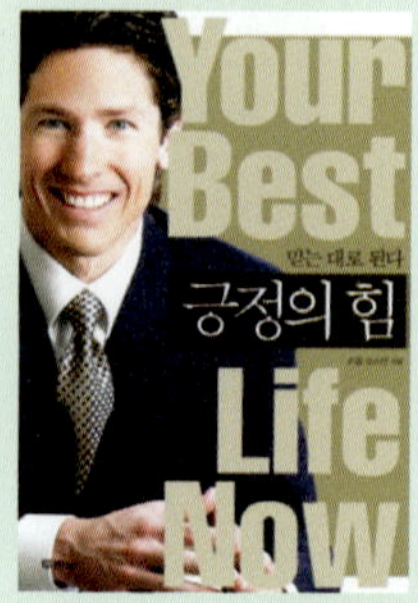

◆ 항상 간단하게 요점만 말하도록 한다.

의료인들이나 의료서비스기관과 관계있는 정부 기관이나 각종 공급업체의 대표 또는 관리자들은 늘 바쁜 사람들이다. 언급하고 싶은 핵심 내용에 대하여 사전에 철저하게 준비하여 간단하고 명료하게 말하는 습관을 갖도록 해야 한다.

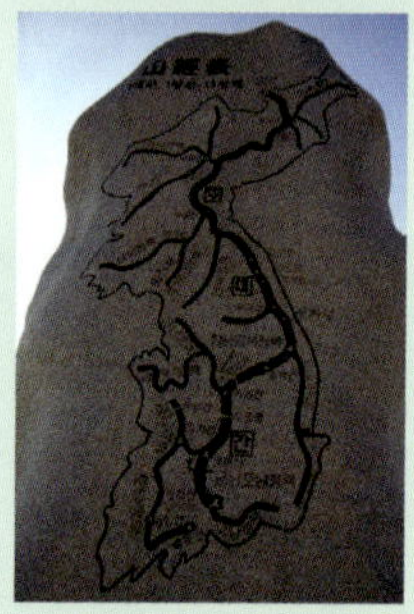

한반도의 핵심

◆ 상대밤이 확실하게 도움을 받고 있다는 느낌이 들도록 해야 한다.

상대방에게 형식적인 프레젠테이션을 하고 있다는 인상을 주어서는 곤란하다. 프레젠테이션 수행이 성공하려면 상대방이 도움을 받고 있거나 이익이 있다는 생각이 들도록 하는 것이 중요하다. 프레젠테이션 시에는 가능하면 똑바로 선 자세로 진행하거나 똑바로 의자에 앉은 자세로 정확하고친근감 있는 목소리로 정확하게 준비한 내용을 설명하고 발표하도록 한다. 발표하는 동안 참석자들의 반응을 파악하기위해 눈을 마주치면서 발표하는 자세가 좋다. 강조할 내용에 대해서는 연속적으로 진행하던 것을 잠깐 중지하고 목소리 톤을 조금 높여 또박또박 설명하면서 강조하는 것도 하나의 효과적인 방법이다.

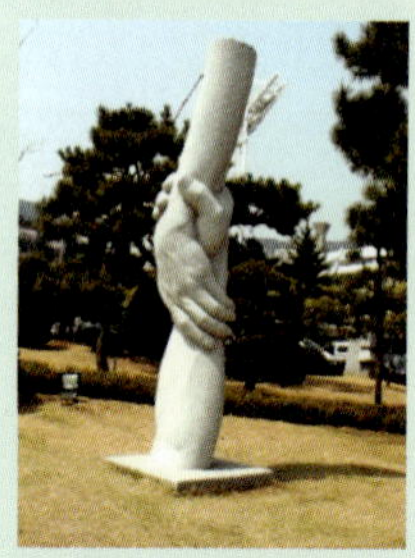

상대방이 도움을 받고 있거나 이익이 있다는 생각이 들도록 하는 것이 중요하다

3. 효과적인 프레젠테이션 기법

효과적인 프레젠테이션을 하기 위해서는 다음의 여섯 가지 사항을 기억하고 실천해야 한다. 효과적인 발표자는 다음과 같은 주요 요소들 각각에 대해 주의를 기울여야 한다(박재호, 2009).

1) 준비하라

철저한 준비야 말로 프레젠테이션에 있어서 가장 중요한 성공의 요소이다. 프레젠테이션 연습은 몇 번을 해야 하는지 정답은 없지만 어떤 전문가는 네 번 이상은 하라고 권하기도 한다. 하지만 더 좋은 방법은 청중들에게 어떻게 비추어지는지를 스스로 녹화해 보는 것이 가장 좋다는 주장도 있다.

사실 모든 발표에서는 비언어적인 요소들이 중요하기 때문에 녹화를 통한 관찰은 큰 의미가 있다. 강력한 시작 말, 명확하게 표현되는 주제들, 강조의 맺음말 등을 포함하여 발표에 대한 명확한 개요를 갖고 있어야 한다. 청중들은 발표자가 어디로 가고 있고 또 언제 끝날 것인지를 알고 싶어 한다. 발표자는 사전에 발표의 내용이 어떤 목표를 가지는지 알아야 하며, 청중들이 반드시 기억해야 할 것이 무엇인지를 알고 있어야 한다. 발표자는 청중들이 어떤 행동을 하기를 원하는지를 예상해야 한다. 청중들이 결론에 도달할 지적 · 심리적 상태에 있지 못한 상태에서 프레젠테이션을 갑작스럽게 끝마쳐서 청중들이 멍하게 앉아 있게 하지 말아야 할 것이다.

2) 경험을 활용하라

프레젠테이션을 할 때, 가능하면 발표자 자신의 개인적인 경험을 활용하라. 청중은 다음과 같은 세 가지 조건들 하에 발표자를 지지할 것이다.

- 발표자가 말하면, 청중은 들을 것이다.
- 발표자가 보여주먼, 청중은 주의를 기울일 것미다.
- 발표자가 참여시켜주면, 청중은 학습할 것이다.

3) 긴장을 풀어라

정도의 차이는 있지만 수많은 사람들 앞에서 나를 드러내는 발표에서 긴장하지 않는 사람은 없다. 무대공포증을 극복하기 위해 기본적으로 사용할 수 있는 네 가지 테크닉이 있다.

• **청중에 대해 질문하라**

이 방법은 발표자에게 안정을 찾을수 있는 여유를 줄 것이다. 청중이 이야기하고 있는 동안에, 발표자는 심호흡을 몇 번 한 뒤 잠시 생각할 여유를 갖게 된다.

• **자료에 초점을 맞추어라**

발표자 자신에 대해서가 아니라 프레젠테이션시 흥분하는 이유는 자신이나 그 상황에 집중하고 있기 때문이다. 발표자가 준비된 자료에 집중하면 흥분하거나 두려워할 여지가 줄어든다.

• **자료를 철저히 파악하라**

만약 당신이 집중력을 잃었을 때 준비한 자료를 확실하게 알고 있다면 제자리를 찾기가 훨씬 쉬워질 것이다.

• **결코 읽지 마라**

발표는 이야기이다. 그렇게 하도록 기억하라. 메모지는 가이드로 활용하고 거기에 너무 많은 것을 적지마라. 그렇게 하면 당신은 메모를 읽는 것만으로 발표를 끝내게 될 것이다.

4) 자연스러운 유머를 활용하라.

유머를 적절히 활용하되 코미디언이 되려고 하지마라. 발표자는 발표를 하는 사람이지 코미디언이 아니기 때문에 지나치면 청중들에게 불편을 주게 된다. 그러나 가능하면 가끔씩 유머를 사용하라. 사람은 메마른 발표는 기억하지 못한다. 유머나 인용하는 말은 발표 중 어느 지점에서 어떻게 언제 사용할 것인지를 잘 선택해야 한다.

5) 신체, 손의 위치를 어디에 둘지 계획하고 준비하라

발표를 연습하는 동안 언제 묘사적인 제스처를 취할 것인지를 파악하고 연습하라. 강단 위에서 움직임의 지점과 걸음걸이 유형을 결정하라. 그리고 자연스럽게 보일 수 있도록 연습하라. 너무 빠르게 움직이지 마라. 청중들의 눈을 보면서 이들이 발표자에게 시선을 떼지 않도록 속도를 조절하면서 움직이도록 한다.

6) 준비하라! 준비하라! 준비하라!

발표자 누구도 긴장과 망각을 일으킬 수 있는 어떤 경험도 원하지 않을 것이다. 따라서 다음 사항을 사전에 준비해야 한다.

- 장소와 시간을 확인하라(학교, 호텔, 연수원 그리고 발표시간).
- 참석 인원수를 확인하라(10명 200명 혹은 1000명 행사담당자에게 물어보라).
- 청중들을 분석하라(직업, 성별, 나이, 경력, 관심사 등에 대한 정보를 파악하라).
- 발표장소의 위치와 환경을 파악하라(넓은지 좁은지, 연회장인지 강당인지 등 필요한 기자재가 있다면 행사담당자에게 요청해 놓아야 한다).
- 필요하다면 한 가지 이상의 시각보조매체를 이용할 수 있도록 준비하라.
- 발표장소를 점검하기 위해서 최소한 1시간 전에 현장에 도착하도록 하라.

토론사례 4

비주얼로 말하라

Discussion Example

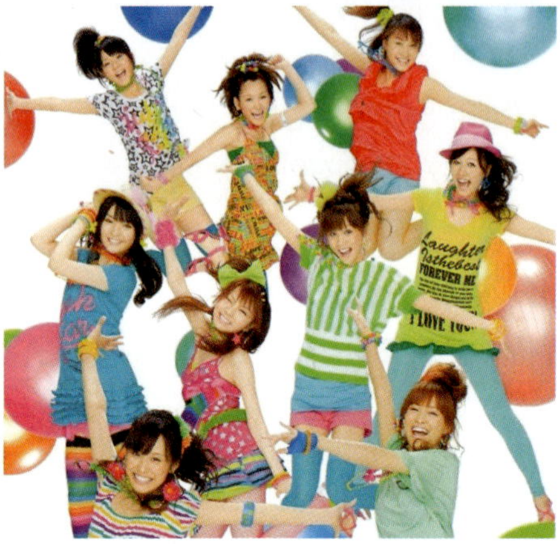

비주얼이 지니는 힘에 대해 미네소타 대학은 "청중에게 비주얼 자료를 보여주면서 설명한 것과 그렇지 않은 것과의 효과 차이는 무려 43%나 난다"는 연구결과를, 펜실베이니아 대학은 "비주얼 자료는 결재승인을 2배 빠르게 하며, 기억력을 5배 높이고, 시간을 8%나 절약한다"는 연구결과를 발표했다. 즉 사람들은 '귀로 들리는 것'보다 '눈에 보이는 것'을 더 잘 믿으며 더 빨리 이해하고 더 오래 기억한다. 광고업계 종사자들과 정치인들은 이러한 사실을 잘 알고 있다. 미국의 43대 대통령인 부시가 TV 연설을 할 때마다 배경에 사회보장제도 강화' 테러와의 전쟁에서 승리하는 법' 등의 슬로건을 붙여놓은 것이 한 예이다. 부시와 그의 홍보팀은 장황한 연설보다 한 줄의 문구가 지니는 힘이 더 크다는 사실을 인지하고 있었다. 또한 프린터기 제조 · 판매회사인 HP사는 "컬러가 경쟁력이다"라는 카피와 함께 총천연색으로 디자인한 광고를 신문에 실었다. HP사 역시 시각자료의 중요성을 알고 있었던 것이다.

이제 일반 비즈니스맨도 비주얼의 중요성을 숙지해야 한다. 비주얼 자료는 커뮤니케이터의 의지나 뜻을 간단명료하게 전달하는 최고의 수단이며, 그렇기에 비주얼 커뮤니케이션은 시대가 요구하는 커뮤니케이션이다. 여기서 언급하는 비주얼 커뮤니케이션이란 프레젠테이션 자료부터, 발표자의 복장, 태도, 유인물, 현수막, 슬로건 등 모든 시각적인 커뮤니케이션 툴을 말한다.

자료원 · 윌리엄 장(2008), 일 잘 하는 사람의 의사소통, 샘앤파커스, pp. 200-201

토론과제

HEALTH CARE COMMUNICATION

Discussion Problem

1. 오늘날 발표 수단으로서 비주얼 프레젠테이션이 자주 이용되는 핵심적인 이유를 설명해보라.
2. 프레젠테이션 제작 시 가장 주의를 기울여야 하는 것은 무엇인지 설명해보라
3. 비주얼 프레젠테이션이 시대가 요구하는 커뮤니케이션 수단인 이유에 대하여 토론해 보시오.
4. 프레젠테이션 발표를 해보고 전반적인 느낌을 설명하고 평가를 해보시오.

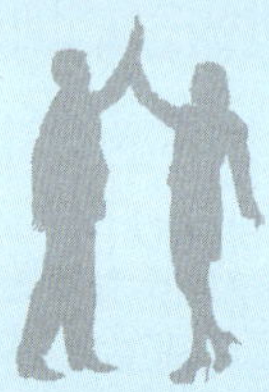

HEALTH CARE COMMUNICATION

제5장

청취

Ⅰ. 청취의 의의 및 중요성

Ⅱ. 청취의 목적과 효과

Ⅲ. 청취력 강화 훈련

Ⅳ. 효과적인 청취방법

제5장 청취

학습목표

specific aims of this period

- 보건의료인들이 환자를 비롯한 다른 사람들에게 관심을 기울이는 방법을 숙지함으로써 동료 직원들이나 환자들과 좋은 관계를 맺을 수 있다.
- 청취력 강화 훈련을 통하여 보건의료 현장에서 환자 만족도를 높이는 데 기여할 수 있다.
- 효과적 청취에 필요한 조건을 잘 숙지하고, 상대방으로부터 신뢰받을 수 있는 청취 자세를 갖추도록 한다.

Ⅰ 청취의 의의 및 중요성

1. 청취의 의의

좋은 인간관계를 형성하기 위한 커뮤니케이션 기법에는 여러 가지가 있으나 그 중에서 가장 중요한 것은 상대방에 대하여 관심을 기울이는 것이다. 상대방에게 관심을 기울이는 첫 번째 태도는 그 사람의 이야기를 잘 들어주는 것이다. 질문을 할 수도 있다. 관심이 없으면 질문도 없다. 대부분의 사람들은 오감에 의해 상대방이 자신의 이야기를 잘 들어주는지 그렇지 않은지를 본능적으로 식별할 수 있으며, 자신의 이야기를 잘 들어주는 사람에 대하여 더 친밀감을 갖는다. 반대로 자신의 이야기를 잘 들어주지 않는 사람과는 멀어지기 마련이다. 이것은 관계의 상호작용 법칙에 기인한다. 우리는 신체적으로는 같은 자리에 앉아 있으면서도 내가 말하고자 하는 내용에 대하여 상대가 전혀 관심을 기울여주지 않기 때문에 개인적으로 의미 있는 대화를 나누고 싶지 않은 경험을 하는 경우가 종종 있다.

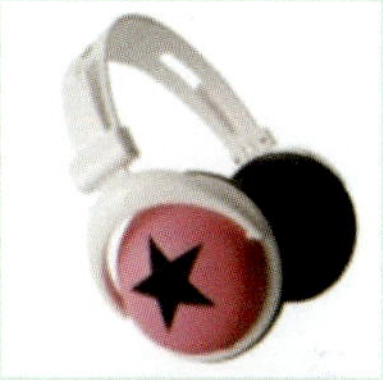

청취는 단순히 상대방의 언어적 표현을 듣는 것으로부터 시작하여 그 메세지에 대한 자신의 감정으로 이해아여 반응을 나타내는 일련의 태도이다

상대방과 대화를 나누며 상호작용을 할 때 시계를 보거나 주변 사물에 시선을 집중시키거나 다른 생각을 하는 것과 같은 태도들은 상대방에게 관심을 기울이지 않는 행동으로 지각된다. 사람은 아주 민감한 동물이기 때문에 대수롭지 않은 것 같은 태도들도 예민하게 감지하여 그에 상응하는 반응을 하려고 한다. 이처럼 청취 태도는 인간관계에 중요한 영향을 미치는 커뮤니케이션 변수임에 틀림이 없다.

대부분의 사람들은 이야기 중에 상대방 이야기가 끝나면 바로 다음에 자신이 해야 할 이야기를 생각하면서 남의 이야기를 듣지 않거나 놓치는 경향이 있다. 많은 사람들이 업무적으로나 일상생활에 있어서 다른 사람들의 이야기를 주의 깊게 듣지 않음으로써 좋은 인상을 주는 데 실패하고 있다. 종종 화가 잔뜩 난 고객들이나 회사에 대하여 불만을 품은 직원들, 그리고 환자의 질문에 건성으로 대답하는 의료인들 때문에 감정이 상한 사람들이 원하는 것은 바로 자신의 이야기를 신중하게 들어주는 것이다.

이처럼 남에게 관심을 가지고 이야기를 듣는 것을 청취(聽取), 또는 경청(傾聽)이라고 한다. 그러나 엄밀한 의미에 있어서 청취는 그렇게 단순하지는 않다. 청취란, 귀와 눈을 통해 상대방으로부터 메시지를 받는 것뿐만 아니라 그 메시지에 대하여 생각 또는 감정을 결정하여 의미를 제시하는 일정한 태도나 반응을 나타내는 것이다. 다시 말하면, 청취는 단순히 상대방의 언어적 표현을 듣는 것으로부터 시작하여 그 메시지에 대한 자신의 감정으로 이해하여 반응을 나타내는 일련의 태도를 말한다.

2. 청취의 중요성

오직 자기 이야기만 하려고 하는 사람은 자기 자신에 대해서만 생각하는 사람이라는 말이 있다. 이런 사람은 남을 이해하고 배려하려는 사람이 아니다. 아쉽게도 이와 같은 태도를 가지고 있는 사람은 다른 사람으로부터 관심과 흥미를 유발하지 못한다. 다른 사람으로부터 흥미를 갖도록 하는 사람은 바로 남의 이야기를 잘 들어주는 사람이다. 말하기보다 듣기가 더 어려운 이유는 기본적으로 말하기는 능동적이지만 청취는 수동적이기 때문이다.

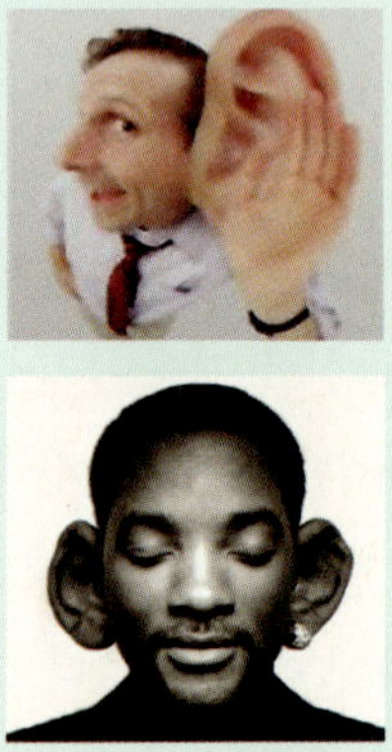

다른 사람으로부터 흥미를 갖도록 하는 사람은 바로 남의 이야기를 잘 들어주는 사람이다

많은 조직에서 대다수의 관리자들은 직원들을 이해하기 위해서, 세일즈맨들은 고객의 마음을 읽기 위하여, 의료서비스기관에서 직원들은 환자들로부터 좋은 의료서비스기관이라는 평가를 받기 위하여 청취기술을 향상시키는 데 많은 노력을 기울이고 있다. 네트워킹 하드웨어, 보안서비스 등을 제공하는 미국의 다국적 기업 시스코 시스템즈의 중요한 생존전략은 바로 "경청하라(Listen)"이다. 이 회사는 모든 사원들에게 끊임없이 고객의 소리를 경청할 것을 입이 닳도록 강조하고 있다고 한다. 고객이 무엇을 원하는지 머리로 생각하지 말고 고객에게 달려가 물어보라는 것이다(이규조 역, 2000).

대부분의 사람들은 하루 중 90%의 시간을 읽거나 쓰기, 말

아하! 5-1 헤비메탈이 원숭이에겐 자장가

음악에 대한 반응, 사람과 완전히 달라

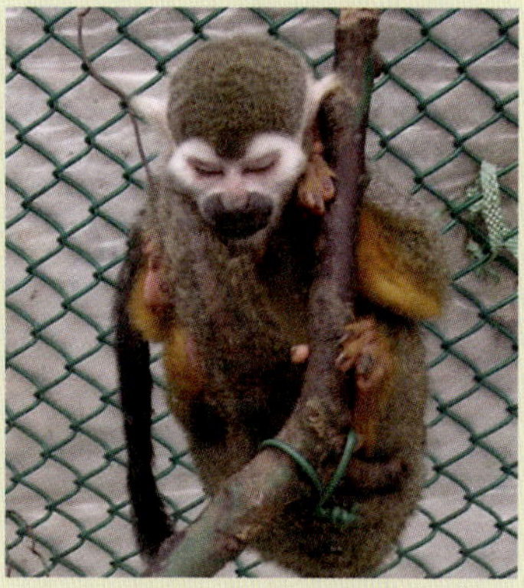

곡조와 리듬은 사람뿐 아니라 원숭이의 감정도 바꿀 수 있는 것으로 나타났다. 그러나 인간의 음악은 원숭이에게 거의 아무런 영향도 못 미치는 것으로 드러났다. 사람의 음악 중 원숭이들이 유일하게 반응하는 음악은 헤비메탈 음악이었으며, 시끄러운 헤비메탈에 원숭이들은 소란스러워지기는커녕 오히려 차분해졌기 때문이다.

미국 위스콘신 매디슨 대학 심리학과 찰스 스노우던 교수팀은 미국 국립교향악단의 첼로 연주자 데이비드 테이와 함께 남미의 솜털모자팽셰원숭이(cotton-top tamarin)를 상대로 이들의 음악적 감수성을 연구했다. 인간의 음악을 들려 줬을 때 원숭이들은 헤비메탈 음악에만 차분해지는 반응을 보였을 뿐 다른 음악들에는 아무런 반응도 보이지 못했다. 그래서 테이는 '원숭이용 음악'을 새로 만들어 실험을 했다. 원숭이들이 서로 부르는 고함소리에서 드러나는 감정을 토대로 음을 길거나 짧게, 또는 높거나 낮게 변화시켜 흥분시키는 곡 또는 차분하게 안정시키는 곡을 각각 5분짜리로 만들어 들려 준 것이었다. 그러자 원숭이들은 사람이 음악에 반응하듯 자신들을 위해 만들어진 음악에 반응하기 시작했다. 원숭이들이 무서울 때 내는 소리를 토대로 만든 곡을 들려줬을 때 이들은 불안해하며 우왕자왕했다. 반대로 편안한 곡을 틀어 주니 원숭이들의 움직임이 줄어들면서 편안하게 먹는 시간이 늘어났다. 보통 사람의 아기는 긴 소리, 또는 끝이 꺼지는 소리에 대해 안정감을 보이고 짧은 음에 대해서는 불안한 반응을 보인다. 원숭이들도 비슷한 반응을 보였다. 인간의 음악에는 반응하지 않아도 소리를 구성하는 성분에 대해서는 원숭이들도 비슷한 반응을 한다는 사실이 이번 연구에서 밝혀졌다.

스노우던 교수는 "여태까지는 동물의 울음소리를 들으면서 '이건 배고플 때 내는 소리', '이건 무서울 때 내는 소리'로 소리 전체를 구분했지만 이번 연구는 음의 높낮이와 장단처럼 소리를 구성하는 요소들에 동물들이 반응한다는 점을 확인했다"며 "동물의 커뮤니케이션을 연구하는 새 장을 열었다"고 말했다.

하기, 청취 등 네 가지 형태의 커뮤니케이션을 하면서 보내고 있는 것으로 조사되었다. 그 중에서도 30%의 시간을 매스컴 청취에 사용하며, 25%의 시간은 직접 사람들을 만나거나 전화통화로 다른 사람들의 말을 듣는 데 사용한다.

또 어떤 조사 결과에 따르면, 경영자의 위치에 있는 사람들은 하루 일과의 70% 정도를 부하들로부터 보고를 받거나 거래처의 이야기를 들어야 하는 등, 각종 청취를 하고 있는 것으로 나타났다. 지위가 높을수록 다른 사람의 이야기를 청취하는 데 더 많은 시간을 사용하고 있다는 것이다. 그러므로 효과적인 청취

능력이야말로 조직의 관리자를 비롯한 대부분의 직장인들이 갖추어야 할 필수 요소가 아닐 수 없다. 결국 커뮤니케이션의 효력은 얼마나 유창하게 말하는가보다 어떻게 청취하는가에 따라 결정된다고 할 수 있다.

직장 생활에서 효과적으로 청취를 하기 위해서는 다음과 같은 노력을 기울여야 한다.

- **청취능력에 영향을 끼치는 요인들을 인식하고 조정 및 통제할 줄 알아야 한다.** 우리는 지금까지 읽고 쓰는 훈련에만 집중해 왔지 다른 사람의 말을 듣는 방법에 대해서는 제대로 훈련을 받지 못했다. 진료에 있어서도 환자의 특성과 그가 처해 있는 상황을 고려하여 효과적으로 청취할 수 있는 방법을 개발하고 응용함으로써 환자의 신뢰를 살 수 있을 것이다.

- **청취의 좋은 습관들을 기를 수 있도록 노력해야 한다.** 바른 청취자세는 관심, 이해, 반응이라고 할 수 있는데, 이것은 좋은 인간관계를 형성해 나가는 데 가장 기본적인 요소로써 중요하다. 특히 사회생활이나 직장생활을 하는 데 있어서 청취는 주위 동료나 상사를 제대로 이해하고 바람직한 인간관계를 형성하고 업무를 효과적으로 수행하는 데 가장 기본이 된다고 할 수 있다.

어떤 의료서비스기관은 입구의 안내원부터 출입문을 들어오는 고객들에게 진심으로 관심을 갖고 고객들이 궁금해 하는 상황에 대하여 정성을 다하여 들어주고 안내를 하는 데 비하여, 어떤 의료서비스기관에서는 타성에 젖은 안내원이 건성으로 상대방의 이야기를 듣고 아주 불쾌하게 안내를 하는 모습을 볼 수 있다. 접수창구에서도 노인이 질문을 하면 바로 일어서서 미소를 지으면서 진지하게 상대방의 이야기를 들어주려는 직원이 있는가 하면, 뭐가 그리 바쁜지 컴퓨터에 얼굴을 묻고 건성으로 "예, 예" 하는 직원도 있다. 의료서비스기관 직원들의 이와 같은 다른 태도에 대하여 고객들 역시 다르게 반응한다는 사실을 잊어서는 안 된다. 대부분의 고객들은 더 이상 수동적이 아니고, 자신의 자존심에 상처를 입어가면서 의료서비스기관에 공헌하지 않으려고 한다는 사실이다.

우리가 사람을 대할 때 "어떤 개인의 치통은 수백만 명의 아프리카 기근보다도 그 사람에게는 더 중요한 일"이라는 인식까지 할 수 있다면, 아마도 상대방으로부터 큰 호감을 살 수 있을 것이다.

II 청취의 목적과 효과

1. 청취의 목적

일상생활뿐만 아니라 모든 직장생활에서 청취는 매우 중요하다. 청취를 효과적으로 잘 하느냐 못하느냐에 따라 일의 성과가 달라지기 때문이다. 우리가 직장 생활에서 겪게 되는 여러 가지 청취의 상황을 나열해 보면 다음과 같다.

- 회의, 브리핑, 강의 및 강좌 등에 참여하는 경우
- 개인적인 상담의 경우
- 직무 관련 지시를 하는 경우
- 직무 관련 지시를 받는 경우
- 의사결정을 할 경우
- 의료서비스에 대해 설명을 해야 할 경우
- 고객과 상담하고 설명할 경우
- 다른 그룹 또는 부서를 지원할 경우
- 문서의 확인
- 문서에 대한 평가
- 거래처와 협상
- 의료사고로 환자나 그 가족들로부터 질책을 듣는 경우
- 전화를 이용할 경우 등등

청취력이 뛰어난 사람이 일도 잘 하고 성과도 높다. 왜냐하면 좋은 청취력을 갖춘 사람은 문제를 잘 이해하고, 상대방의 상황 및 분위기에 주의를 갖게 되며, 타인과 정보를 공유하고자 한다. 또한 일의 수행절차를 명확히 하고, 조직 내부적으로나 외부에 대하여 지속적으로 우호적인 인간관계를 형성시켜 나가기 때문이다. 특히, 고객의 작은 일에도 관심을 기울이는 태도를 적극적으로 나타냄으로써 거래를 성사시키는 경우가 많다. 이와 같이 기업이나 의료서비스기관 등 조직의 발전에 기여할 수 있는 인재로서 좋은 청취력의 소유자가 요구되므로 그만큼 그들에게는 채용 기회도 많이 주어진다고 하겠다.

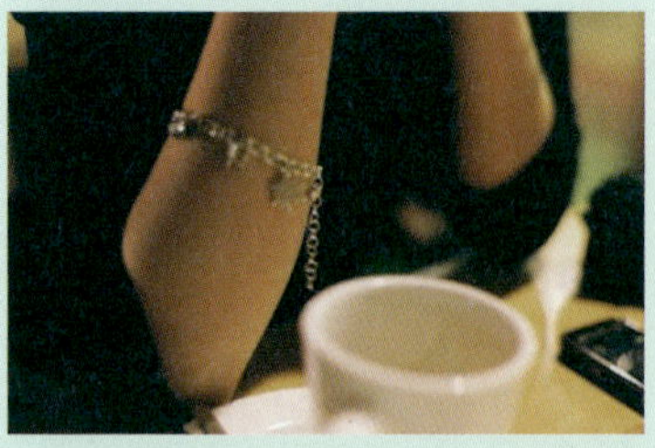
청취력이 뛰어난 사람이 일도 잘 하고 성과도 높다

그러나 대부분 사람들은 좋은 청취자들이 되지 못하고 있다. 즉, 사람들의 청취 잠재력 수준을 보면, 청취한 것들 중에서 25% 정도는 들은 내용을 그대로 기억을 할 수 있지만 나머지 75%는 무시하거나 잊어버리거나 왜곡 또는 잘못 이해한다. 때문에 상대방의 이야기를 잘 청취할 수 있는 능력만 가지고 있어도 사업의 절반은 성공시킬 수 있는 셈이다. 이와 같은 맥락에서 볼 때, 직원들의 그릇된 청취력은 직면한 사업환경 중에서 시급히 해결해야 할 문제 중 하나라고 할 수 있다. 특히, 환자와 끊임없이 상호작용을 해야 하는 의료서비스기관의 성공 요인은 여러 가지가 있을 수 있지만, 그 중에서도 구성원들의 정확한 청취 커뮤니케이션은 의료서비스기관 경영의 성공 여부에 중요한 영향을 미치게 된다. 소비자단체에서 조사한 바에 의하면 소비자들의 의사들에 대한 가장 큰불만이 자신의 이야기에 귀를 기울이지 않고 묻는 것에 설명을 제대로 해주지 않는 것으로 나타났다.

오늘날 시장의 주도권을 고객이 쥐고 있는 시대에 어떤 기업이든 고객 의견을 제대로 청취하지 않고 제품이나 서비스를 생산 · 판매한다면 고객을 만족시키기 어렵다. 또한, 고객의 마음을 제대로 이해할 수 없기에 고객의 마음에서 멀어지게 되고 고객의 기억에서 사라지게 된다. 말하자면 올바른 청취의 목적은 좋은 인간관계를 가능하게 함으로써 조직을 발전시키고 개인 비즈니스도 성공시킬 수 있는 중요한 조건이다.

대부분 조직의 직무 수행에서 좋은 청취를 통해서 얻을 수 있는 경제적 효익(效益)은 다음과 같다.

- **조직의 이익을 향상시켜 준다.** 왜냐하면, 고객은 그 조직이 자신을 존중해준다고 생각하여 공헌하려고 하기 때문이다.

- **개인적으로는 승진이나 능력을 인정받게 된다.** 왜냐하면, 주위에 있는 사람들을 기쁘게 만들어주고, 주위 사람들 역시 자신이 존중받고 있다고 생각함으로써 상대방도 역시 존중해야겠다고 생각하기 때문이다.

◆ **개인이나 집단의 문제해결능력을 향상시킬 수 있다.** 왜냐하면, 다른 사람들의 다른 의견을 잘 들음으로써 새로운 아이디어가 도출될 수 있기 때문이다.

2. 청취의 효과

청취는 단순히 상대방의 언어적 표현을 듣는 것으로부터 시작하여, 그 메시지에 대한 자신의 감정을 결부시켜 이해하고 그 결과로써 반응을 나타내는 일련의 태도이다. 진정한 청취는 결국 상대방에게 관심을 가지고 상대방을 이해하면서 적절하게 반응하는 것이다. 올바른 청취의 효과를 살펴보면 다음과 같다.

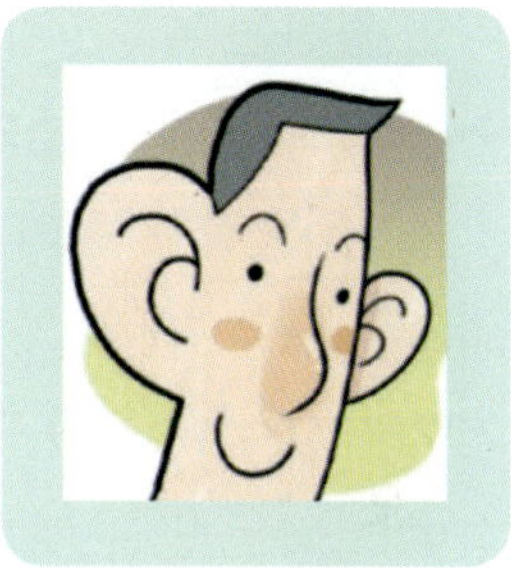

◆ **상대방에게 중요한 사람이라는 인상을 심어줌으로써 서로 친해질 수 있다.**

대부분의 사람들은 자신의 이야기를 잘 들어주는 것은 자신을 중요한 사람으로 여기는 것이며, 반면 자신의 이야기에 귀를 기울이지 않는 것은 자신을 중요한 사람이라고 여기지 않는 것이라고 생각한다.

◆ **궁금증을 해소할 수 있다.**

성의 있는 청취는 상대방으로 하여금 많은 말을 하도록 함으로써 궁금증을 해결할 수 있는 좋은 기회가 된다. 대부분의 사람들은 자신의 분야에서 자신이 최고인 것처럼 인정해 주는 것을 좋아한다. 의료서비스 공급자들은 환자의 이야기에 귀를 기울임으로써 환자로부터 진료에 필요한 더 많은 정보를 이끌어낼 수 있다.

◆ **수익을 높일 수 있다.**

의료서비스기관을 찾는 고객들의 절반 이상이 간호사나 의사들이 자신의 이야기를 귀를 기울여 주지 않는 것에 불만을 가지고 있다. 이것은 의료서비스기관 직원들이 너무 자신들에게만 몰입하는 태도를 가지고 있는 결과이다. 의료서비스기관 경영자는 조직의 혁신 차원에서 직원들이 상대방의 이야기를 진지하게 들을 수 있는 능력을 갖도록 하는데 투자를 해야 할 책임이 있다. 진정으로 고객의 입장에서 이야기를 들어주고 고객의 이야기에 대하여 적절한 반응을 보이는 의료기관은 고객을 잃지 않을 것이다.

가치의 교환 측면에서 볼 때, 고객은 자신이 세일즈맨으로부터 설득을 당하여 물건을 샀다는 것에 대하여 거부반응을 보인다. 제품의 구매결정은 항상 고객 자신이 주관적으로 했으며, 그 구매는 올바른 결정이었다는 것을 주위에 확신시키고 싶어 한다. 고객이 이런 긍정적이고 적극적인 생각을 갖도록 하기 위해서는 고객이 능동적이 되도록 그 사람의 이야기를 잘 들어주어야 한다. 이처럼 진지한 청취는 의료서비스기관을 찾는 고객이 정말 선택을 잘했다고 판단할 수 있는 조건들 중에서 중요한 요소임에 틀림이 없다.

역사적으로 지혜의 상징으로 불리는 사람으로 솔로몬 왕을 빼놓을 수 없다. 솔로몬 왕은 "저 아기를 반으로 잘라서 서로 자기가 엄마라고 우기는 두 여인에게 각각 나눠 주어라."라는 명판결로 유명하다. 이런 솔로몬 왕이 하느님에게 청하여 지혜를 받은 것으로 전해지고 있는데, 이 지혜라는 것이 성경의 히브리어 원문에 '듣는 마음(leb smea)'으로 적혀 있다는 것이다. 타인의 말을 잘 듣는 것이 지혜라고 평가받을 정도로 청취는 인간관계에서 핵심적 요소이다. 한자어 '들을 청(聽)'자도 자세하게 풀이를 해보면, 왕의 귀(耳+王)로 듣고, 열 개의 눈(十+目)으로 보고, 하나의 마음(一+心)으로 대한다는 뜻을 가지고 있다. 사람의 얼굴을 보더라도 눈과 귀가 위에 달려 있고 입은 아래에 달려 있다. 입으로 말하기 전에 보고 듣는 것이 더 중요하다는 것을 일깨워 준다. 지금은 고인이 된 남아프리카공화국의 대통령을 지낸 넬슨 만델라는 평소 "나는 늘 기본적인 원칙을 지켰다. 그것은 내 자신의 의견을 말하기 전에 다른 사람의 말을 경청하는 것이었다."고 말했다.

III 청취력 강화 훈련

••• 1. 청취의 단계

청취의 각 단계는 미처 의식하기도 전에 발생하고 지나가 버리는 경우 많다. 이처럼 청취는 각각의 단계를 구분하기는 매우 복잡한 과정이지만 그 각 단계를 이해하고 구별하려는 시도를 통해 경청능력을 높일수 있을 것이다(황상재, 2006).

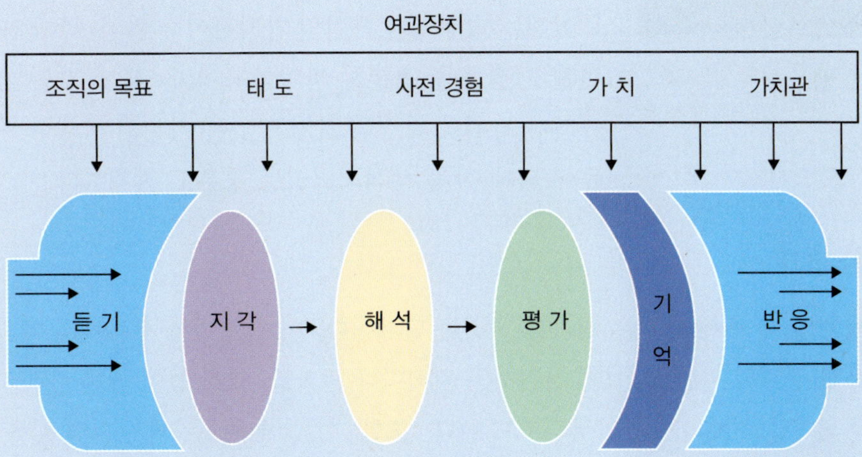

자료 : 황상재(2006) 재인용

그림 5-1 **청취의 구성요소 모델**

1) 지각

청취의 첫 단계는 지각이다. 이 단계에서 언어적 메시지는 귀로 듣게 되고 비언어적 메시지는 주로 눈으로 받아들인다. 우리의 일상생활 전반에는 지각을 방해하는 장애물들이 존재하는데 그것은 물리적인 장애뿐만 아니라 심리적인 지각 요인들까지를 포함한다. 이러한 장애로는 잡음, 불필요한 메시지, 육체적 피곤, 정신적 피로, 문화적 차이, 교육 차이 등이 있다.

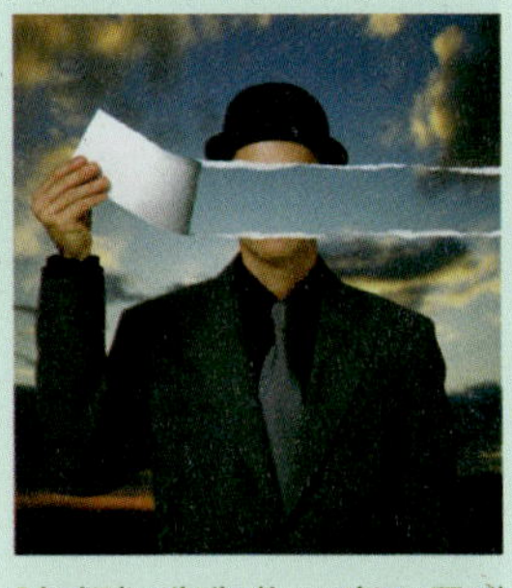

언어적 메세지는 귀로 듣게 되고 비언어적 메세지는 주로 눈으로 받아들인다

2) 해석

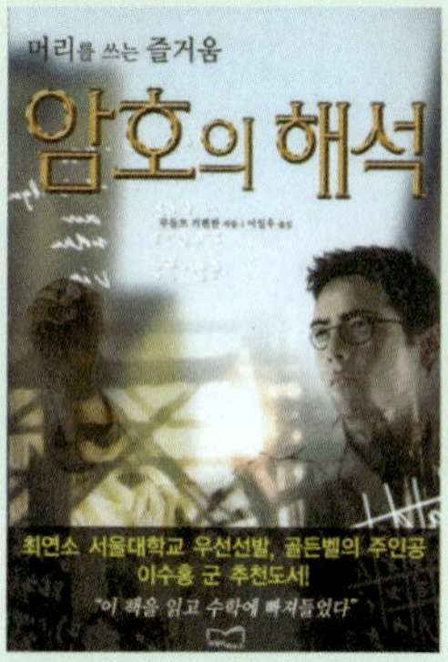

청취자는 반드시 자각된 메시지의 의미를 해석해야 한다

청취자는 반드시 지각된 메시지의 의미를 해석하게 된다. 이 과정은 매우 복잡한데 취득된 메시지를 구성하고 있는 음절이나 단어가 무엇을 의미하는지, 그리고 그것들이 의미하는 것은 무엇인지, 어떤 범주에 속하는지 등을 결정해야 하기 때문이다. 모든 메시지가 다 해석되는 것도 아니며, 그 중 몇몇은 정보나 능력이 부족해 해석되지 못하기도 한다.

이해는 청취자가 타인의 가치관이나 관점, 주제와 관련된 느낌들을 충분히 파악하고 있을 때에 가능하다. 그러나 청취자 자신이 가지고 있는 기존의 틀이나 가정들에 의해 잘못 해석되어지는 경우도 존재한다.

3) 평가

청취의 세 번째 단계는 평가를 내리는 단계이다. 이 단계에서 사람들은 메시지 수용과 관련된 판단을 한다. 청취자의 지식이나 준거틀, 의견 등에 의해 메시지는 수용되거나 대체되거나 거부되기도 한다. 또한, 이 단계에서는 메시지의 질을 판단할 수 있는 기회를 제공받을 수 있다. 바람직한 청취자는 사실과 의견을 구분하고 메시지의 진위여부를 논리적으로 판단해 메시지 자체의 의미를 평가한다.

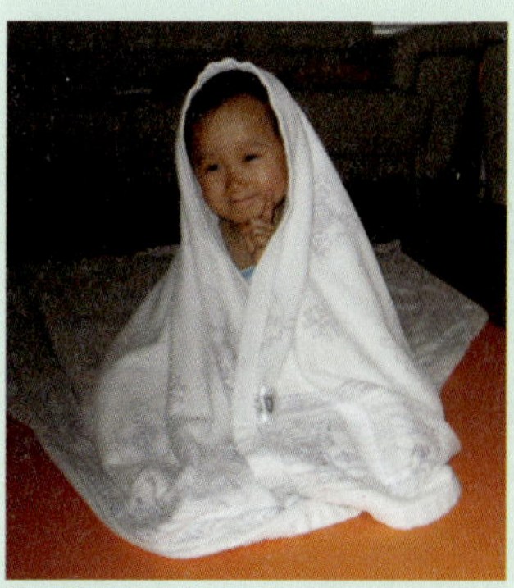

반응을 통해 발신자는 자신의 메시지가 제대로 전달되었는지 여부를 알 수 있게 된다

4) 반응

청취의 마지막 단계는 반응인데 이는 곧 피드백이다. 이 과정에서 메시지의 발신자는 자신의 메시지가 제대로 전달되었는지 여부를 알 수 있게 된다. 바람직한 청취자세를 가진 사람은 그렇지 못한 사람보다 좀 더 많은 반응, 즉 피드백을 나타내게 되며, 자신의 말이 제대로 전달되고 있음을 지각한 발신자는 좀 더 충실하게 메시지를 전달하고자 하는 긍정적인 행동변화를 일으킬 수 있다. 반응이 좋을수록 커뮤니케이션의 질은 높아진다.

아하! 5-2 갓 태어난 아기도 박자를 맞춘다

박자 틀리면 놀라 '"박자 감각은 선천적" 증명

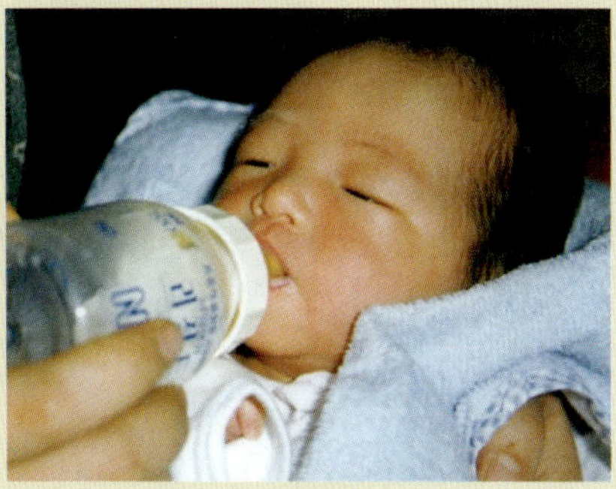

인간의 박자 감각은 학습되는 것이 아니라 타고나는 것이라는 연구 결과가 나왔다. 이는 태어난 지 불과 2~3일밖에 안된 아기도 박자를 감지하고, 규칙적인 박자 중 하나가 틀리면 이에 대해 놀라는 신생아의 뇌파가 측정됐기 때문이다. 헝가리 부다페스트 심리학 연구소 이스트반 윈클러 박사와 네덜란드 암스테르담대 헹크잔 호닝 박사 등으로 구성된 연구 팀은 태어난 지 2~3일 된 신생아 14명과 성인 14명에게 음악을 들려주고 뇌파도(EEG)를 측정했다. 연구 팀은 아기가 깨어있는 시간에는 배고픔을 느껴 울거나 불안해하기 때문에 자는 동안에 "붐 치카 붐 치카 붐"같은 드럼소리나 박자감 있는 R&B 노래 등을 들려 줬다. 그 결과 음악을 들었을 때 신생아들은 마치 어른이 음악을 들을 때처럼 청각기관과 뇌가 반응을 보였다. 아기들은 다음 박자를 예상했으며, 일부러 박자를 빼먹거나, 드럼 치는 사람이 실수를 할 경우 이에 놀라는 뇌파 반응을 보였다. 14명의 성인에게서도 비슷한 뇌파가 관찰됐다. 이 같은 연구 결과는 박자감은 자라면서 학습되는 것이 아니라 태어나기 전에 이미 결정되는 인간 고유의 타고난 감각이라는 것을 설명해 준다. 어린이의 음악 지각 능력을 설명하는 것은 학자들의 오래된 난제였다. 그 동안은 인간은 태어나기 3주 전부터 음악을 느낄 수 있다는 이론이 지배적이었다. 이른바 경험론자들은 인간의 음악적 감각은 선천적으로 뇌 속에 내장돼 태어나는 것이 아니라, 자궁 속에서 어머니의 심장 박동 소리나 외부의 음악을 듣기 때문이라고 주장해 왔다.

이러한 경험론적 주장에 대해 윈클러 박사는 "엄마의 심장 박동으로 아이가 박자감을 갖게 된다면 똑같이 어미의 심장 박동 소리를 들을 수 있는 침팬지 같은 동물들은 왜 박자 감각이 없느냐"고 반박했다. 그는 "금방 태어난 아기도 선천적으로 박자 감각을 선천적 능력으로 타고난다는 사실을 보여 준다"며 "박자에 대한 선천적 능력은 언어 등을 통한 커뮤니케이션에 반드시 필요하기 때문에 진화적으로 발달한 것 같다"고 말했다.

이상 살펴본 것처럼, 청취란 상대방이 하는 말을 그저 듣고 있기만 하는 것이 아니다. 진정한 청취란 상대방과의 대화를 즐기면서 상대방을 이해하려는 경우, 그리고 대화나 청취를 통해 무엇인가를 배우려하는 경우, 도움이나 공감 등을 나타내 좀 더 생산적인 관계를 만들고자 하는 경우 등에서 진정한 청취가 이루어진다. 여기서 중요한 것은 일방적으로 상대방이 하는 말을 듣는 것에 그치는 것이 아니라 청취의 과정이나 후에 적극적으로 무엇인가를 하거나 성취하려는 의도가 있어야 진정한 청취라고 할 수 있다. 공자(孔子)도 "말하는 데는 3년이 걸리지만, 듣는 데는 60년이 걸린다."고 말했다. 사람이 사회생활을 하는데 있어서 듣기훈련이 필요한 이유이다.

••• 2. 청취력 강화훈련

1) 청취기술 훈련

청취란 남의 이야기를 듣고, 감정을 이입하고, 또 평가를 하고 반응을 보이는 것이다. 상대방에게 좋은 인상을 주기 위한 청취기술은 쉽게 습득되는 것이 아니다. 과거보다는 많이 개선되었지만 아직도 의사들은 환자들의 이야기를 잘 들어주지 않는다는 비판을 많이 받는다. 이것은 의사들이 환자의 이야기를 듣지 않아서 발생하는 문제라기보다는 환자의 입장에서 의사의 청취태도를 문제 삼는 것이다. 환자들은 의료인의 공감적 청취를 바란다.

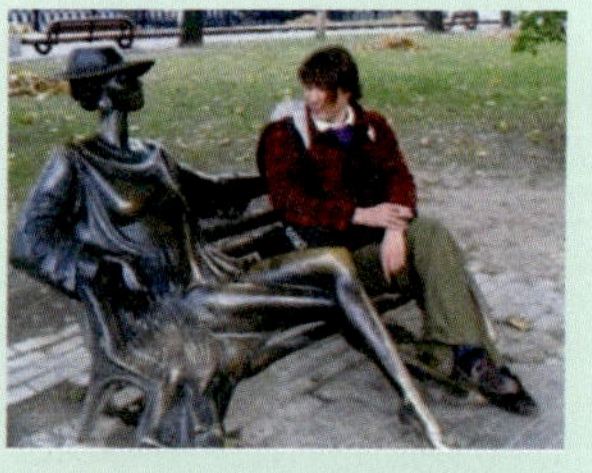

청취기술의 향상은 스스로의 노력 없이는 결코 이루어지지 않으며 학습과 훈련이 필요하다

청취기술의 향상은 스스로의 노력 없이는 결코 이루어지지 않는다. 학습과 훈련이 필요하다. 청취 학습은 주로 기존의 부정적인 청취 습관들을 양호한 방향으로 개선하는 데 그 목적이 있다. 기존의 바람직하지 않는 청취 습관들을 변화시킴으로써 상대방에게 좋은 인상을 주고 조직에도 생산적으로 기여할 수 있다.

다음과 같은 훈련을 통하여 청취력을 높일 수 있을 것이다.

◆ 작은 변화부터 시도한다.

다른 사람이 이야기할 때 습관적으로 시선을 다른데 둔다든지 시계를 보는 것과 같은 동작 하나 하나부터 개선하도록 한다. 자기 스스로 개선할 점을 인정한다는 것은 긍정적인 강화(positive reinforcement)로서 더 좋은 행동을 이끌어낼 수 있는 원천이 된다. 기본적으로는 송신자에게 시선을 맞추도록 노력한다.

◆ **변화된 내용과 그에 따른 상대방의 변화를 기록하고 변화된 행동을 계속 유지하도록 한다.**

가능하다면 의사나 간호사, 그리고 창구에서 접수나 수납 업무를 보는 직원들이 자신들의 직무행동을 녹화하여 교육 자료로 삼을 수 있다. 녹화된 테이프를 보면서 잘못된 청취 태도를 하나하나 개선할 수 있을 것이다.

◆ **전달된 문서를 대할 때 무조건 반사적으로 읽는 것을 지양해야 한다.**

문서에서 자신에게 기대하는 것이 무엇인지, 또 어떻게 반응하기를 원하는지를 파악한 후에 읽도록 하는 습관을 기른다. 이해할 수 없을 때에는 문서를 발송한 부서나 개인에게 물어서 전체를 이해하도록 하는 습관도 가져야 업무수행에 있어서 실수할 확률을 낮출 수 있다.

2) 적극적인 청취

직장생활의 커뮤니케이션에 있어서 상대방에게 신뢰감을 주기 위한 청취 기술은 의식적인 노력에 의하지 않고는 잘 개선되지 않는다. 모든 사람에게 있어서 나쁜 습관은 개인 스스로 노력하지 않으면 개선되지 않고, 그것은 결국 조직의 생산성에 매우 부정적이 된다. 기존의 잘못된 청취태도를 변화시키려고 노력한다면, 사람들은 더욱 적극적인 청취를 통한 다양한 효과들을 창출할 수 있다.

적극적인 청취란 상대방이 전달하고자 하는 메시지는 물론 그 내면에 내재해 있는 동기나 정서에 귀를 기울여 듣고, 또 이해한 바를 상대방에게 피드백 해주는 것이다. 이것은 상대방의 말에 대하여 나의 평가, 의견, 충고, 분석, 의문을 전달하는 것이 아니라 상대방이 의미하는 것 자체가 무엇인가에 초점을 두고 청취하는 것이다. 이러한 적극적인 청취는 커뮤니케이션에 있어서 상호간의 부정적인 감정들에 대한 두려움을 감소시켜 주고 서로 편안한 관계를 맺을 수 있게 한다. 또한 상대방이 스스로 문제를 해결할 수 있도록 해준다. 정신과 의사나 전문 상담자는 적극적인 청취를 일반 사람들보다 훨씬 더 잘 할 수 있는 기술을 가진 전문가들이다. 이런 전문가들은 자신이 말하는 것보다 환자나 피상담자가 말하는 것을 적극적으로 청취함으로써 환자나 내담자(來談者)들을 치료하기도 한다. 이처럼 남의 이야기를 적극적으로 들어준다는 것은 문제 해결뿐 아니라 효과적인 대인관계 형성 차원에서 매우 중요하다.

아하! 5-3 경청운동

◆ 경청을 실천하기 위한 다섯 가지 행동 가이드

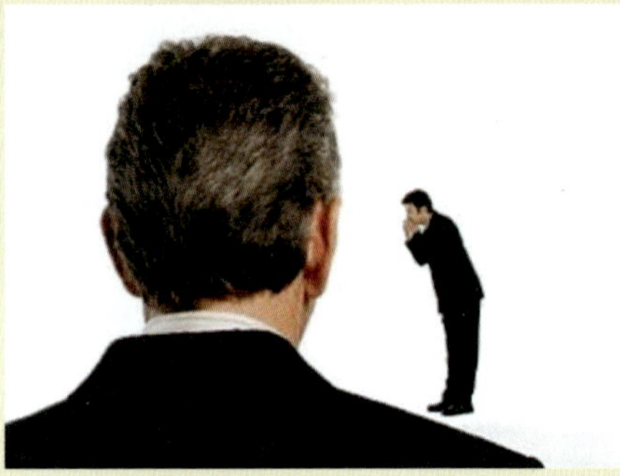

1. 공감을 준비하자
대화를 시작할 때는 먼저 나의 마음속에 있는 판단과 선입견, 충고하고 싶은 생각들을 모두 다 비워내자. 그냥 들어주자. 사운드박스가 텅 비어 있듯, 텅 빈 마음을 준비하여 상대방과 나 사이에 아름다운 공명이 생기도록 준비하자.

2. 상대를 인정하자
상대방의 말과 행동에 잘 집중하여 상대방이 얼마나 소중한 존재인지를 인정하자. 상대를 완전한 인격체로 인정해야 진정한 마음의 소리가 들린다. 자녀든 부하 직원이든 상사든 한 인격체로 상대방을 인정하고 대화를 시작하자

3. 말하기를 절제하자
말을 배우는 데는 2년 걸리지만, 침묵을 배우는 데는 60년이 걸린다고 한다. 누구나 듣기보다 말하기를 좋아하는 이유는 상대를 이해하기 전에 내가 먼저 이해받고 싶은 욕구가 앞서기 때문이다. 이해 받으려면 내가 먼저 상대에게 귀를 기울여야 한다. 먼저 이해하고 다음에 이해 받으라. 말하기를 절제하고 먼저 상대에게 귀 기울여 주자.

4. 겸손하게 이해하자
겸손하면 들을 수 있고, 교만하면 들을 수 없다. 상대가 내 생각과 다른 말을 해도 들어줄 줄 아는 자세가 가장 중요하다. 경청의 대가는 상대의 감정에 겸손하게 공감하며 듣는 사람이다. 사람들이 원하는 것은 자기 말을 진정으로 들어주고 자기를 존중해주며 이해해 주는 것이다. 항상 겸손한 자세로 상대를 이해하자.

5. 온몸으로 응답하자
경청은 귀로만 하는 것이 아니다. 눈으로도 하고, 입으로도 하고, 손으로도 하는 것이다. 상대의 말에 귀 기울이고 있음을 계속 표현하다. 몸짓과 눈빛으로 반응을 보여라. 상대에게 진정으로 귀 기울이고 있다는 신호를 온몸을 보내자.

아하! 5-4 영적 지도력과 경청

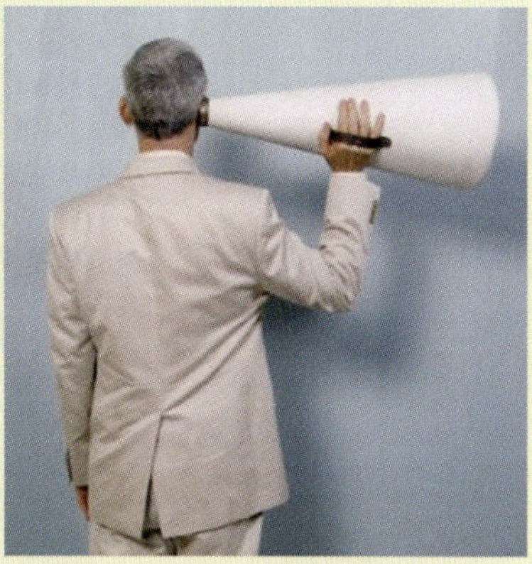

지도력 유능 여부를 아는 기준은 여러 가지가 있다. 그 중 경청은 매우 중요한 기준이 된다. 유능한 영적 지도력은 경청의 미덕과 위력을 안다. 진정한 영적 지도자는 귀가 밝은 사람이다. 가늘고 세미하게 들려오는 하늘의 음성을 비롯하여 양심의 소리까지 듣는다. 친한 사람들의 이야기뿐만 아니라 적들의 이야기도 듣는다. 찬성하고 지지하는 사람들의 말도 듣고 반대하며 부정하는 자들의 이야기도 듣는다. 그들은 두 번 듣고 한 번 이야기하는 사람들이다. 주의를 기울여 듣고 종합적으로 생각하고 다방면으로 분석한다. 이들은 언어의 실수가 적은 사람들이다.

반면 무능한 지도자는 성급하게 결정하고 남의 말을 잘 듣지 않는다. 하늘의 음성과 양심의 소리는 고사하고 친구와 가족의 이야기도 듣지 않는다. 무능한 지도력은 결단력아 있고 소신이 있는 것처럼 보이기 위해, 아니면 스스로에 대해 지나친 자신감이나 우월감 때문에 귀담아 듣지 않으며 조급하게 결정하고 완고하게 고집한다. 일단 자신이 결정하고 발표하면 남의 말은 거의 듣지 않고 생각지도 않는다.

따라서 대화와 이해를 통한 커뮤니케이션이 이뤄지지 않는다. 이들은 자신이 가장 똑똑하고 지혜롭다고 생각한다. 자기도취에 젖어 남들을 무시하고 가벼이 여긴다. 이들의 지도르 받는 사람들은 강제적 제도와 규범 때문에 마지못해 따르는 듯하지만 결국은 등지도 만다. 겸손히 섬기는 지도력이 모범적 지도력이 된다고 말하는 요즈음, 경청은 더할 나위없이 소중하고 값진 것이다. 겸손하면 들을 수 있고 교만하면 들을 수 없다. 우리는 얼마나 경청하는가, 지도력의 성패는 경청에 있다고 아무리 강조해도 결코 지나치지 않는다. 누가 말하기를 귀가 두 개고 입이 하나인 까닭도 경청을 강조하시는 하나님의 창조섭리라 했던가. 듣기는 속히 하고 말하기는 더디 하라고 성경도 말씀하신다.

Ⅳ 효과적인 청취방법

효과적인 청취방법은 다양한 분야에서 많은 연구가 이루어지고 있으며, 다양한 방법들이 제시되고 있다. 사람들이 조직생활을 하면서 다양한 청취방법을 찾아내고 그것을 응용하는 것은 궁극적으로 좋은 인간관계를 구축하는 데 있다. 이와 같은 측면에서 효과적인 청취방법을 살펴보면 다음과 같다.

1. 관심 기울이기

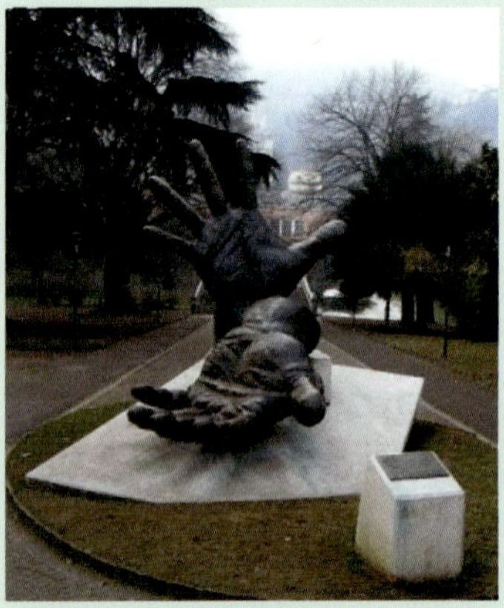

상대방에게 관심을 기울이고 있다는 메시지만큼 기분 좋은 것은 없다

상대방에게 관심을 기울이고 있다는 메시지만큼 기분 좋은 것은 없다. 그러나 조직생활에서 상대방이나 사물에 대한 관심은 저절로 생겨나는 것이 아니다. 풍부한 감성적 자질을 가지고 있을 때 나타난다. 너무 자기에게만 집중하거나 언제나 경제적 이익을 추구하는 경우에는 나타나기가 어렵다. 그러나 관심은 좋은 인간관계를 구축하는 데 있어서 기본이 되기 때문에 의료서비스기관처럼 늘 사람을 대해야 하는 일에 있어서는 그 무엇보다도 중요하다. 병실을 방문하여 회진하는 의사들은 환자의 눈을 보며 말하기보다는 의무기록에 눈을 맞추고 이야기하는 경우가 많다. 그러나 청취의 중요성을 강조하는 의사들은 환자의 눈빛을 보고 숨소리를 들어야 한다고 한다. 커뮤니케이션에 있어서 상대방에게 관심을 기울이고 있다는 증거들은 다음과 같다.

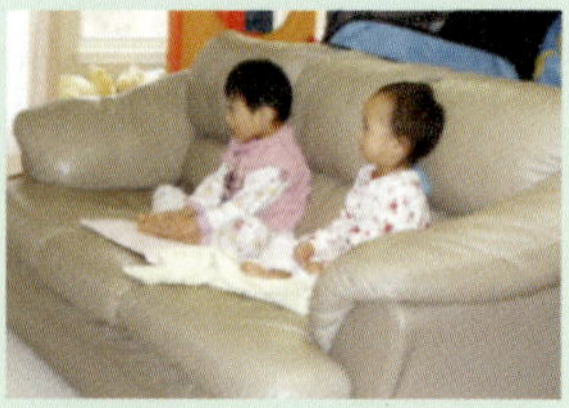

커뮤니케이션을 할 때 신체적으로 이완되고 평안하고 자연스러운 자세를 취하는 것이 중요하다

1) 좋은 자세, 내용과 감정을 동시에 듣기

몸의 위치, 움직임, 표정 등은 바로 상대방에 대한 관심도를 전달하는 요소들이다. 때문에 우리들

이 타인과 커뮤니케이션을 할 때 신체적으로 이완되고 평안하고 자연스러운 자세를 취하는 것이 효과적이다. 경직되거나 다른 데 관심이 있는 자세를 보인다면 진정한 커뮤니케이션을 이루기 어렵다.

사람들이 전달하는 메시지는 내용과 감정을 동시에 포함하고 있는 경우가 많다. 어떤 사람의 생각을 알기란 쉽지 않은 일로써, 메시지의 객관적인 내용만으로 상대방의 의도 등을 파악하려 하기보다는 상대방의 감정이나 기분이 어떠하기 때문에 그런 말을 하는지를 고려해볼 필요가 있다. 또한 사람마다 말하는 방식과 세상을 보는 관점이 다르기 때문에 의료인들이 환자들의 말을 제대로 이해하기 위해서는 먼저 그들의 언어양식이나 가치관을 이해하려는 노력도 요구된다.

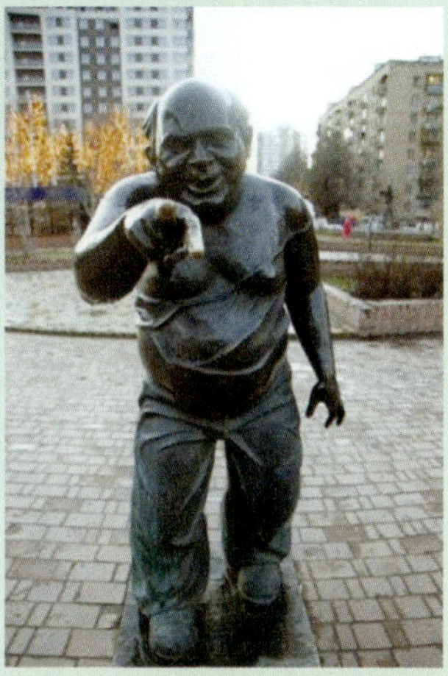

심리치료를 받은 사람의 임상사례를 모아 분석한 결과 눈동자의 이동에는 다음과 같은 패턴이 있다고 한다(공문선, '히든커뮤니케이션'에서 발췌)

- 눈이 왼쪽 위를 향하면 과거의 체험 또는 예전에 본 풍경을 떠올리고 있는 것이다.
- 눈이 오른쪽 위를 향하면 지금까지 본 적이 없는 광경을 상상하는 것이다.
- 눈이 왼쪽 아래를 향하면 청각에 관한 이미지(음악과 목소리 등)를 생각하는 것이다.
- 눈이 오른쪽 아래를 향하면 신체적 이미지(육체적 고통 등)를 생각하는 것이다.

2) 온화한 시선의 접촉

상대방에게 부드러운 시선의 접촉을 유지함으로써 우리의 관심을 그에게 전달할 수 있다. 그렇다고 시종 상대방을 뚫어지게 응시하는 것은 오히려 그로 하여금 위협을 느끼게 하거나 기분 상하게 하는 결과를 초래할 것이다. 온화한 시선은 상대방의 말에 주의를 기울이고 있으며, 그가 전달하고자 하는 의사의 내용을 경청하고 있다는 사실을 상대방에게 알려주는 것이다.

3) 상냥한 표정과 음색

상냥한 표정의 기본은 부드러움과 미소라고 한다. 의료기관에서 유쾌한 얼굴 표정, 격려적인 미소, 그리고 수용적이고 친절한 음조(音調)는 의료기관을 방문하는 사람들에 대하여 진정한 관심과 흥미를 전달하게 한다.

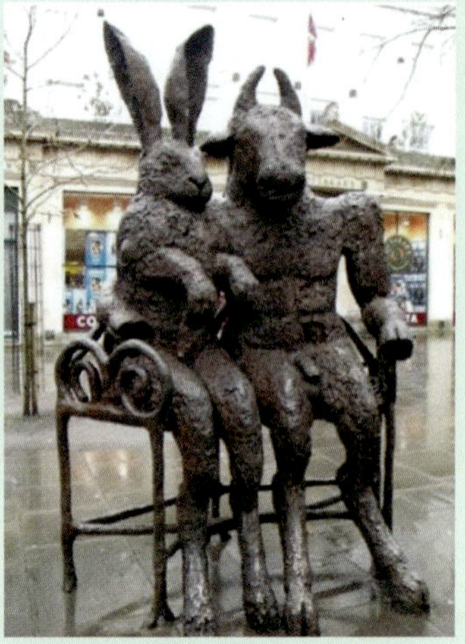
효과적인 경청에 있어 가장 효과적이고 결정적인 것이 공감적인 반응이다

4) 공감적인 반응

효과적인 경청에 있어 가장 효과적이고 결정적인 것이 바로 이 공감적인 반응이라고 할 수 있다. 공감적인 반응이란, 상대방의 언행 직후에 상대방이 전달하고자 하는 의사를 이해하려고 애쓰고 있다는 사실을 나타내는 언어 및 비언어적 반응들을 바로 보여주는 것이다. 커뮤니케이션에 있어 청취자가 보낼 수 있는 피드백은 여러 종류가 있겠지만 그 중에서도 공감적인 반응을 보인다는 것은 상대방을 비판하거나 판단하는 것이 아니라, 경청한 내용에 대해 자신이 어떻게 생각하고 느끼는지를 나타내는 것이라 할 수 있다. 이 같은 반응을 통하여 메시지 전달자는 자신의 메시지가 제대로 전해졌는지를 판단할 수 있고 커뮤니케이션의 효과성을 높일 수 있는 기회도 포착할 수 있다. 그러므로 이러한 반응은 한쪽의 커뮤니케이션 행위가 끝난 다음 나타내기보다는 중간과정에 즉각적으로 나타내는 것이 효과적이다. 또 상대방의 감정을 제대로 파악하고 있으며 메시지를 충분히 이해하고 있다는 것을 전달 할 수 있어야 한다.

예를 들면, 상대방의 말이 끝난 직후에 바로 고개를 끄덕인다든지 "아! 그래요?", "그랬군요!" 등과 같은 간단한 언어적 반응을 보여주는 것이다. 의료기관에서 일하는 직원들이 이와 같이 환자의 말과 행동에 대하여 즉각적인 반응을 보인다면, 고객들이 화를 내거나 의료기관에 대하여 불평을 하는 일은 줄어들 것이다.

2. 의사의 확인

커뮤니케이션의 정확성을 높이기 위하여 상대방의 의사를 확인하는 일은 매우 중요하다. 의사확인이란 송신자가 전달하고자 하는 생각, 정보 또는 아이디어나 정보가 그가 의도한 바대로 정확하게 이해하고 있는지를 확인하는 것이다. 우리는 상대방과 대화를 할 때 가끔씩 그가 전달하려고 하는 메시지를 끝까지 정확하게 들으려고 하기보다는 상대방의 말이 끝나기가 바쁘게 우리 자신의 생각이나 주장을 말하려고 한다. 그 결과 상대방 이야기의 앞부분만 듣고 그것을 토대로 나의 이야기를 하기 때문에 의사가 제대로 확인되지 않는 경우가 발생한다. 이것은 상대방과의 상호작용에서 오해를 낳기 쉽고 인간관계도 해칠 수 있다.

의사확인은 주로 상대방의 메시지의 내용 면에 관계하게 된다. 우리는 흔히 상대방의 메시지의 내용을 정확하게 이해하지 못하거나 잘못 이해하기 때문에 커뮤니케이션에 큰 문제를 야기하는 것을 볼 수 있다. 효과적인 의사확인은 상대방이 말하는 내용에서 그가 전달하고자 하는 의도를 정확하게 알아들으려고 하는 진지한 태도와 열망을 통해서 가능하다. 또한, 상대방이 말하고 있는 내용 자체에 대하여 정확하게 이해하려고 노력하는 수신자의 노력을 상대방에게 전달하도록 하는 것도 의사확인의 중요한 요소이다. 커뮤니케이션에 있어서 수신자가 송신자의 메시지를 잘 이해하려고 노력하고 있다는 것을 보여주는 것과 그렇지 못한 것으로부터 좋은 인간관계 구축의 차이가 생긴다.

1) 자신의 언어로 표현하기

상대방 의사의 확인은 늘 커뮤니케이션의 정확성을 높여준다. 뿐만 아니라 타인의 견해를 이해하려는 수신자의 열망을 상대방에게 정확하게 전달하고, 상대방이 정확하게 인지하도록 함으로써 대인관계에 있어서 간격을 좁히고 좋은 인간관계를 발달시킬 수 있다. 즉, 청취자가 자신의 언어로 되물어보는 것은 청취자 스스로가 대화의 핵심에 대한 이해도를 높이기 위한 방법이기 때문이다.

때문에 효과적인 의사확인은 구체적으로 이루어져야 한다. 즉, 타인의 생각을 내 자신의 생각으로 고쳐서 진술하는 형식으로 이루어질 때 효과가 있다. 상대방의 언어를 자신의 언어로 바꾸어 말함으로써 상대방은 당신이 자신의 말을 주의 깊게 듣고 있었음을 알게 되고, 커뮤니케이션 과정에서 발생했을수 있는 왜곡의 가능성을 현저하게 줄여줄 수 있다.

예를 들어, 어느 병원장이 인사문제로 대화를 나누면서 행정처장에게 "김 아무개 씨는 재무팀장으로는 적합하지가 않습니다"라고 말을 했을 경우, 행정처장이 "병원장님 말씀은 김 아무개 씨가 재무팀장으로 자격이 없다는 말씀입니까?"라고 대답을 했다면, 이것은 의사확인으로서는 구체성이 결여된 것이다. 행정처장이 "병원장님, 김 아무개 씨가 정직하지 않다는 뜻입니까?"라고 대답을 한다면, 이것은 구체적인 의사확인이 될 수 있다. 이와 같은 의사확인에 대하여, 병원장이 "아닙니다. 그런 뜻이 아니고, 김 아무개 씨는 정직하긴 하지만, 일을 추진하는 데 있어서 계획성이 없고, 지시한 사항을 잘 잊어버리기 때문에 재무팀장으로는 적합하지 않다는 뜻입니다."라고 수정된 답변을 내놓을 것이다.

위의 예에서 보는 것처럼 사람들은 단순히 한 단어나 문장을 바꾸어 물어보는 것이 의사확인으로 잘못 알고 있는 경우가 많다. 의사확인은 나의 생각과 언어로 상대방이 가지고 있는 정확한 의도를 이끌어냄으로써 일의 정확성을 높이는 데 기여한다.

2) 명백하게 말하기

명백하게 말하기는 자신의 언어로 표현하기와 거의 유사한 개념으로 사용된

아하! 5-5 감정표현 잘하는 여자 성만족 2배

성적 욕구 잘 표현하고 상대방 감정도 잘 읽기 때문

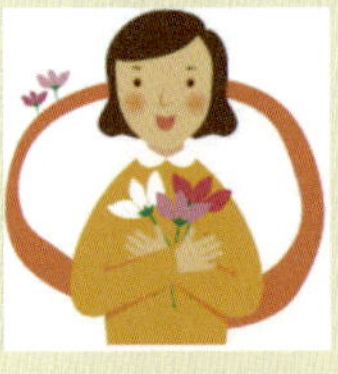

예쁜 여자가 섹스를 잘 할까, 똑똑한 여자가 잘 할까? 자신의 감정을 표현하거나 상대의 감정을 잘 읽는 감성지능(emotional intelligence)이 높은 여성이 성생활을 더 잘하는 것으로 드러났다. 영국 런던 킹스 칼리지 심리학과의 팀 스펙터, 안드리아 부리 교수 팀은 18~83세 여자 쌍둥이 2,000명 이상을 대상으로 이들의 성생활을 인터뷰했다. 연구진은 이들 여성이 평소 오르가슴을 느끼는 정도를 '전혀'부터 '항상'까지 0~7점 사이에서 점수를 매기게 했다. 또한 자기 표현력, 감정이입, 만족도 같은 사항을 물어 감성지능 정도를 파악했다. 그 결과 감성지능이 높은 여성은 오르가슴에 도달하는 횟수가 많았으며, 오르가슴도 2배 더 잘 느끼는 것으로 조사됐다. 반면 감성지능이 낮은 여성들은 오르가슴을 느끼는 비율이 낮았다.

연구진은 "감성지능이 높은 여자는 성적 기대감과 욕구를 잘 표현하고 상대 파트너와 잘 소통함으로써 여성 성기능에 직접 영향을 미치는 것으로 보인다"며 "감성지능이 높은 여자는 또한 침대에서 더욱 몽상적이 된다"고 말했다. 스펙터 박사는 "감성지능이 잠자리를 포함해 삶의 많은 측면에서 강점으로 작용할 수 있음을 알 수 있다"며 "여성의 40%는 섹스를 즐기지 못했는데 앞으로 감성지능을 이용해 이들이 섹스를 즐길 수 있도록 도와주는 방법도 만들 수 있을 것"이라고 말했다. 『화끈한 섹스와 환상적 전희(*Sizzling Sex and Fabulous Foreplay*)』란 책을 집필한 팸 스퍼 박사는 "자신의 감정을 표현하는 방법은 습관적으로 나타나고 인간관계, 성관계에 큰 영향을 미친다"고 말했다.

다. 이 둘의 차이는 전자가 경청자 스스로 이해도를 높이는 데 초점을 맞춘다고 한다면, 후자는 상대방의 가치관이나 커뮤니케이션이 이루어지고 있는 환경에 대한 이해를 좀 더 확실하게 함으로써 오해의 여지를 줄이는 데 있다(황상재, 2006).

즉, 이 과정에서 메시지는 좀 더 명백해지고 이해의 정도는 좀 더 높아지며 좀 더 원활한 커뮤니케이션을 수행할 수 있게 된다. 상대방의 진술을 반복하거나 다른 말로 풀어서 말하기, 요약이나 해석하기 등이 유용하게 쓰일 수 있는 기술이다. 실제 상황에서는 “그러니까 당신은 이렇게 생각한다는 거죠…”, “다른 말로 하자면…”, “방금 당신이 한 말의 내용은…” 등으로 활용될 수 있다.

3. 소음의 제거

청취할 때 우선 소리의 전달을 방해하는 장애물을 소음이라 할 수 있다. 커뮤니케이션에 있어서 중요한 것은 이런 방해 요소인 소음을 인식하고 극복해야 한다.

결국 어떤 메시지를 해석하거나 평가할 수 있으려면 그 전에 메시지가 정확하게 전달될 수 있는 분위기를 조성하고, 방해 요소를 최소한으로 줄여야 한다. 강의 중에 밖에서 학생들이 떠드는 소리가 들린다면 강의가 효과적이 될 수 없다. 떠드는 아이들을 조용히 시키고 수업을 진행해야 할 것이다. 소음에는 대화의 환경이나 말하는 사람과 같은 외부 소음과 불안, 감정, 편견, 무관심, 내용보다 스타일에 주목하는 것과 같은 내부 소음이 있다.

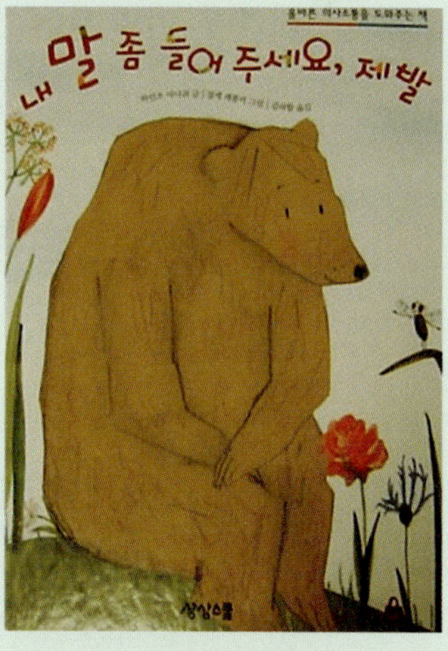

어떤 메시지를 해석하거나 평가 할 수있으려면 그 전에 메시지가 정확하게 전달될 수 있는 분위기를 조성하고 방해 요소를 최소한으로 줄여야 한다

1) 외부소음

외부소음이란 커뮤니케이션에 있어서 상대방의 이야기를 청취할 때 물리적 현상 때문에 나타나는 것으로 상대방 말을 정확하게 듣지 못하도록 만드는 요인들을 말한다. 이는 환경이나 말하는 사람으로부터 생겨나는 것으로 수신자의 통제 밖에 있다. 외부 소음의 예로는 커뮤니케이션이 이루어지는 건물 밖에서 들리는 자동차 소리 등 각종 물리적인 소리가 기

본적이다. 라디오 소리, 대화 중에 발생하는 정전기, 말하는 사람의 뒤쪽에 있는 밝은 불빛이 상대방의 주의를 분산시켜서 송신자의 말에 집중하기 어렵게 된다면 그 불빛을 응시하는 것도 소음이 될 수 있다.

상대방의 신경을 거슬리게 해서 명확하게 듣지 못하도록 주위를 분산시키는 것이나 말하는 사람의 매너리즘 또한 소음으로 간주된다. 예를 들면, 한국 사회에서 종종 있는 일로 상대방의 입장은 아랑곳하지 않고 얘기만 시작했다하면 자신의 과거 군대 이야기부터 꺼내는 것은 진지한 청취를 불가능하게 만드는 중요한 외부소음으로 작용할 수 있다. 군대 경험을 해보지 못한 사람에게는 공감을 얻기가 어려울 수 있기 때문이다.

2) 내부소음

내부 소음은 상대방 메시지의 해석 과정에서 나타나는 것이다. 즉, 수신자가 청취한 내용을 정확하게 해석하지 못하게 만드는 요인을 말한다. 이것은 커뮤니케이션에 동참하고 있는 사람에 의해 통제가 가능한 것이기 때문에 문제점을 파악하고 상대로부터 지적 받았다면 개선하도록 노력한다. 의료서비스기관에서 진료를 담당하고 있는 의사가 환자의 질문에 대하여 전문적인 용어를 사용하면 환자는 알아들을 수 없다. 이와 같은 행위는 상대방에게 중요한 소음이 된다. 소음이 커질수록 상대방에 대한 이해도를 떨어뜨리고 신뢰를 훼손한다.

4. 올바른 청취의 조건

커뮤니케이션 과정에서 상대방의 메시지를 올바르게 청취하려고 노력하는 자세는 상대방에게 믿음을 줄 수 있기 때문에 좋은 인간관계 구축에 매우 중요하다. 바른 청취자세를 유지할 수 있는 기본적인 조건들을 살펴보면 다음과 같다.

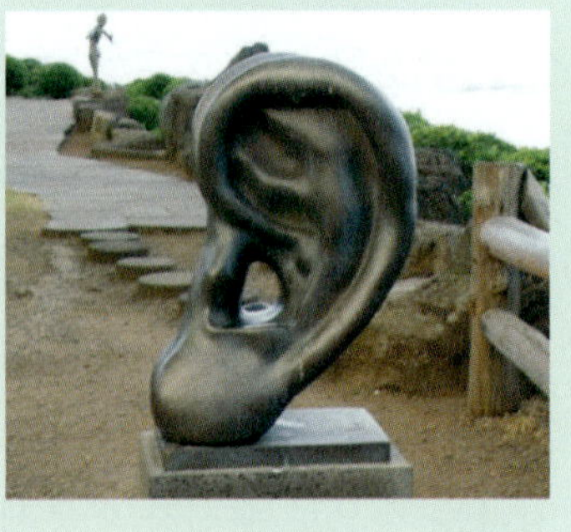

◆ 메시지를 가능한 한 정확하게 소화하고 있는지 확인한다.

말 뒷부분에 "당신은 이 점에 대하여 어떻게 생각하십니까?" 또는 "잘 이해가 되셨는지요?"와 같은 질문을 함으로써 상대방이 주의 깊게 청취하고 있는지를 확인할 수 있다.

◆ 말하는 사람의 내용에 집중하도록 한다.

의사는 환자가 이야기하는 증세의 내용을 정확하게 파악해야 정확한 진료와 처방을 할 수 있을 것이다. 또한, 환자는 진료 후 의사의 처방 내용에 대하여 집중하여 들어야 한다. 처방에 대한 잘못된 청취는 질병치료에도 영향을 미치지만 간혹 의료분쟁의 원인이 될 수도 있다.

◆ 가능한 한 의도된 의미에 가까운 해석을 하려고 노력한다.

커뮤니케이션은 의미의 해석이라고 할 정도로 대화에 있어서 의미파악은 중요하다. 특히, 학습을 위한 청취를 하고 있을 때에는 말하는 사람이 사용하는 단어의 의미에 집중해야 한다. 대부분 말하는 사람들은 설명이나 강연에서 가장 중요한 의미를 전달할 때는 주로 상체를 앞으로 구부리거나, 좀 더 큰 목소리로 감정을 넣어 말하기도 하고, 커다란 제스처를 사용해 주의를 집중하려고 한다.

그밖에 남의 말을 더 잘 듣기 위해서는 감각, 해석, 이해 분야의 듣는 능력을 발달시켜야 한다. 감각은 종종 남의 말에 귀를 기울이는 데 방해가 된다. 병원 복도에서 이루어지는 보수공사나 신생아실의 아이 울음소리는 말하는 사람과 듣는 사람 모두의 주의를 흩어지게 한다. 이러한 마음의 흩어짐이 최소화될 때 대화를 나누려는 노력이 듣는 과정에 중요한 요소가 된다. 해석 또한 중요하다. 미리 판단하고 주목하는 척 한다든가 메시지 내용보다 인신공격을 하는 것 등은 듣는 과정을 방해하는 요소이다. 더욱이 우리의 이해력도 적절해야 한다. 우리는 물리적인 제약이나 스트레스가 없을 때 그리고 듣는 과정을 존중할 때 잘 들을 수 있다. 이상적인 경청자의 자질을 나열하면 다음과 같다(박성애 외, 1995).

◆ **경청자의 자질**

- 개방적이고 호기심으로 가득찬 마음을 견지한다.
- 새로운 아이디어를 찾아 듣는다.
- 들은 것을 알고 있는 것과 연관시킨다.
- 자아인지적이고 그러한 자아의 입장에서 다른 사람의 말을 듣는다.
- 언급된 내용에 주목한다.
- 군중을 맹목적으로 따르지 않는다.
- 자기자신의 시각을 견지한다.
- 사물의 본질을 찾아 듣는다.
- 약술하고, 이의를 제기하며, 인정하며 정신적으로 경계하는 자세를 유지한다.
- 자기반성적이나 매우 분석적이다.
- 가치관, 태도 및 관계를 이해하려고 시도한다.
- 말하는 사람의 아이디어에 주목한다.
- 느낌과 직감으로 듣는다.

한편, 능동적으로 듣는 기술을 가지고 있는 사람들은 더 효율적으로 듣기 위하여 그 외 다른 기술을 동원한다. 이들은 말하는 이의 메시지가 정확한지를 확인하기 위하여 필요하다고 생각하면 필기를 한다. 다시 말해서 대화 시에 기록을 한다는 것은 그냥 듣고 반응하는 1차원성을 넘어 들은 바를 자기 자신에게 반영시켜 보려는 2차원적 노력이라고 할 수 있다.

토론사례 5

타인에게 관심 기울이기

Discussion Example

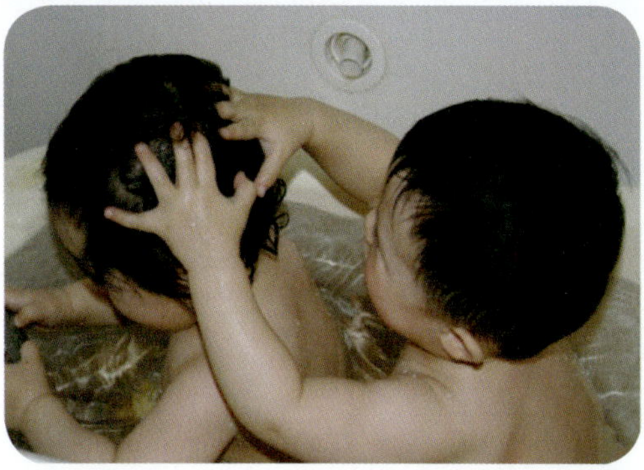

사람을 사귀는 데 있어서 무엇보다 중요한 것은 타인의 관심을 끌려고 노력하는 것보다 타인에게 순수한 관심을 보이는 것이다. 그러나 세상에는 타인의 관심을 끌기 위하여 헛된 노력을 기울이면서도 그 잘못을 깨닫지 못하는 사람이 많이 있다.

이렇듯 그릇된 노력은 아무리 계속해도 소용이 없다. 인간은 원래 타인의 일에는 별로 관심을 기울이지 않는 법이다. 하루 종일 오로지 자기 자신의 일에만 관심을 기울인다.

뉴욕의 전신전화국에서 전화통화 내용 중 가장 많이 사용되는 말이 무엇인지 조사한 적이 있다. 그런데 가장 많이 사용되는 단어는 바로 '나'라는 일인칭 대명사였다. 나라는 말은 500회의 통화 중에서 3,900번이나 사용되었다. 만약에 타인에 대해 어느 정도의 관심을 가지고 있는지 알고 싶다면 다음의 질문을 되새겨 보라.

"여러 사람과 함께 찍은 사진을 볼 때, 가장 먼저 누구의 얼굴을 찾는가?"

얼마나 많은 사람들이 자기 자신에게 관심을 갖고 있는지를 알고 싶다면 다음 질문에 대답해 보라.

"만약 당신이 오늘밤에 죽는다면 얼마나 많은 사람들이 당신의 장례식에 참석할 것으로 생각하는가?"

자료원 : 이현정 역(2002), 카네기 저, 인간관계 지도론, 문진.

토론과제

Discussion Problem

HEALTH CARE COMMUNICATION

1. 위의 글이 주는 교훈이 무엇인지 설명해 보시오.
2. 내가 남에게 관심을 기울이지 않는 결과에 대해 논의해 보시오.
3. 내가 타인에게 관심을 기울일 수 있는 방법에 대해 논의해 보시오.
4. 직장이나 사회생활에서 타인의 관심을 받을 수 있는 구체적인 방법을 제시해 보시오.

제6장

갈등 해결을 위한 커뮤니케이션

Ⅰ. 갈등의 의의

Ⅱ. 갈등 해결을 위한 노력

Ⅲ. 의료커뮤니케이션 환경의 개선

제6장 갈등 해결을 위한 커뮤니케이션

학습목표 specific aims of this period

- 조직에서 갈등이 발생하는 이유와 배경을 잘 이해하고 미리 예방할 수 있는 태도와 능력을 기른다.
- 조직 안에서 발생할 수 있는 각종 갈등을 예방하기 위하여 공감대를 형성하는 방법을 잘 숙지하고 활용함으로써 갈등을 줄이고 우호적인 조직 분위기를 만드는 데 기여한다.
- 보건의료인들이 조직의 일원으로 일하면서 갈등의 조장보다는 조직의 발전에 기여할 수 있는 태도와 협력적 자세를 갖춘다.
- 보건의료인들이 환자 만족적 커뮤니케이션을 효과적으로 수행할 수 있기 위해서는 커뮤니케이션 환경을 지속적으로 개선해야 한다는 것을 인식할 수 있다.

I 갈등의 의의

1. 갈등의 의의

갈등(conflict)에 관한 이론은 보다 큰 사회체제의 한 부분인 조직, 즉 병 원이나 기업, 학교 및 교회 등이 어떻게 유지되고, 또 관리되면서 성장하는가 하는 사회학(sociology) 이론으로부터 잉태되었다. 조직의 규모가 커지면서 물리적으로 복잡한 양상을 띠게 되고, 조직 내부에서 인간관계의 양이 많아지며, 그에 따라 처리해야 할 인간관계 상황이 복잡해지면 인간은 긴장의 덫에 걸리고 이것은 필연적으로 갈등을 유발한다는 것이 사회의 생성원리라고 일찍이 토마스 홉스(Thomas Hobbes, 1947)가 주장했다.

갈등에 대한 정의는 학자들 사이에서 의견이 분분하다. 적의(敵意), 경쟁, 적대감, 투쟁, 긴장, 논쟁 등 갈등에 대한 개념은 너무 많다. 역사적으로 연구된 갈등에 관한 정의를 종합해 볼 때, 갈등이란 “둘 혹은 그 이상의 실체가 적대적인 심리적 관계나 적대적인 상호작용 관계에 의하여 연결되어 있는 상황 또는 과정”으로 인식되고 있다(C. Fink, 1968).

조직 내부의 구성원 또는 집단 간에 일어나는 갈등은 긴장(tension)이라는 개념에 의해 정의되고 있다. 서로 긴장관계에 있는 구성원들이 때로는 협력하면서, 때로는 갈등을 일으키면서 일하는 장이 바로 조직이라는 것이다. 이와 같은 조직 내부의 갈등은 권력, 자원, 지위의 부족이나 또는 가치구조의 차이에서 발생한다. 가치관은 상대방이나 사물에 대한 좋고 나쁜 감정 상태를 의미하기 때문에 서로 다른 가치관을 가진 사람들은 동일한 사안에 대해서도 갈등을 일으키기 쉽다. 마치 한국에서 진보주의적 가치관을 가지고 있는 집단과 보수주의적 가치관을 가지고 있는 사람들 간에 갈등이 존재하는 것과 같다. 또한, 모든 갈등에는 적대적 상호작용을 포함하고 있는 것으로 보는 시각도 있다.

한편, 조직 내부에서 발생하는 갈등이 반드시 해로운 것만은 아니라는 시각이 강하다. 창조적 갈등관에 의하면, 갈등이란 생존을 위한 것이며 조직의 성장을 위한 일종의 에너지라는 것이다. 조직행동이론에서는 적당한 정도의 갈등이 있어야 성과가 높다고 인식되고 있다. 복잡한 조직에서는 갈등을 해결하기보다는 상호간에 경쟁을 부추김으로써 오히려 갈등을 자극하는 것이 더 필요하다는 주장도 설득력이 있다. 특히, 경제적 이익을 목표로 하고 있는 집단이나 조직에서는 경쟁심을 유발시켜 성과를 높여야 하기 때문에 갈등의 조장은 필연적이라는 것이다(Rico, 1964).

하지만, 어떤 형태로든지 서로 상호작용을 해야 할 조직 구성원들 사이에 갈등이 존재하면 긴장감이 높아져서 원활한 의사소통을 하기가 어렵다. 때문에 사람이나 집단 사이에 긴장감이 아주 없을 수는 없지만 갈등을 최소화하는 방향으로 관리를 해야 생산적 의사소통이 가능할 수 있다.

아하! 6-1 "갈등을 창조적으로 풀면 사회발전 원동력"

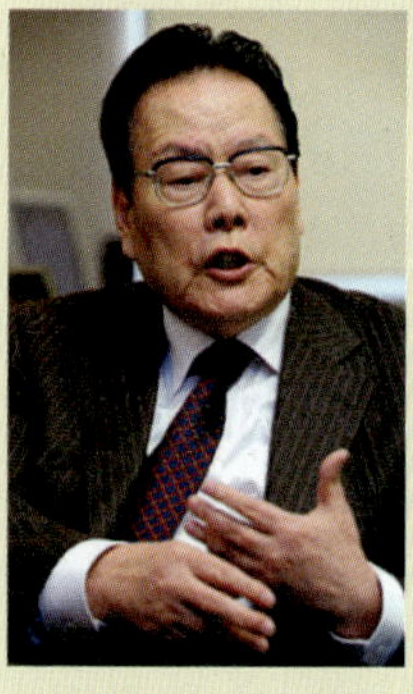

"갈등을 정치적으로 이용하면 사회가 분열되지만 창조적으로 풀면 오히려 사회가 발전하는 원동력이 될 수 있습니다."

이어령 이화여대 명예교수는 16일 서울 중구 소공동 롯데호텔에서 열린 세계미래포럼 미래경영 모임에서 '한국인의 미래'란 주제의 강연을 통해 "현재 우리 사회의 사회 · 정치적 갈등 양상은 50년 전 광복 전후와 비슷할 정도로 심각한데 여는 여대로, 야는 야대로 갈등을 이용하려고만 한다"며 "사회적 갈등을 창조적인 다른 영역으로 돌리면 헝그리 정신과 같이 사회가 발전하는 동력이 될 수 있다"고 말했다.

이 교수는 "증기기관에서 볼 수 있듯, 닫아놓으면 폭발하고 열어놓으면 새어버리지만 뚜경이 들락거리면 동력으로 이용할 수 있다"며 "한국 사회의 갈등 역시 그냥 닫아둘수도, 무작정 열어놓을 수도 없는데 어떻게 창조적으로 돌리느냐에 따라 길이 열릴 수 있을 것"이라고 덧붙였다. 이 교수는 사회 갈등에 대한 특정 세력의 이용이나 극단적인 대립을 경계했다.

그는 "미국의 버락 오바마 대통령은 흑백간 사회 갈등이 없었다면 절대 대통령이 되지 못했다"며 "오바마는 흑백 갈등이 미국 정치의 최대 원동력이 된 것을 이용해 탄생했지만, 말콤엑스나 백인 극우세력들은 그러지 못했다"고 말했다. 이 교수는 "전 세계 40개국에서 창조력 지수를 조사한 적이 있는데 한국은 꼴찌에 가까운 38위였다"며 "앞으로 생명과 창조의 시대가 도래하는데 창조 교육은 세 살 때부터 시작해야 할 것"이라고 강조했다. 그는 "창조적인 정신의 기본 원천은 수천년을 이어온 한국의 문화 유전자에서 찾아야 한다"고 덧붙였다.

아하! 6-2 부부싸움을 누그러뜨리는 단어 있다

생각과 관련된 말 쓰면 갈등 해소

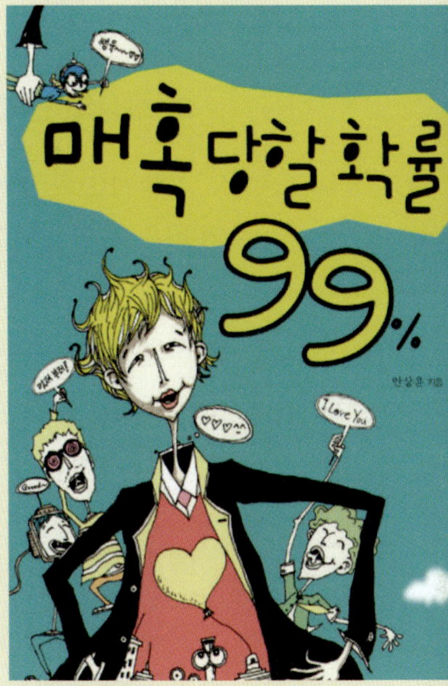

부부나 연인 간의 말다툼 도중에 "내 생각에는(Think)" "왜냐 하면(Because)" "이유는(why)" 등 생각과 관계있는 단어를 사용하면 스트레스반응이 덜 생겨 갈등이 풀리기 쉽다는 연구결과가 나왔다. 미국 오하이오대 재니스 글레이서 교수팀은 결혼한 남녀 42쌍에게 두 차례 논쟁을 유도하고 'think' 'why' 'because'등 인지-추론과 관련한 단어가 얼마나 사용되는지 분석하면서 논쟁 전후의 인테루킨-6와 종양괴사인자(tumor necrosis factor-alpha: TNF-alpha) 등 염증유발 사이토킨의 수치가 어떻게 변하는지 관찰했다. 사이토킨은 스트레스가 쌓일 때 많아지는 단백질로 면역 반응을 촉진하기도 하지만 심장혈관질환이나 당뇨병, 관절염 등의 원인이 되는 물질이다. 연구진은 첫 번째 논쟁에서는 협력적 주제를, 두 번째 논쟁에서는 갈등을 유발할 수 있는 민감한 주제를 던졌다.

예상대로 두 번째 논쟁에서 커플들의 사이토킨 수치가 첫 번째 논쟁에서보다 훨씬 많이 증가했다. 어떤 단어를 쓰느냐에 따라서도 달랐다. 협력적인 대화를 하면서 생각과 관련된 단어를 많이 사용한 커플에서는 사이토킨 수치가 전혀 증가하지 않았으며 싸우는 도중이라도 인지 추론과 관련된 단어를 많이 사용한 커플의 사이토킨 수치는 좀 더 느리게 증가했다. 사이토킨의 변화는 성별에 따라 약간 달랐다. 말싸움 도중 생각과 관계있는 단어를 사용한 남자는 시간이 지남에 따라 인터루킨-6이나 종양괴사자인자 중 하나의 수치는 줄어드는 것으로 확인됐다. 연구진은 "평소 커뮤니케이션을 할 때 인지, 추론적 단어를 사용하는 데 여성이 더 숙달되어 있어서 남성에게서 변화가 거 도드라진 것 같다"고 평가했다. 펜실베니아 주립대의 제니퍼 그라함은 "지금껏 부부 싸움이 스트레스를 유발해 건강을 악화시킨다는 연구결과가 있었는데, 이를 줄일 수 있는 방법이 제시된 것"이라고 의의를 부여했다.

2. 갈등의 특징

의사소통 이론가들의 의견을 집약해보면 갈등의 특징을 다음과 같이 나열해 볼 수 있다(김숙현 등, 2002).

■ 자연스럽고 필연적인 인간생활의 일부이다.

다양성이 존재하는 인간생활에서는 의견 차이로 인한 갈등은 자연스럽고 필연적인 현상이다. 따라서 모든 갈등자체를 부정적으로 보고 회피하려고만 하는 것은 옳지 못한 태도이다.

■ 최상의 관계에서도 존재한다.

상호의존적이며 다양한 삶의 방식을 가진 인간이 생활에서 의견차이로 인한 갈등은 자연스럽고 필연적인 현상이다. 따라서 최상의 관계 속에 있는 사람들도 갈등을 경험한다. 부부나 동료, 친구 간에 갈등을 겪으면서도 최상의 관계를 지속할 수 있는 것은 갈등을 지혜롭게 극복하여 삶의 질을 높일 수 있는 방법이나 역량이 있기 때문이다. 이러한 점을 볼 때 갈등은 갈등의 유무보다는 갈등에 어떻게 대처하는가가 중요하다고 볼 수 있다.

■ 모든 사람이 우려한다.

갈등은 부정적인 면이 많아 인간관계에 있어 신뢰감이 약화되거나 관계 악화, 단절 등의 결과를 가져온다. 또 참을성을 잃고 분노하거나 좌절감, 짜증 등의 감정을 노골적으로 표현하게 되면 갈등 해결은 더욱 어려워진다. 따라서 일단 갈등이 유발되면 유쾌하지 않고 해결하기 힘든 상황이 전개되기 때문에 갈등의 긍정적인 면을 생각하기보다는 우려를 먼저 나타낸다.

■ 파급효과가 있다.

갈등은 흔히 생활의 다른 부분으로 퍼진다. 부부간의 갈등은 집안의 화목을 깨뜨림으로써 자식과의 관계가 소원해질 수 있으며 나아가 자식의 학교생활에도 지장을 줄 수 있다. 반대로 아이들이 학교 선생님과의 갈등으로 인해 집에서 우울해하면 엄마도 우울해져 결국에 부부간의 관계도 소원해질 수 있다.

■ 근본적으로 꼭 좋거나 나쁜 건 아니다.

인간관계 측면에서 갈등은 긍정적인 면도 갖고 있다. 갈등이 지속된다는 것은 아직 둘의 관계가 끝나지 않음을 의미한다. 예를 들어, 성격이 맞지 않은 부부간의 갈등을 보면 이들은 서로의 약점만을 들춰내며 일방적으로 상대방의 변화만을 요구하지만, 그래도 최소한 관계의 지속을 염두에 두는 경우가 많다.

■ 성장의 계기가 될 수 있다.

갈등은 변화로 가기 위한 필수적인 단계이다. 따라서 갈등이 잘 해결되면 관계가 개선될 수 있고 상대방에 대한 애정, 호감, 이해, 신뢰도 깊어질 수 있다.

■ 다단계 의사소통이다.

갈등은 흔히 여러 가지 문제가 얽히고 설키어 문제의 양상이 복잡하다. 이는 갈등이 개인의 행동이나 태도의 결과라기보다는 두 사람이 서로 영향을 주고 받으며 함께 만들어 가는 의사소통 과정이기 때문이다. 우리는 흔히 갈등발생 시 갈등의 원인을 상대방의 개별적인 행동이나 태도 때문이라고 단정하는 경향이 있다. 그러나 좀 더 포괄적으로 보면 상대방의 행동이나 태도는 우리 자신의 행동이나 태도에 대한 반응이라고 할 수 있다. 예를 들어, 잔소리가 많은 아내와 의기소침한 남편 간의 갈등을 보면 아내는 남편이 항상 의기소침하기 때문에 잔소리를 한다고 하는 반면, 남편은 아내의 듣기 싫은 잔소리가 자신을 의기소침하게 한다고 한다.

아하! 6-3 부부 커뮤니케이션 10계(十誡)

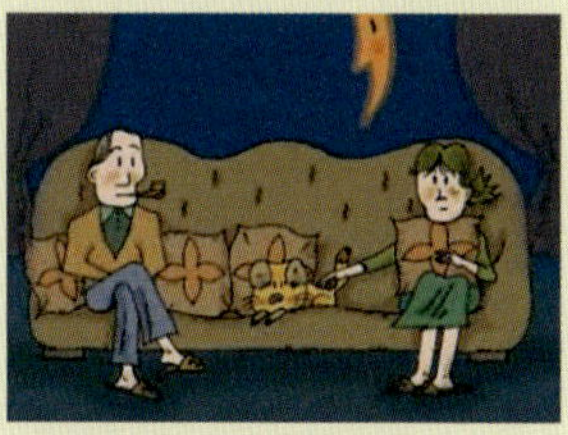

1. 부부가 서로 헤어져 있다가 만날 때는 서로 반가운 미소로 맞으십시오.
2. 상대방이 지나치게 피곤해 있거나 감정적으로 흥분해 있을 때에는 심각한 주제로 토론하지 마십시오.
3. 가능한 한 매일 일정한 시간을 정해 논쟁의 여지가 있는 문제들을 토론하십시오.
4. 당신은 상대방이 진정으로 하고 싶은 말을 할때까지 인내하는 마음으로 기다리십시오.
5. 상대방의 이야기 중간 중간에 "알아요" "이해해요" "네"와 같은 말로 동의를 표현해 주십시오.
6. 말과 표정이나 몸짓으로 전달하는 메시지가 서로 일치하도록 노력하십시오.
7. 상대가 당신이 좋아하는 일을 했을 때 그를 칭찬해주거나 당신의 마음을 말로 표현하십시오.
8. 아무리 사소한 일이라도 애매한 말로 표현하지 말고 구체적이고 실질적인 언어로 표현하십시오.
9. 당신이 상대방에게 대답할 차례가 되었을 때는 항상 충분히 대답해 주되 지나치지 않게 대답하십시오.
10. 당신이 상대방의 말을 잘 이해하지 못했거나 의도를 깨닫지 못했을 때는 다시 한번 말해주길 요청하십시오.

3. 갈등의 발생원인

일반적으로 갈등은 자원의 희소성, 시스템의 복잡성, 정보의 불충분 및 환경의 영향 때문이라고 하지만, 의사소통의 부족이나 미숙은 조직에서 개인간의 갈등을 일으키는 중요한 원인으로 지적되고 있다. 로빈스(S. P. Robbins, 1978)는 조직 내 갈등의 주요 원인을 의사소통의 부족으로 보고 있다. 그는 어의상의 차이, 오해, 채널상의 잡음 때문에 완전한 의사소통은 불가능하며 그와 같은 원인에 의하여 의사소통에 있어서 갈등의 유발은 필연적이라고 주장한다. 그래서 갈등과 그것의 조정 및 해결을 조직 운영의 본질로 보는 시각도 있다. 간호 현장에서도 갈등관리는 좋은 환자치료를 위한 핵심적 요소로 중요시된다(Patricia Kelly, 2008). Robbins가 주장하는 의사소통 부족이나 미숙에 의한 갈등 내용을 살펴보면 다음과 같다.

1) 어의상의 차이

어떤 사실(事實)이 사람에 따라서 다른 의미로 지각될 수 있으며, 사실을 규명하는 데 있어서 필연적으로 나타나는 이해와 정보의 부족이 갈등을 일으킨다. 의료서비스기관에서 환자와 의료진 사이에는 늘 어의상의 차이가 존재한다. 예를 들어, 의사가 환자의 질병상태를 검사하고 "일주일만 약물치료를 하면 좋아질 것입니다."라는 말은 의사가 생각하는 수준과 환자가 받아들이는 수준에서 차이가 난다. 환자가 일주일 동안 열심히 약을 복용한 결과 환자가 느끼는 병세와 의사가 보는 상황은 다를 수 있기 때문에 갈등이 발생할 수 있다. 환자는 의사의 말을 잘 들으면 1주일 만에 낫는다고 했는데 낫지 않았다고 생각할 수 있고, 의사는 일주일 정도밖에 되지 않았는데 상태가 매우 좋아진 것으로 인식할 수 있다.

2) 오해

오해는 주로 상대방에 대한 부적절하고 모호한 정보 때문이다. 또한 상대방에 대한 무지는 갈등을 유발하기 쉽지만, 상대방을 완벽하게 안다고 해서 갈등이 없는 것은 아니다. 오히려 상대방을 완벽하게 앎으로써 불균형을 시정하기 위한 갈등이 유발할 수 있다. 부부간에는 서로 잘 안다고 생각하지만 갈등은 쉬지 않고 일어난다. 의료서비스기관에서 의사는 환자의 질병 상태에 대하여 더 많은 정보를

아하! 6-4 마을 간 갈등의 원인이 된 표지석

충남 아산시 한 마을 입구에 세워진 '대통령 마을' 표석의 철거여부를 놓고 이웃 마을사이에 갈등이 심화되고 있다.

대한민국 제4대 윤보선 대통령 묘소가 있는 아산시 음봉면 동천 2리가 아산시의 예산 1천만 원을 지원받아 지난해 12월 30일 국도 45호선 마을입구에 높이 4.2m크기의 '꽃가꾸는 대통령마을'이란 대형 표석을 세우자 윤 전대통령이 태어난 아산시 둔표면 신항1리 주민들이 '대통령 마을'이란 표석은 '사실을 왜곡하는 것'이라며 표석 철거를 강력히 주장하고 있다.

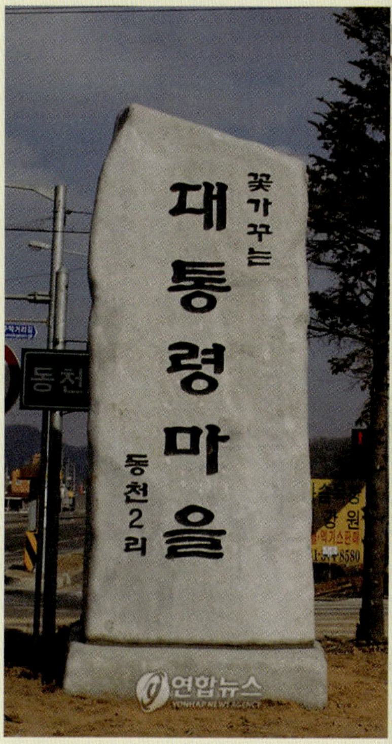

둔표면 신항1리 주민들은 10일 윤 전대통령은 자신들이 살고 있는 둔포면 신항리 143의 1에서 태어났으며 1984년 윤 전대통령 생가가 충청남도 중요민속자료(제196)호로 지정돼 있어 '진짜 대통령 마을'은 둔표면 신항리라고 강조하면서 표지석이 철거되지 않으면 집단행동도 불사할 것이라고 말했다.

이에 대해 '대통령마을' 표석을 세운 음봉면 동천2리 주민들은 "윤 전대통령이 생전에 자주 우리마을에 들러 꽃과 나무를 가꿨으며 표석 설치는 윤 전 대통령 후손들과 합의해 결정한 것으로 철거할 수 없다"고 주장하고 있다.

동천리 이성복 이장은 "윤 전대통령이 우리마을에서 꽃을 가꾼 사실이 있는데다 그분의 묘도 마을에 있는 점을 고려해 '꽃가꾸는 대통령 마을'로 정한 것"이라며 "생가가 있는 신항리는 '생가가 있는 대통령 마을'등으로 이름짓는 등 두 마을이 상생하는 방안을 찾았으면 좋겠다"고 말했다.

가지고 있는 데 반하여 환자는 그 모든 정보를 알 수 없다. 따라서 이러한 정보의 비대칭은 환자가 의사와 병원을 오해하고 불신하는 원인이 될 수 있다.

3) 채널상의 잡음

이것은 주로 공식조직과 계층구조를 이탈할 때 갈등이 발생한다는 것을 말한다. 의사소통은 송신자와 수신자 사이에 메시지를 주고받는 것인데, 권위주의적 요소, 상대방에 대한 몰이해, 부적절한 의사소통 환경은 소음으로 작용하고 이것은 상호간에 갈등을 불러온다. 의사가 자기보다 나이가 많은 간호사를 불러놓고 자리에 앉아서 이야기를 한다면, 간호사는 그 의사를 매우 예의 없는 사람으로 평가할 것이다.

이처럼 의사소통에 있어서 어의상의 차이, 상대방에 대한 오해 및 의사소통

과정에 있어서의 잡음은 상호간에 균등하고도 만족스러운 정보교환의 실패를 가져옴으로써 갈등을 일으키게 된다.

의료서비스기관은 두 사람 이상이 존재하는 조직으로 환자진료라는 고유의 목표달성을 위하여 다양한 차원에서 수많은 의사소통이 이루어지고 있다. 때문에 구성원 상호간에 갈등은 필연적이라고 할 수 있다. 그러나 조직에서 발생하는 갈등이 해로운 것이라고만 단정하기는 어렵다. 적당한 긴장과 경쟁을 부추기고 그로 인한 갈등으로부터 생산성을 높일 수 있는 경영의 지혜가 필요하다고 하겠다. 특히, 환자와 의료진간의 갈등은 병원의 수익과 직결되고 있기 때문에 체계적으로 관리되고 또 개선되어야 한다.

••• 4. 갈등의 부정적 영향

조직에서 발생하는 갈등에 대하여 긍정적으로 보는 시각이 있기는 하지만, 그래도 갈등은 조직운영이나 인간관계에 있어서 부정적 영향요소가 더 많은 것이 사실이다. 갈등의 가장 큰 비효율성은 아무래도 직무를 수행하는 주체인 근로자들의 심리적 안정을 해치는 것이다. 예를 들어, 상사와의 불화로 발생한 지나친 심리적 긴장은 걱정, 화, 분노 등을 불러오고 이것은 개인적으로는 스트레스를 발생시키게 된다. 스트레스는 주로 단일한 큰 사건보다는 사소한 일들이 누적됨으로써 생기는 경우가 더 많다. 조직 차원에서 근로자의 이와 같은 스트레스는 낮은 성과나 불량률의 원인이 된다. 근로자의 스트레스 누적은 노사간의 갈등을 부추겨서 사보타지(sabotage) 등의 노사문제로까지 발전하게 된다. 병원에서 일하는 보건의료 전문가들은 각자 다른 직역에 속해 있기 때문에 일체성을 유지하기가 쉽지 않다. 이들은 환자치료를 위하여 협동적으로 일하는 가운데서도 직종 사이에 갈등을 경험하게 되는데, 이것은 환자를 대하는데 있어서 역효과를 불러오기도 한다(Forte, 1997). 즉, 이와 같은 갈등이 원인이 되어 보건의료인들의 환자 진료에 있어서 실수율이 증가하기도 하며, 또한 이것은 사망률과 질병률을 증가시키기도 한다. 우리나라 병원이 경영의 선진화를 통하여 경쟁력을 높이기 위하여 해결해야 할 과제중의 하나는 직종 간 긴장관계와 갈등관계를 협력적 관계로 승화시킬 수 있는 생산적 의사소통의 통로를 구축하는 것이다.

II 갈등 해결을 위한 노력

1. 공감대 형성

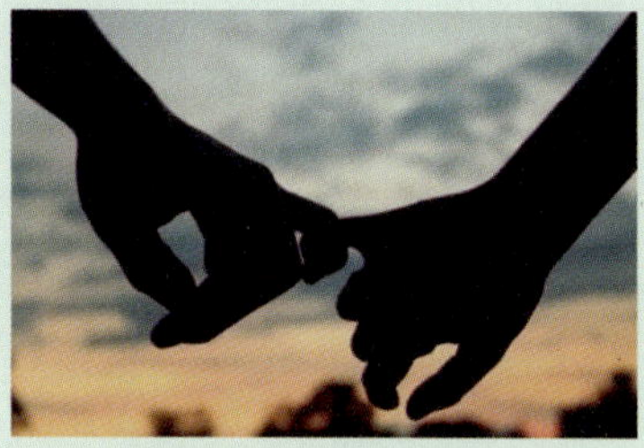
공감대 형성은 타인들과 원만하게 지낼 수 있는 가장 기본적인 요인이다

갈등을 해소하기 위한 첫 번째 조건은 상호간에 공감대를 형성하는 것이다. 패러슈라만, 쟈이타믈 그리고 배리(이하 PZB, 1988)의 SERVQUAL 모형에 따르면, 서비스의 품질은 구체적으로 신뢰성(reliability), 반응성(responsiveness), 확신성(assurance), 유형성(tangibles) 및 공감성(empathy)에 의해 결정된다는 것이다. 이때 공감성(empathy)이란 고객의 개인적인 요구에 대한 배려, 고객에 대한 관심, 고객요구의 경청, 고객 지향적인 시간의 배려, 진심 어린 서비스로 구성된다(임혜경, 김정아, 2003).

병원에서 환자 개인을 상대로 이와 같은 공감대를 형성하기란 쉬운 일이 아니다. 그러나 병원 경영자나 구성원들이 유의해야 할 사항은 의료시장이 이미 치열한 경쟁 상태에 돌입해 있고 고객들은 자신들의 입장에 조금이라도 더 공감해 주는 병원을 찾아 나서고 있다는 점이다. 병원 내 구성원 간, 그리고 병원 직원과 고객 간에 의사소통을 할 때 공감대를 형성함으로써 유대를 더 쉽게 할 수 있다.

공감대 형성은 타인들과 원만하게 지낼 수 있는 가장 기본적인 요인이다. 의사소통 과정의 주제에서 서로 강조되는 것에 차이가 있을 때 공감대 형성이 어려워지고 갈등은 쉽게 발생한다. 심할 경우는 분쟁이 일어나며 결국 인간관계가 단절된다. 하지만 상호작용을 통한 의사소통 중 강조하는 것이 서로 유사할 때 그 사람과 우호적인 인간관계를 형성하기 쉽고, 의사소통의 목표도 달성하기 쉽다. 결국 모든 인간관계에 있어서는 지속적인 공감대를 형성해야 서로에 대한 이해가 커지고 절친한 관계로 발전하는 것이 가능하다. 때문에 성공적 의사소통은 송신자와 수신자간에 새로운 방향으로 의견을 설정하기보다는 공통기반을 발견해 내는 것이 우선이다. 다양한 직종의 병원 구성원들이 상호 간에 공감대를 형성하도록 하기 위해서는 우선 동일한 목표의식을 갖도록 하는 것이다. 목표가 다르면 협력도 어렵기 때문이다.

공감대를 형성하기 위해서는 평소 의도적으로 협력적인 의사소통을 하는 습관을 길러야 하는데, 그러기 위해서는 다른 사람과 잘 어울리고, 상황에 따라 자신의 의견방향을 시정할 필요가 있다. '어울린다는 것'은 다른 사람들과 공통점을 만들기 위한 기본행동이다. 즉, 서로가 같은 입장에 서고자 노력하는 것으로 이것을 통해 의사소통에 있어서 다른 사람들과의 차이를 줄일 수 있다. 서로 이해하고 조화를 이루도록 노력함으로써 상대방에게 호감을 지니게 되는 것이다. 많은 사람들이 삶 중 대부분 시간들을 다른 사람과 어울리는 데 보내고 있다. 때문에 직장인이면 누구든지 공감대를 형성하는 데 많은 비중을 두어야 좋은 인간관계를 유지할 수 있다. 이것은 갈등보다는 공감대에 바탕을 둔 조화가 인간관계뿐 아니라 직장생활을 윤택하게 하기 때문이다.

공감대 형성은 언어적 의사소통 요소뿐 아니라 비언어적 요소에 의해서도 영향을 받을 수 있다. 상대방과 의사소통을 할 때 공감대를 형성하고자 한다면, 대화의 상황에 적합하게 목소리 톤과 속도를 조절하여 자연스러운 분위기를 연출하도록 한다. 진찰을 받기 위하여 진료실로 들어온 여성 환자에게 의사가 딱딱하게 대한다면 그 여성 환자는 어쩐지 그 의사가 자신을 경원시(敬遠視)한다고 생각하여 회피하려고 할 것이다. 좋아하는 사람과 같은 목적을 공유하는 공감대가 형성되어 있는 상황에서 이루어지는 의사소통에서는 친절함이 자연스럽게 표현된다. 그런데 의료서비스기관 직원들이 환자를 딱딱하게 대한다면 환자는 그 의료서비스기관이 자신의 방문을 환영하지 않는 것으로 인식한다. 실제 의료서비스기관 분위기가 딱딱한 것을 경험한 환자들은 의료기관을 옮기는 사례가 많다.

또한, 평소 어렵게 생각하는 사람, 공감대를 형성하기 힘들다고 느끼는 사람과는 같이 있어도 어색한 분위기가 지속된다. 이것은 결국 의사소통을 어렵게 만들고 심한 경우 갈등으로 발전한다. 어떤 사람도 자신을 거부하거나 싫어하는 느낌을 주는 사람에 대해서는 좋아하는 감정을 갖기 어렵다. 사람들은 무리 속에서 무의식적 혹은 의식적으로 다른 사람과 함께 있는 것이 편안한지 아니면 불편한지를 확인하려고 한다. 현명한 직장생활을 하기 위해서는 가능한 많은 사람과 공감대를 형성할 수 있는 계기를 찾고, 또 공감대를 형성하려고 노력하는 자세가 필요하다. 왜냐하면 공감대는 사람들 사이에 신뢰를 구축하는 기반이 되며 다른 사람들이 자신의 능력을 한층 높게 판단하게 만드는 요인이 되기 때문이다. 특히, 팀웍을 이루어 과업을 수행해야 하는 의료기관의 경우에는 팀원들 간에 높은 공감대가 형성되어 있어야 협력이 잘 이루어지고, 높은 성과도 낼 수 있다.

2. 행동의 조화

일상생활이나 직장생활에서 어떤 사람은 손짓으로 이야기를 대체하려고 하고, 또 어떤 사람은 신체는 그대로 둔 채 입으로만 말한다. 어떤 사람은 누구와 대화를 나누든지 공손하게 미소를 짓는다. 하지만, 어떤 사람은 누구와 대화를 나누더라도 습관적으로 얼굴을 찌푸린다. 심지어 어떤 사람은 대화하는 동안에 비스듬히 앉거나, 어디에 기대 있거나 쉴 사이 없이 다리를 떨거나 몸을 움직이기도 한다. 이와 같은 스타일의 사람은 의사소통 내용과 관계없이 상대방에게 불편한 사람으로 인지되거나 오해를 받을 수 있다.

항상 미소를 짓는 데 익숙한 사람이 항상 얼굴을 찌푸리고 있는 사람을 만난다면, 얼굴을 찌푸린 사람이 기분 나쁜 일이 있거나 자신을 싫어한다고 생각할 가능성이 크다. 항상 얼굴을 찌푸린 사람의 편에서 볼 때는 미소 짓는 사람이 자신을 희롱하거나 비웃는다고 생각할 수 있다. 사람끼리 의사소통 할 때 서로의 태도, 얼굴 표정 등의 행동은 얼마든지 오해를 불러일으킬 수 있다.

만일 다리를 꼬고 앉아 있는 친구와 대화를 즐기고 있다 보면 자신도 역시 다리를 꼬게 되는 것을 발견하게 된다. 상대가 미소를 짓고 있으면, 자신도 미소를 띠며 자연스럽게 친밀해지고 좋은 의사소통 분위기를 형성하게 된다. 만일 친밀한 관계에 있는 상대편이 화가 나서 이야기를 하면 어느새 자신도 동조하고 있는 것을 발견하게 된다.

이른바 서로 말이 통하는 사람끼리 대화하는 모습을 보면, 서로에게 행동을 맞추어 가는 것을 확인할 수 있다. 이것은 의사소통의 비언어적 요소인 몸과 얼굴 표정, 행동이 공감대를 형성하는 데 아주 중요한 요소임을 보여주는 것이다. 좋아하는 사람끼

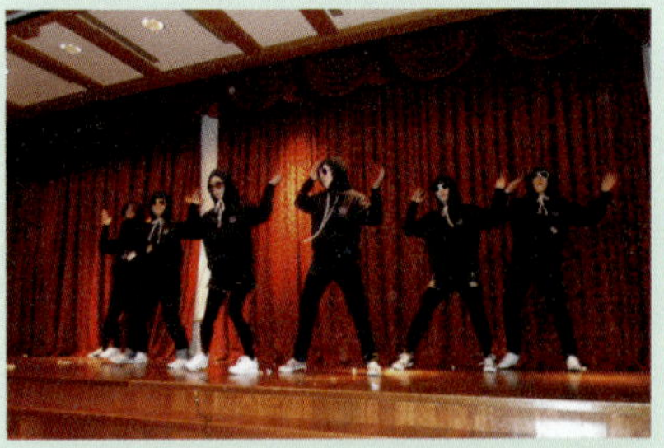

서로 말이 통하는 사람은 서로에게 행동을 맞추어 가는데 이는 커뮤니케이션의 비언어적 요소인 몸과 얼굴 표정, 행동이 공감대를 형성하는 데 아주 중요한 요소이다

리는 멀리서 보고서도 서로 웃는다. 즉, 행동의 일치를 이루려고 하는 것이다. 만약, 서로 어색한 사이라면 이와 같은 행동의 조화는 발생하지 않는다. 그러나 어색한 사이라도 서로 만났을 때 한쪽이 웃어주면 다른 쪽도 따라서 웃게 된다. 이와 같은 행동의 조화는 갈등을 감소시키는 효과가 있다.

접수대를 거쳐 진료실 앞에까지 온 환자에게 담당 간호사가 미소를 짓거나 밝게 웃는 낯으로 "어서 오세요"하고 인사를 한다면, 환자도 즐거운 마음이 되어서 인사를 할 것이다. 그러나 간호사가 환자가 오는 것을 보고도 아는 둥 마는 둥 한다면, 그 환자는 자신이 무시당한다는 느낌에 사로잡혀 매우 긴장하게 되고 사소한 일에도 화를 낼 가능성이 높다.

멀리서 사람들이 대화하는 모습만을 보아도 그들의 행동이 얼마나 잘 어울리는지를 알 수 있다. 반면 갈등이나 논쟁을 하고 있는 사람들을 보면, 그들이 얼마나 어울리지 않는 행동들을 하고 있는지를 알 수 있다. 논쟁을 하고 있는 사람들이 연출하는 행동을 유심히 관찰한다면, 그들 사이에 발생한 갈등의 원인도 파악할 수 있다.

거의 비언어적 요소의 혼합이라고 할 수 있는 행동의 조화를 유도하는 공감대는 사람들에게 무의식적으로 일어나는 것이다. 공감대의 형성 또는 미형성은 의사소통에서 신뢰 또는 불신 분위기, 협력 또는 비협력 관계를 만들어낸다. 원활한 의사소통이 어려운 사람에 대한 심리적 부담을 줄이는 방법으로는 상대의 기분이 상하지 않을 정도에서 의도적으로 그 사람의 대화 자세, 얼굴의 표정과 비슷하게 행동을 하는 것이다. 이것은 상대방에 대하여 다음과 표현하는 것과 같다.

- "나는 당신과 좋은 관계를 원한다."
- "나는 당신의 적이 아니다."
- "나는 당신이 말하는 것에 흥미가 있다."

하지만 의사소통 중에 상대의 행동을 의도적으로 지나치게 모방한다면, 오히려 상대방으로부터 조롱당한다는 오해를 불러올 수 있다. 따라서 너무 똑같은 행동은 피하는 것이 좋다.

••• 3. 말의 속도 조절

사람들과 의사소통을 할 때 공감대가 형성되어 있으면 대개 자연스럽게 상대방의 목소리 톤과 빠르기가 비슷해진다. 만일 상대방이 크게 말하면, 자신도 더 크게 말하게 된다. 만일 상대방이 더 빨리 말하면 자신의 말도 빨라지는 것을 볼 수 있다. 대체로 빠르게 말하는 사람들은 경쟁하기를 즐기고, 느리게 말하는 사람들은 진지하게 말하기를 즐긴다고 한다. 조용한 성격의 사람들은 조용하게 말하기를 좋아하고, 급한 성격의 사람들은 큰 목소리로 말하기를 좋아한다. 그러나 환자를 대하거나 비즈니스를 할 때에는 고객의 말의 속도에 맞추어 대응하는 것이 원칙이다.

만약, 어떤 환자가 아주 느린 속도로 무엇인가를 묻는데, 바쁜 나머지 빠른 속도로 대답을 한다면 환자는 그 직원이나 병원에 대하여 공감대를 형성하지 못할 것이다. 대개 의사들은 젊은 환자들을 대할 때에는 말을 조금 빠르게 하고, 노인들을 대할 때는 말의 속도를 늦춤으로써 환자들과 공감대를 형성하려고 노력하는 것을 볼 수 있다.

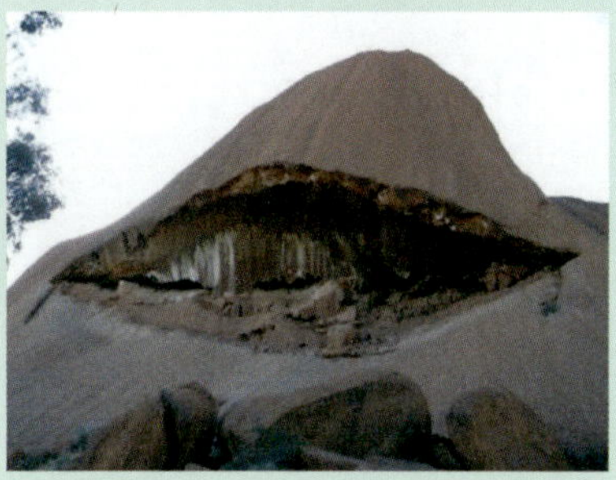

환자를 대할때 속도에 맞추어 말을 함으로써 환자로부터 공감대를 얻어낼 수 있다

••• 4. 상황에 대한 이해

직장 내에서 의사소통이 성공적이 되기 위해서는 청취자의 입장도 중요하지만 전달자가 상황에 대한 이해를 확실하게 하는 것도 중요하다. 의사가 아무리 실력이 좋아도 인상을 쓰면서 거친 목소리로 이야기를 한다면 환자의 입장에서는 좋게 받아들이기가 어렵다. 때문에 송신자가 의사소통을 성공시키고자 한다면 다음과 같은 점에 유의하면서 이야기를 해야 한다.

◆ **긍정적인 의도를 가지고 있어야 한다.**

긍정적 의도란 바람직한 목적을 달성하기 위해 의사소통이나 행동을 하려고 하는 의지를 말한다. 의사소통을 하는 과정에서 수신자 역시 송신자의 긍정적인 의도를 제대로 파악하지 못하면 갈등이 생기게 되고 결국은 좋은 의사결정을 하기가 어렵다. 직장에서 상사는 얼마든지 좋은 의도로 부하 직원을 나무랄 수 있다. 그러나 부하 직원이 이것을 제대로 이해하지 못한다면 서로 간에 오해와 갈등으로 발전한다.

◆ **상대방의 가치관에 대한 이해가 있어야 한다.**

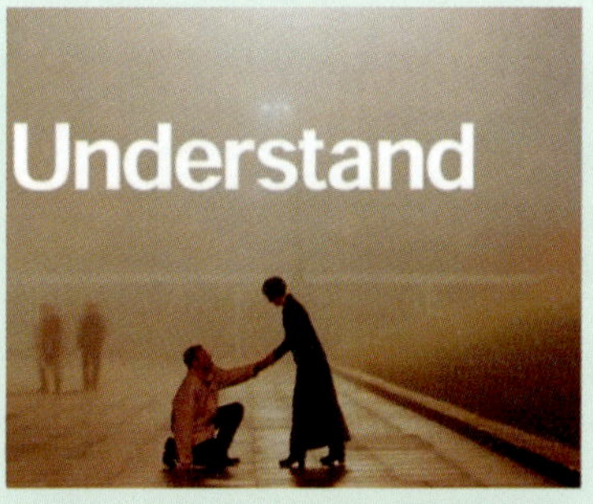

각자의 고유한 가치관을 이해한다면 커뮤니케이션에 있어서 상대방의 행동을 좀 더 객관적으로 이해할 수 있고 인간관계에 있어서 더 유연하고 협조적이 될 수 있다

조직생활에서 상대방의 가치관에 대한 이해는 의사소통의 여과장치로 작용한다. 가치관은 해야 할 것을 결정하는 수단이자 어떤 생각에 찬성 혹은 반대하는지를 측정하는 기준이다. 따라서 모든 사람들은 제각기 고유한 가치관을 지니고 있다는 것을 이해한다면, 의사소통에 있어서 상대방의 행동을 좀 더 객관적으로 이해할 수 있고 인간관계에 있어서 더 유연하고 협조적이 될 수 있다. 몸과 마음이 약해져 있는 환자는 우선 자기 중심적으로 생각하기 마련이다. 따라서 의사가 자신의 입장에서 고통과 아픔을 이해하고 공감해 주기를 바라는 마음이 간절하다. 전문적 직업관만으로는 환자의 마음을 살 수는 없다.

◆ **불평에 대하여 고맙게 생각하는 태도를 가져야 한다.**

마케팅 관련 많은 연구에 의하면 진정 그 조직이나 제품과 인연을 끊으려고 하는 사람들은 불평을 하지 않는다고 한다. 의료서비스기관을 방문한 고객이 불평을 하는 이유는 애착이 있기 때문이다. 의료서비스기관 직원들은 환자들이 불평을 하면 무조건 기분 나쁘다고 생각할 것이 아니라 그 원인을 찾아서 해결하도록 해야 한다. 환자의 불평 내용을 잘 분석하여 개선함으로써 의료 서비스의 질을 높일 수 있다.

5. 노사협력을 위한 커뮤니케이션

2000년대 초 국내 한 대학병원에서는 극심한 노사분쟁으로 상호간에 비방전과 고소고발이 난무하여 결국 직권중재에 의하여 파업이 끝났지만 그 후유증은 오래도록 계속되었다. 의사들과 간호사들 사이에 일상적인 대화도 이루어지지 못했다. 의사들과 간호사들 사이에 업무조정이나 단합을 위한 모임은 수 년 째 이루어지지 못했고, 이러한 비정상적인 분위기를 이기지 못하여 병원을 떠나는 의사와 간호사도 많았다. 이처럼 노사관계는 잘못 관리되면 심각한 후유증을 낳고 그 결과는 환자에 대한 의료서비스의 질 저하 및 조직분위기의 폐허를 불러온다. 어느 사회에서고 이와 같은 삭막한 직장 분위기를 견딜 수 있는 사람은 많지 않으며, 특히 이와 같은 부정적 분위기는 환자나 고객에게도 좋지 않게 인식될 것은 분명하다.

따라서 병원에서 협력적 노사관계를 구축하기 위해서는 수준 높은 의사소통이 요구된다. 긴장 국면에서 상대방에 대한 비방이나 모욕을 주는 언행은 철저하게 금지되어야 한다. 사후를 고려하지 않는 행동은 교섭이 타결되고 일상으로 돌아가서도 상호불신과 상대방에게 마음의 상처를 남기게 되고, 이것은 결국 또 다른 인사보복이나 더 격렬한 파업투쟁 등 악순환의 원인이 된다.

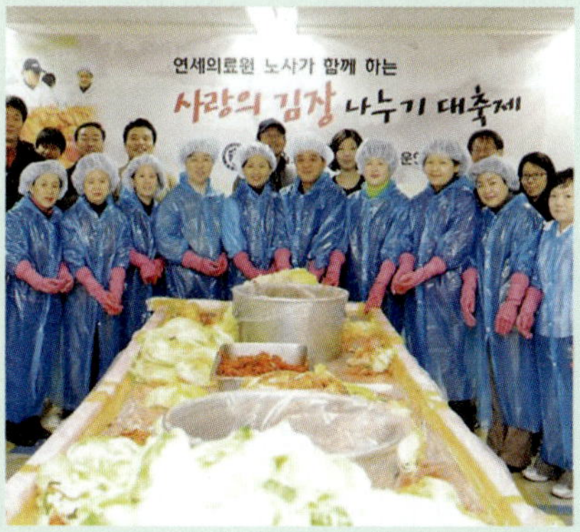
연세의료원 노사가 함께 하는
사랑의 김장 나누기 대축제
병원에서 협력적 노사관계를 구축하기 위해서는 수준 높은 커뮤니케이션이 요구된다

원만한 노사관계를 위해서는 상호간에 정보의 비대칭 문제가 해소되는 것이 급선무이다. 사용자와 근로자는 같이 조직을 발전시키기 위한 동반자이지 과거처럼 주종관계에 있다고 생각하는 것은 곤란하다. 주종관계에 있다고 생각하면 원활한 의사소통을 기대할 수 없다. 모든 조직이 그렇듯이 의료서비스기관도 합법적인 직위관계에 따라 상하관계가 유지되겠지만, 그렇다고 해서 의사소통까지 권위주의적 분위기 속에서 이루어진다면 협력적 노사관계를 기대하기 어렵다. 근로자들은 평소에 경영진에 대하여 억눌렸던 감정을 노사 간

대립 시에 강하게 표출하는 경향이 있다. 이것은 평소부터 노동조합이 근로자들의 권익 신장에 필요한 정보를 공유하고 그것에 관하여 충분한 의견을 교환할 수 있는 기회를 확장함으로써 해소할 수 있다.

특히, 단체교섭에 임하여 노사 당사자들은 상대적 교섭력을 키우기 위하여 기싸움을 벌이게 되는데 이때에도 상대방의 감정이나 개인적 프라이버시를 침해하는 용어는 자제하는 것을 원칙으로 해야 한다. 이 원칙이 깨지면, 즉 상대방을 감정적으로 비방하거나 개인의 프라이버시와 관련된 부분을 공격함으로써 노사관계는 더욱 미궁에 빠지고 교섭의 타결은 멀어지게 된다. 그래서 미국에서는 양보교섭이라는 것이 생겨났다. 상대방의 양보를 얻어내기 위하여 내가 양보할 수 있는 여유를 가지고 교섭에 임하는 것이다. 이것은 일방적 승리보다는 상호 윈윈(win-win)을 추구하는 교섭의 원리로서 상대방에 대한 많은 정보도 필요하지만 상대방에 대한 깊은 이해를 전제로 한다. 상대방에 대한 깊은 이해는 평소 주종관계보다는 개방적이고 수평적 조직 운영과 그에 따른 수평적 의사소통을 활성화시킴으로써 가능하다.

결국, 노사 간에 자연스럽게 존재하는 긴장관계를 완화시키고 발전적인 노사관계로 이끌어가기 위해서는 서로 상대방의 존재를 인정하고 존중하는 자세가 확립되어야 한다. 상호 존중과 이해를 높이기 위한 전제조건은 의사소통이 활성화되는 것이다. 경험적으로 볼 때, 노사 간의 갈등을 최소화하고 협력적으로 만드는 가장 좋은 방법은 상호간에 기탄없는 대화를 나누는 것이다. 평소에 노사 간에 많은 대화가 있는 조직은 노사 간 갈등이 거의 없는 데 반하여, 평소 서로 문을 걸어 잠그고 대화가 없는 조직은 갈등도 크고 또 갈등의 폭발 시에는 조직에게 큰 상처를 입히기도 한다. 2020년대 이후 국내 각종 의료기관에 근무하는 이른바 MZ세대가 50% 이상을 차지하고 있다. 이들의 가치관은 다름의 인정과 수평이다. 오늘날에는 이것이 조직의 평화를 보장할 수 있는 커뮤니케이션의 속성이다.

III 의료커뮤니케이션의 환경의 개선

조직에서 커뮤니케이션이 이루어지는 데 영향을 미치는 환경적 조건은 주로 조직의 구조, 사용 기술, 사무실 배치, 조직의 역사 및 인적 구성 등이다. 따라서 의료서비스기관은 이와 같은 환경 요소들을 친 인간적으로 구축하거나 운용함으로써 조직 내 구성원들 간 커뮤니케이션 효과를 높일 수 있다.

1. 조직구조와 기능의 복잡화

병원 조직은 일반 기업보다 매우 복잡하다고 하지만 일은 비교적 단순하다고 할 수 있다. 고전적으로 병원에서는 임상 관련 조직이 중심을 이루고 행정조직은 변두리 조직으로 여겨져 왔다. 그러나 오늘날은 행정조직의 전문화에 따라 행정비용 역시 증가하고 있다. 전문 의료기술의 발달에 따라 전문적인 기술을 가진 의사, 간호사 및 의료기술 전문가의 인건비가 크게 오른 것은 물론이고, 사전입원심사, 진료비 청구, 의무기록의 유지, 법률적 업무, 정보화, 기획 및 홍보마케팅 업무가 전문화되면서 이들에 대한 인건비 부담도 가중되고 있다. 서울의 어떤 대학병원은 기획 및 홍보마케팅 업무 전문가를 영입하는 데 연봉 1억 원을 내걸 정도이다. 그만큼 의료서비스기관도 영리기관과 마찬가지로 지속가능성에 경영의 무게를 두게 되었다.

의료시장이 치열한 경쟁체제에 돌입하면서 경영부서의 역할이 더욱 커지게 되고 이들 부분에 대한 인원의 증가 및 그에 따른 조직의 분화가 발생한다. 이와 같은 조직의 변화는 과거 진료 중심체계로 되어 있는 의료서비스기관의 조직 구조 설계와 운용에 변화를 가져왔다. 의료서비스기관의 규모 확대에 따른 통제와 조정 기능을 담당하는 기획 기능이 점점 강화되고 있으며, 방대한 인원을 효과적으로 관리 및 운영하기 위한 인사 부서의 역할 또한 무시할 수 없다. 또한 규모의 경제를 제대로 달성하기 위한 재원의 조달과 투자를 담당하고 있는 재무부서, 건물과 각종 시설 관리, 그리고 정보화 부서 또한 중요한 부서로 인정받고 있다. 의료서비스기관에서 컴퓨터가 다운되면 진료도 사실상 중단될 수밖에 없는 환경에 처해 있다.

시대변화에 따라 의료기관이 새로운 방향으로 발전하고 분화되어감에 따라 효과적인 조정과 통제의 필요성이 제기되고 그에 걸맞은 향상된 커뮤니케이션 기술이 요구되게 되었다. 과거 병원조직 체계상 정점에 위치해 있던 의사들은 행정부서 직원들을 부하를 대하듯 대할 수 없게 되었고, 행정부서의 직원들은 진료의 원활한 지원을 위하여 의료 관련 언어의 습득과 임상지식에 대한 이해를 높일 것이 요구되고 있다. 이에 따라 병원의 행정 직원들도 과거에는 전공에 관계없이 채용하였으나 그들의 업무 수행에 있어서 한계가 드러남에 따라 병원행정관리 전공자들을 채용하기에 이르렀다. 이들은 병원에 대한 적응속도가 빠르고 생산적 병원관리를 위하여 사전에 전문지식을 익히고 실습을 수행함으로써 경영에 큰 도움을 줄 수 있게 되었다.

오늘날 병원 조직구조 변화에 있어서 주목할 만한 특징은 경영 부서에 있어서 기획과 마케팅 기능의 강화이다. 모든 병원들은 이제 앉아서 환자가 오기만을 기다릴 수 없는 상황에 처해 있다. 가만히 앉아 있는 사이에 경쟁 병원들이 독특한 경영기법으로 고객들을 모두 빼앗아갈 수 있기 때문이다. 이에 따라 기획 및 마케팅 부서에서는 고객의 욕구를 이해하고 고객의 요구에 대한 병원의 수용능력을 측정하여 변화를 유도하기 위한 계획을 세우고 추진하게 된다. 마치, 일반 기업처럼 기획과 마케팅 기능이 중요하게 자리를 잡아가고 있다. 이와 같은 현상은 기존에 진료를 중심으로 움직이던 의료서비스기관 조직의 운영체계와는 큰 차이가 있다.

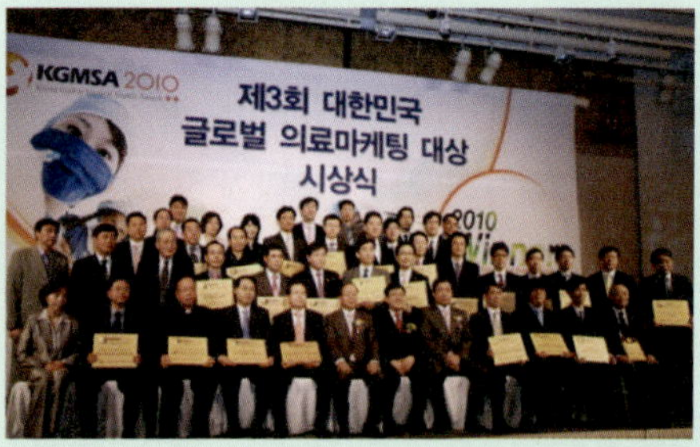

동아닷컴, imbc, 일간스포츠 등은 의료관광 활성화와 외국인환자 유치를 위한 활동이나 전문화된 의료서비스 등을 평가하여 대한민국 글로벌 의료마케팅 대상자를 선정하여 수상하고 있다

의료시장의 복잡화 및 경쟁적 상황으로의 급속한 전환은 의료서비스기관 구성원들에게 과거보다 더 높은 도덕적, 윤리적 행동과 함께 고객 지향적 행동을 요구하고 있다. 의료소비자 단체들이 속속 생겨나면서 의료시장에 대한 감시가 강화되고 있고, 의료서비스기관의 과실에 대한 법적 대응도 증가하고 있다. 의료서비스기관은 이와 같은 시대변화에 대응하기 위하여 공중관

계를 관리할 수 있는 외부 전문가를 확보하고 있으며, 이들은 의료서비스기관 커뮤니케이션 체계(communication channel)에서 새로운 영향력을 행사하게 되었다. 의료서비스기관 직원들이 과거처럼 의사를 쳐다보고 근무를 하는 시대는 지나가고 있다. 늘 고객을 바라보면서 일해야 한다. 그것이 의료서비스기관의 경쟁력을 높이는 방법이다.

••• 2. 기술발달에 대한 적응

의료기술의 발달과 도입은 분명히 의료커뮤니케이션에 영향을 미친다. 과거에 주로 사람의 손으로 작동을 시켜야 하는 장비를 가지고 환자를 치료할 때에는 환자에게 설명을 하기보다는 의료진 간의 의사소통이 더 많았다. 그러나 장비가 점점 더 정밀화되고 친인간적으로 발전하면서 장비를 통한 환자에 대한 접근이 더욱 용이하게 되었다.

일반적으로 새로운 의료기술의 발달은 의사나 전문인력의 증가를 가지고 오지만, 환자에게 접근하는 커뮤니케이션 방식에 있어서 많은 변화를 가지고 온다. 컴퓨터 단층촬영기(CT Scanner), 자기공명영상진단기(MRI : Magnetic Resonance Imaging), 각종 조영기기 및 내시경 등의 출현은 전문적으로 훈련된 의사와 의료기술 전문가들을 필요로 한다. 이들은 전과는 다른 방법으로 환자들에게 접근하고 설명함으로써 환자들의 불안감이나 불만족을 해소시켜 주는 기술을 가지고 있어야 한다.

예를 들어, 각종 내시경을 할 때 내시경 전에 투여되는 약물의 용도나 대응방식에 대하여 좀 더 세밀한 설명이 필요하다. 내시경을 하면서 환자에게 사전에 충분한 교육을 통하여 마음의 준비를 시키지 않으면 환자는 불안할 수밖에 없다. 내시경이 처음에 도입되었을 때에는 간호사나 의사들이 친절하고 자세하게 설명을 하는 것을 볼 수 있었지만 갈수록 설명 시간이 줄어들고 있다. 치과 치료를 위하여 X선 촬영을 할 때도 환자가 원하는 모든 것에 대하여 보건의료인들이 충분히 설명하지 않는 경우가 많아 환자들은 불안하고 의심스러울 때가 많다. 설명을 제대로 하지 않아 발생하는 분쟁은 대부분 의료서비스기관 책임이며, 이것은 경제적 손실과 시장에서의 신뢰 하락으로 이어진다는 것을 의료기관 종사자들은 늘 인식하고 있어야 한다.

또한, 잘 발달된 장비 덕분에 환자들은 질환 부위의 화면을 의사와 함께 보면서 치료에 동참하게 되었다. 이것은 과거 의사들만 질환부위를 볼 수 있던 때와는 상황이 매우 달라진 것을 의미한다. 새로운 의료기술에 대한 사용 빈도가 과거 의료진 중심의 진료에서 환자와 의사 및 장비의 3자 관계로 확장되고 있다. 보건의료인들은 이와 같은 진료상황 변화를 정확하게 파악하여 환자에게 더욱 친근감을 가지고 환자의 궁금증을 완전하게 해소하는 방향으로 커뮤니케이션을 수행할 책임이 있다. 환자들은 장비에 대하여 많은 의구심을 갖는 것이 당연하기 때문에 환자의 궁금증에 대한 충분하게 설명하고 답변하는 자세를 갖추는 것이 중요하다. 병원에서는 특정 장비의 사용 시 환자들이 궁금해 하는 사항들에 대하여 세세하게 조사하고, 그것에 대하여 환자들이 납득할 수 있는 수준까지 설명이 이루이도록 매뉴얼을 만들고 관계자들을 철저하게 교육시켜야 한다.

나날이 발전하는 진료환경 속에서 사진이나 화면에 나타난 질환에 대한 원인, 현재 상태, 앞으로 진행 예정 사항 및 처방에 대한 자세하고 친절한 설명 서비스를 제공하는 것을 게을리 한다면 환자들로부터 불안과 불만을 살 것이다. 환자들은 수준 높은 치료와 함께 환자로서 받아야 할 대우를 충분히 받음으로써 느낄 수 있는 기분 좋은 진료서비스를 원한다. 따라서 모든 의료서비스기관 종사자들은 질 높은 의료커뮤니케이션을 통하여 질병 치료로부터 환자가 받는 불안과 정신적 스트레스를 해소시켜 줄 수 있는 능숙한 커뮤니케이터가 되어야 한다.

3. 개방적 커뮤니케이션 환경의 조성

조직 내부에서 구성원 간 커뮤니케이션이 활발하게 이루어지기 위해서는 내부구조를 개방적으로 만드는 것이 중요하다. 만약, 조직 내부 직원이 중요한 문제를 발견하고도 조직 내부의 위계적 · 권위적 분위기 때문에 그것을 제대로 보고하지 않는다면 그 조직은 위기에 직면하거나 시장 확보의 기회를 놓칠 수 있다. 때문에 경영자가 조직 내부에 개방적인 커뮤니케이션 환경을 잘 조성하는 것은 경영의 기본이다.

우선, 병원 직원들이 보건의료제도나 상황의 변화 추세를 인식할 수 있도록 조직 전반의 성과나 재무자료에 대한 정보를 최대한 공개한다. 직원들의 업무와 관련된 정보는 일정한 규칙을 정하여 수시로 제공하며, 경영진이나 관리자들은 직원들과 수평적 대화를 나누면서 그들이 제안한 것을 조직 운영에 최대한 반영한다. 직원들의 입장에서는 그들의 의견이 반영되는 참여적인 경영이 이루어질수록 조직에 대하여 많이 공헌하려고 한다. 또한, 할당된 목표, 성과 측정방법 및 업무 추진에 필요한 권한과 책임의 범위 등 업무의 위임을 명확하게 한다.

정보를 공유하고 문제해결을 논의하기 위하여 정기적으로 토론이나 회의를 개최하며, 직원들이 기여한 공로는 함께 인정하고 축하하는 자리를 갖는 것은 직원들의 사기를 높이는 데 효과적이다. 관리자들이 직원들과 스킨십을 잘 할수록 직원들의 조직행동이 긍정적이 되는 것을 볼 수 있다. 직원들과 대화를 하는 데 있어서도 관리자들은 잠시 그들의 마음에 들지 않는다고 하여 중간에 말을 끊지 않도록 하며, 직원들의 발언에 대하여 최대한 이해하는 자세를 갖는 것이 좋다.

관리자들이 직원들에게 질문을 할 때는 상대방이 충분히 이해할 수 있도록 확실히 한다. 상사의 입장에서 주관적으로 생각하여 말을 단축하거나 요약해서 질문을 한다면 상대방의 이해를 구하기가 어렵다. 이러한 예는 모든 조직에서 나타나는 현상인데, 특히 사람의 생명을 다루는 병원에서는 의사전달이 확실히 이루어지도록 관리자들부터 철저하게 주의를 기울여야 한다. 관리자들이 조직의 발전을 바란다면, 직원들이 조직의 목표를 달성할 것을 분명하게 그리고 체계적으로 요구함으로써 직원들이 목표만큼은 어떤 경우에도 달성해야 한다는 신념과 책임감을 갖도록 해야 한다. 간혹 상사들은 직원들이 어려움을 호소할 때 편의를 봐준다는 뜻에서 목표달성의 지연이나 축소를 승인하는 경우가 있는데 이것은 조직 전체의 발전을 위해서나 관리자 개인의 경력관리를 하는 데 있어서 부정적이 될 수 있다. 평소에는 부드럽고 정확한 의사전달이 중요하지만, 때로는 단호한 어조로 목표의 달성을 강조해야 할 때가 있다.

일반적으로 개방적 커뮤니케이션 환경을 조성하기 위한 방법에는 다음과 같은 것들이 있다.

아하! 6-5 가톨릭 의료원, 내부 커뮤니케이션 활성화

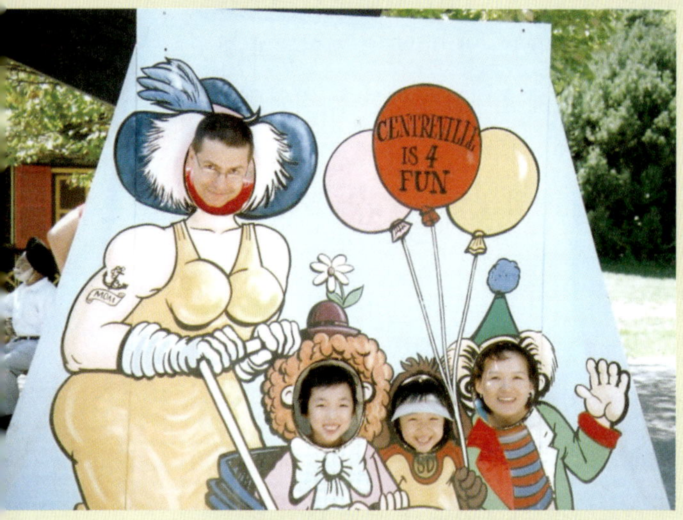

가톨릭의료원이 내부 커뮤니케이션을 활성화하기 위한 다양한 개선 방안을 마련해 추진 중이다. 의료원은 내년 5월 가톨릭대학교 서울성모병원 개원 등 제2의 도약을 위한 변화 모색과 함께 이를 성공으로 이끌 수 있는 성장 동력의 하나로 내부 커뮤니케이션 활성화를 꼽았다. 의료원은 임원 및 보직자의 의사결정을 보완하고 젊고 새로운 아이디어를 경영에 반영할 수 있는 '주니어 보드(Junior Board)'를 구성, 조직원들이 강한 소속감을 가질 수 있도록 경영진과 직원간 투명한 커뮤니케이션 채널을 적극 활용할 예정이다.

특히 '주니어 보드'는 중견간부인 과장급 이하의 젊은 실무자들로 구성해 기관의 중요한 정책결정에 앞서 건의사항이나 보완할 점을 수렴함으로써 젊은 주니어 그룹의 직접 참여 기회를 확대한다는 목적이다. 또한 현재 교직원들이 자주 이용하는 인트라넷에 누구나 문제점을 제시하고 개선안을 낼 수 있는 '신문고' 공간을 마련해 보직자와 교직원이 함께 정보를 공유하고 쌍방향 커뮤니케이션을 가능케 함으로써 '벽이 없는 조직'을 구성한다는 계획이다. 의료원은 두 제도 모두 강남성모병원에서 시범 운영한 후 산하 직할 병원으로 그 범위를 확대해 나갈 방침이다. 의료원은 "내부 커뮤니케이션 활성화를 통해 보직자와 교직원 간의 두터운 신뢰가 쌓이고 이는 의료원의 경쟁력으로 발현될 수 있다"며 "향후 다양한 개선 방안을 마련해 CMC 재창조 사업에 교직원의 의식과 역량을 한 방향으로 정렬함으로써 그 힘을 배가 시킬 방침"이라고 강조했다.

- 대화 참여자의 심리적 안정감 조성
- 명확한 기대치의 설정과 공유
- 공감적 청취
- 상대방을 존중하는 언어 사용
- 생각을 공유하기 위한 개방형 질문
- 건설적 피드백의 장려
- 대화의 후속조치 실행 등

토론사례 6

가치관은 서로 다른 것이야

Discussion Example

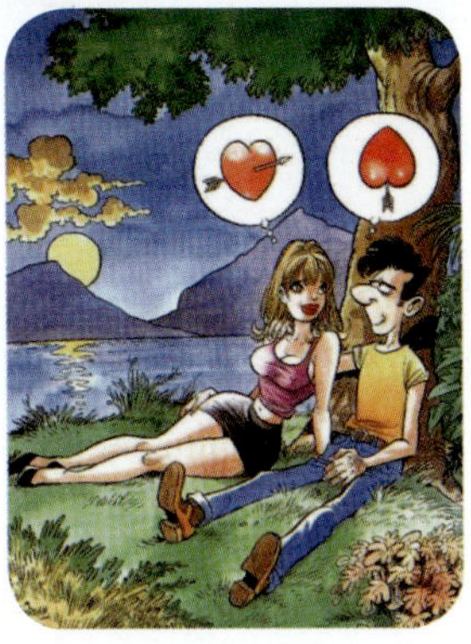

대학병원에서는 중간 관리자들을 대상으로 경영 및 마케팅 전반에 걸친 지식을 습득할 목적으로 세미나를 개최하기로 하고 병원장 주재로 적합한 장소를 결정하기 위한 고위 간부회의를 개최했다. 다른 사람은 호텔을 제안했으며 또 다른 사람은 해안 리조트가 적합하다고 주장했다. 시간이 지나면서 각자 자신들의 의견을 더욱 강하게 주장하게 되었고 결국 논쟁이 시작되었다.

회의를 진행하는 병원장은 정중하게 첫 번째 의견을 낸 간부에게 물었다. "김 부장님께서는 왜 회사 내 회의장이 좋다고 생각하십니까?" 김 부장은 비용을 들이지 않아도 된다고 대답했다. 그에게서 성공적인 세미나를 위한 가치판단 기준은 비용 절감이 될 수 있다.

다음으로 최 부장은 세미나 개최 장소로 호텔을 제안한 이유를 다음과 같이 설명했다. "만약 의료기관 안에서 세미나를 개최하면 중간 관리자들은 그들의 업무에 대한 책임 때문에 수시로 세미나장을 들락거릴 것입니다 그러면 세미나장은 산만해지고 결국 제대로 진행되기가 어렵습니다. 그래서 모든 참석자들이 주제에 몰입할 수 있는 외부 장소가 적합하다고 생각합니다." 최 부장에게 있어서 세미나 성공을 위한 판단기준은 전적으로 세미나에 몰입하느냐 그렇지 않느냐에 있다고 하겠다.

세 번째로 강 부장은 해안의 리조트를 제안한 이유에 대하여 "만약 멋진 장소로 간다면 긴장을 풀고 새로운 재충전과 아울러 창의적인 지식을 습득할 수 있으며, 중간 관리자들 간의 업무교류 기회도 될 것" 이라고 설명했다. 강 부장에게 있어서 세미나는 지식 습득뿐만 아니라 상호간 친목과 교류도 가치있는 척도 일 것이다.

토론이 진행될수록 자신의 의견들을 치열하게 주장했으므로 병원장은 난감해졌다. 세 사람의 의견 모두 장단점을 갖고 있기 때문이었다.

토론과제

HEALTH CARE COMMUNICATION

Discussion Problem

1. 세미나 장소 선정에서 세 사람이 의견일치를 보지 못하는 가장 큰 이유가 무엇인지 분석해 보시오.
2. 귀하가 병원장이라면 이 사례에서 어떤 장소를 택하겠는가?
3. 이와 같은 상황에서 가장 적합한 장소를 선택하기 위한 방법은 무엇인지 논의해 보시오.

제 2 부

의료커뮤니케이션 이론과 실제

HEALTH CARE COMMUNICATION

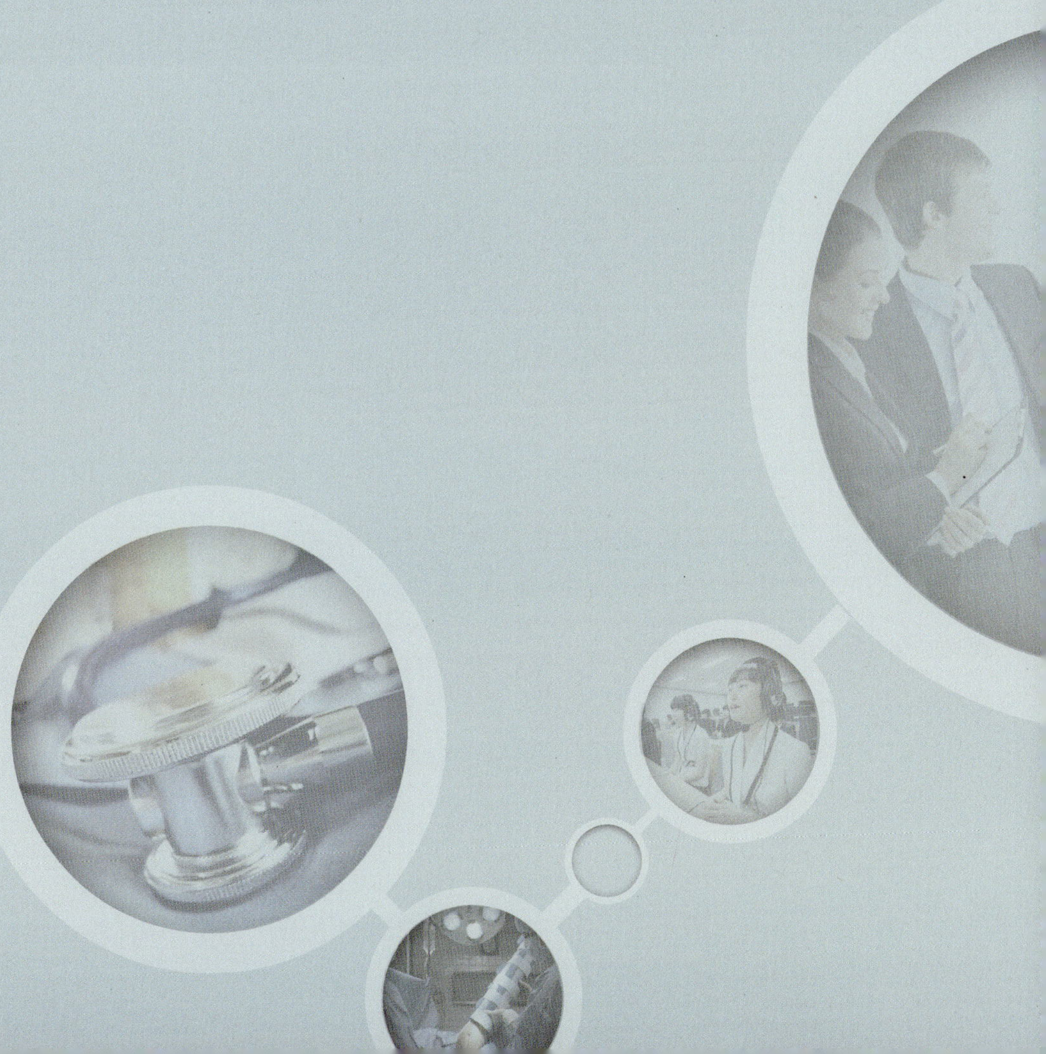

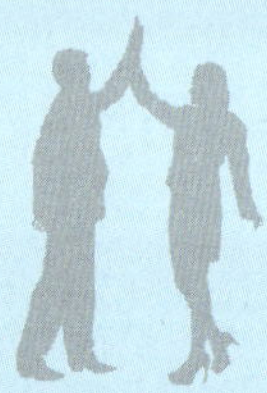

HEALTH CARE COMMUNICATION

제7장

개인 수준의 의료커뮤니케이션

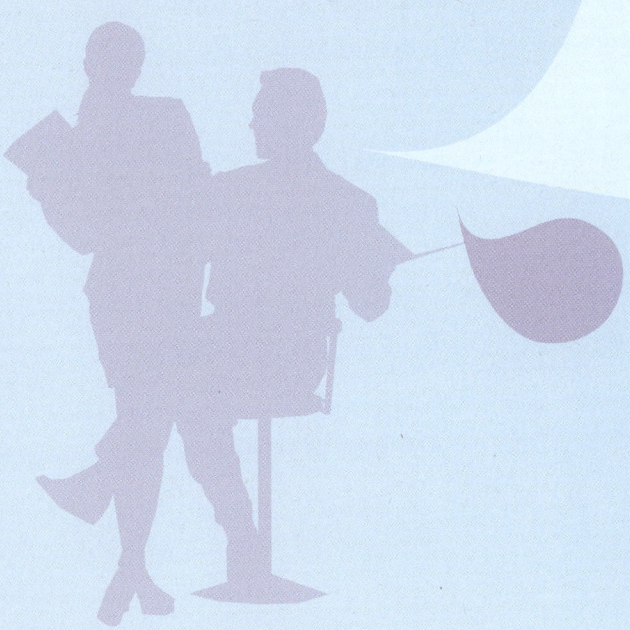

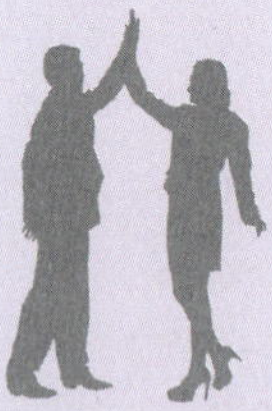

제7장 개인 수준의 의료커뮤니케이션

학습목표 specific aims of this period

- 보건의료인들은 환자와 개인적으로 부딪쳐 커뮤니케이션을 할 때 환자들이 감정을 개입시키고 싶어 한다는 점을 이해하고 환자를 최대한 존중하는 태도로 임하도록 한다.
- 환자와 일대일 대면 시에는 중요한 부분을 강조하여 환자 치료의 효과를 높이고 전문용어를 써서 환자로부터 오해를 사는 일이 없도록 한다.
- 모든 보건의료인들이 환자 개인에 대한 의료상담 기술을 높여서 신뢰받는 의료서비스기관으로 발전시키는 데 기여토록 한다.

I 개인수준의 의료커뮤니케이션 의의와 유형

1. 의의와 중요성

커뮤니케이션 유형의 구분은 일반적으로 커뮤니케이션에 참여하는 사람들의 수, 소통 상황, 매체의 종류, 소통의 방향 등과 같은 기준을 복합적으로 고려하여 대인 커뮤니케이션(interpersonal communication), 집단 커뮤니케이션(group communication), 매스 커뮤니케이션(mass communication)으로 구분하고 있다(윤석민, 2008).

대인 또는 면대면(face-to-face) 커뮤니케이션은 2인으로 구성된 상호작용의 최소단위에서 이루어지는 커뮤니케이션을 의미한다. 이는 가장 흔하게 관측되는 상호작용 및 커뮤니케이션 상황으로 대부분의 커뮤니케이션은 이러한 두 사람 사이의 상황에서 발생한다.

집단 커뮤니케이션은 다수의 사람들(3인 이상) 간에 이루어지는 커뮤니케이션을 말한다. 집단은 소집단 커뮤니케이션(small group communication: 가족, 친구집단, 직장동료, 운동팀, 프로젝트팀 등)과 대집단(large group or public communication)으로 분류하기도 한다. 소집단 커뮤니케이션은 그 크기가 정해져 있지는 않지만 모든 집단 구성원들이 능동적으로 참여할 수 있는 규모의 집단에서 이루어지는 소통현상인 반면, 대집단 커뮤니케이션은 모든 성원들이 능동적으로 참여하기 어려울 만큼의 대규모 집단에서 이루어지는 커뮤니케이션을 의미한다. 매스커뮤니케이션은 이질적이며 익명성이 높은 대중을 대상으로 대중매체(mass media)에 의해 이루어지는 일 대 다수 방식의 일방향적 커뮤니케이션을 의미한다.

조직에서 이루어지는 커뮤니케이션의 주체는 사람이며, 개인 간의 일대일 상호작용을 통한 대면식 커뮤니케이션 형태가 가장 기본이 된다. 한 개인이 소속된 가족이나 직장에서 구성원 간에 전달할 내용에 따라 일어나는 일대일 커뮤니케이션은 대화를 하거나 전화, 인터넷을 통해 상호 간 의견을 교환하는 행위이다.

일대일 커뮤니케이션은 주로 양 방향적인 커뮤니케이션 형태이다. 서로간의 대화를 통해 상호간의 반응을 즉시 파악할 수 있고 피드백을 주고받을 수 있기에 주어진 시간 내에 가장 정확하게 커뮤니케이션을 할 수 있다. 하지만 일대일 커뮤니케이션이 다른 커뮤니케이션 형태보다 '정확성'에서만 그 중요성이 강조되는 것은 아니다.

의사를 비롯한 보건의료인들은 환자의 질병과 그에 따른 감정 상태를 정확하고 객관적으로 판단해야 하는 것은 기본이다. 정상인과의 대화가 아니라 병을 앓고 있는 대상으로서의 환자의 마음을 이해하고 이에 적절하게 대응할 줄 알아야 한다. 우리말에 사람을 이상하게 상대하는 것을 '마치 환자 취급하듯이 한다'고 한다. 그만큼 환자의 심리상태는 정상이 될 수가 없다. 때문에 그것도 특히 병원에서 상대방의 말이 불친절하면, 이내 마음을 상하게 되고 그 결과 좋은 감정을 갖기가 어렵다. 이와 같은 맥락에서 볼 때 보건의료인들은 환자의 심리상태에 초점을 잘 맞추어 그때그때 주어진 상황에 잘 대응함으로써 환자 만족도를 높일 수 있다.

이처럼 의료기관을 찾은 환자를 대할 때에는 감정적 관계를 고려해야 한다. 일대일 대면관계에서는 주관적 감정의 개입을 배제하기가 어렵기 때문이다. 의사를 비롯한 보건의료인들이 환자와 대면할 때 꼭 알고 있어야 할 점은, 환자의 입장에서 상대방이 개인적으로 좋은 감정을 가지고 있다는 것을 인식하는 것은 병을 치료하는 데 매우 긍정적으로 작용한다는 것이다. 병원에서 환자가 호소하는 증상은 신체적 고통뿐만 아니라 그로 인한 정신적 고통도 가지고 있다는 것을 보건의료인들은 이해해야 한다. 또한, 환자의 질환과 치료에 대한 감정 반응은 그의 주변, 즉 가족관계, 친지, 친구, 교사 등 과거의 중요한 인물들과 특수한 상황에 대한 관계를 반영하고 있으므로 환자의 과거를 정확하게 파악하는 것도 치료에 도움이 될 수 있다.

••• 2. 커뮤니케이션의 유형

대부분 커뮤니케이션의 목적은 자신이 말하고자 하는 내용에 따라 상대방의 행동과 태도에 '영향력'을 행사하는 것이다. 때문에 보건의료인들은 일대일로 환자와 만나서 일방적으로 영향력을 행사하려는 태도를 보임으로써 환자의 오해를 살수도 있다. 보건의료인들은 질병의 치료를 위하여 커뮤니케이션의 상대인 환자에게 영향력을 미쳐야 하는 것은 분명하지만, 커뮤니케이션의 형태에 따라 환자가 영향을 받기도 하고 또 반발하기도 하기 때문에 일대일 커뮤니케이션에서 환자가 수동적인 상태에 빠지지 않도록 하는 것이 중요하다. 이와 관련하여 보건의료인과 환자와의 일대일 커뮤니케이션 관계에는 다음과 같은 기본 유형들이 있다.

1) 능동 대 수동의 유형(type of activity–passivity)

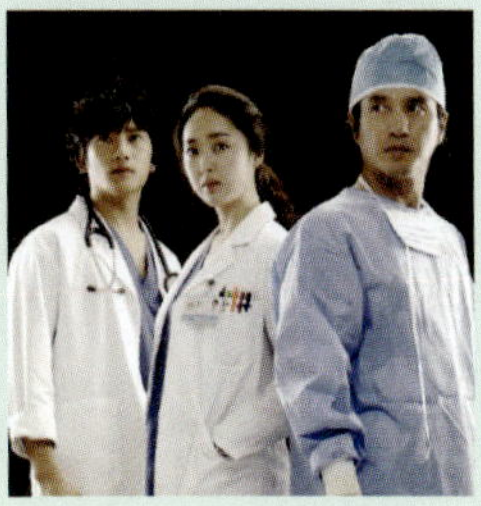

커뮤니케이션에서 능동 대 수동의 유형은, 보건의료인은 환자에게 무엇인가 능동적으로 열심히 말을 하고, 환자는 수동적으로 받아들이기만 해야 하는 유형이다. 이때 환자는 자신의 의지대로 반응을 할 수가 없기 때문에 상대에게 신뢰감을 유지하기 어렵다. 이와 같은 "지시와 복종"의 유형의

아하! 7–1 입 거친 엄마, 자녀에게 '간섭쟁이' 된다

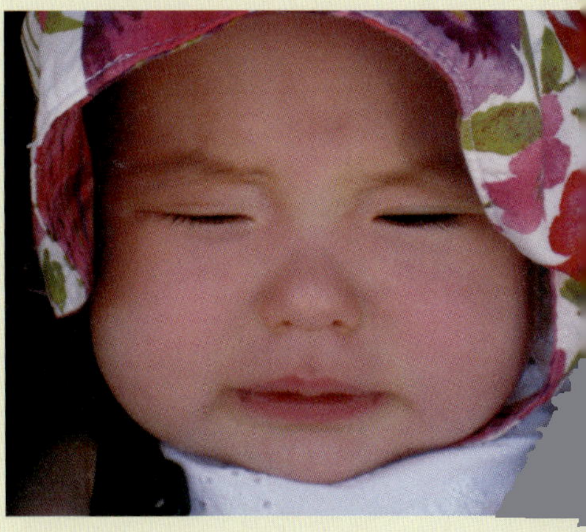

평소 입이 거친 엄마가 아이를 사사건건 간섭하는 것으로 나타났다. 미국의 온라인 과학뉴스사이트 사이언스메일리의 5일 보도에 따르면, 미국 퍼듀대 신문방송학과 스티븐 윌슨 교수팀이 엄마 40명을 대상으로 평소 말버릇등에 대해 설문조사하고 자신의 3~8세 자녀와 놀아주는 장면을 10분간 비디오 촬영을 했다. 이에 따르면 말이 거친 엄마들이 아이의 놀이에 더 많이 개입했다. 거친 말을 가장 많이하는 상위 10% 엄마들은 12초마다 아이의 행동에 개입했지만, 하위 10% 엄마들은 이들의 반 정도밖에 개입하지 않았다. 거친 말을 사용하는 엄마들은 아이에게 다른 장난감을 가지고 놀라고 하거나 그만 놀라고 하는 등 명령조였고 부정적인 몸짓을 더 많이 사용했다.

윌슨 교수는 "거친 말을 사용하는 부모는 아이가 놀 때에도 아이에게 명령하거나 통제하려는 경향이 있었다"면서 "결과적으로 아이들은 다른 사람과 덜 협조적으로 되고 부모에게 의존하며 자존감도 떨어지게 된다"고 말했다. 연구에 참여했던 펠리샤 로버츠 박사는 "모든 부모들이 자녀에게 명령하며 누구라도 일상생활에서 다른 사람에게 문을 닫아달라거나 물건을 건네달라는 등의 말을 한다"면서 "말을 공격적으로 하는 하는 엄마의 명령은 질적으로 다르다"고 설명했다. 거친 말을 하는 엄마들은 자녀를 자신이 원하는 대로 행동하게 만들기 위해 사소한 것에도 참견한다는 것이다.

윌슨 교수는 "아이를 잘 대하는 방법을 모르는 부모들은 단순히 같이 놀아주는 것이 전부인 줄 알고 있다"며 "무엇을 하며 놀지, 얼마나 놀지 등에 대해 아이의 생각을 물어 보는 것이 아이의 자존감을 높이고 능동적으로 키우는 방법"이라고 말했다.

기본은 마치 부모와 아이와의 관계와 같은 것으로 부모는 아기에게 일방적으로 무엇인가를 다해 주어야 한다는 책임감 속에 있으며, 아이는 일방적으로 받기만 하는 수동적인 상태에 있는 것을 의미한다. 이것은 수신자의 능동적 행동이 제한되어 있는 경우라고 하겠다.

여기에서 아이는 주체성 자체가 형성되지 않은 것으로 인식되어 언제나 일방적으로 보호되어야 한다는 상황 속에 있게 된다. 마치, 아이와 같은 취급을 받는 환자는 자신이 수동적으로만 대응해야 하는 상황에 대하여 부정적 생각을 갖게 된다. 과거 병원에서 의사를 비롯한 보건의료인들이 환자들을 일방적으로 대하던 권위주의적 시대에 해당하는 경우라고 하겠다.

2) 안내 대 협조의 유형(type of guidance-cooperation)

이 유형은 보건의료인은 환자에게 무엇인가를 열심히 안내하고 환자는 거기에 대하여 협력을 하는 형태를 말한다. 말하자면, 보건의료인은 치료의 안내자이고 환자는 협조자인 셈이다. 이 경우는 부모와 아이의 관계에서 아이가 성장하여 청소년이 되어 있는 상태라고 할 수 있다. 환자가 어느 정도 발언권이 있기는 하지만 여전히 완전하게 독립적이지는 못하다. 오늘날 모든 사람들의 욕구는 존경과 독립의 수준에 도달해있기 때문에 상대방에 대한 무조건적인 협조는 수신자에게 유쾌한 감정을 갖지 못하게 만드는 원인이 된다.

3) 상호 참여의 유형(type of mutual participation)

이 유형은 환자가 스스로를 리드해 나갈 수 있도록 보건의료인이 환자를 돕는 형태를 말한다. 보건의료인과 환자는 어느 일방이 우세한 입장에 있는 것이 아니라 동반자 관계로서 환자는 전문가로서의 보건의료인의 도움을 받는 것이다. 물론, 환자는 여기에 대하여 응분의 대가를 지불하게 된다.

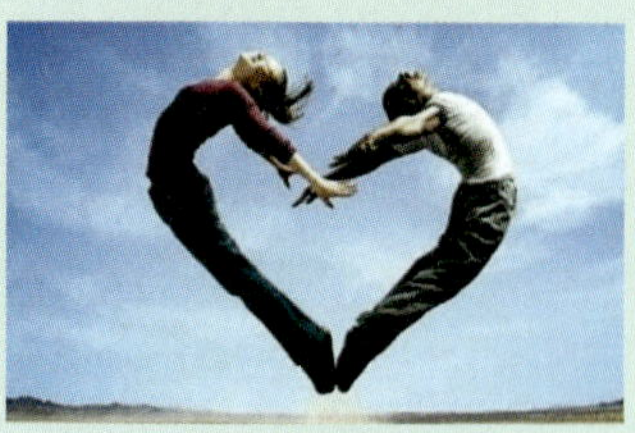
상호참여 형태의 커뮤니케이션에서 환자의 만족은 극대화된다

이 경우는 성인 대 성인의 관계로 서로 간에 완벽한 주체성을 인정하며, 보건의료인의 입장에서 환자를 단순히 치료의 대상으로 보는 것이 아니라 질병의 치료에 있어서 조언이 필요한 사람으로 인식

하고 대우하는 것이다. 이와 같은 상호참여 형태의 커뮤니케이션에서 환자의 만족은 극대화된다. 상호참여 형태의 진료가 이루어지기 위해서는 보건의료인들이 환자의 설명을 충분히 들어야 하며, 환자의 질문에 대하여 설득력 있고 성의있게 대답하는 것이다.

II 개인 수준의 의료커뮤니케이션 모형

보건의료 현장에서 나타나는 개인적 의료서비스 커뮤니케이션의 모형은 말하는 사람인 송신자는 메시지를 구성하고, 듣는 사람인 수신자에 의해 전달자의 내용이 평가, 이해되도록 수신자에게 메시지를 보낸다. 이 과정에서 수신자는 메시지를 받으며, 수신자는 그 메시지에 대해 피드백을 한다.

대부분 개인 대 개인 간에 진행되는 일대일 대면식 커뮤니케이션은 얼굴 표정, 행동 등을 확인하면서 대화하므로 전화 또는 문서 작성보다도 메시지 전달 면에서 효과적이라 할 수 있다. 또한 커뮤니케이션은 하나의 과정으로서 메시지는 전달자의 태도, 지각, 경험, 기술, 스타일, 문화에 따라 영향을 받으며, 수신자 역시 태도, 지각, 경험, 기술, 스타일, 문화에 따라 메시지를 이해한다. 이때 수신자의 반응은 송신자의 태도에도 다시 영향을 준다. 이와 같이 일대일 대면식 커뮤니케이션은 다양한 요소에 의해 영향을 받는 메시지와 아울러 얼굴 표정과 신체적 동작 등과 같이 중요한 요인들을 직접적으로 보고 느낄 수 있기 때문에 내용 전달 면에서 효과적이다. 따라서 보건의료인들은 환자와의 대화에서 최대한의 만족감을 느낄 수 있도록 평소 대비태세가 잘 되어 있어야 한다.

의료서비스기관에서 일대일 커뮤니케이션이 정확하고 효과적으로 수행되기 위해서는 기본적으로 다음 5단계를 기초로 한 구성 및 점검이 필요하다.

- 제1단계: 환자가 병원에 전달하고자 하는 메시지가 정확하게 제대로 수신되고 있는가?
- 제2단계: 환자의 메시지의 발송에 장애는 없는가?
- 제3단계: 환자가 의도하는 대로 보건의료인들은 이해하고 있는가?
- 제4단계: 보건의료인들은 감동적인 피드백을 주고 있으며, 여기에 대하여 환자들은 긍정적으로 반응하는가?
- 제5단계: 보건의료인들은 진료 분야별로 이루어지는 각각의 메시지를 정확하게 이해하고 있는가?

이와 같은 개인 수준의 커뮤니케이션에 대한 접근은 두 가지 차원에서 이루어지고 있다. 그 첫 번째는 개인 간 커뮤니케이션이 어떤 과정을 거쳐 일어나고 어떻게 촉진되는가 하는 것이며, 다음으로는 커뮤니케이션에 임하는 개인들의 유형이 어떻게 분류되는가 하는 것이다.

••• 1. 대인 커뮤니케이션의 사회적 기술 모형

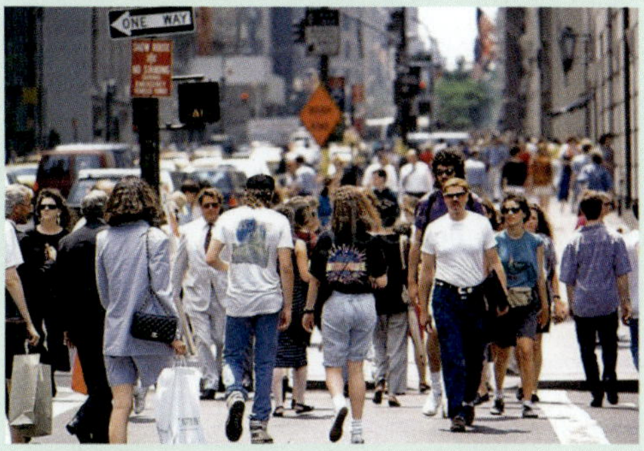

송신자와 수신자는 목적달성을 하는 데 적합한 메시지나 정보를 주고받는 커뮤니케이션을 하게 된다

대인 커뮤니케이션은 커뮤니케이션에 임하는 당사자가 주어진 상황에서 의식적으로 각자의 목표를 달성하려고 하는 행동을 할 때 이루어진다. 송신자와 수신자는 목적달성을 하는 데 적합한 메시지나 정보를 주고받는 커뮤니케이션을 하게 된다. 이때 양 당사자는 커뮤니케이션의 효과성을 높이기 위해 다양하고 합당한 사회적 기술을 사용한다. 즉, 대인관계에서 다른 사람과 상호작용을 하는 데 있어서 자신의 목표를 효과적으로 달성하기 위해 사회적으로 사용되는 여러 가지 기술을 동원하게 된다는 뜻이다. 이때 사회적 기술들은 개인 수준의 커뮤니케이션 과정에서 수신자의 커뮤니케이션을 활성화시키기 위한 사회적 강화작용을 하게 된다. 사회적 기술에는 즉각적인 긍정적 반응에서부터 미소와 같은 표정언어, 칭찬 등과 같은 다양한 개인행동이 동원된다.

대인 커뮤니케이션의 기술모형은 사람–상황 환경, 목표, 매개과정, 반응, 피드백, 그리고 지각 등으로 구성된다(Hargie et al., 1986).

◆ 사람–상황 환경(person–situation context)

이것은 서로 상호작용하는 두 사람의 지식 · 동기 · 태도 · 인성 · 정서 등의 개인적 특성과 인종 · 문화 · 성별 · 나이 등과 같은 사회 · 인구통계학적 특성, 그리고 개인이 지향하고 있는 목표의 구조와 역할, 규칙 등 상황적인 요인에 따라서 커뮤니케이션이 이루어지는 환경이 달라진다는 것을 말한다.

◆ **목표(goals)**

목표는 커뮤니케이션의 당사자가 미래에 달성하고자 하는 이상향으로 과업목표, 명목상의 목표, 관계적 목표 등이 있으며, 이 목표에 따라서 커뮤니케이션 과정이 영향을 받는다. 예를 들어, 병원을 찾은 환자가 그 병원의 접수 담당 직원과 우호적인 관계를 맺기를 원하지만 직원이 기대에 반하는 행동을 할 때는 관계목표를 바꾸게 된다. 즉, 다른 병원으로 옮기게 된다.

◆ **매개과정(mediating processes)**

이것은 커뮤니케이션에 참여하고 있는 당사자들이 사회적 기술을 동원하여 추구하는 목표들을 매개하는 과정이다. 이 매개과정은 커뮤니케이션의 참여자가 각자의 목표를 형성하거나 사건들을 지각하는 데 영향을 주며 사회적으로 부딪치는 상황들을 취급하고 그것에 반응하는 능력에 영향을 준다.

◆ **반응(response)**

상대방의 커뮤니케이션에 대한 반응의 방법을 결정하는 것이다. 언어로 반응을 할지, 비언어로 할지를 결정하여 커뮤니케이션을 수행하는 것이다. 훌륭한 필체로 편지를 쓴다든지, 핵심적인 질문을 한다든지, 논리적인 설명을 하는 것과 같은 다양한 반응이 있을 수 있다.

◆ **피드백(feedback)**

커뮤니케이션에는 반드시 피드백이 있기 마련이며, 커뮤니케이션의 당사자는 상대방의 피드백 양이나 질에 의해 영향을 받는다. 상대방이 실제로 피드백을 잘 수용하면 긍정적 반응의도가 높아지며, 그렇지 않으면 커뮤니케이션을 중지하거나 더욱 강화된 방법을 추구하려고 한다. 또한 사람에 따라서는 자신의 커뮤니케이션에 대한 반응이 잘 이루어지고 있는지를 감시하는 자기 피드백을 사용하는 경우도 있다.

◆ **지각(perception)**

사람들은 인지적 능력을 통하여 받아들인 내적 외적 환경에 대한 정보를 기초로 하여 판단하고 실행한다. 하지만, 본질적으로 지각은 선택적, 추론적으로 이루어지

아하! 7-2 여자와 말할 때 남자 더 많이 고개 끄덕끄덕

동감의 표시 ˙ 남자끼리 말할땐 고갯짓 거의 없어

대학 때 동감의 표시로 고개를 까닥거리는 횟수는 여자끼리 얘기할 때 가장 많고, 이성끼리 얘기할 때가 그 다음, 그리고 남자끼리 얘기할 때 가장 적은 것으로 나타났다. 이 같은 사실은 미국 버지니아주립대 심리학과의 스티븐 보커 교수가 컴퓨터 화면에 나타나는 가상의 대화 상대와 실험 참가자들이 대화를 나누도록 함으로써 드러났다.

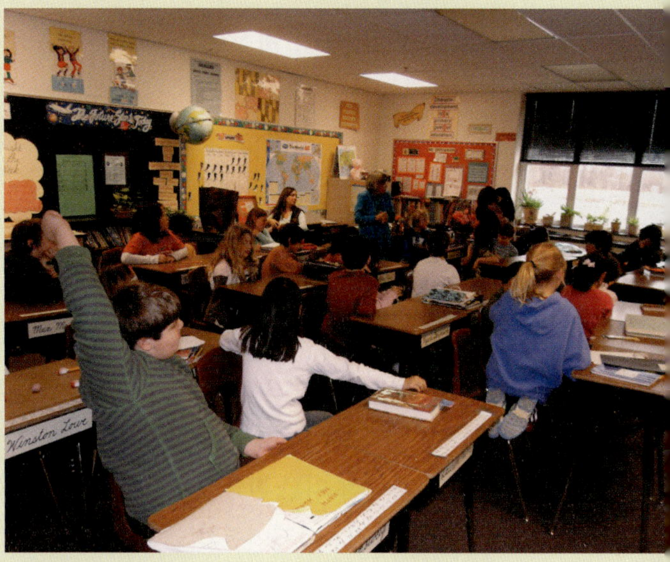

연구진은 가상의 얼굴(아바타)을 컴퓨터 화면에 표시하는 방법을 개발했다. 이 기술은 말하는 사람의 미세한 얼굴 근육 움직임을 컴퓨터 화면 속 가상의 인물에게 옮길 수 있다. 따라서 이 길수을 이용하면 10대 소녀가 고개를 까딱거리며 발랄하게 말하는 얼굴 동작을 40대 남자 얼굴에 옮겨 심을 수 있다. 10대 소녀가 말하는 얼굴 동작을 컴퓨터 속 40대 남자의 얼굴에 옮겨 심는 기술인 것이다. 목소리는 변조해 남자또는 여자 목소리가 나오도록 한다. 실험에 참가한 사람들은 컴퓨터 화면에 나타난 '아바타'를 실제 인물로 생각했지만 사실은 연구진이 위에 든 예처럼 여자의 대화 때 얼굴 동작을 남자 얼굴에 씌우거나 한 것이었다. 실험 결과 여자들은 여자와 말할 때 가장 동감의 표시인 끄덕거림을 많이 했고, 남자는 남자와 말할 때 가장 적게 끄덕였다. 남녀가 대화할 때는 남자는 여자의 영향을 받아 고개를 더 끄덕거렸고, 반대로 여자는 남자의 영향을 받아 고개 끄덕거림이 적어졌다. 보커 박사는 "대화 때 얼굴 표정이나 고개 까딱거림은 상대방의 행동에 영향을 받는다는 사실이 드러났다"며 "이는 대화를 하고 의견을 조율할 때 상대방의 얼굴 움직임이 감정에 영향을 미친다는 사실을 보여 준다"고 말했다.

기 때문에 많은 경우 주관적 편견에 사로잡혀 커뮤니케이션을 한다는 평가를 받을 수 있다.

사회적 기술모형에서 보는 커뮤니케이션은 목표 지향적이고 상호 연결되어 있으며 본질적으로 상호작용이기 때문에 적절한 타이밍과 구체적인 행동들 간에 밀접하게 관련이 되어 있어야 할 뿐만 아니라 나이, 성별, 그리고 상대방의 지위와 같은 환경적 요소들로부터도 영향을 받는다. 따라서 커뮤니케이션에 임하는 사람들은 누구든지 사회적 기술을 동원하여 활용하는 데 있어서 그것이 상황에 적합해야만 하고 상대방이 납득할 수 있어야 한다. 또한 상대방에게서도 학습된 행동을 유발해야 하고, 자신도 스스로의 행동을 인지하고 있어야 할 것이다. 결국, 대인 커뮤니케이션에 있어서 송신자와 수신자는 이와 같은 사회적 기술(skill)을 얼마나 잘 동원하고 활용하느냐에 따라서 커뮤니케이션의 효과가 달라진다.

2. 대인 커뮤니케이션 스타일 모형

조직 안에서 사회적 기술을 가지고 상호작용을 하는 송신자와 수신자들의 커뮤니케이션 스타일을 알아봄으로써 커뮤니케이션 당사자들이 좋은 유형을 갖추도록 개발할 수 있다. 커뮤니케이션 스타일이란 상대방의 이야기를 듣거나 상대방에게 이야기하면서 어떤 반응을 보이며 어떤 점을 강조하는가 등에 대한 종합적인 태도를 말한다. 커뮤니케이션의 내용도 중요하지만 그 내용을 어떻게 말하고 듣느냐에 따라 대인관계나 업무에 있어 큰 차이가 날 수 있다. 때문에 원활하고 성공적인 커뮤니케이션을 하기 위해서는 올바른 커뮤니케이션 태도를 가지는 것이 중요하다. 개인 수준의 커뮤니케이션은 전달자와 수용자 간에 피드백이 얼마나 효과적으로 이루

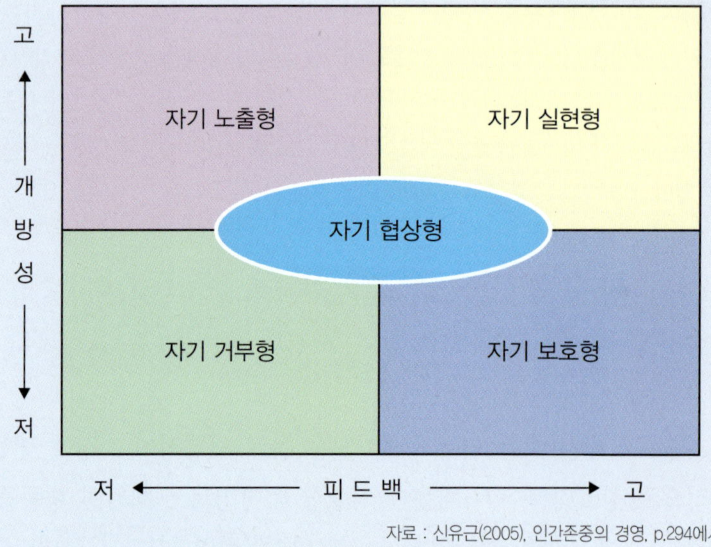

자료 : 신유근(2005), 인간존중의 경영, p.294에서 재인용

그림 7-1 대인 커뮤니케이션 스타일 모형

어지는가 하는 피드백의 수준과, 얼마나 개방적으로 이루어지는가 하는 개방성의 정도에 따라 〈그림 7-1〉과 같이 나누어 볼 수가 있다(신유근, 2005).

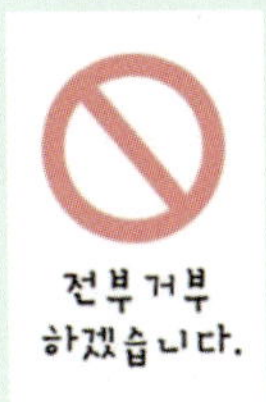

◆ **자기 거부형(self-denying style)** : 자기 거부형은 개인이 타인으로부터 고립되어 자신의 생각, 의견, 태도, 감정을 되도록이면 타인에게 숨기려 하는 스타일이다. 내성적인 사람이 외향적인 사람보다 이러한 유형의 커뮤니케이션을 할 가능성이 높다.

◆ **자기 보호형(self-protecting style)** : 개인이 자신에 대해서는 숨기면서도 남에 대해서는 알려고 하고, 심지어는 타인에 대한 평가만을 늘어놓는 경우가 자기보호형 스타일이다. 이때 피드백 제공은 자기노출을 피하고 상대에게 평가받지 않으려는 방어전술일 수도 있다. 극단적인 경우 자기방어적인 사람은 대화에서 자기에 관한 진술보다는 타인에 관한 자신의 생각, 의견, 태도와 감정만을 드러낼 뿐이다.

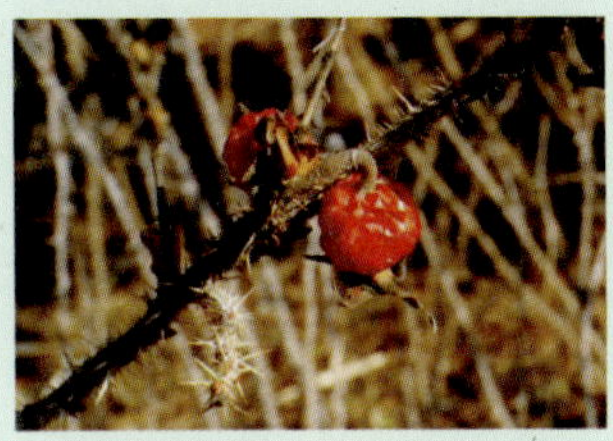

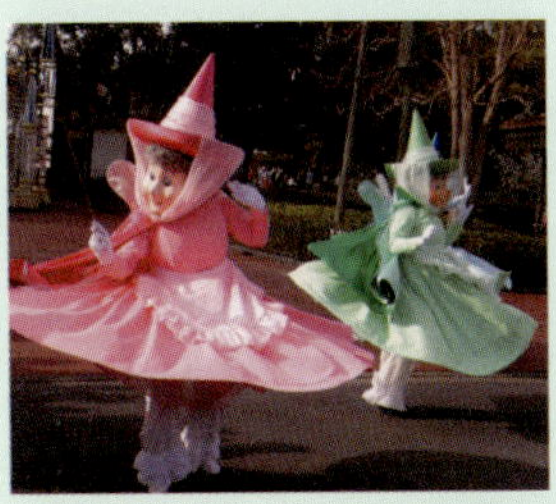

자기 노출형은 자신의 행동에 대한 반응을 상대방에게 확인함으로써 자신에게 관심을 두도록 하는 스타일이다

◆ **자기 노출형(self-exposing style)** : 자기 노출형은 자신의 행동에 대한 반응을 상대방에게 확인함으로써 자신에게 관심을 두도록 하는 스타일이다. 이런 유형에 속하는 사람은 자신이 받는 피드백에 거의 신경을 쓰지 않을 수도 있지만, 역으로 타인으로부터의 피드백을 진지하게 고려할 수도 있다. 이러한 경우 가장 최근에 받아들인 피드백이 긍정적인 것인가 부정적인 것인가에 따라 심한 감정상 기복을 겪을 수 있다.

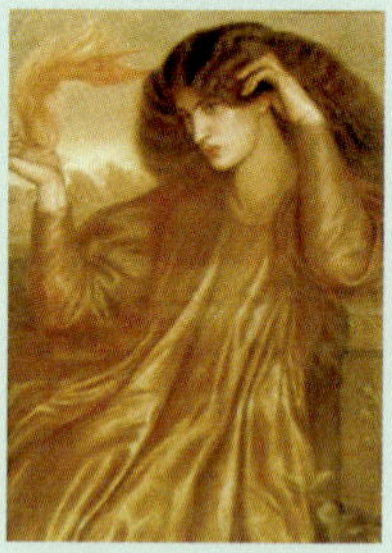

◆ **자기 실현형(self-actualizing style) :** 자기 실현형 스타일의 사람들은 자신에 대한 적당한 양의 정보를 제공하고, 피드백을 요청하며, 방어적이지 않고 건설적인 피드백을 제공한다.

◆ **자기 협상형(self-bargaining style) :** 자기 협상형은 커뮤니케이션을 하는 상대방과 자신의 내적 기준과 일치하지 않아 갈등을 느끼게 되는 문제를 자기가 스스로 해결하기 위해서 자신의 인지 내에서 타협하는 스타일을 말한다. 커뮤니케이션에서 자기 협상형 스타일을 사용하는 사람들은 상대방의 반응이 동일한 경우에만 피드백을 제공하고 자신을 개방한다.

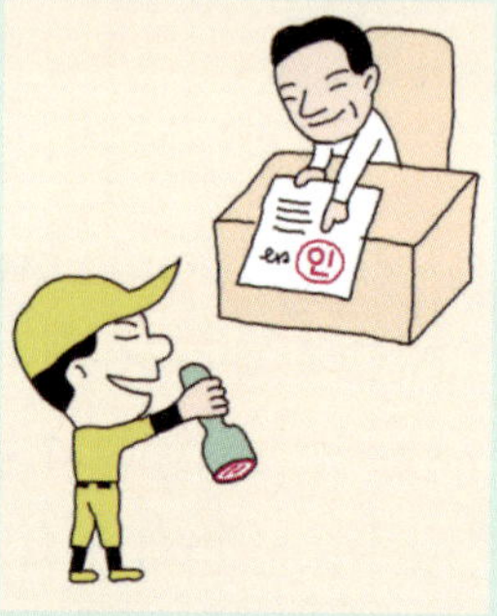

자기협상형은 자신의 인지 내에서 타협하는 스타일이다

위 스타일 중 어느 한 스타일의 커뮤니케이션만이 절대적으로 바람직하다고 말할 수는 없지만 자기 실현형 커뮤니케이션 스타일이 우리가 개발하고 사용해야 할 가장 바람직한 형태라 할 수 있다. 커뮤니케이션에서 자기 실현형 스타일이 되기 위해서 필요한 것은 효과적인 피드백과 자기노출 및 다른 사람에 대한 경청이다.

III 효과적인 개인 수준의 의료커뮤니케이션

••• 1. 효과적인 개인 수준의 의료커뮤니케이션의 조건

매우 유능한 사람도 다른 사람과 커뮤니케이션을 제대로 한다는 것은 쉬운 일이 아니다. 그것은 바로 커뮤니케이션에는 개인적 배경이 매우 다른 대상이 존재한다는 것을 의미한다. 가정에서 부부나 부모와 자식 사이, 직장에서 상사와 부하, 동료, 팀원 사이, 그리고 고객에 대한 응대에 이르기까지 잘못된 커뮤니케이션 때문에 상대로부터 감정을 상하기도 하고 팀이 깨지기도 한다. 비즈니스에서 한 마디의 말실수로 중요한 단골고객을 잃기도 한다. 기본적으로 그것은 상대방을 충분히 이해하지 못하고 대화를 시도하는 것이다.

의료서비스기관을 찾는 환자들은 의사나 간호사의 말 한마디에 기분이 좋아지기도 하고 불평을 하기도 한다. 요즘 MZ세대의 직원들은 상사와 말이 통하지 않는다는 이유로 조직을 떠나가기도 한다. 비싼 돈을 들여 호화스런 시설을 꾸미는 것이 반드시 의료서비스기관을 찾는 고객에게 감동을 주는 것은 아니다. 안내원이 전화 받는 방법을 바꾸거나 의사가 환자를 맞는 자세를 간단하게 바꿈으로서 고객에게 감동을 줄 수 있다. 이와 같은 커뮤니케이션 노력과 연습에 의한 숙달이 의료서비스기관의 수익을 높이는 데 기여한다.

이처럼, 어떤 조직이든지 구성원들이 성공적으로 커뮤니케이션을 수행하여 목적하는 바를 이룬다는 것은 쉬운 일이 아니다. 커뮤니케이션이 제대로 이루어진다면 조직의 성과도 높아질 것이라는 것을 충분히 예측할 수 있다. 효과적인 커뮤니케이션을 이루기 위한 전제조건은 다음과 같다.

1) 상대방의 차이점 인정

업무를 수행하거나 또는 비즈니스를 하는 데 있어서 목표의 달성은 커뮤니케이션을 통해서 이루어진다는 것은 앞에서 살펴보았다. 그런데 목표 달성을 위한 커뮤니케이션은 어떤 경우에도 나와는 다른 특성을 지닌 상대방과 상호작용을 하는 것이라는 사실을 인식하고 임하는 것이 중요하다. 커뮤니케이션은 혼자 하는 것이 아니라 상대가 존재한다는 사실이다. 때문에 상대방의 관점을 잘 이해하는 것이 필요하다. 상대방의 관점을 이해하기 위해서는 상대방과 나의 차이점이 있다는 것을 인정하는 것이다. 이것은 단순히 상대가 있다는 것만을 인식하는 것이 아니라 상대방의 속성을 파악하는 것을 의미한다. 즉, 대화를 시작하기에 앞서 상대방의 성격적 특성이나 출신 배경은 어떠한지, 또 그들의 지식 정도와 경험, 관점, 의견 등을 파악하는 것이다. 그리고 동일한 조직에 근무하고 있다면 사물이나 주제에 대하여 상대방의 편견이 어떻게 구체화되었는지 과거의 경험을 회상하는 것이다. 이와 같은 사실들에 대하여 기록해 놓았다면 더욱 효과적이다. 병원의 마케팅부서에서는 환자들의 특성별로 행동의 유형을 구분하고 이에 대응할 수 있는 커뮤니케이션의 매뉴얼을 작성할 수 있을 것이다.

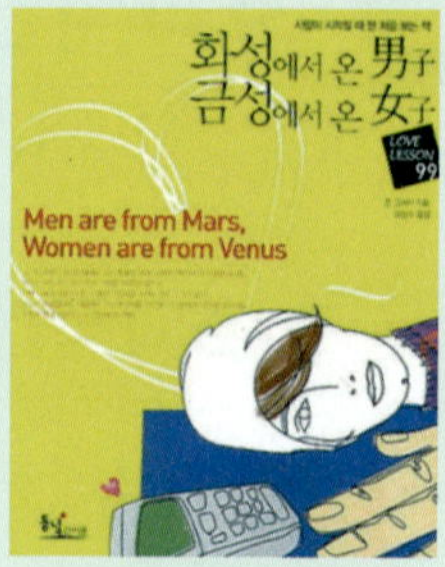

상대방의 관점을 이해하기 위해서는 상대방과 나의 차이점이 있다는 것을 인정하는 것이다

또한 성공적 커뮤니케이션을 위하여 상대방의 차이점을 알아내는 준비작업보다 더 중요한 것은, 사람 사이에는 차이점이 분명히 존재한다는 보편적 가치관을 갖는 것이다. 그래야 대화에서 서로의 의견의 차이점을 줄일 수 있고, 또 상대방에

아하! 7-3 20년 전의 부모자녀 간의 커뮤니케이션은?

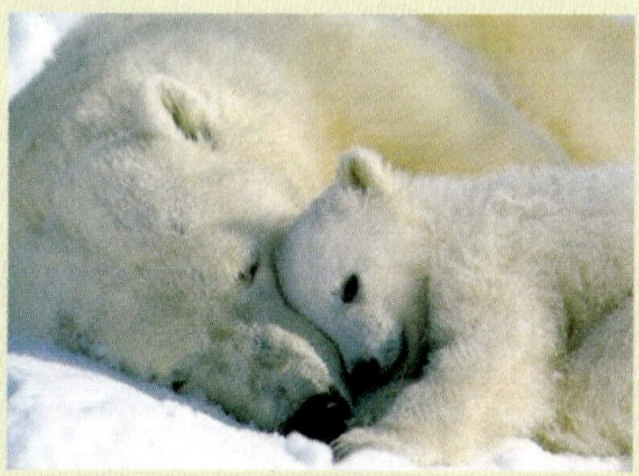

부모자녀가 대화의 필요성은 모두 공감하면서 의사전달 내용과 방법, 노력정도에 있어서는 차이를 보이고 있는 것으로 나타났다. 이 같은 결과는 YMCA가 1990년 11월 20일부터 서울, 부산, 광주, 대구, 대전, 인천 등 8개 지역에 거주하는 남녀 중고생 1,418명과 같은 지역거주 학부모 559명을 대상으로 설문조사한 결과에서 나타났다. 이 조사에 따르면 부모자녀 사이에 대화가 필요하다는 의견이 청소년 92.7%, 부모 99.8%로 대다수를 차지했다. 자주 나누는 대화내용은 부모(73.5%)와 청소년(77.7%) 모두 학교생활과 성적에 대한 것이 가장 많았으나 이성, 친구관계에 대한 대화는 부모(44.4%)가 청소년(27.8%)보다 많이 나눈다고 생각하고 있으며 인생관, 세계관에 대한 대화도 부모(30.8%)가 청소년(12.7%)보다 많이 하고 있다고 생각, 차이를 보였다. 하고 싶은 대화는 부모의 경우 학교생활과 성적문제(75.7%), 이성 및 친구관계(63.7%), 가정생활, 건강, 진로문제 순으로 꼽았으며 청소년은 이성 및 친구관계(43.6%), 진로문제(40.9%), 가정생활, 학교생활, 성적문제를 꼽았다.

대한 이해의 폭을 넓힐 수 있으며 일정한 주제에 대한 우호적인 견해도 도출할 수 있다. 사람들 사이에서 차이점을 인정한다는 것은 이처럼 서로의 견해를 그대로 고수하기보다는 상대방의 여러 가지 특성들을 인정하고, 더 나아가 개인의 존엄성까지 인정하는 것을 말한다. 특히, 상대방의 차이점을 인정함으로써 서로 간에 공감대를 형성할 수 있고, 공감대가 있어야 대화를 성공적으로 만들 수 있다.

보건의료인들이 환자와의 대화에서 고려해야 할 특성의 차이점을 살펴보면 다음 〈도표 7-1〉과 같다.

도표 7-1 **고객의 특성 차이 분석**

구분	고려사항
1. 지리적 차이	· 국가별 차이 · 지역별 차이 · 도시와 비도시 간의 차이 · 기후지역에 따른 차이
2. 인구통계적 차이	· 나이, 인종, 성별의 차이 · 수입의 차이 · 교육수준의 차이 · 가족, 규모에 의한 차이 · 가족 생활주기 차이 · 종사하는 직업에 따른 차이 · 종교에 의한 차이 · 세대 차이 · 사회적 지위에 의한 차이
3. 심리묘사에 의한 차이	· 생활패턴(활동적, 관심사항 등)의 차이 · 개인특성(성격 등)의 차이 · 추구하는 핵심가치의 차이
4. 행동의 차이	· 병원방문 계기(소개, 광고, 자발적 등)의 차이 · 추구하는 이익의 차이 · 병원방문 빈도의 차이 · 병원에 대한 공헌도의 차이 · 진료와 치료를 받을 준비자세의 차이 · 병원이나 질병에 대한 태도

참고자료 : Philip Kotler et al(2008), Strategic Marketing for Health Care Organization, Jossey-Bass, p.222-224 참조

2) 목적에 맞는 메시지의 내용 구성

전달할 메시지의 내용은 커뮤니케이션의 목적에 분명하게 맞추어야 한다. 질문을 한다면 그것이 무엇을 요구하는 것인지 상대방이 쉽고 분명하게 이해할 수 있어야 한다. 이야기의 주제 또한 명확해야 한다. 짧은 이야기 속에 몇 개의 주제를 포함하고 있다면 본인은 이해하고 있을지 몰라도 상대방은 얼른 이해하기 어렵다.

또한 커뮤니케이션의 내용을 구성할 때에도 그것이 대화를 풀어나가기 위한 단순한 질문인지, 문제 해결을 위한 것인지, 목적에 따라 메시지를 어떻게 구성해야 할지 여부를 잘 판단해야 한다. 메시지 수준의 결정 역시 중요하다. 참석자에 따라 어떻게 차이를 둘 것인지 여부를 결정하고 메시지의 내용을 구성해야 한다. 그 분야에 대한 지식이 높은 사람들의 집단인지, 아닌지에 따라 내용 구성에 있어서 차원이 달라질 수 있다. 그리고 메시지를 직접 혹은 간접적으로 표현할지 여부를 사전에 염두에 두고 그것을 구성해야 한다. 직접적으로 전달될 메시지와 간접적으로 전달될 메시지는 그 구성 내용이나 방법에 따라서 효과가 달라지기 때문이다. 환자가 의사에게 직접 정보를 듣는 것과 간호사를 통해 간접적으로 전해듣는 것은 수긍 정도에 차이가 있다.

3) 목적 달성에 부합하는 전송 수단

많은 송신자들이 전송할 메시지의 내용은 중요하게 여기면서 방법에 대해서는 신중하게 고려하지 않는 경향이 있다. 그러나 커뮤니케이션에 있어서 전송 수단은 메시지의 목적이나 상황, 그리고 메시지 수신자의 지위나 거리에 부합해야 한다. 예를 들어, 우리나라 병원의 직장 분위기로 볼 때, 원무 부서의 중간 간부가 병원장에게 전화로 보고하기는 어렵다. 이처럼 수신자에게 단순히 정보를 전달하려고 할 때, 상대방을 설득하고자 할 때, 명령을 내릴 때, 보고할 때 메시지의 전송 방법은 각각 달라질 수밖에 없다.

직장 내에서 업무를 추진하기 위하여 수행되는 메시지는 과거에는 서류나 구두 보고 등이 주류를 차지하고 있었다. 그러나 오늘날에는 전자메일(E-mail)을 비롯한 인터넷을 많이 활용하고 있다. 전자결재도 대부분의 직장에서 보편화되었다. 그러나 아직까지 우리 사회의 각종 조직에는 인터넷 세대와 아날로그 세대가 혼재해 있다는 사실을 간과해서는 안 될 것이다. 즉, 이동전화 문자나 인터넷 사용에

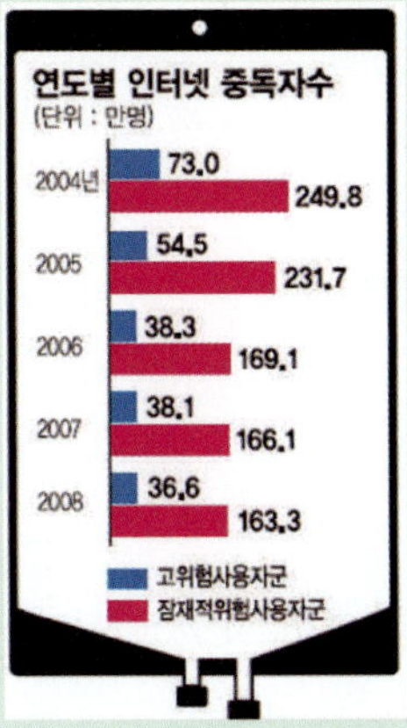

자료: 행정안전부 2008 인터넷중독 실태조사

익숙한 세대라고 해서 이것의 사용법을 잘 모르는 사람에게 무차별로 메시지를 전송한다면 부작용이 생길 수 있다. 일부 의료기관에서 키오스크 접수수납 시스템을 도입했다가 증가하는 노인환자들의 불편을 고려하여 더 이상 확대하지는 못하고 있다.

그렇지만 우리 사회에는 아직까지 구두나 전화로 간단하게 보고할 수 있는 것도 과거의 습성이나 권위주의 때문에 문서에 의한 직접 보고를 원하는 관리자들이 많아 조직에서 일의 효율성을 떨어뜨리고 있다. 메시지를 전달하는 수단으로는 일반적으로 문서, 서신, 전화, 회의, 전자메일(E-mail) 또는 직접 일대일 대면식 커뮤니케이션 등 여러 가지 방법이 있다. 이와 같은 커뮤니케이션 수단들은 장점과 단점을 동시에 가지고 있으므로 일의 목적과 그에 따른 효과를 고려해서 상대에게 가장 이해도를 높일 수 있는 것을 선택하는 것은 중요하다. 또한, 메시지 전달의 수단을 선택하기 위해서는 상대에 관해 몇몇 주요한 특성을 사전에 파악하고 이해하는 것이 그 효과를 높이는 데 도움이 될 것이다.

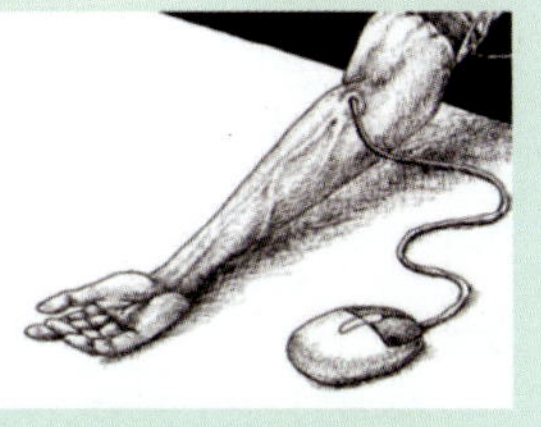

행정안전부의 2010년 3월 16일 '2008년 인터넷 중독 실태조사' 결과에 따르면 만 9세~39세 인터넷 이용자(2,259만여명)중 중독자 199만9000명, 중증 중독자가 36만6000명에 달한다고 발표했다

4) 정확하고 신속한 피드백

커뮤니케이션에 있어서 피드백은 송신자의 아이디어나 생각이 수신자에게 정확하게 전달되었는지, 또 이해를 제대로 하고 있는지를 확인하는 과정이다. 다시 말하면, 수신자가 메시지를 전달받아 의도한 반응을 나타냈는지 여부를 전달자가 파악할 수 있도록 수신자의 반응을 전달자에게 전달하는 통로 또는 고리를 말한다. 피드백은 성과를 개선하도록 도와주는 매우 중요한 인간행위이다. 마치 디지털 카메라로 사진을 찍을 때 잘 찍혔는지 아닌지를 화면상으로 보여주는 시스템과도 같은 것이다. 사람들은 디지털 사진을 찍고 금방 잘 찍혔는지를 화면을 통해 알 수 있

다. 이처럼 커뮤니케이션에서 적절한 피드백이 없다면 그것은 살아있는 커뮤니케이션이라고 보기 어렵다.

송신자에게 다시 전달된 피드백은 다른 아이디어를 떠오르도록 하여 새로운 커뮤니케이션을 하는 단서가 되기도 한다. 이와 같은 커뮤니케이션의 역동성은 조직 내에서 일에 대한 열정과 동기부여를 활성화시켜 조직의 효과성을 높이는 데 기여한다. 그러나 피드백이 없다면 송신자를 실망시키게 되고 자연히 상호간에 커뮤니케이션의 기회는 줄어들게 될 것이다.

이와 같은 피드백은 적절한 시간을 고려하여 해야 하는 등 여러 가지 특성을 고려해서 신중히 해야 한다. 또한 피드백은 상대가 정확히 이해하고 있는지를 확인하는 것이지 억지로 동의를 구하는 것은 아니다.

❖ **효과적인 커뮤니케이션 피드백 기법**

◆ 송신자는 수신자에게 피드백 시간을 명시한다.

◆ 수신자는 정해진 시간 안에 피드백을 실시한다.

◆ 피드백은 대상이 준비가 되어 있을 때 시행한다.

◆ 피드백은 상황을 좀 더 발전시킬 수 있는 것이어야 한다.

◆ 처음 의도와 어떤 차이가 있는지를 분명히 밝힌다.

◆ 짧고 간단하게 한다.

◆ 피드백에 대해 감사하거나 격려하는 것을 잊지 않는다.

2. 효과적인 개인 설득 방법

사람이 서로 만나서 대화를 나누고 그 결과로 호감을 갖기 위해서는 것은 일정한 시간을 요구한다. 물론 처음 만나서 갑자기 호감을 갖는 경우도 있지만 그것은 시간이 지나면서 식기 마련이다. 감정노동을 하는 서비스업에 종사하는 사람들은 상대방으로부터 호감을 사는 것이 매우 중요한데, 그것은 점진적 전략에 의하여 이루는 것이 효과적이다. 고객을 처음 만났을 때 보여주어야 할 진지

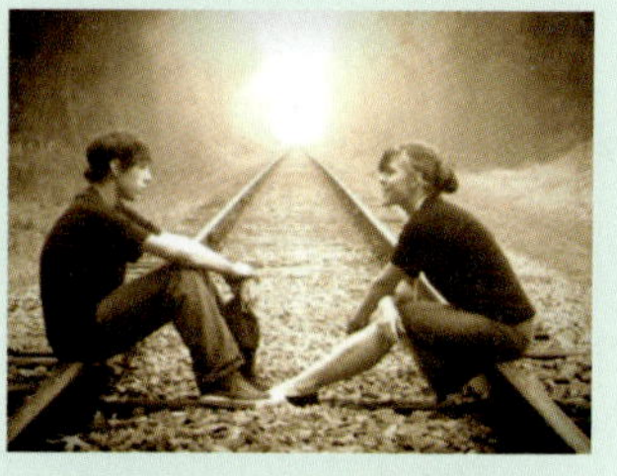

사람이 서로 만나서 대화를 나누고 그 결과로 호감을 갖는 것은 일정한 시간을 요구한다

함이나 배려의 정도를 1로 칠 때, 차차 만나면서 그 정도를 높여 가는 것이 관계를 오래 가져갈 수 있는 효과적인 전략이다. 반대로 상대방을 거절하는 효과적인 방법은 처음 만났을 때 10이라는 호감과 배려를 보이고 점차 만나면서 호감과 배려의 정도를 축소시키는 것이다.

일대일 커뮤니케이션에서 단순하지만 상대를 효과적으로 이해시키고 설득하는 데 필요한 여섯 가지를 살펴보면 다음과 같다.

1) 전달할 내용을 사전에 정확하게 정리한다.

송신자가 자신이 의도한 것이나 전달할 내용을 제대로 정리하지 않고 대화에 임할 경우 실수할 가능성은 항상 있다. 즉, 처음에 계획하지 않았던 말을 함으로써 환자를 불안하게 하거나 병원에 대한 불신감을 갖게 할 가능성이다. 특히, 노사협상 같은 경우에 있어서 관리자의 준비 없는 대화는 늘 실패하기 마련이다. 아무리 노련한 사람이라도 중요한 대화 시에는 상대방에게 전달할 메시지를 정확하게 정리하고 재구성하는 연습과정이 필요하다. 이때 메시지 전달자는 상대방의 입장을 고려하여 말을 할 수 있도록 해야 한다. 이 과정은 메시지 내용의 신뢰성뿐만 아니라 전달자 개인의 신용 여부도 관계되어 있으므로 매우 중요하다. 실제로 많은 병원의 접수대 안쪽에는 환자가 수납창구 가까이 왔을 때 어떻게 인사해야 하는지를 적은 쪽지들이 붙어 있는 것을 볼 수 있다.

2) 의도한 것을 정확하게 말한다.

의도한 것은 정확한 목소리로 상대가 이해하기 쉽게 또박또박 끊어서 말한다. 또한 상대방의 수준을 사전에 인지하고 거기에 맞추어 이야기하는 습관을 갖는 것이 필요하다. 의사들이 환자에게 말을 할 때에는 그 환자의 정신 상태, 질환의 정도, 나이, 성별 등의 상황에 맞추어 단어를 선택하고 목소리의 톤을 조정하기도 한다.

또한, 의료서비스기관의 구매 부서에 근무하는 직원이 물품공급업자와 거래협상을 할 때 정확하게 의사 표시를 하지 않으면 상대방으로부터 오해를 사기 쉽다. 정확하지 않은 의사표시는 공급업자에게 뇌물을 요구한다는 인상을 줄 수 있고, 이것은 본래 그렇지 않은 직원 개인이나 의료서비스기관의 신용에 타격을 주게 된다.

아하! 7-3 "같아요" 같은 애매한 말투 여자만 쓴다?

남자도 여성적 주제를 여자에게 말할 때는 마찬가지

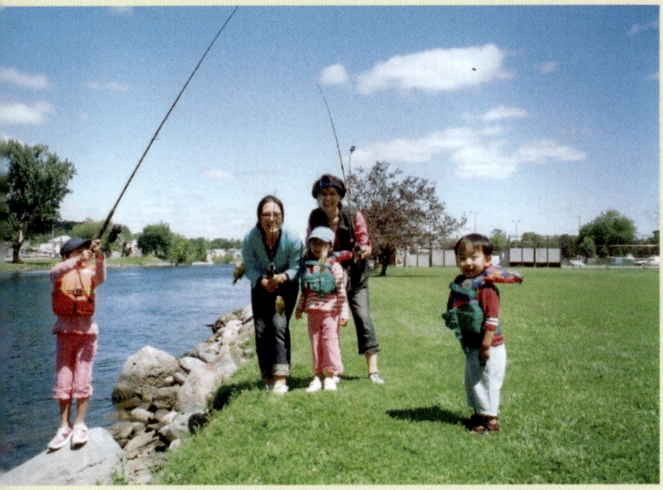

'~같아요' '그럴걸?' '잘 몰라'처럼 자신없어 하는 말투는 흔히 여성들이 많이 쓰는 것으로 생각한다. 그러나 실제로 측정해 보니 말하는 주제에 따라, 그리고 말하는 상대에 따라 남자도 마찬가지로 자신없는 말투를 여자만큼 많이 쓰는 것으로 나타났다.

미국 캘리포니아대학 데이비스 캠퍼스의 니콜라스 팰로메어 교수 팀은 대학생 300여명에게 ▽바람 빠진 타이어 갈아 끼우는 법처럼 남성적인 주제 ▽화장품 고르는 법처럼 여성적인 주제 ▽중성적인 주제를 주면서 여자 또는 남자 상대방에게 이메일을 쓰도록 했다. 연구진들은 학생들이 쓴 이메일에서 △"거의" "아마도"처럼 유보적인 단어 △"잘 몰라" "이런 거 같은데 한번 확인해 봐"처럼 확답을 피하는 표현 △"그렇지 않아?" "맞지" 같은 부가의문문의 사용 빈도를 측정했다. 그 결과 남자는 화장품 선택법을 여자에게 말할 때, 여자는 타이어 갈아 끼우는 법을 남자에게 말할 때 자신 없는 말투를 많이 쓰는 것으로 나타났다. 반대로 좋은 식당 추천하기처럼 중성적인 주제에서는 남녀 모두 주저하는 말투를 사용하지 않았다. 이런 결과에 대해 팰로메어 교수는 "자신의 성에 덜 친숙한 주제에 대해 그걸 잘 알 것 같은 이성에게 말할 때 남녀 모두 불확실한 말투를 쓴다"며 남녀가 서로 다른 별에서 왔다는 식으로 과장하지 말고 남녀는 같은 동네의 서로 다른 구역에 살며 서로 잘 마주치는 존재로 받아들여야 한다"고 말했다.

3) 중요한 점은 재차 강조한다.

의료서비스 현장에서 대화를 성공시키기 위한 중요한 조건 중에 하나는 바로 강조점을 재차 반복하는 것이다. 전달자는 이것저것 말을 많이 하다보면 끝에 가서 강조할 것을 놓치기 마련이다. 그러면 수신자의 입장에서는 무엇이 중요한 내용인지를 알기 어려우며, 심지어는 수신자 주관적으로 강조점을 이해하게 된다. 그렇게 된다면 커뮤니케이션 자체가 왜곡될 수 있다. 때문에 전달자의 입장에서는 특히 강조할 점이 있는 경우에는 정확하게 메모를 해서 활용하는 것을 습관화시켜야 한다. 환자를 진료하는 의사들은 컴퓨터 모니터에 정확하게 기록한 의무기록과 검사 데이터에 근거해서 환자와 대화한다.

4) 말은 항상 정확하고 간결하게 표현한다.

전달자의 유식을 드러내기 위하여 여러 문장이나 생소한 단어를 사용하여 상대에게 혼란을 주지 않도록 해야 한다. 생소한 단어를 쓰는 것이 과거 권위주의 시대에는 유식하다는 것을 보여주는 것으로 통했지만 요즘 같이 모든 대중들의 의식수준이나 지식수준이 높아져 있는 상황에서는 잘못하면 조소거리만 될 뿐이다. 특히, 요즘에도 의료인들은 이따금씩 자기들만의 용어를 사용하기 때문에 환자들로부터 오해를 받는 경우가 많다. 환자에게는 가장 간단하면서 가장 친숙하고 익숙한 표현으로 이해가 용이하도록 말을 하는 것이 효과적이다.

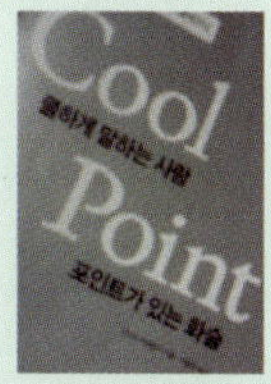

환자에게는 가장 간단하면서 가장 친숙하고 익숙한 표현으로 이해가 용이하도록 말을 하는 것이 효과적이다

반면, 병원 내부에서 신속한 커뮤니케이션을 위해서는 모든 직원들은 공통으로 사용하는 의학 전문용어에 익숙해 있어야 한다. 모든 직종이나 전문가 집단에는 그들만이 사용하는 특수한 용어(jargon)가 있다. 이와 같은 특수용어는 전문가들끼리 신속하고 정확한 커뮤니케이션을 하는 데 도움을 준다. 의사나 간호사 의료기사들은 복잡한 의학용어의 사용에 익숙해 있으며 자기들끼리 이러한 특수용어를 즐겨 사용하지만, 각종 행정을 지원하는 관리부서 직원들은 의학용어에 대한 접근이 떨어진다. 그러므로 행정부서 직원들은 다른 의료인들과의 원활한 소통을 위하여 각종 의학 및 의료기기에 대한 정확한 용어와 지식을 보유하고 있어야 한다. 그래야만 의사를 비롯한 진료인력에 대한 이해와 신속한 커뮤니케이션이 가능하다.

5) 진실을 말해야 한다.

조직 생활에서 가장 중요한 것은 사실을 사실대로 말하는 것이다. 그러나 조직에서 요구하는 집단사고(group thinking)는 이것을 늘 어렵게 만든다. 또한 사람들은 전달되는 정보를 늘 자신에게 유리한 쪽으로 이해하고 해석하려는 의도를 지니고 있기 때문에 메시지의 사실이 왜곡되어 유통되는 경우도 있다. 그러나 이와 같은 태도는 개인이나 조직의 발전에 저해요소가 되므로 지양되어야 한다. 커뮤니케이션에 있어서 기본은 진실을 말하는 것이다. 어떤 경우에도 사실을 왜곡하거나 과장하지 말아야 한다. 특히, 조직에서 경쟁관계에 있다고 해서 상대방을 비방해서는 안 된다. 조직 내부에서 일어나는 상호비방이나 과도한 조직정치는 조직의 정상적인 기능에 장애가 되고 외부에 신뢰를 떨어뜨리기도 한다.

6) 직설법이 곤란할 때에는 비유해서 말할 수 있다.

환자를 대하면서 직설적으로 말하거나 사실을 그대로 말하는 것이 전달자나 수신자 모두에게 정신적 고통을 주게 되는 경우에는 비유해서 말할 수 있다. 또한, 몇 개의 단어만으로는 전달하고자 하는 정보나 메시지를 충분하게 표현할 수 없을 때는 속담, 격언, 사례 등을 비유해서 이해 수준을 높일 수 있다. 단지, 이때는 서로 공감할 수 있는 비유를 선택하는 것이 중요하다. 하지만, 환자가 공감할 수 없는 비유를 쓸 경우에는 오히려 긍정적 결과를 낳기보다는 오해를 불러일으킬 수 있다.

결과적으로 의료기관에서 일대일 커뮤니케이션이 성공적으로 수행되기 위해서는 메시지를 구성하는 단어가 단순하고, 명료하며, 단언적일 때 가장 효과적일 수

아하! 7–5 **의사가 환자에게 "안 돼요"라고 말하는 법**

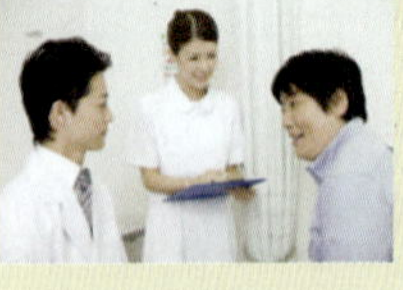

환자가 부적절한 치료법이나 처방을 의사에게 요구할 때 단호하게 안된다고 말하는 것보다 먼저 환자의 생각과 요구를 충분히 살핀 뒤 처방하는 것이 치료만족도를 높인다는 연구결과가 나왔다. 미국 캘리포니아대학 데이비스 캠퍼스 데보라 패터니트 박사팀은 환자 199명에게 각자 다른 의사에게 특정 항우울제 처방해달라고 요구하게 한 뒤 의사가 대응하는 모습을 관찰했다. 이 항우울제는 시중에 자주 광고돼 의사와 환자 모두 친숙한 제품이지만 일부 우울증 환자에게는 부적절한 결과를 낳을 수 있다. 관찰결과 환자 88명에게 지금 단계에서는 항우울제를 먹는 것은 안 된다는 결정을 했다. 의사 5명은 별 설명없이 '안돼요'라고만 말했다. 의사 26명은 항우울제 대신 수면제 같은 대체 약을 처방한 뒤 갑상선이나 빈혈이 원인일 수 있다며 다른 검사를 받도록 처방했다. 한편 의사 53명은 먼저 그 항우울제 관한 정보를 어디서 들었는지, 왜 도움이 된다고 생각하는지 환자의 의견을 충분히 들은 뒤 "항우울제는 적절하지 않다'면서 정신상담 치료를 권했다. 환자들은 자기 생각과 요구를 충분히 들은 뒤 "항우울제는 적절하지 않다"면서 정신상담 치료를 권했다. 환자들은 자기 생각과 요구를 충분히 들은 뒤 처방한 마지막 그룹의 의사들에게 가장 만족해 했다. 페터니트 박사는 "환자를 대하는 데 노련한 의사일수록 환자 의견을 충분히 듣고 처방하는 경향을 보였다"고 말했다. 알버트 아인슈타인 의과대학에서 의사들에게 환자와 소통하는 법을 가르치는 찰리 슈워츠 교수는 "환자의 생각이 무엇인지 묻고, 그것이 잘못됐다면 왜 잘못인지 설명하는 것은 의사 진료에 핵심적인 요소"라고 설명했다.

있다. 또한, 전달자가 수신자에게 메시지를 전달하기 전에 수신자의 개인적인 특성, 그리고 수신자가 처해 있는 환경에 대해 사전에 파악하는 것이 효과적이다. 마지막으로 의료현장에서는 의료기관의 입장보다 환자나 그 가족을 우선 배려하는 마음이 일대일 커뮤니케이션에서는 무엇보다도 중요하다.

3. 개인 커뮤니케이션 능력의 구성요소

개인의 커뮤니케이션 능력을 측정하기 위한 노력이 많은 학자들에 의해 이루어져 왔다. 커뮤니케이션 전문가들이 제시하고 있는 개인의 기본적인 커뮤니케이션 능력의 구성 요소를 종합적으로 살펴보면 다음과 같다.

1) 자기노출

커뮤니케이션을 통해 자신에 관하여 타인에게 노출하는 것이다. 취업 면접이나 입사 축하 모임 등에서 흔히 하게 되는 자기소개도 여기에 해당되며, 평소 직장생활에서 타인에게 자신의 특성이나 존재에 관하여 알리는 것이다. 이러한 자기노출은 자신에 대한 타인의 이해를 높이는 데 기여한다. 즉, 자기노출은 타인이 느끼는 호감, 매력, 친밀감 등의 감정에 중요하게 영향을 미친다. 자기노출이 없다면 상대로부터 어떠한 감정의 전달을 받지 못하게 된다. 의료서비스기관에 근무하는 직원들은 감정 노동자로서 환자를 비롯한 타인들에 대하여 긍정적 자기노출을 할 수 있도록 교육되어야 한다. 병원을 찾는 환자, 무엇인가를 물어오는 고객에게 환하게 웃는 모습으로 정확하게 답변을 하는 긍정적 자아노출은 상대방의 만족도를 높이게 된다.

2) 표현력

커뮤니케이션에 있어서 표현력이란 자신의 생각과 느낌을 올바른 언어와 비언어를 적절하게 조합하여 상대방에게 전달하는 능력을 말한다. 의료서비스기관 직원으로서 자신의 표현을 제대로 하기 위해서는 밝은 얼굴 표정과 적절한 제스처, 상대방이 편하게 느낄 수 있는 자세, 상황에 맞는 목소리의 조절 등을 갖추고 있어야 하겠다. 이와 같은 표현력을 갖추지 못한 사람은 자신의 생각이나 느낌을 적절하게 전달하지 못하기 때문에 평소 서투르고 융통성이 없거나 개성이 없는 것처럼 보일 수 있다.

아하! 7-6 "환자가 알아듣게 말해주자" 의사들 나섰다

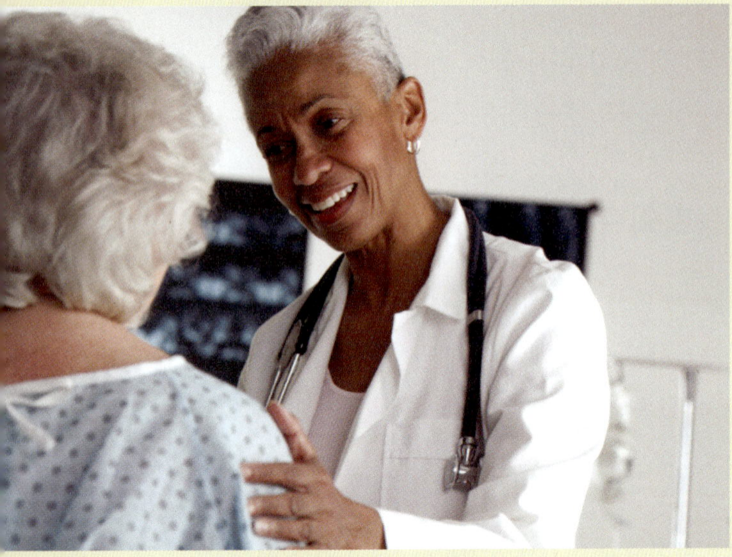

"이 약은 식전 30분에 드시고, 이 약은 식후 30분이에요. 그리고 이 약은 또 하루 두 번 12시간마다 드시고 저 약은 하루에 한 번만 드셔야 해요. 색깔이 비슷하니 주의하세요. 뭔가 이상하면 연락하세요." 수술을 받고 퇴원하는 신학선(65)씨는 복약 교육을 받았지만 잘 이해가 가지 않는다. 약 종류도 많고 먹는 시간도 다 다르기 때문이다. 한 번 더 설명을 받았으면 좋겠지만 하얀 가운을 입은 사람에게는 괜히 그러면 안될 것 같아 참는다.

병원에서 쉽게 관찰되는 현상이다. 의사는 말하고 환자는 못 알아 듣는다. 날로 전문화되는 치료 영역에 따라 환자와 의사 사이의 커뮤니케이션은 점점 더 중요해지지만, 국내 의료계에서 의료 커뮤니케이션 기술은 이제 걸음마 단계다. 이런 현실을 고치기 위해 대한의료커뮤니케이션학회는 20~21일 중앙대병원 대강의실에서 2009년 춘계학술대회와 워크숍을 연다. 이 학회의 임인석 회장(중앙의대 용산병원 소아과)은 의료커뮤니케이션을 "환자 눈높이를 맞추는 것"으로 정의했다. 환자 눈높이 맞춰 설명해야 치료도 잘 되고 의료 분쟁도 적어진다는 것이다.

임 회장은 "의료 분쟁이 늘어나는 것도 커뮤니케이션의 필요성이 커지는 이유"라고 말했다. 실제로 미국 미시건대 연구에 따르면, 의사들이 자신의 실수나 과실을 솔직하게 인정했더니 연간 의료소송비가 200만 달러나 줄었다는 조사 결과도 있다. 또한 환자가 먹을 약에 대해 의사가 아무리 자세하게 설명해도 환자는 절반 정도빡에 이해하지 못한다는 조사 결과도 있다. 전문용어 남발과 복잡한 설명이 원인이다. 커뮤니케이션 기술이 없기 때문이다. 임회장은 "의사 입장에서 서서 소통에나서면 한계가 있을 수밖에 없다."며 "의료 커뮤니케이션은 친절 교육과 다른 차원의 문제며, 환자가 이해하게 만드는 것이 목적"이라고 말했다.

의료 커뮤니케이션이 제대로 이뤄지려면 환자의 자세도 중요하다. 의사의 말을 알아듣지도 못하면서 고개만 끄덕거리는 데서 정말로 문제가 생기기 때문이다. 임 회장은 "환자는 의사 앞에서 위축될 필요가 전혀 없다"며 "진료비는 의료행위에 대한 비용 지출이며, 환자가 제대로 말해야 치료도 제대로 되기 때문"이라고 지적했다. 의료 현장에서도 의료 커뮤니케이션의 중요성은 점점 커지고 있다. 의사 국가고시 실기시험의 임상수행시험(Clinical Performance Examination)에서도 의료 커뮤니케이션은 10%의 비중을 차지하고 있다.

3) 타인지향성

커뮤니케이션을 통하여 상호작용을 하는 동안 상대방에 대하여 관심을 보이고 인정해주려고 하는 자세이다. 또한 대화에 임하는 상대방을 배려하고 적절한 피드백을 해주면서 상대방의 느낌이나 감정에 적응하려고 노력하는 경향을 말한다. 실제로, 타인과 말을 하다보면 상대에게 보조를 맞추려는 사람이 있는가하면 반대로 사사건건 상대방을 비난하고 반대되는 의사를 표시하며 상호작용 관계를 갈등으로 몰고 가는 사람도 있다. 이런 사람은 기본적으로 커뮤니케이션에서 지켜져야 할 상호작용의 원리를 모르고 있는 것으로 조직에서는 기피대상이 된다. 커뮤니케이션에서 타인지향성은 서비스업에 종사하는 감정노동자에게는 필수 요소로서 의료기관 종사자들은 반드시 이 능력을 갖춤으로써 환자가 자신을 위해주고 있다는 느낌을 갖도록 하는 것이 기본이다.

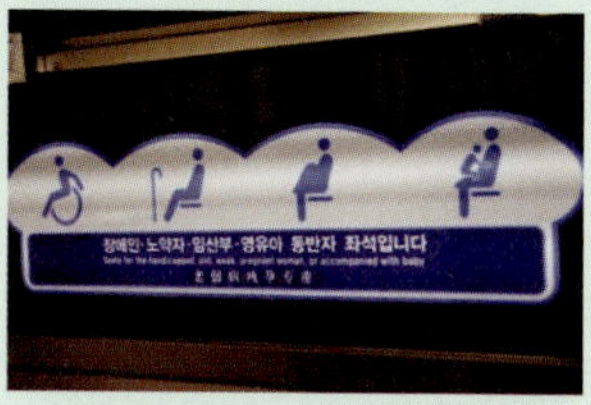

타인지향성은 상대방에 대하여 관심을 보이고 인정해주려고 하는 자세이다

4) 상호작용 능력

애초에 의도한 목적을 달성하기 위해 타인과의 커뮤니케이션 과정을 잘 통제할 수 있는 능력을 말한다. 즉, 말의 처음과 끝을 분명히 할 줄 알거나 말하는 도중에 목적과 맞지 않는 방향으로 잘못 진행되지 않도록 말의 줄기를 잘 잡아나가는 능력을 말한다. 커뮤니케이션은 기본적인 목적이 정보의 전달에 있지만, 궁극적으로는 감정의 교환이라는 점에서 볼 때 이 상호작용 능력은 직장인 모두가 갖추고 있어야 할 조건이라고 할 수 있다.

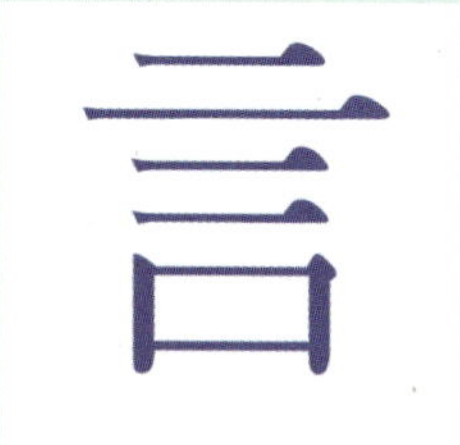

커뮤니케이션은 사회생활에서 아주 중요한 부분이며, 내가 말을 하거나 남의 말을 듣거나 또는 나의 생각을 일목요연하게 말이나 글로 전달하는 능력이 중시된다. 즉, 세상은 혼자 사는 것이 아니기 때문에 상호작용이 항상 이루어진다.

5) 감정이입

타인의 입장에서 생각하고 이해하여 대화를 이끌어가는 능력이다. 다른 말로 공감(共感)이라고도 한다. 최근 들어 첨단 서비스산업이 발달함에 따라 감정이입 커뮤니케

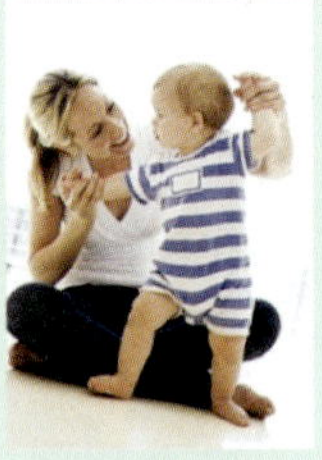

감정이입은 타인의 입장에서 생각하고 이해하여 대화를 이끌어가는 능력이다

이션 능력이 매우 중요시 되고 있다. 자신의 주관적 경험에 의존해서 말하기보다는 타인이 경험한 상황 속으로 들어가 그것을 확인하고 느껴서 반응하는 기법이다. 병원에서 환자와 대면하는 직원들은 감정이입을 잘 하면할수록 환자에게 더 큰 만족을 안겨줄 수 있다.

6) 긴장의 완화

누구든지 타인을 만나 대화를 하거나 또는 많은 청중 앞에서 발표를 해야 한다면, 긴장하게 된다. 그러나 긴장한 상태에서 말을 하게 되면 실수를 하기 마련이다. 주제와 내용이 뒤엉키기도 하고 목적에 맞는 단어의 선택이 제대로 되지 않는다. 심지어는 혀가 말려들어 발음이 제대로 되지 않는 경우도 있다. 이것은 사람이면 누구나 조금씩은 다 가지고 있는 현상으로 사람들을 만나서 대면하는 데는 불안감이나 스트레스가 따르기 때문이다. 커뮤니케이션에서 발생하는 긴장감을 완화시키기 위한 기본적인 방법은 리허설을 해보는 등 사전에 철저한 준비를 하는 것이다.

이상 살펴 본 커뮤니케이션 능력 구성요소의 소유 여부와 그 수준에 따라 개인의 커뮤니케이션 스타일을 구분해보면 〈표 7-2〉와 같다.

도표 7-2 개인 커뮤니케이션 스타일

스타일	주요내용
신사형	생각한 그대로를 표현하며 꼭 할말만 하고 정확한 말만 솔직하게 한다.
소크라테스형	상대가 말한 것을 꼼꼼하게 따지려고 들며 토론을 즐기고 말꼬리를 붙들고 늘어지기도 한다.
심사숙고형	타인이 말하는 데 끼어들지 않으며 상대의 감정을 상하지 않도록 노력한다. 무엇이든지 먼저 말하지 않고 갈등소지가 있는 것은 발설하지 않고 항상 들어주기만 하고 꼭 알고 싶은 것만 물어본다.
법관형	신사형과 소크라테스형의 혼합형으로 생각한 것을 정확히 말하며 상대보다 우월한 위치에서 중고와 판단까지 해 준다.
지원자(응시자형)	소크라테스와 심사숙고형의 혼합형으로 적극적이고 호의적으로 대화에 임한다.
국회의원형	정치인답게 상황에 맞추어서 신사형과 심사숙고형을 번갈아 오가며 자신의 대화스타일을 조절한다.

참고자료 : 임창희(2008)

Ⅳ 개인 수준의 의료상담

1. 의료상담의 의의

의사의 정확한 진단으로 환자가 되지 않는 한, 일반적으로 사람들은 지역에 있는 의료기관의 고객이 되지 않는다. 개인에 따라서는 약간의 질환이 있어도 의료서비스기관을 기피하는 성향이 있는 사람들도 있다. 언론에서도 종종 보도되고 있는 것처럼 이가 아픈 사람들의 경우에는 약 70%는 도저히 참을 수가 없어야 치과병원을 찾는다고 한다. 이처럼 많은 사람들은 도저히 견딜 수 없을 때 의료서비스기관의 문을 두드리게 된다.

의료기술과 시스템이 발달할수록 환자들을 비롯한 환자 가족, 건강에 대하여 관심이나 걱정을 가지고 있는 일반 사람들에 대한 의료상담이 증가하고 있다. 병원 안에 고급스런 상담실을 설치하기도 하고, 또 자연스럽게 병원 내 카페를 이용하여 상담을 하기도 한다. 다른 환자나 직원들과의 접촉이 닿지 않는 곳에 별도로 꾸며진 상담실은 '만남의 장소'또는 'VIP 고객실' 등으로 불린다. 질병에 대한 상담을 하는데 '혹시 아는 사람을 만나지 않을까?' 하는 심리적 부담감을 줄여주기 위한 것이다. 우리나라에서도 남성 전문병원의 경우 환자가 의료진과 사전 상담을 해야 하는 경우 외부에 전혀 노출되지 않도록 구조가 설계되어 있는 것을 볼 수 있다. 이와 같은 건강이나 질병치료에 관한 상담은 사전에 병원 측과 예약에 의하여 이루어지기도 하고, 또 갑작스럽게 찾아와도 약간의 대기 시간을 거쳐서 상담을 할 수 있다. 이렇게 하여 이루어지는 개별 의료상담의 내용은 에이즈에서부터 정신질환 문제, 개호(介護), 양육, 알콜중독 등 다양하다.

우리나라에서는 병원이 이와 같은 노력을 기울인다고 해서 지역에 거주하는 사람들이 아직까지는 자발적으로 찾아오는 예가 드물기 때문에 꾸준히 선전이나 홍보활동을 벌이고 있다. 이것은 의료서비스기관의 사회에 대한 중요한 기여인 동시에 의료서비스기관에 대한 긍정적 이미지를 높이는 데 기여한다. 일본의 주요 의료서비스기관에서는 사회복지사를 배치하여 활발한 상담활동을 펼치기도 한다. 사회복지사를 활용한 상담제도는 질병 외에 질병 치료에 도움을 줄 수 있는 환경

아하! 7-7 **가족의 건강**

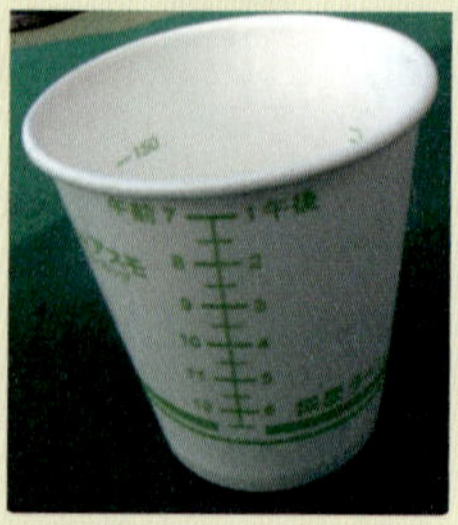

몸에 이상을 느낀 한 사내가 의사에게 진찰을 받고 소변을 받아 오라는 지시를 받았다. 그는 곧 큰 술병에 가득 오줌을 가져왔다. "검사에는 이렇게 많은 소변이 필요 없어요. 하지만 기왕 가져왔으니 그대로 해 봅시다." 검진 결과 아무 이상이 없자 사나이는 재빨리 가족에게 전화를 걸었다. "모두 건강하다니 마음 놓으라고"

적 요소들에 대한 정보를 획득할 수 있는 이점이 있다. 이와 같은 상담은 고객에게는 사전 커뮤니케이션에 해당하는 것으로서 실제 질병 때문에 병원에 가야하는 상황에서 불안감이나 공포감을 줄여주고 또 질병에 대한 예방을 하도록 함으로써 국민건강에도 기여하는 다중적 효과가 있다.

일본의 경우 의사나 간호사가 가정을 방문하여 질병이나 건강에 대한 상담을 진행하기도 한다. 이것은 퇴원 후 가정에서 잔여치료나 통원치료를 해야 하는 환자나 그 가족에게 해당된다. 한국에서는 가정간호시스템을 갖추고 있는 의료서비스기관에서는 가정간호 조직을 활용하기도 하지만 가정방문 상담은 합리적인 수익을 안겨주지 않기 때문에 다수의 의료서비스기관이 참여하고 있지는 못하다. 의료기관의 경영여건을 고려하지 않을 수 없기 때문이다. 하지만, 경제력이 커지면서 건강에 대한 관심이 증가하고 있고, 노인인구가 많아지는 상황에서 의료상담은 중요한 건강 및 생활 지원 복지사업으로 받아들여지고 있다.

2. 상담의 기본 원리

개인 대 개인의 커뮤니케이션 중에서 자신의 문제를 해결하기 위한 것으로 빼놓을 수 없는 것이 상담이다. 사전적 의미에서 상담은 '궁금증이나 문제를 해결하기 위하여 서로 의논하는 것'이다. 환자들은 자신의 건강상태나 질병에 대하여 궁금한 것을 해결하기 위하여, 또 질병을 지료하기 위하여 의사를 비롯한 보건의료인들과의 일대일 상담에 대하여 깊은 관심을 가지고 있다. 때문에 보건의료인들은 개인 수준의 커뮤니케이션에서 이루어지는 상담의 원리를 잘 이해하고 있어야 한다. 일반적으로 통용되는 상담의 기본원리를 살펴보면 다음과 같다.

■ 개인차를 인정한다.

대부분 상담의 실패는 상담자의 주관적 판단에서 비롯된다. 상담 시에는 고정관념을 버리고 피상담자의 입장에서 문제를 해결하려고 해야 한다.

■ 우호적인 분위기를 만든다.

피상담자는 잘 모르는 상담자에게 자신의 약점인 건강상의 문제를 자세하게 설명하는 데 부담을 느낀다. 때문에 최대한 온화하고 부드러운 분위기를 연출하도록 해야 한다.

■ 상담자는 피상담자의 정서에 관여한다.

상담자는 이야기를 하면서 감정이 고조될 수도 있고 또 스스로 화를 낼 수도 있다. 이와 같은 피상담자의 정서의 변화에 민감하게 반응할 때 상담에 성공할 가능성이 높아진다.

■ 모든 것을 수용하는 자세를 가져야 한다.

상담자는 피상담자를 따뜻하게 대하여 경계심을 풀게 해야 한다. 일관되게 인격을 존중해주고 상대방이 내편이 되어 이해해준다는 느낌을 갖도록 상담태도를 유지해야 한다.

■ 상담자는 되도록 중립적인 자세를 유지한다.

가치판단을 내리는 것은 피상담자가 회피적이 되도록 만들기 때문에 '그것은 좋다'라든지, 또는 '나쁘다'와 같은 가치판단을 자제해야 한다.

■ 피상담자가 자기결정을 내릴 수 있는 기회를 주어야 한다.

특히 성인의 경우 상담자의 권유에 의해 결정을 내린다는 것을 부끄럽게 생각하거나 결정 후에도 취소할 가능성이 있기 때문에 최종결정은 피상담자가 내리도록 한다. '그러니 담배를 끊으세요'와 같은 화법이 아니라 '담배를 끊고 안 끊고를 결정하는 것도 결국 선생님이십니다'와 같은 화법을 말한다.

■ 절대로 비밀이 보장되어야 한다.

비밀유지는 모든 상담의 기본이다. 비밀유지가 깨지면 상담자와 피상담자 사이에 신뢰가 깨지는 것은 물론이고 법률적인 소송의 문제로 비화될 수도 있다. 가끔씩 병원에서 연예인을 비롯한 유명 인사들의 개인 신상에 관한 정보가 유출되어 사회적 문제를 불러일으키는 것을 볼 수 있다.

사방을 바라볼 수 있는 들판이라도 흙이 조금 둔덕을 이루고 있으면 비밀을 이야기하지 말라(탈무드)

3. 상담과정과 상담기법

1) 상담과정(내담자측 입장)

상담자는 내담자가 상담의 4가지 요소인 자기이해, 자기수용, 자기개방, 자기주장을 단계적으로 성취하도록 돕는 과정이다(전국대학보건관리학교육협의회, 2009).

◆ 자기이해

자기를 이해한다는 것은 자기의 몸과 마음에 대한 상태, 대인관계의 양과 친밀도, 가치관 및 자기행동에 대해 현실적으로 이해하는 것이다. 따라서 상담자는 내담자로 하여금 내담자 스스로가 있는 그대로의 자신을 정확하게 이해하도록 하는 것이 중요하다.

◆ 자기수용

자기수용은 자신의 긍정적 측면과 부정적 측면 모두를 있는 그대로의 자신을 받아들이는 것이다. 내담자는 자신의 신체적요건, 자신의 생각과 느낌, 행동 등 심리적인 현상이 자기의 것으로 인정하고 책임을 질 때 문제를 해결할 수 있는 용기를 가지게 되고 스스로 성장할 수 있다. 따라서 상담자는 있는 그대로의 내담자를 수용해주고 돕는 태도가 중요하다.

◆ 자기개방

자기개방은 타인에게 자신의 그대로의 모습을 솔직하게 보이는 것을 말한다. 자기자신을 이해하고 수용할 수 있을 때 타인도 있는 그대로 이해하고 수용함으로써 자기 자신도 있는 그대로 타인에게 개방하게 된다. 자기개방을 통해 내담자는 건강한 성격을 발달시키고 인간관계도 발전시킬 수 있다. 상담자는 내담자가 자신과 타인에게 모두 개방된 영역을 넓힘으로 자기성장과 타인과의 효과적인 관계를 형성하도록 도와야 한다.

◆ 자기주장

자기주장은 다른 사람에게 불쾌감을 주지 않으면서 자신이 나타내고 싶은 것을 나타내는 행동을 말한다. 만일 내담자가 지나치게 수동적이고 다른 사람들과 같이 있는 것을 꺼리거나 공격적인 행동을 보인다면 주위 사람들이 내담자를 피하기 마련이다. 따라서 내담자가 소극적 또는 공격적 행동에서 벗어나 주장행동을 할 수 있도록 상담자는 내담자를 도와야 한다.

2) 상담기법(상담자측)

◆ 관심기울이기

내담자가 전달하고자 하는 의사를 상담자가 정확히 이해하고 있으며 이 사실을 내담자에게 비언어적으로 표현하는 것이다. 이에는 상담자의 좋은 자세, 온화한 시선의 접촉, 상냥한 얼굴표정과 음색, 즉각적인 언어 및 비언어적 반응 등을 통해 내담자와 관계를 좋게 맺어 상담을 발전시키도록 하는 것이다. 관심기울이기는 상담초기에 있어 매우 중요하다.

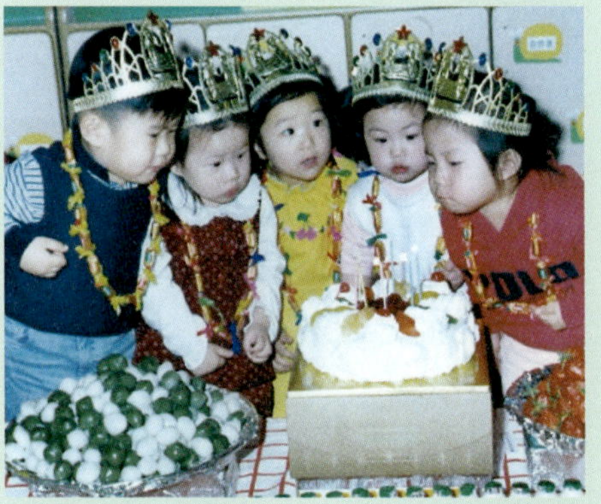

관심기울이기는 상담초기에 있어 매우 중요하다

◆ 공감하기

상담자는 내담자가 느끼는 감정을 이해할 뿐만 아니라 그 이해를 말로 표현해야 한다. 공감적인 커뮤니케이션의 단계는, 첫째 내담자 자신이 당

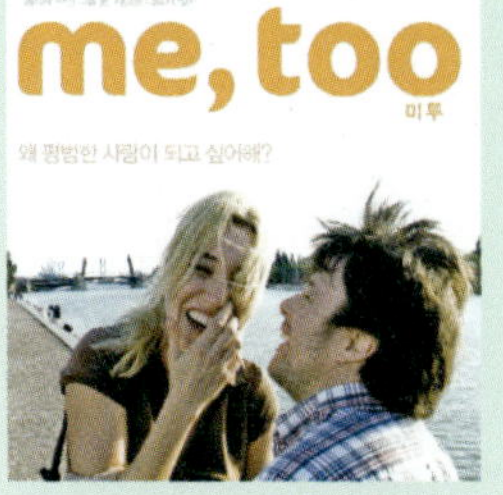

상담자는 내담자가 느끼는 감정을 이해할 뿐만 아니라 그 이해를 말로 표현해야 한다

면하고 있는 문제에 대해 스스로 어떻게 느끼는지에 대해 대화내용을 주의 깊게 들어주는 것이며, 둘째 내담자의 감정과 그가 처한 상황을 대표해 줄 만한 적절한 말을 생각하는 것이며, 셋째 내담자의 감정과 그의 상황을 잘 이해하고 있는 말을 내담자에게 해주는 것이다. 이러한 공감적 커뮤니케이션을 위해서는 내담자가 이야기하고 있는 동안 그의 말에 귀를 기울여야 한다.

◆ 경청

'사람의 마음을 얻으려거든 먼저 들어라', '말하는 것은 기술이지만 듣는 것은 예술이다'라는 표현 등은 경청의 중요성을 의미하는 것이다. 편안하고 효과적인 자세를 취하고 내담자의 언어 및 비언어적 표현들을 잘 경청하는 동안 상담자는 자기의 감정을 인지하고 통제하면서 내담자의 경험과 감정, 그리고 인지적인 내용을 내담자의 것으로 이해한다.

경청을 실천하기 위한 다섯 가지 행동 가이드를 다음과 같이 언급하기도 한다(조신영, 박현찬, 2007).

- 공감을 준비하자
- 상대를 인정하자
- 말하기를 절제하자
- 겸손하게 이해하자
- 온몸으로 응답하자

◆ 자기노출

상담자가 자신의 인간으로서의 독특성을 내담자에게 진실하게 나타내 보이는 것이 좋다. 예를 들어, 상담자는 과거에 자신이 어디에서 무엇을 했고, 어떻게 행동했으며, 왜 그렇게 행동했는지, 그리고 어떤 가치관을 가졌고 또 갖고 있는지, 삶의 목표가 무엇인지 등에 대하여 내담자에게 이야기해 줌으로써 상호 이해의 폭을 넓힐 수 있다.

4. 건강 상담자의 자질

1) 자질

건강 상담을 위해 병원을 찾는 사람들은 정상적으로 건강한 사람이 아니라 질병을 지니고 있어 심리적으로 위축되어 있거나 자신이 건강상 취약하다고 생각하는 사람들이다. 상담을 담당하고 있는 보건의료인들은 항상 이와 같은 사실을 인식하는 것이 중요하다. 왜냐하면, 피상담자의 입장에서 볼 때 상대방이 우월한 지위에 있고 그것 때문에 자신을 지도하거나 교육하려 든다면 당장 자리를 박차고 일어날 준비가 되어 있기 때문이다. 따라서 성공적인 환자 상담을 위해서는 다음과 같은 남다른 능력과 자질이 요구된다.

◆ **객관적 통찰력을 지니고 있어야 한다.** 자신의 주관적 판단으로 상담자에게 대응하는 하는 것이 아니라 상담자가 처한 상황을 충분히 상상해서 공감적 대응을 할 수 있어야 한다.

◆ **상대방에 대한 존경심을 갖추고 있어야 한다.** 상담자는 기본적으로 겸손한 태도의 소유자여야 한다. 상담자가 권위적이거나 위압적으로 보일 때 피상담자는 마음의 문을 닫아버리기 때문이다.

◆ **진실한 사람이어야 한다.** 어떤 경우에도 환자를 현혹하기 위해 거짓으로 말해서는 안 된다. 당장의 어려움을 모면하기 위한 것이든, 환자를 위한다는 명분으로 하는 것이든 거짓은 결국 피상담자에게 큰 실망을 안겨주기 때문이다.

◆ **심리학적 지식을 갖추고 있어야 한다.** 상담자는 기본적으로 인간행동에 대한 깊은 이해를 갖추고 있어야 한다. 그래야만 피상담자의 행동의 원인을 분석하고 이해하여 앞으로의 행동 방향을 예측하여 대응할 수 있다.

◆ **자기 자신에 대한 이해자여야 한다.** 상담자의 기본적 역량은 자기 자신을 이해하는 것이다. 자기 자신을 이해하지 못하면서 다른 사람의 상태를 이해할 수 없다. 자신의 욕구 수준과 가치체계를 충분히 이해하고 그것이 상담에 어떤 영향을 미칠지를 충분히 예견할 수 있어야 한다.

◆ **개방적 성격의 소유자여야 한다.** 피상담자의 마음의 문을 열도록 하기 위해서는 자신이 먼저 개방되어야 한다. 자신의 마음의 문을 열지 못하는 사람은 결코 다른 사람의 마음의 문을 열 수 없다.

현명한 사람은 눈으로 본 것을 사람들에게 이야기하고 어리석은 자는 귀로 들은 것을 이야기 한다(탈무드).

2) 상담 시 피해야 할 위험요소

효과적인 커뮤니케이션은 내담자와 상담자의 자존감을 존중하고 메시지 내용이 분명하며, 커뮤니케이션이 환자와 상담자간의 신뢰감을 증진시키고 내담자는 상담자의 영향을 받지 않고 내담자의 감정이나 견해 또는 의견을 자유롭게 표현할 수 있는 최대한의 기회를 갖는 것이다. 하지만 커뮤니케이션 시 바람직하지 못한 위험 요소들도 많이 있다. 우리 자신도 모르게 커뮤니케이션에 방해가 되는 요인들을 사용하거나 행동하는 경우는 종종 있다. 커뮤니케이션에 방해가 되는 요소들을 요약하면 다음과 같다(윤혜상, 2006).

- 충고하기(giving advice)
- 내담자를 비난하기(blaming)
- 화제를 부적절하게 바꾸기(changing topic inappropriately)
- 방어하기(defensiveness)
- 거짓으로 안심시키기(false reassurance)
- 환자 판단하기(judging the clients)
- 진술 유도하기 또는 앞질러 말하기(leading statements)
- 도덕적인 관점에서 판단하기(moralizing)
- 한꺼번에 많은 질문 던지기(multiple questions)
- 폐쇄형 질문을 지나치게 많이 사용하기(overuse of closed-ended questions)
- 말 되받아 반복하기(parroting)
- 어린아이 다루듯 하기(patronizing the clients)
- 회유적으로 대하기, 환심사기, 쩔쩔매기(placating the clients)
- 감정을 합리화시키기(rationalizing feelings)
- 단절된 침묵(stumped silence)
- 왜라는 질문하기(why questions)

* 주 : 각 항목에 대한 자세한 내용은 윤혜상(2006), pp.225–242 참조

••• 5. 진료 전 상담제도

미국이나 유럽의 경우 환자가 의사에게 진료를 받기 전에 간호사, 사회복지사 또는 전문상담사가 먼저 환자를 상담하는 제도가 활성화되어 있다. 이것은 환자가 의사에게 말하기 곤란한 것은 상담사에게 쉽게 말하여 의사에게 대신 전달하도록 하는 장점을 취한 것이다. 환자가 말하기 어려운 점을 많이 획득하는 것은 진료에 도움을 주기 때문에 중요하다. 일본의 경우에는 SOAP라는 형태로 간호사 상담이 이루어지고 있으며 이루어진 상담내용은 진료기록부에 입력이 되는데, 그 주요 내용을 살펴보면 다음과 같다.

- S(Subjective) : 주관적인 데이터로서 환자의 호소를 기록한다.
- O(Objective) : 객관적 데이터로서 환자의 표정, 체온, 혈압, 맥박 등을 기록한다.
- A(Assessment) : 환자에 대한 분석, 고찰, 평가 등의 내용을 기록한다.
- P(Planning) : 앞으로 해야 할 진료에 대한 계획을 기록한다.

이와 같은 문진 외에 환자는 간호사 상담에서 생활지도를 받을 수도 있다. 즉, 질병과 관련된 생활습관의 개선, 식사, 운동 등에 있어서 간호사 상담은 중요한 역할을 한다. 이와 같은 상담이 효과를 보기 위해서는 병원 내 종합정보시스템을 구축하고 전자 진료기록부를 운용함으로써 직원들이 환자의 상태에 대한 정보를 공유하도록 한다.

일본의 경우 병원에서 이루어지는 상담은 사회복지사나 간호사 외에 의사들이 직접 접수창구에서부터 환자상담을 하는 경우도 있다. 예를 들어, 도쿄병원의 경우 1층 로비에서 방문 환자들에 대한 상담을 하는 의사를 볼 수 있다. 그 의사는 처음 병원을 방문한 환자나 보호자에 대하여 기본적인 사항에 대한 안내에서부터 간단한 문진을 통하여 환자가 어느 임상과로 가는 것이 적합한지에 대한 설명을 자세하게 해준다. 미국은 진료상담 전문 코디네이터를 두고 의사를 만나기 전에 환자상담을 하도록 하는 제도가 도입되어 있다.

한국의 어느 대학병원이나 종합병원을 찾아가더라도 아직까지 건강과 관련하여 전문 상담을 받기는 쉽지 않다. 의료전문상담의 비용을 청구할 수 없는 탓도 있다. 환자들은 병원을 방문하여 대기하고 있다가 자신의 접수차례가 되면 접수창구에 앉아 있는 직원에게 어디가 아파서 왔다고 신고를 하고, 이때 그 행정직원은 자신이 알고 있는 보건의료 지식을 활용하여 환자가 어느 진료과를 찾아가야 할지를 간단하게 안내하고 있다. 환자의 입장에서는 왜 그 진료과로 가야 하는지에 대한 자세한 설명은 거의 들을 수가 없는 형편이다. 그렇다고 그 어디에도 자신의 질병이나 건강상의 의문점에 대하여 자세하게 물어보고 또 자세하게 설명을 들을 곳이 없다. 진료실에서 의사를 만나도 궁금한 것들을 물어볼 수 있는 시간은 5~10분 정도에 불과하다. 입원실 병상에서 간간이 찾아오는 간호사에게 불안함을 호소해도 돌아오는 대답은 “의사 선생님 회진 시 설명해 주실 것입니다.”라는 말이다. 의사가 회진을 왔을 때 환자는 묻고 싶었던 것을 거의 잊어버린 상태가 된다. 이런저런 이유로 환자들의 불만이 높아져서 최근 들어 모든 의료서비스기관에서 환자만족도 제고에 관하여 많이 외치고는 있지만 크게 개선되지는 못하고 있다. 한국에서 실질적으로 환자 중심의 진료체계가 확립되고 환자들에게 만족스런 가치를 제공하기 위해서는 환자가 원하는 방식으로 커뮤니케이션할 수 있도록 제도의 개선과 관리과정의 보완이 요구된다고 하겠다.

토론사례 7

커뮤니케이션은 통하는 것이다

Discussion Example

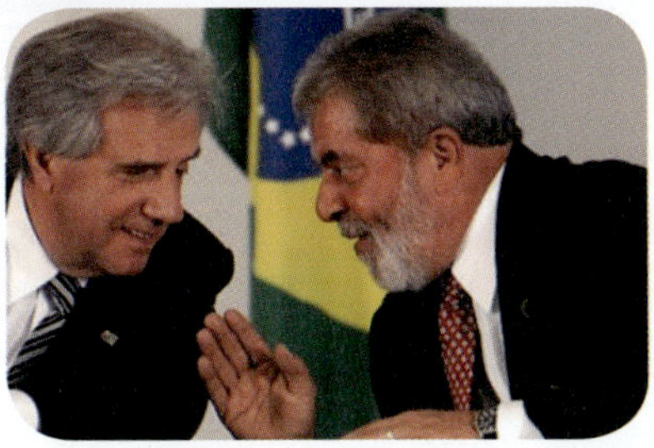

우리 집에서 택시로 30분 정도 걸리는 곳에 소아과가 있다. 그 소아과에서는 소아과병원에서 으레 들을 수 있는 아이 울음소리 대신 아이들의 웃음소리가 들린다. 서너 살짜리 아이들과도 대화를 할 수 있는 의사선생님 때문이다. 아이가 아파서 힘든 이야기를 하면, "아이구, 어떻게 해요, 걱정하지 마세요" 하며 병에 대해, 그리고 앞으로 일어날 일에 대해 자세히 존댓말로 설명해주며, 조심해야 할 사항을 메모해준다.

커뮤니케이션이란 단순히 말을 잘하고 못하고의 문제가 아니다. 물론 전달력도 있어야 하지만 상대방과 통한다는 생각이 들지 않으면 그것은 일방적인 지시에 불과하다. 만약 많이 배웠고 많이 알지만, 환자의 눈높이를 맞추지 못하거나 권위만 잔뜩 내세우는 의사는 성공하기 어려울 것이다.

대학병원에서도 이제 의사들에게 환자와 커뮤니케이션 하는 방법을 조금씩 가르치기 시작했다. 의술이 치료의 전부가 아니라는 것을 깨달아가고 있다는 뜻도 될 수도 있고, 의사들도 경쟁관계에 있어서 우위를 점하기 위해 환자를 고객으로 생각해 그들에게 만족을 주는 방법을 배우기 시작했다는 뜻이기도 하다. 어쨌거나 환자와 통한다는 느낌을 주는 의사가 병도 잘 고치고, 만족을 주어 성공할 수 있다는 것을 알아가고 있는 것이다.

자료원 : 김현정, 몸값을 최고로 올리는 자기경영의 기술, 원앤원북스, 2004, p. 213.

토론과제

HEALTH CARE COMMUNICATION

Discussion Problem

1. 소아과 병원 의사들의 태도가 과거와 다르게 변한 이유가 무엇인지 토론해보시오.
2. 결국 병원에서 커뮤니케이션이란 어떠해야 하는지에 대해 설명해 보시오.
3. 요즘 환자들은 의사에게 무엇을 요구하고 있는지 논의해 보시오.
4. 이 사례를 토대로 의사가 커뮤니케이션 기술을 익혀야 하는 이유에 대해 설명해 보시오.

제8장

공식 및 비공식적 의료커뮤니케이션

제8장 공식 및 비공식적 의료커뮤니케이션

학습목표 specific aims of this period

- 보건의료인들이 공식적 커뮤니케이션의 의의를 충분히 이해함으로써 업무성과를 높일 수 있는 커뮤니케이션을 할 수 있도록 한다.
- 오늘날 발달하고 있는 수평적 커뮤니케이션을 잘 숙지함으로써 환자 만족적인 의료커뮤니케이션을 수행할 수 있도록 한다.
- 계층상의 중간관리자들은 커뮤니케이션에서 조정역할을 담당하고 있다는 것을 인식하여 상하 간 존중과 협력을 극대화할 수 있는 방향으로 커뮤니케이션을 할 수 있도록 한다.
- 비공식적 커뮤니케이션의 의의와 용도를 이해하고 생산적으로 활용할 수 있도록 한다.
- 의료서비스기관은 외부에서 생성되어 조직에 부정적 영향을 미치는 각종 루머에 대하여 효과적으로 대응할 수 있는 체제를 갖추도록 한다.

Ⅰ 커뮤니케이션 네트워크

1. 커뮤니케이션 네트워크의 개념

조직 안에서 이루어지는 커뮤니케이션은 구성원이나 집단을 공식적으로나 비공식적으로 연결해 준다. 집단구성원 간 커뮤니케이션이 이루어지는 경로(channel)의 구조를 커뮤니케이션 네트워크(communication network)라고 한다. 업무와 관련된 커뮤니케이션 네트워크는 각 구성원들이나 집단이 업무처리를 하기 위해 필요한 정보를 얻고 업무가 다른 사람이나 집단의 업무와 잘 결합되어 조직의 목표를 효과적으로 달성할 수 있도록 만들어져야 한다. 조직이나 집단에서 이루어지는 커뮤니케이션은 여러 개의 연결점을 갖고 커뮤니케이션 네트워크를 구성하는 경우가 많다. 커뮤니케이션 네트워크는 커뮤니케이션의 내용이나 흐름에 영향을 주며 조직의 구조, 분위기와 문화 등에 영향을 받기도 한다. 또한 네트워크의 유형에 따라 커뮤니케이션의 속도나 정확도, 구성원들의 만족도, 권한의 집중도 등이 차이가 난다. 이러한 커뮤니케이션 네트워크의 유형을 구분하면 5가지 유형으로 나눌 수 있다(정수진 외, 2005; 백기복, 2007).

2. 커뮤니케이션 네트워크의 유형

1) 사슬형(chain type)

사슬형은 대부분의 커뮤니케이션이 공식적인 명령계통에 따라 위 아래로만 흐르는, 계층이 많은 집단에서 흔히 발견되는 커뮤니케이션 유형이다. 조직의 라인(line)이 가장 대표적이다. 일원화되어 있는 계통을 통해서 최고경영자의 의사가 말단 일선 작업자까지 전달되며 그 반대의 경우도 똑같은 명령사슬을 통하게 된다. 의료기관에서 '병원장→부원장→부장→과장→주임→담당' 등과 같이 연쇄적으로 지시가 전달된다. 관료적 조직이나 공식화가 진행된 조직에서 이러한 네트워크 형태를 쉽게 발견할 수 있으며 사슬이 길수록 정보왜곡의 가능성은 커진다. 오늘날 이런 유형의 네트워크가 갖는 비효율성을 극복하기 위해 팀제 등을 운용하여 커뮤니케이션의 수평화를 추구하고자 노력한다.

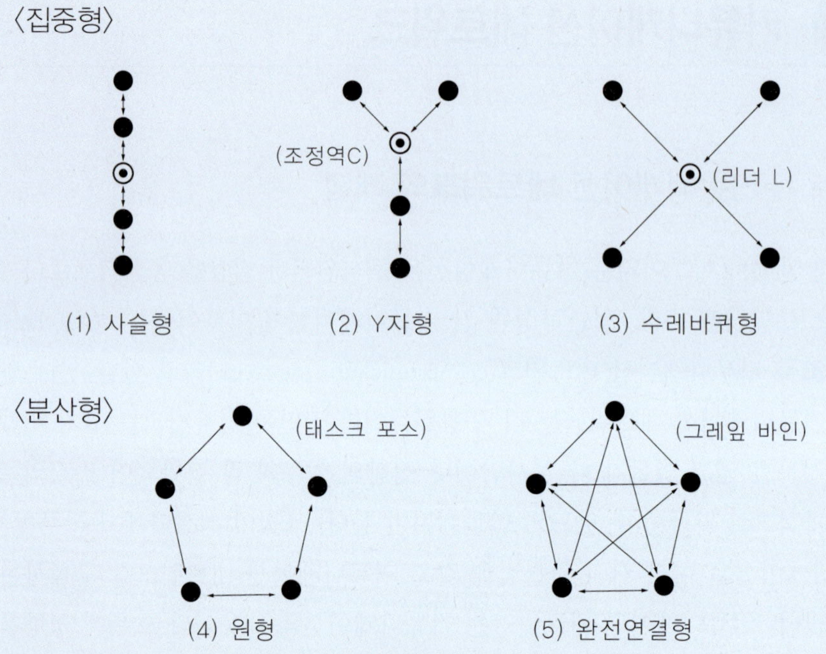

그림 8-1 네트워크 유형

2) Y 자형(Y type)

이것은 집단내에 특정한 리더가 있는 것은 아니지만 비교적 집단을 대표할 수 있는 인물이 있는 경우에 나타난다. 특히 라인과 스탭의 혼합집단에서 찾아볼 수 있으며 단순한 문제를 해결하는 데 있어 정확도는 비교적 높다. 〈그림 8-1〉에서 볼 수 있듯이 조정역인 C를 통해서만 전체 커뮤니케이션이 이루어 진다. Y형 네트워크는 매우 관료적이고 위계적인 조직에서 전형적으로 나타난다. 이는 조직의 최하층에서 최고층까지 정보가 도달하는 유일한 방법은 채널, 즉 모든 위계의 수준을 통해서만 가능하다는 점에서 사슬형 네트워크와 유사하다.

3) 수레바퀴형(wheel or star type)

이는 구성원들이 한 사람의 감독자에게 보고를 하는 집단에서의 커뮤니케이션 유형이다. 가운데 있는 사람이 중심적인 인물로서 다른 구성원들은 오직 이 사람과 커뮤니케이션을 할 수 있다. 이 유형은 정보가 리더 L에게만 주로 집중되어 구성원들 간에는 정보공유가 잘 안 된다는 단점이 있다.

4) 원형(circle type)

위원회 조직이나 태스크포스 조직에서 처럼 권력의 집중도 없고 지위가 비슷하면서 특정 문제 해결을 위해 구성된 조직에서 발생한다. 물론 공식적인 리더는 존재하지만 일반적인 조직에 비해 분위기가 자유스러운 상태에서 커뮤니케이션이 이루어진다. 이 유형은 문제해결과정이 상당히 민주적이라고 할 수 있지만 집단사고(group thinking)의 문제점이나 차선의 결정을 내릴 위험성도 가지고 있다.

5) 완전연결형(all channel type)

집단내의 모든 구성원들이 다른 모든 구성원들과 자유롭게 정보를 교환하면서 커뮤니케이션을 하는 네트워크이다. 이 경우는 공식적 구조나 리더가 없는 집단이나 비공식집단에서 발견할 수 있다. 이 형태는 오늘날 수평적 조직에서 많이 시도되고 있다. 일정한 규칙이 없이 자유롭게 의견교환이 이루어지다 보면 창의적이고 참신한 아이디어 산출이 가능해진다. 광고 문안을 만든다든지 새로운 대안을 찾아내려고 할 때 브레인스토밍 과정에서 흔히 사용될 수 있다.

지금까지 살펴본 5가지 커뮤니케이션 네트워크 유형이 갖는 특성들을 정리하면 〈도표 8-1〉과 같다. 하나의 커뮤니케이션 방법이 항상 옳을 수는 없다. 구성원의 사기나 의사결정의 신속성 및 정확성 등을 고려하여 상황에 따라 이에 적절한 커뮤니케이션 방법을 선택하여 사용하는 것이 바람직하다.

도표 8-1 커뮤니케이션 네트워크 유형의 성격

	연쇄형	Y자형	수레바퀴형	원형	완전연결형
권한의 집중	고	중	중	저	매우 저
커뮤니케이션 속도	중	중	단순직무: 빠름 복잡직무: 느림	단합: 고 개별: 저	빠름
커뮤니케이션 정확도	서면 : 고 언어 : 저	단순: 고 복잡: 저	단순직무: 고 복잡직무: 저	단합: 고 개별: 저	저
구성원 만족도	저	중	저	고	고
의사결정 속도	빠름	중간	중간	느림	빠름
의사결정 수용도	저	중간	중간	고	고
조직구조형태	수직적	수직적	수평적	수평적	수정적

••• 3. 정보충실도와 커뮤니케이션 매체

인간관계나 업무의 수행에 있어서 어떤 커뮤니케이션 매체를 선택하는 것이 바람직한가는 정보의 충실도(information richness)와 상황(또는 문제)의 복잡성에 따라 달라진다. 정보의 충실도란 특정 데이타가 가지고 있는 정보의 양이 얼마나 많은지 그리고 의미 있는 정보를 전달 할 수 있는지에 대한 잠재력을 말한다. 정보충실도는 피드백에 걸리는 시간, 매체의 가시성과 가청성, 개인적인가 공개적인가의 여부, 그리고 언어의 종류(신체적, 자연적, 숫적 언어 등) 등 네 가지 요소에 따라 결정된다. 가령, 직접대면인 경우 피드백이 즉각적이고, 전달자를 직접 보면서 상대방의 말을 듣게 되며 개인적이고 신체적 또는 자연적 언어를 사용하게 되므로 정보충실도가 가장 높다고 볼 수 있으며, 공식적인 수치는 정보의 충실도가 비교적 제한적이라고 볼 수 있다.

바람직한 매체의 선택은 또한 상황(문제)의 복잡성에 따라서도 달라진다. 일상적이고 예측가능하며 분명한 목표나 절차를 포함하는 내용인 경우에는 의사전달 상황의 복잡성이 낮다고 볼 수 있으나 조직변화에서와 같이 예측할 수 없는 상황의 경우에는 복잡성이 높다고 할 수 있다(백기복, 2007). 따라서 문제 상황이 단순한 경우에는 공식적 수치자료나 공식문서가, 문제 상황이 복잡한 경우에는 직접대면이 가장 효율적인 커뮤니케이션 방법이라고 할 수 있다. 〈그림 8-2〉는 정보충실도와 상황복잡성을 두 축으로 하는 좌표를 가지고 상황에 따른 바람직한 매체의 속성을 나타낸 것이다.

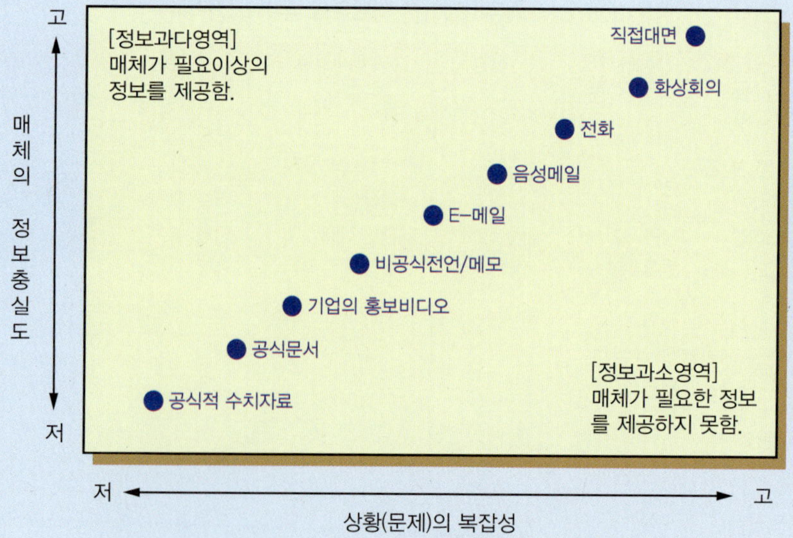

그림 8-2 매체의 정보충실도

II 공식적 커뮤니케이션

1. 의의

조직의 성과는 조직구성원이 최선을 다한 결과물이다. 조직은 많은 사람들이 참여하여 조직을 형성하고 명령체계나 다른 요인들에 의해 복잡한 양상을 띠게 된다. 이러한 조직 내 커뮤니케이션을 연구하는 학자들은 그것을 여러 가지 유형으로 구분하고 있으나 가장 보편적인 분류 방법은 커뮤니케이션의 공식성과 비공식성이다. 즉, 조직에는 공식적 커뮤니케이션 채널을 통한 공식적 커뮤니케이션과 비공식 채널을 통한 비공식적 커뮤니케이션이 있다. 공식적 커뮤니케이션은 조직의 계층을 따라 구축된 지시와 보고 채널 등 공식적인 경로와 과정을 거쳐서 정식으로 이루어지는 의사전달이다. 공식적 채널에는 권한, 책임, 의무가 규정된 것으로 편지, 보고서, 메모, 제안, 연설, 구두 제안 등이 있다. 비공식적 채널은 표면적으로 나타나기보다 소문 경로와 같은 채널 등이 사용되는 것으로, 구성원 개인의 욕구에 바탕을 둔 개인 간의 접촉이나 상호 작용을 비공식적 커뮤니케이션이라 지칭한다.

공식적 커뮤니케이션 채널에는 여러 종류의 흐름이 존재한다. 우선, 상사에서 부하로 명령, 작업 지시, 정책과 절차 등 관리가 강조되는 하향식 커뮤니케이션이 있다. 다음으로 아랫사람으로부터 윗사람으로 이어지는 다시 말해 하급자가 상급자에게 의사를 전달하는 것으로 고충 처리, 제안, 보고, 불평 등 상향식 커뮤니케이션이 있고, 조직 내 같은 직급 수준에서 이루어지는 수평적 커뮤니케이션이 있다. 그리고 조직구조상 집단을 달리하고 계층을 달리하는 사람들 간의 커뮤니케이션인 대각선 커뮤니케이션이 있다.

2. 상향적 의료커뮤니케이션

1) 의의와 유형

상향적 커뮤니케이션은 조직의 하부계층에 있는 사람이 상위계층에 있는 사람에게 정보를 전달하는 것이다. 이와 같이 명령계통을 따라 위로 올라가는 상향적 커뮤니케이션(bottom-up communication)은 ① 조직 구성원 개인의 문제나 업무 성과에 관한 문제, ② 다른 사람들과의 관계로 인하여 발생하는 문제, ③ 조직의 정책에 관한 것, ④ 조직에 대한 제안이나 건의 등 다양한 형태의 정보들이 상급자에게 제공될 수 있다. 상향적 커뮤니케이션의 유형을 크게 세 가지로 나누어 볼 수 있다(황상재, 2006).

- **보고** : 명령 또는 권한의 위임에 대응하여 하부계층으로부터 상부계층으로 올라오는 정보의 전달을 말한다.

- **내부결재(품의제도)** : 업무상 의사결정방식의 하나로서 하급자로부터 상급자 또는 하부기관으로부터 상부기관에 문서로 의향을 묻고, 사안의 처리에 관한 의사결정을 받는 절차를 말한다.

- **인간관계적 정보전달** : 인간관계의 관리목적상 행해지는 모든 정보전달을 의미하며, 여기에는 의료기관 여론조사, 실태조사, 개별면담제도, 인사상담, 제안제도, 건의함 제도 등이 포함된다.

2) 장 · 단점

상향적 커뮤니케이션은 조직 구성원의 사적인 고민으로부터 조직 전반에 대한 개선이나 아이디어에 관한 것 등 공적 영역에 이르기까지 다양하다. 상향적 커뮤니케이션의 장점을 보면 조직은 하급자로부터 가치 있는 아이디어를 제공받을 수 있으며, 하향적 메시지가 하급자들에게 빨리 수용될 수 있는 토대를 마련해 준다. 또 조직의 모든 수준에서 하급자들의 참여를 촉진함으로써 원활한 업무수행과 함께 업무수행 시 발생할 수 있는 문제점을 조기에 파악하고 해결할 수 있게 해준다. 게다가 중요한 쟁점에 대한 조직구성원의 의견수렴을 빠르게 해 의사결정을 촉진시키는 역할을 한다.

상향적 커뮤니케이션의 문제점으로 지적할 수 있는 것은 다음과 같다. 첫째 직원들의 수동성을 들 수 있다. 직원들은 보통 정보를 수동적으로 받고자 하는 성향이 강하지만, 적극적으로 정보를 제공하려는 경향은 크지 않다.

둘째, 정보의 왜곡 가능성이다. 상향적 커뮤니케이션에서 가장 명백한 문제는 정보가 계층을 거슬러 올라가야 하기 때문에 조직 구성원들 대부분은 자기 자신이

나 동료들에게 해가 될 것 같은 정보는 위로 전달하기를 꺼려한다. 이처럼 계층이 존재하는 피라미드 조직구조 속에서는 위로 전달되는 정보의 종류와 양은 계층의 수에 영향을 받는다. 계층의 수가 많으면 위로 올라갈수록 처음의 정보들은 여러 가지 이유 때문에 여과되어 그 양도 적어지고 내용도 왜곡될 가능성이 크다. 따라서 어느 조직이든지 상향적 커뮤니케이션이 활발하게 일어나기 위해서는 권한위임이 제대로 이루어져야 한다. 모든 권력이 상부 계층에 집중되어 있으면 하부 계층에 있는 사람들은 그들의 안전과 현재의 지위 확보를 위하여 상부계층의 지시에 복종하려고만 하기 때문에 상향적 커뮤니케이션의 의의는 퇴색할 수 있다.

셋째, 보복에 대한 두려움이다. 하급자들은 자신들의 의견을 말하고 싶어도 상급자의 결정에 반대하는 것으로 비춰져 보복을 받을까 두려워 솔직한 커뮤니케이션을 꺼리게 된다.

넷째는 접촉기회의 부족과 여과효과(filtering effect)의 문제이다. 하급자 입장에서는 상급자를 접촉할 수 있는 기회나 채널이 충분하지 않기 때문에 커뮤니케이션의 기회가 제한되며, 하급자들은 상급자의 질책을 우려해서 또는 상급자의 귀를 즐겁게 하기 위해 중요한 정보들중 부정적 내용을 걸러냄으로써 정확한 정보를 훼손할 가능성이 크다.

상향적 커뮤니케이션과 하향적 커뮤니케이션을 비교해 보면, 하향적 커뮤니케이션은 매우 상세하고 구체적인 반면, 상향적 커뮤니케이션은 그 내용이 압축되고 요약되어 있다는 점이다. 하향적 커뮤니케이션의 수신자는 커뮤니케이션에 있어서 수동적 입장에 있지만 상향적 커뮤니케이션에서 수신자는 선택이 비교적 자유롭기 때문이다. 계층상 하부에 위치해 있는 수신자는 하향적 커뮤니케이션을 거절할 수 없으나, 상부에 위치에 있는 수신자는 거절이 가능하다. 따라서 계층조직에 있어서 중간관리자의 중요한 역할 중에 하나가 위로 올라가는 정보의 여과 및 편집이다. 즉, 상층부에서 중요하다고 믿어지는 정보만 위로 올려 보내게 된다. 예를 들어, 병원장과 사이가 좋지 않은 사장이 있는 공급업체에서 양질의 의료 소모품을 값싸게 생산하게 되었다는 정보는 중간관리자에 의해 제거될 수 있다.

최근 컴퓨터의 발달로 조직 내에서 각종 정보가 여과되지 않고 조직의 상층부에 도달될 수 있는 가능성이 커지고 있으나 정보의 여과를 위한 장치와 제도는 늘 존재한다. 특히, 조직의 상층부에 있는 수신자들은 컴퓨터를 통한 정보의 관리 역시 참모나 부하들에게 위임하고 있다. 따라서 원래의 정보가 최고경영층에 도달할 가능성은 크지 않다. 유능한 관리자라면 이와 같은 조직구조상의 제약을 극복하기 위해 현장을 수시로 방문하여 상황을 파악할 수 있다.

3) 보건의료조직에서의 커뮤니케이션

의료서비스기관 조직은 매우 특이한 커뮤니케이션 구조를 가지고 있다. 진료 현장에서의 보고체계로 본다면, 마치 기업의 메트릭스 조직을 연상케 한다. 즉, 의사를 제외한 다른 전문 직종의 직원들은 상사가 둘이라고 생각할 수 있다. 예를 들어, 간호사들은 진료과의 과장과 간호과장 두 사람을 상사로 생각할 수 있다. 진단검사의학과나 진단방사선과에 근무하는 의료기사들도 진료부장과 각과 과장의 지휘를 동시에 받을 수 있다. 때문에 상향적 커뮤니케이션에서 정보의 편차는 종종 발생한다. 상향적 정보의 편차가 생기는 이유는 복수의 상사가 메트릭스 상에 위치하는 직원에게 미치는 영향력이 다르기 때문이다. 외래에 근무하는 간호사는 평상시에는 자신이 근무하는 부서장인 진료과장(의사)에게 상세하게 정보를 보고하겠지만, 간호사 집단과 의사집단이 대립하는 경우에는 이와 같은 상황을 기대하기가 어렵다.

이것은 메트릭스 조직에서 구조상 어쩔 수 없이 일어나는 현상이기 때문에 상사들의 이해와 협조가 전제되어야 한다. 물론, 제도적으로 권한의 한계를 분명하게 할 필요가 있다. 서로 다른 권한을 가지고 있는 복수의 상사들이 메트릭스 상의 부하를 장악하기 위해 권력다툼을 벌인다면 부하들의 업무 수행에 큰 장애가 될 수 있기 때문이다. 의료서비스 현장에서 진료와 치료의 책임을 맡고 있는 의사들이 필요한 정보를 제대로 입수하여 업무를 성공적으로 수행할 수 있도록 하기 위해서는 상향적 커뮤니케이션이 제대로 이루어질 수 있는 조직 분위기와 제도적 장치가 마련되어야 한다.

3. 하향적 의료커뮤니케이션

1) 의의와 유형

조직 내에서 가장 빈번하게 일어나는 하향적 커뮤니케이션(top-down communication)은 조직의 명령계통에 따라서 상급자로부터 하급자로 전달되는 명령, 지시, 일반정보 등을 포함하는 커뮤니케이션을 말한다. 하향적 커뮤니케이션은 조직의 상층부로부터

아하! 8-1 상사 관리능력 짚는 일터, 직원들 '건강'

윗선 업무, 방식 '바꿔고 스트레스 '뚝'

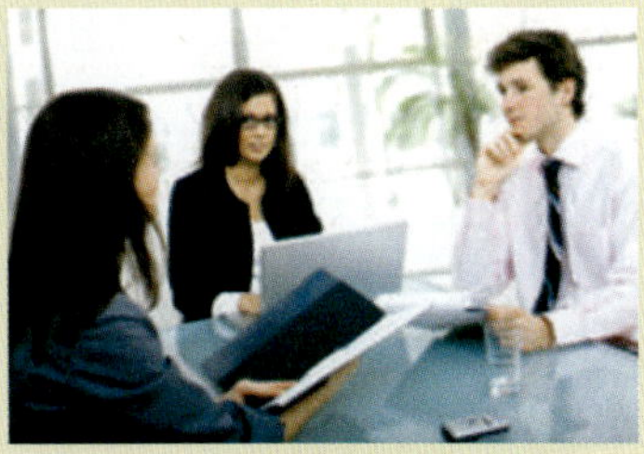

상사의 관리능력에 대해 의견을 펼칠 수 있는 직장환경이 직장인을 행복하고 건강하게 만들며 스트레스를 줄인다는 연구결과가 나왔다. 영국의 '직장 건강친화(Affinity health at work)' 연구진은 작장에서 일선 관리자와 직원 사이 갈등이 직장 스트레스의 주요인이라는 사실에 착안, 알선 관리자 150명에게 직원 관리능력을, 직원 5,000명에게는 상사의 능력을 매기도록 했다. 관리자는 두 그룹으로 나눠서 한 그룹에게만 직원의 평가를 받아보도록 했다. 그 결과 직원의 피드백을 받은 상사들은 일하는 방식을 바꾸고자 노력하며 이후 좀 더 효율적으로 직원들을 관리했지만 그렇지 않은 상사는 태도가 거의 바뀌지 않았다. 직원들은 상사가 효율적으로 일하는지 평가했는데 △진심에 따라 일하는지 △미래에 대해서 고민하고 팀원과 소통하는지 △팀원 개개인의 처지를 이해하는지 등의 요소를 매겼다. 연구진은 "자신을 그대로 비추는 거울이 없다면 직장 상사는 자신이 충분히 잘 하고 있다고 생각할 수 밖에 없다"며 "직장 스트레스는 직원의 정신 및 육체건강을 위협하고 이에 따른 직원의 병가 등은 회사 경영도 힘들게 하기 마련"이라고 설명했다.

하층부로 내려가면서 모든 계층의 수준에서 발생한다. 각 계층의 위치에 있는 각각의 직무 수행자들에 의하여 정보는 서로 다르게 해석되고 그것은 개인들의 행동에 영향을 미치게 된다. 때문에 하향적 커뮤니케이션에 있어서 중요한 것은 책임소재이다. 업무지시를 하달한 정점에 있는 사람부터 관여되어 있는, 즉 결재를 한 모든 사람들은 최종적인 수행 결과에 대하여 책임을 질 수 있어야 한다.

하향적 커뮤니케이션의 유형은 ① 부하직원들에 대한 명령, ② 조직구성원들에게 사실을 주지시키고 그들의 식견을 높이기 위한 목적으로 행하는 모든 의사전달, ③ 조직구성원들에게 비교적 항구성을 갖고 있는 조직의 방침, 절차, 관행 등의 전달을 목적으로 하는 편람, ④ 편람의 내용을 직원들이 알기 쉽게 작성한 핸드북, ⑤ 기타 구내방송, 사보, 인트라넷, 이메일 등이 있다.

2) 기능

하향적 커뮤니케이션의 기능에는 업무지시, 피드백, 철학이나 이념의 전파, 교육 등을 들 수 있는데 이를 설명하면 다음과 같다.

■ 업무지시

하향적 커뮤니케이션의 가장 일반적인 형태는 업무지시이다. 업무지시는 날마다 거의 동일한 방법으로 진행됨으로써 많은 구성원들이 신뢰할 수 있는 일관된 업무수행을 정확하게 확보하고자 하는 것이다. 업무가 복잡하고 고도의 기술을 요구할수록 상부에서 하달되는 지시는 일상화된다. 그러나 조직 구성원들이 고도로 훈련되어 있는 전문가 집단이라면 업무지시는 생략되거나 간단하게 이루어질 수 있다. 고도로 훈련된 전문가들에게 일에 관한 상세한 지시가 하달된다면 그들은 오히려 일에 대한 동기부여가 저하될 수 있다. 명확한 업무지시는 상사가 부하에게 존경받기 위한 기본 요건이라고 할 수 있다.

■ 피드백

다음으로는 부하들의 업무성과에 대한 피드백이다. 피드백이란 상대방의 말과 행동에 대하여 지각한 바를 표현하거나 정보를 제공해주는 것을 말한다. 그의 말과 행동이 조직이나 지시를 내린 상사의 생각과 행동에 어떤 영향을 미쳤는지를 상대방에게 솔직하게 알려주는 것이다. 이것은 또 다른 보고행위로 볼 수도 있다. 피드백을 통하여 사람들은 그들의 행동이 타인에게 어떻게 영향을 미치며, 그것이 어떤 결과를 가지고 오는지를 학습한다. 때문에 피드백은 모든 사람에게 있어서 하나의 거울과도 같다. 조직에서 상사로부터의 적절한 피드백이 없다면 과연 부하의 업무 수행이 어느 정도나 효과가 있는지 알기 어렵다. 이와 같은 관점에서 상사의 피드백은 부하의 업무행동 개선에 도움을 준다.

커뮤니케이션에 있어서는 상호간에 피드백을 주고받음으로써 상호작용이 가능하고 관계를 지속할 수 있다. 그러나 일부지만 사람들은 피드백의 적극적 활용을 꺼린다. 본의 아니게 반응한 피드백이 상대방의 마음을 상하게 하여 오히려 관계를 악화시키는 경우는 얼마든지 있기 때문이다. 이처럼 피드백이 항상 좋은 결과를 가져오는 것은 아니다. 선의에 입각하여 피드백을 하지 않고 상대방을 비판하는 데 주력하거나, 징벌하거나 적개심을 표현하는 데 사용한다면 그것은 관계를 파괴시키는 쪽으로 작용한다. 때문에 모든 조직에서 상사는 부하의 행동 개선을 위하여 선의로 피드백을 줄 수 있는 기법을 터득하고 있어야 한다.

■ **철학이나 이념의 전파**

하향적 커뮤니케이션에서 매우 중요한 것 중의 하나는 조직 구성원들과 조직과의 관계에 대한 철학을 전파하는 것이다. 이것은 조직이 구성원들에게 조직에 대한 충성심을 갖거나 조직의 일원으로서 자부심을 갖도록 하기 위하여 필요하다. 불행하게도 훌륭한 시설이나 장비를 갖추고 있는 어떤 의료서비스기관의 직원들도 외부에서 자신이 일하고 있는 조직에 대하여 좋지 않게 표현하는 경우가 종종 있다. 이것은 그들이 조직의 운영방식이나 철학에 대하여 동의를 하지 못하고 있기 때문인 경우가 많다. 이들은 조직 밖에서 최고경영자를 비난하거나 조직의 운영시스템에 대하여 부정적으로 말함으로써 평소 지니고 있는 불만을 해소한다.

이와 같은 문제가 발생하는 데는 경영자의 책임이 크다. 병원 조직과 구성원과의 관계가 잘못 설정되어 있거나 조직의 운영철학이 구성원들의 직무 및 생활철학이 되어야 함에도 불구하고 이를 위한 적절한 교육이나 보상이 제대로 이루어지지 않고 있기 때문에 벌어지는 일이다. 이런 조직분위기는 구성원들의 동기부여를 저하시키기 때문에 경영자들은 특히 관심을 기울여야 한다.

■ **교육**

끝으로 하향적 커뮤니케이션에서 중요한 것은 조직 구성원들에 대한 교육이다. 교육은 조직 구성원들이 업무 수행에 필요한 지식과 기술을 새로 쌓도록 해주거나 태도를 개선하는 데 매우 중요하다. 물론 교육은 직원들 하나하나를 교화시키는 데도 중요한 역할을 한다. 때문에 병원 경영자는 교육프로그램을 잘 구성하여 시행해야 한다. 직원들이 교육을 통하여 지식이 새로워지고 직무를 수행할 수 있는 기술이 진보하며, 조직과 사람과 직무에 대한 태도가 개선되었다는 인식을 가질 때 조직의 발전에 대한 기여도 커지기 때문이다.

교육에 있어서 무엇보다도 가장 중요한 것은 의사교육이라고 할 수 있다. 많은 병원에서 각종 다양한 교육이 실시되고 있는데, 그것들은 주로 간호사, 의료기사 및 행정 분야 직원들을 대상으로 하고 있다. 그러나 정작 가장 많은 교육을 받아야 할 집단은 바로 병원의 핵심인력인 의사들이다. 병원에서 의사교육이야말로 병원 활성화의 원천이 되기 때문이다(고종관, 문용욱, 2002). 그러나 고도의 지식기술의 전문가인 의사에 대한 교육은 말처럼 쉽지 않다. 의사들은 오랜 기간 동안의 정규교육과정으로 인하여 자신들이 뭐든지 다 잘 할 수 있다는 편견에 사로잡혀 있거나 교육을 싫어하는 경우가 많다. 따라서 의사들을 각종 교육에 유인한다는 것은 쉽지 않다. 의사들이 교육에 능동적으로 참여토록 하기 위해서는 병원장의 리더십이 뛰어나야 하며, 이들을 교육으로 유인할 수 있는 동기부여 전략이 필요하다.

3) 장 · 단점

하향적 의료커뮤니케이션은 명령의 일원화와 책임소재가 분명하다는 점에서 장점이 크고, 업무수행을 위해 널리 사용되고 있는 방법이다. 하지만 많은 연구결과를 보면, 직원 대부분은 자신들이 속한 조직에서 하향적 커뮤니케이션이 잘 이루어지지 않는다고 생각하고 있다.

하향적 커뮤니케이션의 문제점은 첫째, 불필요한 정보가 많이 전달된다는 점이다. 정보를 수용하는 수용자 요구나 필요를 고려하지 않는 경향이 많아 정보의 상당부분이 사장되는 경우가 많다. 둘째는 정보를 확산시키는 데 있어 부적합하거나 비효율적인 매체가 사용된다는 점이다. 정보통신 매체의 발달로 하향적 커뮤니케이션의 상당부분이 커뮤니케이션의 목적이나 매체의 적합성에 대한 진지한 고민 없이 인터넷과 같은 정보통신 매체를 통해 전달되는 경우가 늘어나고 있다. 셋째는 조직 내 커뮤니케이션 환경이 지배적이며 권위적인 경우가 많다. 이러한 환경이 하급자로 하여금 하향적 커뮤니케이션을 수용하려는 동기를 약화시킨다. 넷째는 정보의 과부하 문제이다. 정보기술의 발달에 따라 컴퓨터를 활용한 각종 보고서, 뉴스레터, 데이터 등 정보의 홍수에 직면하고 있다. 당연히 정보의 여과가 발생할 수밖에 없다. 다섯째는 필터링에 따른 신뢰성 문제이다. 정보가 조직 위계질서의 단계를 따라 전달되기 때문에 전달과정에서 다양한 이유로 변형, 삭제, 가감되거나 변경되기도 한다. 한 연구에 의하면 최고경영자층에서 내려 보낸 메시지가 여러 계층을 거쳐 일선 현장에 전달되었을 때 정보의 손실이 80%에 달한다고 한다. 즉 정보가 전달되는 과정에서 대부분 내용이 바뀌거나 왜곡되어 20% 정도만 일선현장에 제대로 전달된다는 것이다(정수진 외, 2005; 황상재, 2006).

4. 수평적 의료커뮤니케이션

1) 의의

■ **수평적 의료커뮤니케이션이란?**

조직의 규모가 커지고 복잡해지는 가운데 일을 성공적으로 수행하기 위해서는 부서 간 협력이 더욱 요구되고 그에 따라 수평적 커뮤니케이션의 중요성은 높아진다. 또한 조직이 고도로 전문화되고 전문가들이 많아질수록 수평적 커뮤니케이션은 증가한다. 다시 말해 조직업무가 표준화되어 있고 고정적이며, 조직 환경변화가 크지 않을 때는 수평적 커뮤니케이션의 필요성은 크지 않다. 하지만 업무가 비표준화되어 있고 창의성을 필요로 하며 조직 환경변화가 많을 때는 수평적 커뮤니케이션의 중요성이 커진다. 요즘 조직에서 자유와 평등의식이 매우 강한 MZ세대의 숫자가 증가하고 있고, 위계질서가 점차 사라져가는 경향에 따라 수평적 커뮤니케이션의 중요성이 강조되고 있다. 최근 국내 각종 조직에 도입된 팀제의 활성화 및 팀 내에서 개인의 원활한 업무수행을 위해 부서 구성원 사이에서나 또 타부서와의 관계에서 커뮤니케이션이 활성화되고 있다. 이와 같이 조직 내에서 상하 즉, 계층적 관계에 있지 않는 사람들 사이에서 발생하는 커뮤니케이션을 수평적 커뮤니케이션이라고 한다. 이는 주로 동료들 또는 업무상 협조를 필요로 하는 사람들 및 부서 간에 이뤄지는 커뮤니케이션을 의미하는 것으로 상호작용적 커뮤니케이션이라고도 한다.

과거에는 조직 내 커뮤니케이션에 대한 대부분의 연구들이 수직적 축에 초점을 맞추어 왔지만, 최근 이처럼 수직적 조직구조 형태가 수평적으로 변하면서 조직관리 차원에서 수직적 커뮤니케이션보다는 수평적 커뮤니케이션에 대한 관심이 높아지고 있다. 또한 조직 외부 기관과 다양한 협력이 요구되면서 수평적 커뮤니케이션에 대한 기술이 더 한층 요구되고 있다.

수평적 커뮤니케이션은 ① 조직구조에 유연성을 제공해 문제해결을 촉진시키고, ② 서로 다른 작업집단 간에 정보 교환을 돕고, ③ 부서 간 또는 프로젝트 팀 간에 업무협조를 잘될 수 있도록 해주며, ④ 직원들 사이나 부서 간 갈등을 해결하기 위한 수단으로 활용된다(황상재, 2006).

■ 집단 내 수평적 의료커뮤니케이션

다양한 연구에 의하면 조직 내에서 하층부로 내려갈수록 수평적 커뮤니케이션이 활발하게 일어나고 있다는 것을 보고하고 있다. 이것은 조직의 하층부를 차지하고 있는 사람들이 월등히 많다는 것을 이해한다면 그리 새삼스러운 일은 아니다. 특히 같은 계층에 있는 사람들은 공통의 특징을 공유하고 있기 때문에 수평적 커뮤니케이션은 수직적 커뮤니케이션보다 훨씬 더 쉽게 형성된다. 의료기관에서 기능적으로 주어진 업무를 수행하는 단위 집단 내에서 수평적 커뮤니케이션은 매우 활발하게 이루어진다. 이것은 업무의 조정 때문이다. 대부분의 조직에서는 전체적으로 할당되어 있는 모든 업무 수행에서 발생하는 문제점들에 대한 사전 계획을 세운다는 것이 불가능하다. 때문에 작업이 진행되어가면서 동료들 간의 토론과 이를 통한 업무에 대한 조정은 필연적이다. 현장에 있는 감독조차도 예견되는 문제점에 대한 모든 해결책을 가지고 있지 못하기 때문에 집단 내 구성원 간 수평적 커뮤니케이션은 보장되어야 한다.

카츠와 칸(Katz and Kahn, 1978)에 의하면, 조직의 하층부 집단 내에서의 커뮤니케이션은 조직 전체 수준에서의 과업 조정 대상보다도 훨씬 더 풍부하고 훌륭한 내용을 포함하고 있을 수 있다는 것이다. 또한, 동료 집단에게 과제 조정의 문제가 맡겨지지 않는다면, 그들의 커뮤니케이션의 내용은 업무수행에 무관하거나 파괴적인 형태를 취할 수도 있다는 것이다. 그러나 조직의 입장에서 볼 때, 훈련이나 능력이 부족한 사람에게까지 어떤 문제에 대한 합리적인 공동의사결정에 참여할 수 있는 기회가 주어지는 것은 곤란할 수 있다.

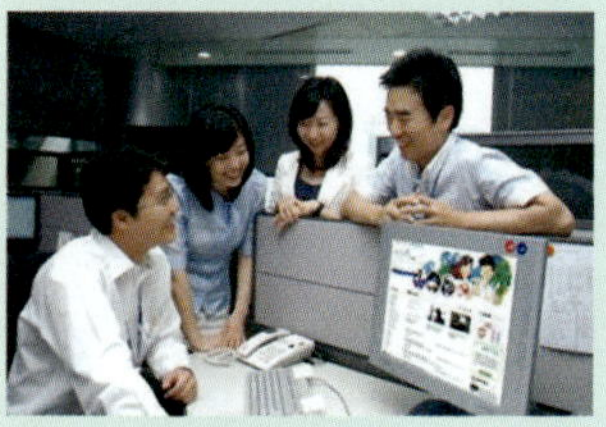

동료들 간의 수평적 커뮤니케이션은 집단 간의 연대감을 형성해 주기 때문에 이들은 특이한 상황에 대하여 집단적으로 반응할 가능성도 크다

동료들 간의 수평적 커뮤니케이션은 연대감을 형성해주기 때문에 이들은 특이한 상황에 대하여 집단적으로 반응할 가능성도 크다. 이것은 집단의 왜곡으로 변질될 가능성이 얼마든지 있다. 즉, 작업집단은 원래의 의도와는 다른 방향으로 정보나 생각을 발전시킬 가능성이 항상 있기 때문에 관리자는 수평적 커뮤니케이션에 대한 관심과 기술을 가지고 잘 조정할 수 있는 위치에 있어야 한다.

■ 집단 간 수평적 의료커뮤니케이션

수평적 커뮤니케이션은 집단들 사이에서도 발생한다. 이것은 업무수행에 있어서 시간의 낭비를 막아주기 때문에 매우 중요하다. 집단 간 수평적 커뮤니케이션이 발생하는 이유는 업무의 협조나 조정 때문인 경우가 많다. 그러나 고도로 전문화되어 있는 조직 내에서는 오히려 집단 간 협조가 잘 안될 가능성이 얼마든지 있다. 한 병원 조직 안에서 의사 집단, 간호사 집단, 의료기사 집단, 약사 집단, 그리고 행정직원 집단이 환자 만족을 높이는 방법에 대한 논의를 벌인다면 결론을 내기가 어려울 수도 있다. 서로 관점이 다르기 때문이다. 조직에서 서로 다른 직종이나 집단 간에 협조적 커뮤니케이션이 불가능하다고 인식되면 갈등이 발생할 가능성이 증가한다.

예를 들어, 병원의 접수창구에서 간호사에 대한 불만을 전해들은 원무과 직원은 이 사실을 원무계장에게 보고하고, 원무계장은 또 원무과장에게 보고하고, 원무과장은 다음 간부회의가 열릴 때가지 기다렸다가 이 사실을 간호과장에게 말해준다면 그때까지 간호사는 같은 실수를 되풀이할 가능성이 크다. 조직이 이와 같은 커뮤니케이션 체계를 가지고 있다면 조직 운영에서 많은 손해를 가지고 올 수 있다. 그럼에도 불구하고 조직구조 설계와 관리의 잘못으로 많은 병원에서 이와 같은 일이 발생하고 있다. 동일 집단 내 구성원들은 자기들끼리는 수군대지만 다른 집단과의 협조적 커뮤니케이션을 포기함으로써 조직 전체적으로 오해와 불신이 쌓이는 결과를 초래한다.

이런 경우에는 당연히 조직의 건강을 지키기 위해 환자의 불만을 접하게 된 원무과 직원이 직접 관련 간호사를 찾아 문제점을 말해주거나 수간호사나 간호과장에게 직접 보고할 수 있도록 커뮤니케이션 통로가 구축되어 있어야 한다. 이것은 문제를 해결하는 데 시간을 절약해주고 서로 다른 집단 간에 상호 협력함으로써 문제를 해결할 수 있다는 것을 학습할 수 있는 좋은 기회가 된다.

병원에서 중요한 수평적 커뮤니케이션 중의 하나는 직원과 환자 간의 커뮤니케이션이다. 과거 권위주의 시대에 보건의료인들이 환자들을 막 대하던 시절에 환자들은 마치 자신들이 계층의 하부에 있는 사람들처럼 느꼈다. 그러나 오늘날 이와 같은 커뮤니케이션은 통하지 않는다. 환자의 입장을 존중하고 배려하면서 수평적으로 커뮤니케이션할 수 있는 사람만이 고도의 서비스기관인 병원의 구성원이 될 자격이 있는 시대이다.

2) 장애요인

오늘날 팀제를 도입한 병원이 많이 늘어나고, 의사결정도 과거와는 달리 다양한 부서와 사람의 참여가 점점 중요시되고 있다. 이에 따라 수평적 커뮤니케이션의 비중은 늘어나고 있지만 많은 장애요인이 있는 것도 사실이다(황상재, 2006).

■ 영역다툼

조직원들은 자신의 고유 업무에 대한 관여를 자신의 권리를 침해하는 것으로 생각한다. 업무 성격상 부서 간 공동으로 진행해야 하는 경우 참여 부서원들은 서로가 자신의 영역을 확대하고 가치를 높이려는 경향이 있다. 이에 따라 건전한 수평적 커뮤니케이션이 이루어지기보다는 갈등이 더 많이 발생하기도 한다.

■ 경쟁심

조직원들은 조직 내의 한정된 자원(예산, 인력, 승진 등)을 확보하기 위한 경쟁에서는 정보를 공유하려고 하지 않는다.

■ 전문화

부서에 따라 전문화의 영역이 다르기 때문에 각각의 부서는 부서 문화와 사용하는 용어에 대한 정의와 인식, 태도 등이 서로 다르다. 자신의 전문직역이 확실한 병원의 구성원들은 서로 간의 이질성으로 인해 효율적인 수평적 커뮤니케이션을 어렵게 한다.

■ 거리상의 장애요인

하향적 커뮤니케이션이나 상향적 커뮤니케이션은 대부분 상사와 부하들이 동일 공간이나 가까운 거리에 있다는 장점이 있다. 하지만, 수평적 커뮤니케이션은 자신이 일하는 공간을 벗어나는 노력을 기울여야 하기 때문에 시도하지 않으려는 단점이 있다.

■ 채널 통로의 불분명

수평적 커뮤니케이션이 원활하게 이루어질 수 있는 제도적인 통로가 없거나 자신이 필요로 하는 다른 부서의 조직원들이 누군지 잘 모를 때도 수평적 커뮤니케이션을 꺼려하는 경향이 나타난다. 조직 규모가 크고 계층이 많은 경우 이런 경향이 심하다.

3) 장애해결을 위한 방안

■ **정보공유**

자신의 부서에서 필요로 하는 정보와 다른 부서에서 필요로 하는 정보가 정확히 무엇인지를 파악하는 것이 효과적인 수평적 커뮤니케이션의 출발점이다. 그리고 직원들의 순환보직을 통해 다른 부서에 대한 이해와 지식을 높이고 이를 통해 서로간의 업무의 다양한 특성을 이해하고, 업무의 시너지 효과를 높이기 위한 정보공유의 필요성 및 중요성을 인식하도록 한다.

■ **맞춤식 조직 설계**

수평적 커뮤니케이션의 중요성에 비추어 본다면, 조직의 구조는 수직적 커뮤니케이션과 수평적 커뮤니케이션이 최적의 조화를 이룰 수 있도록 설계되는 것이 중요하다. 특히 의료서비스기관에서 같은 전문 직종끼리는 수직적 커뮤니케이션이 일사분란하게 잘 이루어지지만 다른 직종끼리의 수평적 커뮤니케이션은 원활하지 못하여 정보를 공유하기가 어렵고, 상호 통합적인 교육이 어려우며, 팀 의료를 시행하기가 어렵다. 따라서 의료서비스기관이 경영 성과를 높이기 위해서는 기능 집단 간 수평적 커뮤니케이션이 원활하게 이루어질 수 있는 체제와 규칙을 만드는 것이 중요하다. 또한 업무의 공식적인 영역과 평가규정에 부서 간 커뮤니케이션분야를 포함시키는 방안, 부서간 커뮤니케이션 연계역할을 전담하는 개인이나 부서를 공식적으로 설치하여 회의준비, 자료정리, 정보교환, 부서 간 갈등 해결 등을 담당하도록 하는 것도 좋은 방안이 될 수 있다.

■ **교육 및 훈련**

상이한 집단이나 기능 계층을 가로질러 커뮤니케이션이 원활하게 이루질 수 있도록 하기 위해서는 우선 Weick and Robert(1993)의 지적대로 '집단정신(collective mind)'을 기를 것이 요구된다. 또한, 끊임없이 부서간의 상호관련성을 찾아내 이것이 협조적으로 이루어질 수 있는 방법을 체계적으로 교육시키고 제도화시켜야 한다.

그러나 한국의 각종 의료서비스기관 현장에서는 이와 같은 관리적 노력이 매우 세부적으로 이루어지지 않고 있는 것이 현실이다. 시대변화에 따라 의료서비스기관도 기업과 같은 혁신이 요구되는 상황이다. 또한, 의료서비스기관에서 민주적 커뮤니케이션을 가로막는 구조적인 문제는 바로 동적인 횡단조직이 없다는 점이다. 이것은 의사들 사이에서 전통적으로 존재하는 선후배 의식과 의료서비스기관 내 모든 권한을 의사가 가져야 한다는 권위적 조직 관리 방식에 기인한다.

오늘날 의료서비스기관에 종사하는 직원들 대부분이 정규 대학 이상을 졸업한 전문적 지식인들이라는 점을 감안한다면 경영의 효과성을 높이기 위해서는 객관적인 수평적 커뮤니케이션 체제를 구축하고 이것을 제대로 가동하기 위한 규정의 제정과 훈련이 중요하다. 왜냐하면 의료서비스기관 직원들이 수평적 커뮤니케이션에 익숙할수록 환자들에게 대하는 태도가 긍정적으로 개선될 수 있기 때문이다.

5. 대각선 의료커뮤니케이션

대각선 커뮤니케이션은 여러 가지 기능과 조직의 계층을 가로질러 이루어지는 커뮤니케이션이다. 대각선 커뮤니케이션은 정상적인 명령체계를 따르지 않고 필요에 따라서 각 계층의 구성원들과 커뮤니케이션하는 것을 말한다. 이는 구성원들이 하향적 · 상향적 · 수평적 커뮤니케이션 경로 중 어느 것도 용이하지 않을 경우에 사용하면 효과를 높일 수 있다. 이처럼 조직에서 서로 다양한 업무를 수행하다 보면 정상적인 커뮤니케이션경로를 이용하는 것보다 시간과 비용이 절감될 때도 많이 있다(정수진 외, 2005).

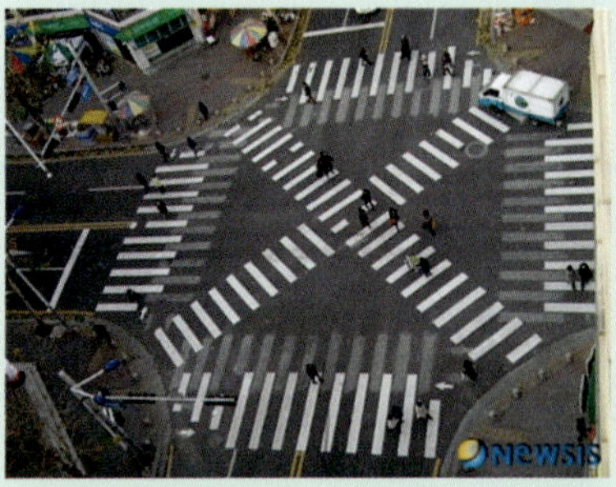

대각선 커뮤니케이션은 여러가지 기능과 조직의 계층을 가로질러 이루어지는 커뮤니케이션이다

대각선 커뮤니케이션은 공식적으로 조직도에는 나타나지 않지만 메트릭스 조직화되어 있는 종합병원에서는 대각선 커뮤니케이션이 이루어져 왔고 그 효율성도 크다고 보여진다. 또한, 오늘날 모든 조직에서 흔히 활동하는 프로젝트 조직 내에서는 대각선 커뮤니케이션이 효과적으로 활용된다.

••• 6. 의료커뮤니케이션과 계층과의 관계

1) 계층의 긍정적 영향

조직 운영상 권한과 책임의 양을 확정해주는 계층은 조직 내에서 목적 달성을 위한 커뮤니케이션을 수행하는 데 있어서 중요한 영향을 미친다. 그 영향은 긍정적일 수도 있고 부정적일 수도 있다.

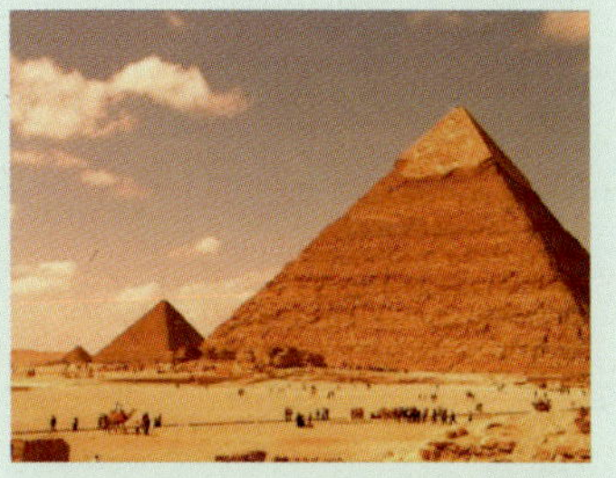

계층의 영향은 긍정적일 수도 있고 부정적일 수도 있다

조직 내에서 계층의 존재가 커뮤니케이션에 긍정적인 영향을 주는 것으로는 블라우(Blau, 1968)와 같은 학자들에 의해 지적되고 있다. 그들은 전문가 집단일수록 많은 계층은 잘못을 탐지하고 조정할 수 있는 가능성이 높다고 주장한다. 전문가 조직에서는 각자 전문적 지식에 기초한 의견을 많이 내게 됨으로써 수평적 커뮤니케이션이 발달하게 된다. 마치 연구원들이 모여 있는 연구소나 교수들이 모여 있는 대학과 같은 조직을 말한다. 그러나 조직 내에서 서로 기능이 다른 많은 전문가들이 존재할 때 커뮤니케이션에 따른 정보의 양은 다양하고 많아지지만, 다른 한편으로 그것은 조정이 어려워진다는 것을 의미한다.

이처럼 조직 내에 존재하는 계층은 커뮤니케이션에 대하여 조정이나 여과 역할을 한다. 누가 언제 어떤 종류의 정보와 지식을 제공할지를 결정하는 것은 팀에서 가장 직위가 높은 관리자의 몫이다. 때문에 관리자는 정보의 분배자이면서 동시에 여과자가 된다. 의료서비스기관에서 환자의 건강을 고려한다면 다양하고도 많은 정보의 양은 적절하게 조절되어야 한다. 그러기 위해서 최고경영자의 관리적 역할이 매우 중요하다. 예를 들어, 병원에서 환자가 치료를 위하여 여러 가지 검사와 간호를 받는 가운데 환자가 묻는 질문에 대하여 각자 모든 전문가들이 그들 나름대로의 관점에서 환자에게 이야기를 한다면 아마 큰 혼란이 올 것이다. 이것은 진료를 담당하고 있는 책임의사가 최종적으로 여과하고 종합하여 환자에게 이야기함으로써 혼란을 최소화시킨다. 그러나 의사의 종합적 의견은 전문가들의 의견과 정보가 합쳐질 때 효과적이다.

2) 계층의 부정적 영향

한편, 모든 조직에서 커뮤니케이션에 대하여 계층이 부정적인 영향을 미치는 점에 대해서도 관리자는 염두에 두어야 한다.

■ **분할되어 있는 계층 그 자체가 커뮤니케이션을 방해한다.**

조직에서 계층은 부정할 수 없는 구조적 실체이기 때문에 고정관념을 낳게 만든다. 경영진, 부장, 과장, 계장, 직원 등과 같이 나누어져 있는 계층상의 직위는 그 용어 자체가 권한과 관계가 있다. 때문에 상위 계층의 직위는 하위 계층의 구성원들에게 심리적 부담감으로 작용한다. 앞에서도 살펴보았지만, 이와 같은 사실 때문에 조직 내에서 상이한 계층에 있는 사람들보다는 동일 계층에 존재하는 사람들끼리 언제나 서로 간에 더 많은 상호작용을 한다. 이처럼 계층구조는 같은 계층에 있는 사람들끼리 공통된 정신을 갖도록 함으로써 다른 계층의 사람들과는 다른 태도를 갖도록 만든다. 물론, 하위 계층에 있는 사람들의 행동은 상위 계층에 있는 사람들을 향하게 되는 경향이 강한데 조직 내에서 이와 같은 현상이 강화될수록 하위 계층을 구성하고 있는 사람들은 수동적이 될 가능성이 크다. 의료서비스기관에서도 계층구조가 경직되어 있을수록 말단 직원은 환자가 토로하는 불만에 대하여 상층부의 책임이지, 권한이 없는 자신은 책임도 없다는 식으로 회피하는 일이 종종 발생한다.

■ **계층상의 상사로부터 인정을 받으려는 경향 때문에 커뮤니케이션의 왜곡이 심해진다.**

조직 구성원들은 누구든지 동기부여 차원에서 인정을 획득하려고 한다. 때문에 조직 내부에서 비(非)성과적 차원에서 인정이 이루지는 경우가 발생하면, 아첨 경쟁이 이루어지고 커뮤니케이션은 심각하게 왜곡된다.

■ **계층은 실수의 교정을 방해할 수 있다.**

조직 내 동일 계층이나 집단에서는 발생한 실수에 대하여 공통의 의견을 내서 조정하고 바로 잡으려는 노력이 이루어진다. 그러나 계층 간에는 이와 같은 실수가 바로 잡히기 어렵다. 그것은 하위 계층에 있는 구성원들은 상부 계층의 잘못이나 실수에 대하여 입을 다무는 경향이 있기 때문이다. 일본의 병원에서도 선임자가 오진으로 실수를 할 경우 그것을 지적할 수 있는 용기를 가진 후임 의사들은 거의 없다는 것이다. 계층구조상에서 일어나는 상사의 피드백은 하위 계층에 있는 송신자의 지각에 일일이 영향을 미치기 때문에 계층 조직에 있는 구성원들은 의식적이든 무의식적이든 지각방어에 익숙해 있다.

III 비공식적 의료커뮤니케이션

1. 의의

1) 비공식 커뮤니케이션이란?

조직 구성원들은 조직에서 일과 관련하여 매번 공식적 커뮤니케이션만 하는 것은 아니다. 공식적 커뮤니케이션은 공식적 계층이나 조직 구조의 명령계통의 사다리를 따라 흐르는 것이다. 상사로부터 특정 직무 수행에 대하여 지시를 받은 부하는 지시 받은 범위 내에서 일을 하고, 부하는 정해진 기간 안에 그 결과를 상사에게 보고하며, 일의 결과에 대하여 상사가 피드백을 하는 순서대로 조직 내에서 커뮤니케이션은 끊임없이 이루어진다. 그러나 조직에서는 이와 같은 공식적 권한이나 과업 요구와 관계없이 이루어지는 커뮤니케이션이 있기 마련이다. 즉, 조직구성원들은 직종과 위계를 넘어서 인간적 유대, 학연, 지연, 입사동기 등을 기반으로 자생적 커뮤니케이션을 유지하게 되는데 이러한 커뮤니케이션을 비공식적 커뮤니케이션 또는 그레이프바인(grapevine)이라고 부른다. 그레이프바인은 포도넝쿨이란 뜻인데 미국 남북전쟁 당시 전신줄이 나무들 사이에 마치 포도넝쿨 처럼 널려있어 정보의 전달과 수신 상태에 문제가 발생한 데에서 유래하였다. 그레이프바바인은 정보나 의사가 원래 뜻과는 다르게 전달되는 것을 뜻하지만 오늘날은 모든 비공식적 커뮤니케이션을 지칭하는 의미로 사용된다.

2) 적용 예시

어느 종합병원에서 계약직 내과의사로 일하는 김철수 씨는 자신의 진료 실적이 3개월 째 감소하고 있다는 사실을 병원장에게 솔직하게 말하겠지만, 그가 그만두고 싶다는 이야기는 하지 않을 것이다. 그러나 그 이야기를 인근의 다른 종합병원에 근무하는 친한 친구에게는 할 수 있을 것이다. 몇 달 후에 이상한 소문을 들은 병원장은 김철수 의사를 불러 병원을 그만둘 예정이냐고 확인한다. 말이 돌고 돌아 결국에는 병원장의 귀에까지 들어간 것이다. 그때서야 김철수 의사는 자신의 솔직한 심정을 병원장에게 털어놓게 된다. 물론, 그렇게 하지 않을 수도 있다.

그런데 이렇게 돌고 도는 비공식적 커뮤니케이션은 조직 구성원 모두가 수시로 사용하기 때문에 공식적 커뮤니케이션보다 양적인 면에서 더 많이 유통된다고 보아야 한다. 조직 내 · 외부에 대하여 포도넝쿨처럼 얽혀있는 비공식적 커뮤니케이션을 그레이프 바인(grape vine)이라고 하는데 이 비공식적 커뮤니케이션에 관한 연구는 이미 50여 년 전에 데이비스(K. Davis)에 의하여 이루어졌다. 어떤 제조업체에서 중간관리자 한 사람이 몇 달 뒤에 다른 회사로 직장을 옮긴다는 소문에 대하여 그 회사 직원들의 80% 이상이나 알고 있었는데도 불구하고, 그 사실을 사장에게 보고하는 사람은 하나도 없었다는 연구도 있다. 대개는 끼리끼리의 연락망을 통하여 이 사실을 발설(송신)하고 듣고(수신)하였던 것이다.

3) 중요성

비공식 커뮤니케이션이 형성되는 원인은 무엇일까? 첫째, 조직의 공식적인 경로를 통해 전달되는 정보가 부족하거나 신뢰가 부족할 때 구성원들은 비공식적 커뮤니케이션채널을 통해 필요한 정보를 얻으려고 한다. 둘째, 조직 내 최고책임자가 바뀌거나 인사정책의 변경과 같이 조직 내의 크고 작은 변화에 직면했을 때 조직원들은 불안과 초조감을 느끼게 되며 이를 해소하기 위해 비공식적 커뮤니케이션에 의존하게 된다. 셋째, 인간관계의 증진을 위해 비공식적 커뮤니케이션을 활용하고 있다.

따라서 비공식 커뮤니케이션은 정확성이 떨어지기는 하지만 조직변화의 필요성에 대한 경고를 해주고, 새롭게 요구되는 조직문화 창조에 매개역할을 한다. 또한 집단의 응집력을 높이는 역할을 할 뿐만 아니라 구성원들 간의 아이디어 전달의 경로가 된다는 점에서 중요하다.

그렇다면 조직 속에서 수시로 발생하여 유통되고 있는 비공식적 커뮤니케이션의 진실성 정도는 얼마나 될까? 어떤 연구에 의하면 전달된 정보의 75% 정도는 사실인 것으로 드러났다. 이와 같은 사실로 볼 때, 그레이프바인을 통해서 조직 속에 흘러 다니는 내용들은 부정확한 소문만은 아니며, 따라서 심심풀이로 하는 흥미위주의 소문만으로 판단해서는 안 된다. 관리자들이 조직 내 비공식적 커뮤니케이션에서 소외되면 구성원들의 정서를 이해하지 못하거나 그들의 조직에 대한 태도를 자세하게 파악하지 못하게 된다. 비공식적 커뮤니케이션 채널로는 조직 내부에서의 비공식 커뮤니케이션과 조직 외부에서의 비공식 커뮤니케이션이 있다.

••• 2. 조직 내부에서의 비공식적 의료커뮤니케이션

조직 내부에서 흘러 다니는 비공식적 커뮤니케이션은 독립적인 원천으로부터 정보를 얻어 사람의 입과 귀를 통해 전해지는 것이 대부분이다. 소문을 유통시키는 통로는 그레이프바인(grape−vine)이다. 그레이프바인, 즉 소문경로는 매우 복잡하게 얽혀 있지만, 조직 내부에서 생성되는 각종 비공식적 정보를 상당히 정확하고 빠르게 움직이도록 해주는 특징을 가지고 있다. 소문은 또한 근무시간 및 작업장에서도 버젓이 이루어지며 어느 정도 비밀이 유지된다.

조직 내부에서 공식보다는 주로 비공식적 네트워크를 통하여 전달되는 정보의 내용은 다음과 같은 것들이다.

■ 개인 신상에 관한 사안으로 공개 시 당사자에게는 매우 중요한 영향을 미치는 경우이다.

조직 내부에서 떠도는 소문의 대부분은 이와 같은 경우이다. 예를 들어, 병원장의 친척 되는 직원이 불공평하게 승진을 했다면, 이것은 공식화되지 않고 계속 비공식적인 소문으로 그레이프 바인을 따라서 조직을 흘러 다닌다. 몇 개월 후에 병원장이 이 사실을 확인하고 진원지를 찾으려고 하지만 쉽지 않다. 이와 같은 사실이 공개될 때 불공평하게 승진한 사장의 친척 직원은 타격을 받기 쉽다. 당연히 이와 같은 소문을 조기에 진화하지 못하면 조직 구성원들은 불공평하다는 인식을 갖게 되고 동기유발에도 부정적 영향을 미치게 된다.

또한, 어떤 대학병원에 근무하는 의사가 음주운전으로 교통사고를 낸 경우에, 경찰서에서 날아온 사실 확인서가 인사 부서의 담당자로부터 병원장에게 보고될 때까지 중요한 비밀인 것처럼 취급되지만 어느새 그 사실은 흥미있는 비공식적 정보가 되어 조직 내부의 구성원들 사이에서 은밀하게 돌아다니게 된다. 만약, 이 사안이 공개된다면 해당 의사는 그 병원을 떠날 가능성이 높다. 인사 부서에서 이 사실을 공식적으로 확인해주지 않는 한 그 의사는 남아있을 가능성이 높다.

■ 구성원들에게 불안감을 갖게 할 소지가 있는 사안인 경우이다.

이와 같은 사안은 주로 조직 운영에 관한 것이 많다. 즉, 몇 달째 환자의 감소로 인하여 적자가 누적되어 조만간 급여 지급이 어려워질 것이라는 소문과 같은 경우이다. 이와 같은 소문에 대하여 직원들은 사실을 확인하려고 하며, 그 과정에서 더 심각하고 다양한 소문들이 추가적으로 발생한다.

■ **명확하게 드러나지 않고 아직 애매모호한 상태에 있는 사안인 경우이다.**

얼마 남지 않은 이사회에서 병원장이 바뀔 것이라는 소문과 같은 경우이다. 현재의 병원장이 계속 유임할 것이냐, 아니면 외국에 유학중인 이사장의 아들이 병원장에 취임할 것인가에 대한 애매모호한 소문도 공식화되지 않은 상태에서 조직 내부에 흘러 다니면서 구성원들의 관심을 끈다. 이 소문은 이사회가 개최되어 결정이 날 때까지 병원 내·외부를 흘러 다닐 것이고, 병원장의 행동에도 영향을 미칠 것이다.

이상과 같은 소문경로에 의한 정보 중에서는 조직 전반에 불안감을 조성하여 구성원들의 사기를 저하시키기거나 성과에 부정적 영향을 미치는 것들이 있다. 따라서 경영자는 이와 같은 소문을 그냥 방치할 것이 아니라 그것이 부정확한 것이라고 인식될 경우 메모나 화합을 통해 사실을 밝힐 필요가 있다. 그러나 사실을 밝혀서 더 악영향을 미치게 되는 경우도 있으므로 소문을 밝힌 후에 발생할 추가적인 문제들에 대해서도 사려 깊게 생각해야 한다.

앞에서 첫 번째 경우에 예로 든 병원장 친척의 불공평한 승진 사실이 공개될 경우에 사장 친척이 소문의 진원지를 찾아 소송을 제기할 수도 있고, 병원을 그만 둘 가능성도 있다. 더 극단적인 경우도 있을 수 있으며, 그에 따라 최고경영자의 명예나 권위도 추락하게 된다. 이와 같이 소문에 의하여 후속적인 부정적 사태의 발생이 예상된다면 소문이 가라앉을 때까지 조용히 기다리거나 신속하게 사장의 친척을 사퇴시킴으로써 조직 내 분위기를 가라앉힐 수 있다. 소문이 가라앉으면 직원들은 언제 그랬냐는 듯이 일에 몰두하는 것을 볼 수 있다.

이처럼 조직 내부에는 언제나 내부적 구조조정, 부서의 통폐합, 월급 인상, 발표되지 않은 승진자 명단 등 비공식적 커뮤니케이션이 꼬리에 꼬리를 물고 발생한다. 따라서 관리자들은 비공식적 네트워크를 타고 돌아다니는 소문이나 정보의 진원지와 사실여부를 정확하게 파악하고 있어야 한다. 바로 그 사안이 조직 구성원들에게 중요한 문제이고, 그들에게 불안을 조성하는 원인이기 때문이다. 조직 관리자에게 있어서 비공식적 커뮤니케이션의 통로인 그레이프바인은 중요한 관리 수단이다. 즉, 조직의 관리자들이 평소 일반 직원들과 유리되어 있는 것이 아니라 그레이프바인 상에 위치함으로써 수시로 발생하는 부정적인 소문을 가라앉히거나 긍정적인 방향으로 선회시킬 수 있도록 해야 한다.

••• 3. 조직 외부에서의 비공식적 의료커뮤니케이션

어떤 비공식적 정보는 조직의 외부에서 발생하지만 특정 조직에 영향을 줄 수 있다. 비공식 소문은 대표적인 것으로 루머(rumors)가 있다. 잘못된 루머는 특정 조직의 이미지나 위상을 해치고 성과에도 부정적 영향을 줄 수 있다. 때문에 의료기관 관리자나 구성원들은 외부에서 부정확한 루머가 확산되지 않는지 주의하고, 관련된 루머를 평가하며 대응책을 세워야 한다. 조직은 외부에서 조직을 위협하는 소문에 대응하기 위한 전문가를 둘 수도 있다.

요즘에는 인터넷이 발달한 탓에 인터넷을 통한 비공식적 루머가 많이 흘러 다니고 있는데, 조직은 효과적으로 이것을 통제할 수 있어야 한다. 예를 들어, 어떤 병원은 의사의 진료의 방법에 대해 불만을 가진 환자가 인터넷에 감정적인 글을 올림으로써 마치 비윤리적인 병원인 것처럼 소문이 나는 경우가 있다. 인터넷에 이와 같은 비난성 글이 올라오면 이것을 상쇄할 수 있는 좋은 댓글을 올리도록 하는 것도 하나의 방법이다.

의료서비스기관은 사람의 생명을 다루고 있기 때문에 외부의 소문에 민감하다. 환자가 치료 중 사망이라도 했다는 소문이 난다면 작은 병원은 치명적인 손상을 입을 수 있다. 환자 수가 급감하는 것이다. 따라서 병원은 조직 관리와 대외적 이미지 유지 차원에서 비공식적 외부 커뮤니케이션을 관리할 수 있는 전문가를 두는 것이 효과적이다. 별도의 책임자를 두기가 어렵다면 유능한 직원을 훈련시켜서 얼마든지 활용할 수 있다. 비공식적 외부 커뮤니케이션이 통제하기가 어렵다는 이유 때문에 경영자가 관리하지 않고 방치한다면 조직 구성원들의 사기에 부정적 영향을 미치며 동기부여도 저하된다.

특히, 조직의 내부에 있든지, 외부에 있든지 비공식적 커뮤니케이션은 긍정적인 것보다 부정적인 경우가 많다. 이와 같은 부정적 요소에 대하여 조직관리 차원에서 효과적으로 대처하지 못하면 조직구성원들은 매사에 방어적이 된다. 그 결과 능동적이기 보다 방어적인 커뮤니케이션을 수행하게 된다. 그것은 소문으로부터 위협을 받을 수 있다는 피해의식 때문이다. 또한 이와 같은 조직분위기는 커뮤니케이션에 있어서 상대방에 대한 냉담하고 위협적인 태도와 반응을 유발하기 쉽게 만든다.

4. 비공식적 커뮤니케이션의 순기능과 역기능

비공식 커뮤니케이션은 어떻게 잘 관리하느냐에 따라 조직에 도움을 줄 수도 있고 해를 끼칠 수도 있다. 이를 위해 우선 비공식적 커뮤니케이션이 가지는 역기능과 순기능을 살펴보고 이에 대한 적절한 관리방안을 살펴보고자 한다(황상재, 2006).

1) 비공식 커뮤니케이션의 순기능과 역기능

비공식 커뮤니케이션의 순기능은 다음과 같이 정리할 수 있다.

- 업무 중심의 공식적 커뮤니케이션이 채워주지 못하는 인간관계 기능, 사교 기능을 충족시키고 조직생활에서 오는 긴장감을 해소시킬 수 있다.
- 조직원들 사이의 유대감을 형성시켜 준다. 업무 이외의 사적인 관계로 만들어진 비공식적인 커뮤니케이션 채널을 통해 구성원들은 조직의 공식적인 관계를 통해서는 형성하기 어려운 강한 유대감을 가질 수 있다.
- 조직에서 새로운 정책이나 소식을 빠른 시간 내에 조직전체 구성원들에게 유통시키고 싶을 때 적합하다.
- 공식적인 커뮤니케이션 채널에서 다루지 못하는 정보나 아이디어를 발굴 할 수 있는 유용한 통로로 활용될 수 있다.
- 조직 전체의 변화가 요구되는 정책의 경우, 공식적인 채널을 통해 발표하기 전에 비공식적인 채널을 통해 유통시킴으로써 조직원들의 반응을 탐지할 수 있다.

그리고 비공식 커뮤니케이션의 역기능으로는 루머 전달을 들 수 있다. 루머는 공포나 불안을 퍼뜨리는 루머, 원하는 것을 성취하고픈 루머, 상대방을 공격하여 분열을 초래하는 루머 등이 있다. 이러한 유형의 비공식적 커뮤니케이션은 조직원들의 관계를 훼손시키고 조직의 안정을 저해하기 때문에 조직에서 루머가 발생할 경우 이에 대한 원인을 파악하고 이를 해결하려는 노력을 기울이지 않으면 안된다.

2) 비공식 커뮤니케이션의 관리

적절한 그레이프바인은 조직을 활성화시키는 데 필요한 윤활유와 같은 역할을 한다. 하지만 그레이프바인의 영향력이 지나치게 강하여 조직의 공식적인 커뮤니케이션 기능을 훼손시킨다면 이는 조직 목적을 달성하는 데 악영향을 끼칠 수 있다.

따라서 조직의 경영자들은 비공식적인 커뮤니케이션을 방치하기 보다는 필요에 따라 적절한 관리방안을 강구해야 한다. 우선 직원들의 자생적 관계를 우호적이고 협조적인 것으로 만들어 그들의 자생적 커뮤니케이션이 조직의 효율적 활동에 이바지 하도록 해야 하며, 비공식 커뮤니케이션의 장점과 단점을 올바로 인식하여 그것을 지혜롭게 다룰 줄 알아야 한다. 그리고 신뢰할 만한 정보를 시의적절하게 제공하고, 비공식적 커뮤니케이션 네트워크에서 중요한 역할을 수행하는 인물을 찾아 관리하며, 이들을 상대로 유익한 정보를 확산시키는 데 활용하는 것도 한 방법이다.

토론사례 8

방심은 금물

Discussion Example

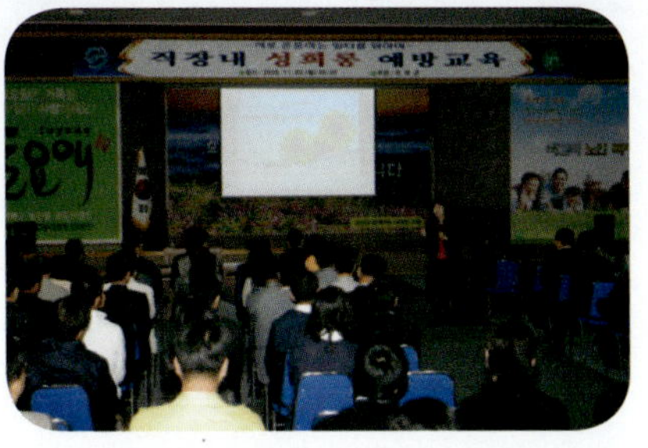

지방의 어느 대도시에 자리 잡고 있는 350병상 규모의 모 종합병원에서 한 디스크 환자의 수술이 이루어지고 있었다. 병원에 들어와 3일 간 입원을 하고 있던 환자는 여러 가지 검사를 받는 동안 의사들이나 간호사들과 이야기를 나누면서 그 의료기관에 적응을 했다. 수술실에 들어와 수술이 시작되기 전까지 집도를 준비 중인 의사들로부터 격려의 이야기를 들었다. 그러면서 마음속으로 의사들에게 신뢰를 보내고 있었다. 그의 수술을 맡은 믿음직스러운 의사와 천사처럼 보이는 간호사에 의하여 진행되는 수술은 매우 성공적일 것이라고 스스로 위안을 하고 있었다. 마취의사의 마취가 있었고, 의사들과 간호사는 환자의 상태를 면밀히 살피면서 수술에 들어갈 준비를 하고 있었다.

환자가 마취상태에 들어갔다고 판단했는지, 40대 중반에 들어선 의사가 이제 갓 결혼한 여자 간호사에게 농담을 걸었다. 그것은 수술 전에 긴장을 해소하기 위한 것으로 일반인이 듣기에는 거북한 성적 농담이었다. 여자 간호사는 집도의가 긴장을 해소하기 위한 일종의 수술 준비 작업으로 이해하여 농담에 경쾌하게 응해 주었다. 그런 농담은 약 2~3분 이어졌다. 드디어 집도의의 긴장을 풀리고 마음의 준비가 되자 수술이 시작되었고, 수술은 무사히 잘 끝났다. 그러나 마취에 들어간 줄 알았던 환자는 그 이야기를 모조리 들었다. 그리고 수술 후에 그 환자는 그와 같은 사실을 비판하는 글을 몇몇 인터넷 게시판에 올렸다.

그것이 발견되는 순간 병원은 발칵 뒤집혔다. 만약 언론에서 그와 같은 사실을 다룬다면 병원은 사회적으로 큰 비판에 직면할 것이 분명했다. 환자가 여성이었기 때문에 법적으로도 문제가 될 수 있는 건이었다. 그 의사와 병원 원무부장은 즉시 그 환자를 찾아가 그들의 수술에 임하는 관행을 설명하고 이해를 구했다. 그러나 그 환자는 지금이 어떤 시대인데 여자 앞에서 그와 같은 농담을 하느냐고 큰 소리를 쳤다. 급기야 병원장까지 나서서 환자에게 진정으로 사과의 뜻을 표했다. 정신적 보상의 뜻으로 수술비도 깎아주겠다고 했다. 의사는 권위에 상처를 입었고, 병원은 신뢰를 잃었으며 경제적인 손해까지 보았다.

토론과제

HEALTH CARE COMMUNICATION

Discussion Problem

1. 이와 같은 행위를 한 환자의 의식에 대해 논의해 보시오.
2. 의사나 간호사에게 어떤 문제가 있는지 논의해 보시오.
3. 이 병원의 문제점이 무엇인지 논의해 보시오.
4. 이와 같은 일의 재발 방지를 위해 어떻게 해야 할지 토론해 보시오.

제9장
대외적 의료커뮤니케이션

Ⅰ. 의료서비스기관과 환경과의 관계

Ⅱ. 의료서비스기관의 공중관계 커뮤니케이션 관리

Ⅲ. 의료시장 변화에 대한 대응방안

Ⅳ. 이문화 간 의료커뮤니케이션

HEALTH CARE COMMUNICATION

제9장 대외적 의료커뮤니케이션

학습목표 specific aims of this period

- 병원 조직이 지속 가능성을 확보하고자 한다면 반드시 외부 환경이 미치는 영향을 확인하고 극복할 수 있는 체제를 갖추어야 한다는 사실을 인식하도록 한다.
- 외부 환경의 핵심이라고 할 수 있는 공중과의 관계를 호의적으로 구축하기 위하여 의료서비스기관을 찾는 누구에게든지 실질적인 친절을 베풂으로써 지역사회로부터 인정을 받도록 한다.
- 대외 홍보의 중요성을 인식시켜서 의료서비스기관 구성원 모두가 홍보의 협조자가 되도록 한다.
- 오늘날 증가하고 있는 외국인 환자들의 요구에 대하여 효과적으로 대응하기 위하여 이문화(異文化)의 특성을 이해하고 커뮤니케이션할 수 있는 능력을 기른다.

Ⅰ 의료서비스기관과 환경과의 관계

1. 환경의 개념

1) 일반적 환경

오늘날 조직 운영의 최대 목표는 경쟁우위 또는 조직의 생존이다. 어떤 조직이든지 생존하기 위해서는 경쟁에서 우위를 점해야 하고, 경쟁우위를 확보하기 위해서는 조직을 둘러싸고 있는 환경을 극복하는 것이 중요한 과제가 되고 있다. 조직에게 영향을 미치는 환경은 늘 가변적인데, 이처럼 환경을 요동치게 만드는 것은 역시 소비자들의 욕구변화이다.

우리나라의 의료서비스기관들도 1997년 이후 경험한 IMF 구제금융을 통하여 망할 수 있다는 위기의식 하에 앞 다투어 선진 경영기법을 도입했다. 그러나 아직까지도 대부분의 의료서비스기관 조직이 내부 지향적, 즉 진료 중심으로 운영되고 있다. 때문에 내외부 환경을 과학적으로 분석하여 상호작용함으로써 수익을 높일 수 있는 다양한 기법을 개발하고 적용하는 데는 한계가 있다. 예를 들어, 장단기 사업계획을 세우기 위한 기획 기능을 갖추고, 고도의 기획능력을 가진 인력을 제대로 갖춘 의료서비스기관이 국내적으로 몇 안 된다. 이에 따라 종합병원의 20% 정도가 매년 도산하고 있으며, 중소의료기관도 수시로 문을 닫고 있다. 의료서비스기관을 둘러싸고 있는 환경에 대한 과학적이고 체계적인 분석과 이에 대한 대응전략이 절실하다.

우리나라의 의료기관들도 IMF 구제금융 이후 망할 수 있다는 새로운 경험을 하면서 앞다투어 선진 경영기법을 도입했다

환경에 관한 정의는 학자마다 조금씩 다르지만, 공통적으로 환경이란 조직에 의하여 통제되지 않는 세력의 집합체로서 조직의 과업 수행에 영향을 주는 것이다. 처치맨(C. W. Churchman, 1966)에 의하면, 환경은 조직의 성과에 영향을 미치는 기관이나 제 세력으로 구성된 것으로써 조직이 거의 통제할 수 없는 것이다. 많은 학자들의 주장을 종합해 볼 때, 조직이 대외적인 주요 환경으로 인식하는 환경이란 일

반적으로 경제적인 개념을 의미한다.

각종 의료서비스기관들도 사회를 구성하는 하나의 중요한 조직으로서 계속적인 존속과 효과성을 높이기 위하여 환경에 적응하려고 노력한다. 모든 조직이 환경에 대응하기 위하여 감시체계와 피드백체제를 갖추고 있는 것처럼, 의료서비스기관 역시 나름대로의 환경 대응 전략을 가지고 대응한다. 의료서비스기관의 관리자는 환경의 불확실성을 최소화시키려는 노력과 함께 환경과 조직구조 사이의 관계를 평가하고, 조직의 생존을 위하여 환경에 적응하기도 하면서 환경을 관리하려고 노력한다.

이와 같은 환경을 구성하는 요소로는 경제적 환경, 정치적 환경, 법적 환경, 사회적 환경, 문화적 환경, 기술적 환경, 생태적 환경, 국제 환경 및 조직의 역사적 배경 등이 있다. 그러나 이러한 일반적 환경은 조직에 대하여 직 · 간접적으로 영향을 미치지만 조직과의 명확한 관련성 여부를 가리기는 쉽지 않다.

2) 특수 환경

조직에 항상 직접적으로 영향을 미치는 외부적 요소를 특수 환경이라고 한다. 특수 환경은 조직과 밀접한 관계를 가지고 과업의 수행이나 목표 달성에 영향을 미친다. 특수 환경은 일정 시점에서 조직의 유효성에 긍정적 또는 부정적으로 영향을 미치기 때문에 관리자는 일차적으로 관심을 갖는다. 특수한 환경에 속하는 것으로서 소비자, 진료재료 공급업체, 경쟁의료기관, 정부의 규제, 노동조합, 금융기관, 채권자, 언론기관, 주주, 지역사회, NGO 등이 있다.

이와 같은 특수 환경은 의료서비스기관의 활동영역에 따라서 달라진다. 의료서비스기관의 활동영역은 그것이 제공하고자 하는 진료과목, 서비스의 종류, 시장의 범위에 대하여 의료서비스기관 스스로 표방하고 있는 일정한 활동범위를 말한다. 활동영역이 변화하면 환경도 변한다. 즉, 노인병원의 활동범위와 소아전문병원의 활동영역은 판이하게 다르고 또 그들 의료서비스기관이 접하고 있는 특수 환경도 각각 다르다. 환경을 관리하고 통제해야 할 책임을 지고 있는 의료기관의 경영자 입장에서 조직 활동영역을 분명하게 선택하는 것은 전략적인 차원에서 중요한 문제이다.

이와 같은 맥락에서 볼 때, 의료서비스기관은 조직을 둘러싸고 있는 특수한 환경이면서 동시에 직 · 간접적으로 관련을 맺고 있는 공중들과 원활한 관계를 구축하고, 나아가 의료서비스기관에게 호의적인 공중관계를 지속적으로 유지할 수 있는 커뮤니케이션 네트워크를 구축하는 것은 조직의 발전을 위해 매우 중요한 일이다. 여기서 중요한 것은, 경영자는 자신의 병원조직이 속해 있는 산업영역이나 지역에 따라 공중도 차별화 된다는 점을 깊이 인식하는 것이다.

••• 2. 의료서비스기관의 성공적 환경 적응 요인

1) 고객에 대한 의료서비스기관의 충성심 확보

의료시장에서의 경쟁이 심화됨에 따라 고객, 그리고 의료서비스기관에 대한 공급업자들의 충성심이 의료서비스기관 경영에서 성공을 위한 중요한 환경적 요소의 하나로 떠올랐다. 또한, 대형 종합병원인 2차나 3차 의료서비스기관들은 환자의 진료를 의뢰하는 소규모 의료서비스기관들에 대하여 관심을 갖게 되었다. 이에 따라 대형 병원들은 소규모 병원이나 의원에 대하여 적극적인 환자 의뢰체제를 구축하고 있다. 이것은 일반의, 가정의학 전문의, 그리고 내과 전문의 등 의원이나 작은 병원들에 대한 종합병원의 입장이 변하고 있다는 것을 의미한다. 종합병원의 입장에서는 소규모 병원이나 의원들의 충성심을 확보해야만 하는 상황이 된 것이다. 오늘날처럼 종합병원의 수가 늘어나 환자들의 안정적 확보가 점점 어려워지고 있는 상황에서는 우선 개원의들을 충성고객으로 확보하지 못하면 의료서비스기관 운영에 심각한 지장을 초래할 수 있다. 때문에 과거처럼 대형 의료서비스기관이라고 권위만 내세워서는 환자의 확보가 어렵다. 작은 병원들을 충성고객으로 확보하기 위한 전략이 체계적으로 수립되고 시행되어야 한다. 이와 같은 측면에서도 의료서비스기관의 대외 커뮤니케이션 기

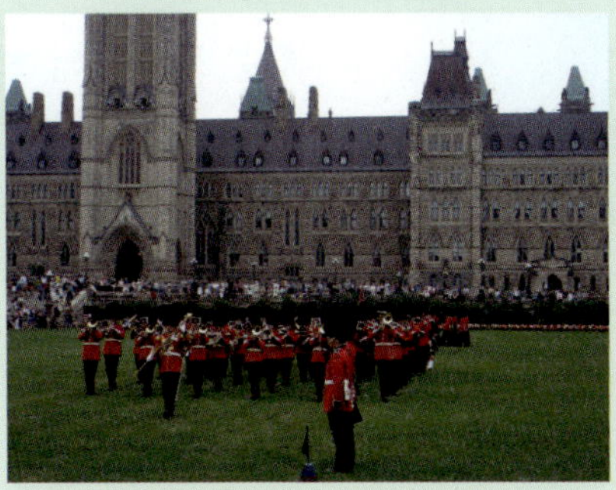
고객의 대한 의료기관의 충성심 확보가 그 어느때보다도 중요하게 되었다

술은 더욱 중요하다.

지역에서 개원 의원이나 다른 중소 의료서비스기관의 충성심을 높이기 위해서는 여러 가지 정치적 요소도 작용하겠지만, 우선 후송의뢰체계를 정확하게 확보하는 것이 중요하다. 의료서비스기관, 장기요양시설, 가정간호기관, 호스피스, 의료장비 공급업자, 보험자, 건강유지조직, 그리고 기타 의료 관련 조직들과의 강한 협력관계가 의료기관의 성공여부를 측정하는 중요한 척도가 되고 있다.

2) 고객의 충성심 확보

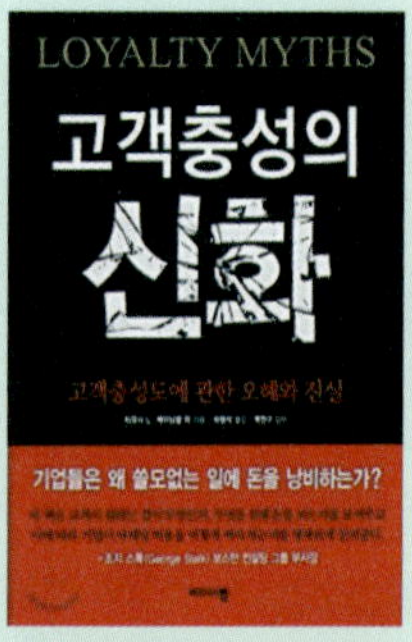

의료기관은 개별적으로 방문하는 환자 고객들의 충성심을 확보하기 위하여 지역 내에 호의적인 여론을 조성해야 한다

의료서비스기관은 개별적으로 방문하는 환자 고객들의 충성심을 확보하기 위하여 지역 내에 호의적인 여론을 조성해야 하며, 수시로 시장조사를 실시하여 고객들의 만족 정도를 확인하고 일정한 수준을 유지해야 한다. 지역별로 의료서비스기관을 방문한 환자의 구성비를 나타내는 지표인 환자원(患者源)에 대한 정보는 병원 경영에 중요한 영향을 미치는 요인인 만큼 대외협력 관련 부서에서 주의 깊게 관리되어야 한다. 즉, 일반 기업처럼 의료시장을 정확하게 분석할 수 있는 과학적 조사지표를 꾸준히 개발해내고 정확하고 합리적인 조사를 통하여 미래 수익을 실현할 수 있는 병원운영 방안을 도출해내야 한다.

특히, 우리나라 종합병원은 과거 '다다익선(多多益善)'의 원리를 고수하면서 많은 외래환자 확보에 노력을 기울이고 있으나 정작 편리한 외래 진료 서비스를 원하는 고객들의 요구에는 잘 부응하지 못함으로써 환자들의 불만을 사고 있다. 밀리는 접수창구, 창구직원의 불친절, 개선되지 않는 대기시간, 지켜지지 않는 예약시스템, 대기한 시간에 비해 짧은 진료시간 등은 외래 환자들에게는 불만이 아닐 수 없다. 이들 미흡한 요소들은 고객을 중심에 두고 우선하는 커뮤니케이션에 의해 점진적 해결이 가능할 것이다. 요즘 강조되는 환자 중심의 진료(patient-centered care)란 기본적으로 의사와 환자 간 파트너십을 강조한 개념으로 의사와 환자가 함께 의사결정을 하고, 의사결정에 대한 책임을 공유하는 것이다. 또한 환자의 자율성을 존중하면서 개별화된 간호를 제공하는 것이다.

II 의료서비스기관의 공중관계 커뮤니케이션 관리

1. 공중관계 커뮤니케이션

1) 의의

의료서비스기관이 지역사회에서 신뢰를 확보하고 목표를 달성하기 위해서는 우선 환경 적응적인 조직구조를 구축하는 것이 우선이다. 다음으로 공중의 의견과 태도를 평가하고, 경영을 공중의 이익에 부합하도록 하면서 공중의 이해와 수용을 얻기 위한 공중관계 프로그램을 수행하는 것이 중요하다. 공중의 특성별로 차별화 된 홍보커뮤니케이션 전략을 전개하는 것이 중요한데 이러한 관리전략을 공중관계관리(PRM; Public Relations Management)라고 한다.

의료서비스기관도 수익을 올려야 생존이 가능한 조직체이다. 즉, 투입(input)과 산출(output)이 이루어지는 경영 조직체인 이상 수익을 올리기를 원한다면 환경과의 상호작용은 피할 수가 없다. 따라서 경영이 성공적이 되기 위해서는 현재의 고객과 잠재적 고객뿐만 아니라 경쟁자들에게까지 관심의 범위를 넓혀야 한다. 또한 지역사회에 대한 사명의 이행 여부를 자주 검토하고 조직이 목표를 달성하기 위한 노력을 정확하게 실행하고 있는지 확인하고 평가해야 한다.

의료서비스기관에 영향을 미치는 외부 환경 중에서 가장 중요한 것 중의 하나가 공중이다. 공중은 불특정 다수로서 그들과 관련이 있는 조직에 대하여 지속적으로 영향력을 행사하려는 특징을 가지고 있다. 때문에 의료서비스기관은 자신을 둘러싸고 있는 공중의 실체를 정확하게 파악하고 관리함으로써 환경과의 상호작용을 원만하게 할 수 있다. 조직에 영향을 미치는 공중을 잘 관리하지 못함으로써 조직은 어려움에 직면하는 경우가 많다.

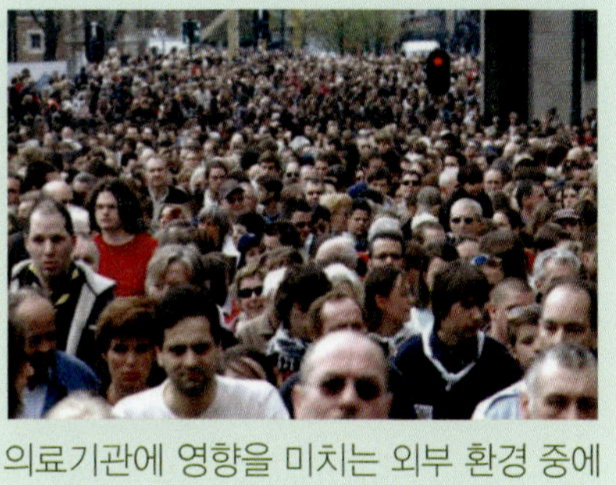

의료기관에 영향을 미치는 외부 환경 중에서 가장 중요한 것 중의 하나가 공중이다

공중관계관리에 대한 교육이 제대로 되지 않는 의료서비스기관 직원의 낯선 고객과의 전화 응대 사례를 보면 다음과 같다(조현, 2005).

직원 : (사무적인 말투로) "네, 병원입니다."

고객 : "거기 ○○○ 병원 맞습니까?"

직원 : "네."

고객 : " 몇 시까지 진료합니까?"

직원 : "7시요."

고객 : "7시까지 가면 되나요?"

직원 : "아니오."

고객 : "그럼 더 빨리 가야 되나요?"

직원 : "네."

고객 : "언제까지요?"

직원 : "6시까지요."

고객 : "네, 알겠습니다."

직원 : "..."

위와 같은 ○, × 식 전화응대는 고객에게 무미건조하고 관심이 전혀 없다는 느낌을 주기에 충분하다. 심지어 고객은 무시당했다는 느낌을 받을 수도 있다. 이런 방식으로 커뮤니케이션이 이루어진다면 매우 다급한 환자가 아닌 이상 그 병원에 가고 싶은 마음이 생기지 않을 것이다. 병원 직원이 계속해서 이와 같은 커뮤니케이션 방식으로 소비자들을 대한다면 대 공중관계는 좋아지지 않을 것이고 그에 따라 지역사회에서 병원의 지명도는 떨어질 수밖에 없다.

오늘날 각종 조직들이 필연적으로 직면하여 해결해야 할 일반적인 공중관계를 살펴보면 다음과 같다.

- 내부고객관계(employee relations)
- 지역사회관계(community relations)
- 국제사회관계(international community relations)
- 주주관계(stockholder relations)
- 외부고객관계(customer relations)
- 정부관계(governmental relations)
- 제3섹터관계(the third sector relations)

- 교육관계(educational relations)
- 비즈니스관계(business relations)
- 언론관계(media relations)
- 일반 공중관계(general public relations)

2) 공중관계 커뮤니케이션의 중요성

다음과 같은 상황들을 보자. 이들은 의료서비스기관의 내부고객 관계나 공중과의 관계에 있어서 문제 발생이 예상되는 징후들이다.

◆ 공중관계 문제가 발생하는 징후들

- 조직 내부에서 상사가 부하를 무시하고 있다.
- 조직 구성원들이 최고경영진을 불신한다.
- 조직 구성원들 간에 불신과 갈등이 있다.
- 구매담당자가 업무상 부정한 행위를 하고 있다.
- 정부가 새 사업의 승인을 지연시키고 있다.
- 언론으로부터 좋은 인상을 받지 못하고 있다.
- 행사성 언론 플레이가 자주 일어나고 있다.
- 좋은 소식이 병원 내부에 빨리, 깊숙이 전파되지 않는다.
- 나쁜 소문이 병원 내부에 빨리 재생산되어 퍼진다.
- 조직의 정책이나 제품에 대하여 관련된 사람들에게 정확하게 의사 전달이 되지 않는다.
- 피해보상 요구에 대하여 소극적이다.
- 진료 및 서비스에 대한 불만이 많다.
- 조직에 대한 좋지 않은 소문이 시중에 떠돈다.
- 최고책임자의 발언이 구설수에 오르고 있다.
- 조직의 신용도가 떨어지고 있다.
- 비합법적 로비가 너무 심하다.
- 안전사고가 너무 자주 발생한다.
- 조직 구성원들이 의욕을 잃고 있다.
- 거짓 선전에 익숙해 있다.
- 다른 주변 의료기관들과 협력적이지 못하다.
- 납품업체들의 불이익이 커지고 있다.
- 2년째 임금 인상이 이루어지지 않고 있다.

이상과 같은 상황들은 조직 내부 또는 조직을 둘러싸고 있는 특수 관계에 있는 사람들과 중요하게 관련되어 있으며 의료서비스기관의 지속 가능성을 담보받기 위해서는 반드시 해결되어야 할 문제들이다.

이러한 문제의 첫 번째 해결방법은 당사자들과의 직접적인 커뮤니케이션이다. 그러나 커뮤니케이션 결과에 따라 문제가 해결될 수도 있지만 잘못되면 더 큰 사건으로 비화될 수도 있다. 의료서비스기관은 기본적으로 특정 또는 불특정 관계에 있는 사람들과의 관계를 원활히 하고 조직이 안고 있는 문제를 해결함으로써 생존을 보장받는다.

때문에 어떤 공중과도 커뮤니케이션은 원활하게 이루어지고 있어야 한다. 공중과 원활한 커뮤니케이션의 진행, 그것은 바로 의료서비스기관 조직이 생존을 보장받고 있다는 증거가 될 수 있다. 그러나 그것은 매우 광범위하고 어려운 일이기 때문에 최고경영자와 전문가의 긴밀한 상호작용 속에서 이루어지지 않으면 안 된다.

이처럼 어떤 조직이든지 외부와의 커뮤니케이션의 본질은 공중관계라고 할 수 있다. 그런데 이 공중관계를 제대로 구축하기 위해서는 인간관계를 잘 할 수 있어야 한다. 대 고객이나 정부관계, 조직 내부에서 구성원관계 등 거의 모든 공중관계는 본질적으로 인간관계라고 할 수 있다. 때문에 좋은 커뮤니케이션은 좋은 인간관계의 기본이라고 할 수 있으며, 인간관계를 잘 하지 못하는 사람은 커뮤니케이션을 원활하게 수행하지 못한다는 것을 의미한다.

3) 보건의료조직에서의 공중관계 커뮤니케이션 전략

■ 능동성과 적극성

보건의료인들은 환자나 그의 가족들을 상대하는 인간관계에서 능동적이고 적극적일 것이 요구된다. 병원에 근무하는 직원들이 환자나 보호자가 그들에게 먼저 말을 걸어오기를 바라는 소극적인 습관을 가지고 있다면 환자들은 힘들어하거나 스트레스가 가중될 수 있다. 로비에서 안내를 맡고 있는 직원은 병원에 들어온 어떤 사람이 만약, 두리번거린다면 달려가서 도와줘야 한다. 그래야 그 환자나 고객은 편안한 심리적 상태가 되고, 그 병원에 온 것에 대하여 안심하고 기뻐할 것이다.

예를 들어, 어느 대도시에서 국내 유력 신문사로부터 고객 친절도 부문 대상을 받은 종합병원의 직원들은 실질적인 대 고객친절로 대외적 인간관계 구축에 성공하

아하! 9-1 **적극성**

'바람과 함께 사라지다'는 지금까지 2천만부가 판매됐다.

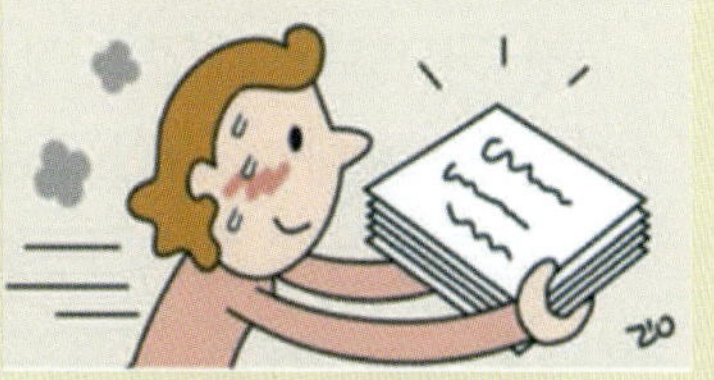

그러나 이 작품이 우리에게 알려지기까지 작가 마거릿 미첼의 눈물 겨운 노력이 있었음을 아는 사람은 별로 없다. 그녀는 작품을 완성한 후 3년 동안 여러 출판사를 찾아다녔다. 그러나 무명 작가의 작품을 받아주는 곳은 한 군데도 없었다.

어느 날 그녀는 맥밀란출판사의 레이슨 편집장을 만나게 되었다. 그녀는 이때다 싶어 그를 붙잡고 여행길에 원고를 꼭 한번만 읽어달라고 간청했다. 그리고 10여일의 장거리 여행 동안 세 차례나 전보를 보냈다. 그녀의 이런 노력이 편집장의 마음을 감동시켰다. 그는 드디어 원고를 읽기 시작했고 남북전쟁의 한복판에 서 있는 듯한 착각마저 들게 하는 생생한 묘사에 매료돼 목적지에 도착한 것도 모를 정도였다. 그리하여 드디어 '바람과 함께 사라지다'는 세상에 태어났다. 세상의 모든 성취는 도전과 적극성의 산물이다.

고 있다. 그 병원은 로비에 있는 1층 안내원에게 길을 물으면 반드시 손으로 살짝 스킨십을 하면서 고객이 찾는 장소를 확인할 때까지 안내를 해주는 것을 볼 수 있다. 그런데 이와 같은 실질적 대 고객 친절행동은 안내 담당 직원은 물론 모든 직원들도 그와 똑 같이 하고 있다는 점이다.

병원이 환자진료라는 공공의 목적 외에 가치 창출이라는 중요한 목표 달성을 위해서는 과거와 같은 수동적 자세에서 벗어나는 것이 중요하다. 이제는 병원이 먼저 자신의 생존을 위해 고객들을 찾아 나서고 우호적인 공중관계를 조성할 적극성과 용기와 기술을 가지고 있어야 한다. 물론, 병원 내에서 적극적이고 능동적 분위기가 조성되기 위해서는 최대한 자율성을 보장해주고 구성원들 간에 커뮤니케이션이 활발하게 일어날 수 있는 민주적 분위기도 확보되어야 한다.

■ 선도적 고객확보

조직의 생존을 위한 모든 일이 그렇듯이 외부와의 커뮤니케이션 역시 선점(先占)이 중요하다. 다른 경쟁 병원이 생각해내지 못한 것을 먼저 생각해내서 실행하고, 필요한 고객을 먼저 찾아내서 호의를 베풀어야 한다. 다른 조직이 하는 것을 따라한다면 이미 늦은 것이다. 그럴 경우 작은 시장밖에 확보할 수가 없고 또 시장을 확보하는 데 비용도 많이 들어갈 것이다.

온열치료기 제조로 성공한 국내 한 의료기 제조회사의 경우, 제품 출시 초기부터 전국적으로 동네 주요 장소에 온열치료기 체험장을 만들어 노인들을 유인하고, 노인들을 상대로 365일 무료로 온열치료 시연을 하고, 이것을 노인에 대한 특별한 봉사로 홍보함으로써 시장을 석권했다.

■ **고객과의 우호적인 관계 형성**

의료서비스기관의 커뮤니케이션은 '고객에 대한 봉사'와 같은 선의(善意)의 개념을 그 중심 속성으로 하여 기본적으로 상호 우호적인 관계 형성을 지향해야 한다.

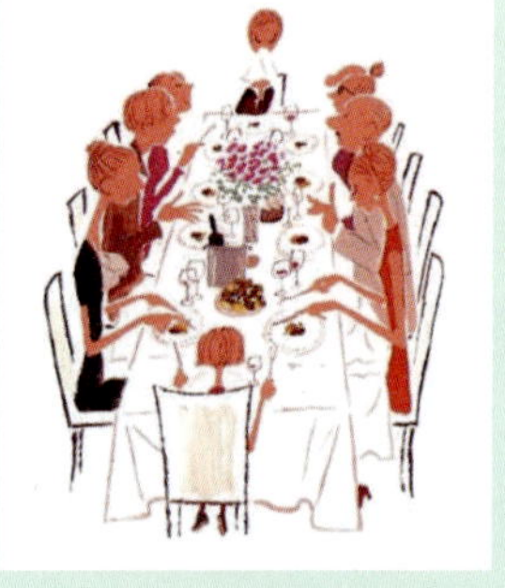

의료기관의 커뮤니케이션은 기본적으로 상호 우호적인 관계 형성을 지향해야 한다

의료서비스기관과 특정한 관계를 형성하는 고객은 반드시 자신에게 이익이 있다고 믿도록 해야 하는 것이 건강 캠페인이나 광고, 홍보와 같은 외부 커뮤니케이션의 기능이다.

의료서비스기관이 공중에게 줄 수 있는 이익은 건강의 보장과 경제성이다. 의료서비스기관과 관계를 맺는 고객들이 그 관계에서 이익이 없다고 생각하면 우호적인 관계가 형성될 수 없다. 관계를 맺는 데 있어서 고객의 이익보다는 의료서비스기관 자신만의 욕구 충족이나 이익추구에 몰입한다면 결국 공중들은 그 의료서비스기관을 외면하게 될 것이다.

••• 2. 공중관계 커뮤니케이션 관리 방법

1) 공중관계 관리의 의의와 중요성

의료서비스기관 조직이 환경에 잘 적응하기 위하여 필요한 것은 공중관계에서 형성되는 가치를 측정해내는 일이다. 공중관계 가치란 조직이 공중과의 다양한 접촉과 커뮤니케이션 경로를 통하여 일정 기간 동안 관계를 맺으면서 생겨나는 가치를 계량화하는 것을 의미한다. 이들 공중과의 관계는 조직의 이미지, 제품이나 서비스에 대한 질과 그에 대한 신뢰성, 홍보활동, 공중과의 친밀감, 공중들의 욕구 충족, 만족감, 감동, 기대 등과 같이 다양하게 지속적으로 연결되어 있다. 의료서비스기관에서 커뮤니케이션 담당자는 공중과의 관계에서 생기는 이들 가치들이 수익 및 비용과 어떤 관계를 맺고 있으며 어떻게 영향을 미치는지를 밝혀낼 수 있어야 한다. 그래야만 조직을 둘러싸고 있는 공중환경의 변화에 효과적으로 대응할 수 있다.

공중관계관리는 병원에 마케팅의 개념이 도입되기 전부터 활용되던 전통적 촉진 수단이다. 병원 조직을 둘러싸고 있는 공중 환경은 변화무쌍하기 때문에 조직에 영향을 미치는 공중들을 정확하게 발견하고 그들을 조직에 발전적인 방향으로 활용할 수 있는 재구축 작업을 하는 것이 중요하게 되었다. 오늘날에는 공중관계관리에 필요한 정보들이 컴퓨터로 데이터베이스화되고 있다. 수준 높은 공중관계 관리를 추진하기 위해서는 조직과 직-간접적으로 관련된 공중을 정확하게 재정립하는 일부터 시작해야 한다. 이때 공중(public)은 조직이 그것의 목적을 달성하는 능력에 영향을 미치거나 실질적 또는 잠재적 이해관계에 있는 어떤 집단을 말한다. 때문에 의료서비스기관들은 자신에게 영향을 미치는 공중이 누구인지를 확인하고, 이들에 대해 학습하는 것이 우호적인 커뮤니케이션을 할 수 있는 기본조건이다. 공중을 재발견하기 위한 물음은 다음과 같다.

- 우리 의료서비스기관에게 영향을 미치는 공중들은 누구인가?
- 핵심 공중은 누구인가?
- 공중은 우리 의료서비스기관에 대하여 무엇을 원하고 있는가?
- 우리 의료서비스기관이 공중에게 제공할 수 있는 서비스는 무엇인가?
- 공중의 가치를 의료서비스기관의 수익과 연결할 수 있는 방안은 무엇인가?
- 평생 충성 공중의 구축은 가능한가?

이와 같은 공중관계관리는 의료서비스기관의 커뮤니케이션 담당자가 조직발전을 위하여 유용하게 활용할 수 있는 형태로 데이터베이스화하여 체계적으로 관리할 것이 요구된다. 그래야만 공중과의 접점 효과를 높이고 의료기관의 발전에 기여할 수 있게 될 것이다.

또한, 조직을 둘러싸고 있는 공중환경이 급박하게 변하고 있는 상황 속에서 공중이 떠나가는 것을 예방하기 위해 조직 내 커뮤니케이션 담당자는 늘 다음과 같은 문제의식을 가지고 있어야 한다.

◆ 커뮤니케이션 담당자에게 요구되는 문제의식

- 패러다임의 전환 : 세상을 보는 기준이 어떻게 변하고 있는가?
- 공중과의 연결고리 : 우리 병원을 둘러싼 공중은 무엇을 생각하는가?
- 내부적인 협조 : 어떤 경우에도 내부적인 협조가 가능한가?
- 정보 : 공중에게 필요한 정보는 무엇이고 우리는 어떤 것을 제공할 수 있는가?
- 수익창출 : 우리 병원의 공중은 수익창출에 얼마나 기여하는가?

2) 공중관계 커뮤니케이션의 기획과정

의료서비스기관의 커뮤니케이션 담당자가 공중환경에 대하여 정확하게 인식을 하고 있다면, 다음으로 할 일은 다양한 공중들과 정확하게 커뮤니케이션을 하는 것이다. 이것은 의료서비스기관의 경쟁력 확보나 수익의 창출과 같은 조직의 발전에 귀결되어야 한다. 이를 위한 공중과의 커뮤니케이션 기획과정은 다음과 같다.

■ 공중의 특성과 차이점을 정확하게 파악하고 이해한다.

공중들의 배경, 성격, 관점에 대한 정확한 파악과 이해가 필요하다. 대학병원의 경우 내부고객인 교수들의 배경과 성격, 그리고 그들의 관점을 정확하게 파악하고 이해한다는 것이 쉽지 않다. 또한, 내부고객의 특성이 병원을 찾는 외부고객들의 특성에 잘 부합하는지 측정하여 조정할 수 있어야 하겠다.

■ 공중과 원만한 관계를 맺기 위하여 적절한 메시지를 만든다.

메시지를 만들 때 가장 첫 번째로 고려해야 할 것은 메시지 작성의 목표를 정확하게 확립하는 것이다. 언론에 제공할 보도 자료를 작성하거나, 병원의 이미지를 제고시키기 위한 광고를 제작하거나 상품의 판촉을 위한 홍보물을 만드는 데 있어서 중요한 것은 목표를 정확하게 정하는 일이다. 기자에게 보낼 보도 자료가 마치 공중에게 배포할 판촉 홍보물 내용처럼 되어서는 안 될 것이다. 또한 지역의 부녀회나 노인회에 건강 교육을 제공하기로 했다면 사전에 안내문을 만들어 미리 배포하는 것 등은 공중과의 생산적 커뮤니케이션을 수행하는 데 도움이 된 것이다.

■ 목적을 명확하게 인식하는 것이다.

보건의료인들이 환자의 질문에 답해야 할 때 환자의 궁금증을 풀어주는 것인지,

노여움을 달래주기 위한 것인지, 단순한 홍보인지를 정확하게 구분하여 커뮤니케이션을 해야 한다. 마지막으로 내용이 정확하고 상대방이 이해하기 쉬워야 한다. 정확한 내용이어야 이해가 용이하여 신뢰를 확보할 수 있고, 상대방이 이해 할 수 있어야 목적을 달성할 수 있다.

■ **메시지의 발송방법을 구체화한다.**

메시지를 어떻게 보내는 것이 효과적인가? 메시지를 보내는 방법으로는 SNS, 전화, 팩스, 이메일, 회의, 직접 방문 등 다양한 미디어들이 발달해 있다. 요즘에는 이메일이나 이동전화 문자 등을 많이 사용하고 있다. 그러나 이들 수단이 항상 효과적인 것은 아니기 때문에 메시지의 목적과 내용에 따라서 또 수신자의 심적 상태나 분위기에 따라서 방법을 달리해야 한다.

■ **메시지를 보낸다.**

메시지를 보내는 방법이 확정되면 메시지를 발송한다. 발송을 하는 데 있어서 중요한 점은 발송의 강도와 시간이다. 중요한 메시지를 전하고자 할 때에는 직접 대화를 하는 것이 가장 효과적이다. 그러나 가벼운 사안을 가지고 상대방을 만나자고 하면 상대방으로부터 오해를 살수도 있다.

■ **피드백을 실시한다.**

메시지를 보내고 나면 이것이 상대방에게 정확하게 도착했는지, 상대방의 반응은 어떤지, 추가적으로 더 보내야 할 보충적인 메시지가 없는지를 반드시 확인해야 한다. 피드백 역시 적절한 시간을 택하거나 상대의 동태를 살펴서 해야 한다. 요즘에는 조직의 홍보에서 홈페이지가 일익을 담당하고 있고, 네티즌들은 수시로 모든 조직의 게시판에 자신들의 의견을 올리는 것에 재미를 느끼고 있다. 이들 의견에 대하여 성의 있는 피드백을 주는 것은 눈에 보이지 않는 공중을 관리하는 데 있어서 매우 중요한 전략이 된다.

오늘날은 특히, 인터넷의 발달로 커뮤니케이션에 있어서 익명성의 기회가 많기 때문에 이에 대한 대처를 잘 하는 것 또한 원만한 공중관계를 형성하는 하나의 방법이다.

Ⅲ 의료시장 변화에 대한 대응방안

1. 고객과의 원만한 커뮤니케이션 유지 · 관리

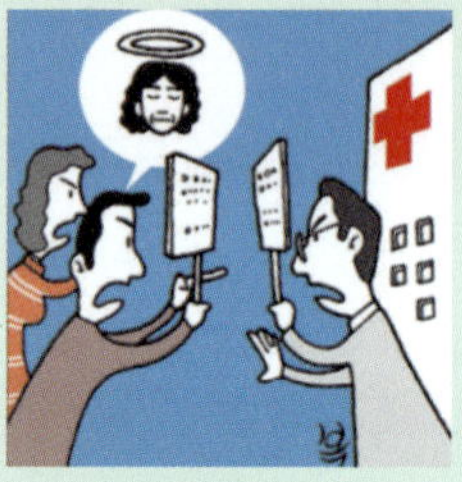

승자도 패자도 없는… '상처만 남는 의료소송' (한국소비자원에 접수되는 의료분쟁 상담 문의는 1년간 1만 5000여 건, 민사소송은 700건이 넘는다 : 동아일보, 2009.4.13)

일반 기업의 상품에 대한 다양한 광고로 고객들이 선택의 어려움이 늘어나는 것과 마찬가지로 오늘날 넘쳐나는 각종 의료서비스기관의 홍수로 고객들은 병원과 의사의 선택에 혼란을 겪고 있다. 의료서비스기관 고객들은 각종 의료보험 광고나 유사한 의료서비스를 제공하는 의료서비스기관 광고에 접하고 있으며, 특히 인터넷을 통하여 의료의 질과 특성에 대한 복잡한 정보에 접근이 가능함으로써 오히려 선택의 혼란을 경험하고 있다.

의료서비스기관 관리자는 이와 같은 시장변화와 의료서비스기관 간 경쟁체제에 효과적으로 대응하여 의료기관을 성공적으로 운영하기 위해서 서비스와 진료제품에 대한 시장의 인식정도를 정확하게 파악하고 있어야 한다. 그러기 위해서는 매일 인터넷 게시판에 올라오는 고객들의 불만 섞인 목소리를 분석하고 대처할 수 있는 시스템과 인력을 갖추는 것이 기본이다. 의료서비스기관이 성의 없다고 인식하는 고객들은 그들의 불만의 화살을 엉뚱한 방향으로 돌리는 수가 많다. 즉, 의료사고에 대한 의료서비스기관의 무성의를 언론사에 제보하거나 관련 정부부처에 고발하기도 한다. 의료서비스기관 관리자가 의료시장에 있는 고객들이 자신의 조직에 대하여 호의적 태도를 유지하도록 하기 위해서는 평소에 다양한 통로를 통하여 시장과 원만한 커뮤니케이션을 유지하는 것이 필요하게 되었다. 실제로 2000년 이전에는 연간 400여 건에 불과하던 의료기관과 환자 간 분쟁 건수가 2008년 이후는 연간 2,000건을 넘어선 뒤 2018년 2,926건으로 가장 높았다가 2022년에는 2,051건을 기록했다(의학신문, 2023. 4. 13). 의료인들이 환자 대응 커뮤니케이션만 잘 해도 이것은 30% 이상 줄일 수 있는 문제이다. 왜냐하면, 우리나라 의료소비자의 약 50%가 의료진의 설명부족에 대하여 불만을 느끼고 있기 때문이다. 미국의 경우에 있어서도 의료소송의 4분의 3이 사소하거나,

일시적이거나, 또는 감정적 소송으로 분류되고 있다고 한다. 이와 같은 감정적 의료소송은 상대방 인정하기, 공감하기, 따뜻함, 유머, 환자의 걱정에 대한 응대 등 좋은 커뮤니케이션만 유지되어도 발생하지 않을 것이라는 지적이다(강수정, 2008).

아하! 9-2 식물인간과 대화 통했다

영국·벨기에 연구진, 의식확인 … 존엄사 새 기로

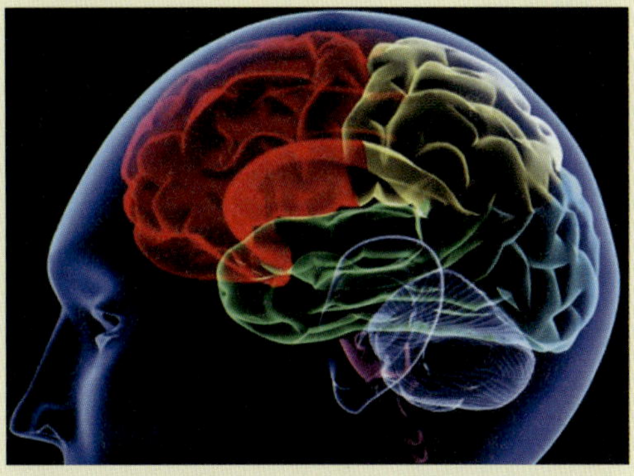

2003년 교통사고로 식물인간이 된 아들(29)을 둔 토머스씨 부부는 얼마전 5년 만에 아들과 대화를 나눴다. 언어를 통한 평범한 대화는 아니었다. 연구진이 아들에게 '네'라고 답하고 싶을 경우 테니스 코트에서 공을 치는 장면을, '아니오'라고 답하려면 거리를 걸어가는 장면을 각각 상상하도록 주문한 후 "당신 아버지의 이름은 토머스인가요?"라고 질문하자 아들이 테니스 코트에서 공을 치는 장면을 떠올린 것.

뇌손상으로 식물인간이 된 환자 중 일부에게 의식이 있다는 연구결과가 나왔다. 영국과 벨기에 연구진이 최근 미 의학전문지 '뉴잉글랜드 저널 오브 메디슨'에 발표한 논문에 따르면 기능성 자기공명영상(f-MRI)을 이용해 식물인간 23명의 의식상태를 실험한 결과 네 명의 뇌는 정상인과 같은 반응을 보였다. 그 결과 토머스씨 아들처럼 환자 네 명은 건강한 사람의 뇌와 마찬가지로, 테니스 장면을 상상할 때는 뇌의 운동 피질이, 거리를 걷는 장면에서는 공간담당 뇌 부위가 각각 활성화하는 모습을 보였다.

식물인간 환자의 가족들은 특히 이 연구 결과를 토대로 환자 본인에게 연명치료에 대한 찬반 의사를 물을 수 있을 지에 큰 관심을 기울이고 있다. 뇌손상연합의 수전 코노스 대표는 AP통신에 "fMRI 검사는 뇌손상을 입은 가족의 연명치료 여부를 결정하는 데 도움이 될 것"이라고 말했다. 하지만 논문의 공동저자인 마틴 몬티는 4일 "의식이 있다 해도 '생명을 연장하고 싶습니까?' 같은 복잡한 문제에 대한 판단을 내릴 수 있는지 확실치 않다"며 확대 해석을 경계했다.

연구결과 커뮤니케이션이 가능한 식물인간은 교통사고 등 외상을 통해 뇌가 손상된 이들이었으며, 심장마비 등 산소결핍으로 손상된 경우 환자의 뇌는 반응하지 않았다. 미국 내에서 식물인간에 대한 연명치료 중지논란을 불러 일으킨 끝에 2005년 안락사한 테리 시아보는 산소결핍에 의한 뇌손상 환자였다.

••• 2. 홍보를 통한 대외 커뮤니케이션 활성화

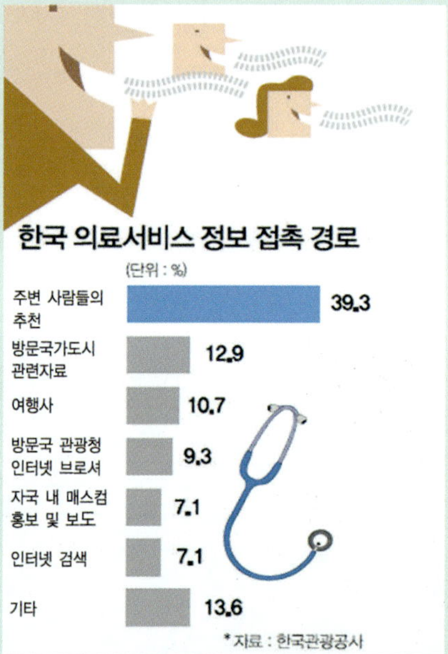

"한국 병원 서비스 좋더라" 입소문이 최고, 여행사 · 광고보다 홍보효과 높아(한국관광공사) 지난해 말 국내 의료 기관을 방문한 외국인 140명을 조사한 결과, '주변 사람들의 추천으로 한국 의료 서비스를 알게 됐다'고 응답한 사람이 39.3%에 달했다. 이는 입 소문의 효과가 '여행사의 안내'(10.7%) '신문 방송 등 매체의 보도와 광고'(7.1%)보다 훨씬 효과적이라는 것을 입증한다.
(한국일보 2009-11-08)

국내 각 의료서비스기관에서 실시되고 있는 각종 홍보의 방법이 매우 다양하게 발달하고 있다. 거의 모든 의료서비스기관들이 인터넷이나 종이로 병원보(病院報)를 제작하여 내 · 외부에 배포하는 것은 기본이고, 언론 보도를 위한 뉴스의 개발, 기자 간담회, 로비, 홈페이지 활용 등의 홍보활동을 전개하고 있다. 이와 같은 방법들 중 어느 것이 더 효과적인지는 판단하기가 어려우나 의료서비스기관이 처해 있는 환경에 따라서 그 효과가 다르게 나타나는 것은 사실이다.

현재 국내 각 의료서비스기관에서 주로 사용하고 있는 홍보방법 또는 홍보의 통로는 의료서비스기관보의 무료 배부, 기자회견, 진료 관련 홍보자료의 배부, 성명서, 개인적 접촉, 병원 시찰, 홍보뉴스 서비스, 홈페이지 활용, 무료 건강교육 및 주민 홍보 등이 있다. 매체를 이용한 홍보방법으로는 신문이 가장 많이 활용되고 있으며 사보, 잡지, 라디오, 텔레비전이 이용되고 있다. 그러나 홍보방법의 활성화 정도는 최고 경영자의 관심도, 재정적 지원 및 홍보 담당자의 전문적 능력에 의해 많이 좌우된다고 하겠다.

병원의 홍보는 기본적으로 의료정보를 공중에게 전달하는 것이다. 따라서 어떤 수단을 사용하여 커뮤니케이션을 하든지 환자가 될 잠재적 독자들에게 명확한 정보를 제공하는 것이 되어야 한다. 환자의 입장에서 볼 때는 "내가 가지고 있는 질환의 문제를 해결할 수 있겠다."고 하는 믿음을 주는 말과 글이어야 한다.

Ⅳ 이문화 간 의료커뮤니케이션

••• 1. 이문화 간 커뮤니케이션의 의의

WTO 체제하에서 모든 산업분야의 시장 환경은 글로벌 체제로 재(再)구축되었다. 국내만의 시장은 거의 존재하지 않는다. 한국의 경우 의료시장의 개방을 추진하고 있고, 해외에 진출한 병원도 100개를 넘어섰다. 이미 다른 산업분야는 글로벌 체제 속에서 외국 기업들과 치열한 경쟁을 벌이고 있다. 폐쇄성이 강한 국내 대학들도 일부에서는 세계화를 위하여 외국의 저명인사를 대학 총장으로 영입할 정도이다. 세계 시장에서 제품을 판매하기 위해서는 어떤 외국인과도 접촉해야 하는 상황이 되었다.

이처럼 다른 문화권의 사람들과 커뮤니케이션을 통하여 비즈니스를 성공시키기 위해서는 다른 문화, 다른 언어를 가진 사람들과 커뮤니케이션을 잘할 수 있는 기술을 습득해야 한다. 외국인과 커뮤니케이션을 잘하기 위해서는 그 나라 말을 할 수 있는 것은 기본이고, 상대방에 대한 가치관의 이해가 무엇보다도 우선이다. 거래하는 외국의 문화에 대한 이해가 없다면 상호간에는 오해가 싹트기 쉽고, 정확한 커뮤니케이션을 하는 데 장애 요인이 될 수 있다. 이것은 바로 비즈니스에 있어서 손해로 이어질 수 있다.

가치체계나 문화적 배경이 서로 다를 때 보건의료인들은 환자나 그 가족들과 상호작용 하기가 쉽지 않다. 언어적 장애가 있다면 커뮤니케이션은 더욱 어려워진다. 의료서비스기관과 환자와의 관계에 있어서 사회적 거리감은 상호 간에 신뢰를 형성하는 데 부정적으로 작용한다. 이와 같은 장애요인에 봉착할 때 진료의 위험도는 높아진다. 여러 가지 상황 요인 때문에 의료시장의 개방이 지연되고 있지만, 많은 국민들은 의료시장의 개방을 필연적인 것으로 받아들이고 있다. 코로나19의 대유행으로 잠시 주춤했던 의료관광이 다시 활성화되면서 갈수록 외국인 환자들이 증가하고 있기 때문에 대부분의 의료서비스기관에서 외국에 능통한 직원들을 선발하려고 한다.

문화적인 차이는 분명히 의료서비스기관과 환자 사이의 커뮤니케이션에 있어서 주요 장애로 작용한다. 이문화(異文化) 사이에는 사회문화(sociocultural)의 본질적 가치 때문에 눈에 보이지 않는 장벽이 존재한다. 외국인과의 관계에 있어서 이러

아하! 9-3 커뮤니케이션 오해말고 이해하자

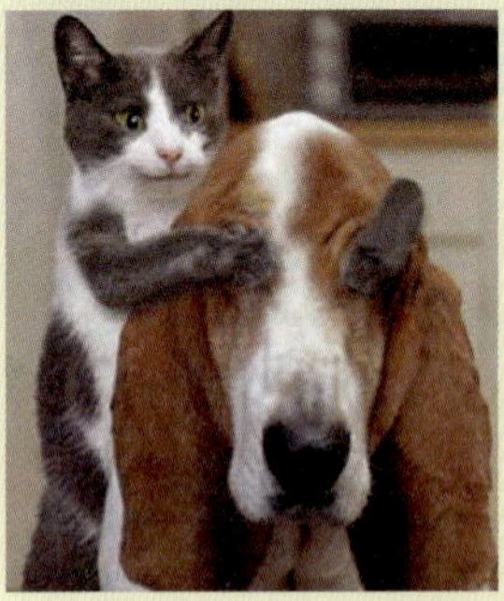

강아지와 고양이가 사이가 안 좋은 이유는 서로 소통하는 언어가 달라서다. 강아지는 반가우면 꼬리를 흔드는데 고양이는 공격할 때 꼬리를 흔든다. 오해하면 본의 아니게 적이 된다. 오해하지 않고 소통한다는 것은 정확하게 잘 말한다고 되는 것만도 아니다. 한국말을 모르는 외국인이 길을 물었는데 시골 할머니가 아무리 또박또박 크게 말한다 해도 외국인에게는 답답하다. 사용하는 언어가 다르기 때문이다. 사투리하는 친구와 친해지려면 함께 사투리를 쓰는 것 이상 없다. 상대의 언어를 이해하는 것은 소통을 위한 시작이다.

'나쁜 놈'의 어원은 '나밖에 모르는 놈'이란다. 우리는 얼마나 나 말고 남을 이해하려고 노력하는가. 우리가 오해하는 이유는 정보가 부족했던 것이 아니라 상대에 대한 인식과 이해가 부족해서다. 진정한 실체를 인식하기보다 주관적 경험으로 필터링을 한다. 왜곡, 삭제, 선별하기도 하고 확대, 재편, 추가하기도 한다.

커뮤니케이션은 코드 맞추기다. 상대 코드를 가져다가 내 플러그에 꽂는 일이다. 내 코드를 상대 플러그에 꽂아 상대 전류를 내게 옮겨오는 것이다. 오해가 이해가 되고 소통이 되려면 그의 속으로 내가 걸어들거가 그의 사고 안에 나를 심는 것이다. 이런 유체이탈과 감정이입이 소통을 만든다.

콘라트 로렌츠는 커뮤니케이션의 어려움을 멀고도 험난한 길이라고 토로했다. 말했다고 해서 상대가 들은 것이 아니고, 들었다고 하더라도 이해한 것은 아니다. 이해했다고 하더라도 아직 동의한 것은 아닐뿐더러 동의했다고 하더라도 아직 기억한 것은 아니다. 행동까지 변하려면 지난한 과정이 필요하다. 상대와 소통이 안 되거든 내 말을 무시했다고 오해하지 말고 험난한 여정을 헤메고 있다고 이해하자.

한 문화적 차이에 의한 장애는 언어나 인종적 차이가 그 중심이며, 국내적으로는 사회적 계급이나 세대차이가 장애로 작용한다. 이와 같은 제약에도 불구하고 의료시장 개방의 당위성은 갈수록 높아지고 있다. 그 이유는 여러 가지가 있지만, 무엇보다 중요한 이유는 선진국 주도로 이루어지고 있는 세계화 시간표, 전 세계적으로 연간 1조 달러를 넘어 매년 증가하는 해외 유명 의료서비스기관 원정 진료비, 국내 의료진을 불신하는 일부 계층의 욕구 및 국내 거주 외국인의 요청 등이다. 하지만, 의료관광을 위해 한국을 찾는 외국인들이 가장 불편을 느끼는 첫 번째 원인이 원활하지 못한 소통에 있다는 점은 이문화에 대한 보다 심도 있는 접근의 노력이 필요하다고 볼 수 있다.

2. 가치관의 차이에 대한 이해

의료서비스 역시 그 사회의 가치관을 반영하고 있는 중요한 문화적 요소이다. 즉, 의료서비스는 그 시대의 특성, 지역성, 민족 등과 밀접한 관계가 있다. 한국에는 한국의 의료서비스가 있고, 미국에는 미국식 의료서비스, 그리고 일본에는 일본의 의료서비스가 있다. 따라서 의료서비스업에 종사하는 모든 사람들은 의료서비스의 특성이나 그 운영방식, 그리고 환자의 대응방법이 국가나 사회마다 다르다는 점을 인식하는 것이 중요하다.

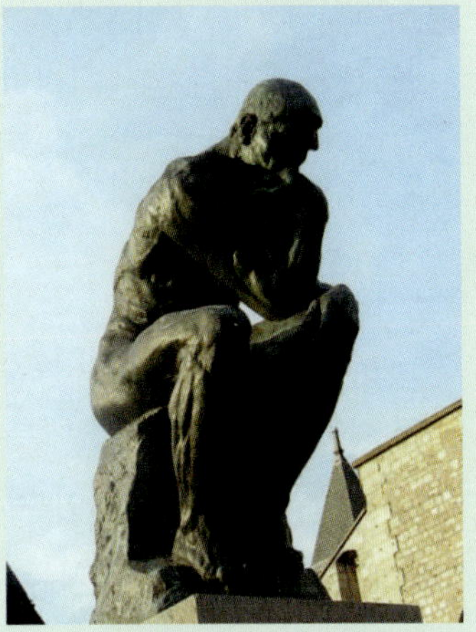

의료 역시 그 사회의 가치관을 반영하고 있는 중요한 문화적 요소이다

일반적으로 다른 문화권의 사람들과 커뮤니케이션을 해야 할 때 가치관의 차원에서 고려해야 할 점들을 살펴보면 다음과 같다.

1) 대인 관계

대부분의 문명국에서 커뮤니케이션은 객관적이고 이성적인 판단 하에 행해질 것이 요구된다. 그러나 문화에 따라서는 사람 사이의 신뢰를 더욱 중요하게 여기는 경향이 있기 때문에 다소 주관적이고 감정적인 판단이 포함될 때가 있다. 이와 같은 환경에서 커뮤니케이션을 할 때에는 일에 관한 정보뿐 아니라 개인적인 정보의 교환이 필요할 수도 있다. 예를 들어, 공식화가 높은 사회에서는 일에 관한 커뮤니케이션을 하는 데 있어서 주관적 감정을 교환하기가 어려울 것이다. 그러나 공식화가 낮은 사회에서는 일을 수행하는 중에 개인적 감정을 개입시키는 것이 가능할 수 있다.

2) 시간 약속

어떤 커뮤니케이션에 있어서든지 정확히 시간 약속을 지키는 것은 매우 중요하다. 대부분의 문명국가에서는 시간 약속을 지키지 않으면 상대를 무시하는 것으로 받아들여 신뢰성을 잃게 되는 경우가 많다. 그러나 문화에 따라 그것을 상대적으로 중요하지 않게 생각하는 경우도 있다.

3) 공식화

어떤 문화권에서는 법이나 궤도 규칙과 같이 공식화 된 것을 중요하게 생각한다. 작은 일도 공식적으로 처리하려고 하고 공개된 장소에서는 반드시 에티켓을 지키도록 규범화되어 있다. 그러나 공식적인 것을 중요시하지 않는 문화권도 얼마든지 있다.

4) 감정개입

공식적인 것을 선호하는 문화권에서는 커뮤니케이션에서 개인적이고 주관적인 감정은 배제되는 경우가 대부분이다. 이에 반해 비공식적인 것을 선호하는 문화권에서는 개인적이고 직접적인 커뮤니케이션을 선호한다. 다시 말해 메시지 자체뿐만 아니라 서로 간의 교감이 커뮤니케이션에 중요한 영향을 끼친다고 여기기 때문이다.

••• 3. 비언어적 요소에 대한 이해

문화에 따라서 말로 표현되지 않는 비언어적 커뮤니케이션에 있어서도 서로 차이가 있다. 따라서 성공적인 커뮤니케이션이 이루어지기 위해서는 다음과 같은 사항들을 잘 이해하고 있어야 한다.

1) 눈 맞춤

눈은 사람의 마음의 얼굴이라고 한다. 눈을 통한 커뮤니케이션은 긍정적인 감정이나 부정적인 감정, 즉 사람의 마음을 전달하는 데 중요하다. 입으로 아무리 좋은 말을 하더라도 눈에 그것이 나타나지 않는 경우는 얼마든지 있다. 눈을 마주 하지 않는다든지 내리깔고 있다면 진실이 아닐 가능성이 크다.

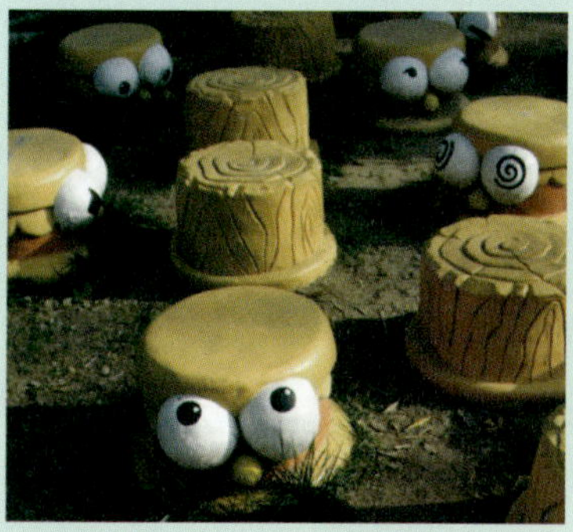

눈을 통한 커뮤니케이션은 긍정적인 감정이나 부정적인 감정인 사람의 마음을 전달하는 데 중요하다

이러한 현상은 특히 이문화권 사람과 커뮤니케이션을 할 때 문제가 발생할 수 있다. 미국인과 유럽인은 아랍인이 뚫어지게 쳐다보는 눈빛을 아주 불편하고 위협적인 것으로 느낀다. 서구 문화에서는 상호 커뮤니케이션을

할 때 눈 접촉을 갖는 것이 보통이지만 의식적으로 눈을 뚫어지게 쳐다보는 것이나 눈의 접촉을 피하는 것은 무례한 것으로 간주되고 부정적으로 평가 된다.

일본에서는 시선을 목덜미에 두는 것이 보통이다. 대부분의 경우 적당한 선에서 상대방의 눈을 바라보며 대화하는 것이 바람직하다.

2) 얼굴 표정

얼굴 표정을 이해하는 것도 커뮤니케이션을 원활하게 하는 데 중요하다. 얼굴 표정 중 입 모양은 감정을 표현하는 데 중요한 역할을 한다. 미소는 범문화적으로 긍정적인 감정을 나타내 주는 요소 중의 하나이다. 하지만 아시아인들은 슬픈 감정을

아하! 9-4 진지함보다 미소띤 의사얼굴 선호

"어려운 수술 설명할 때도 필요해",국제퍼포먼스학회서 발표

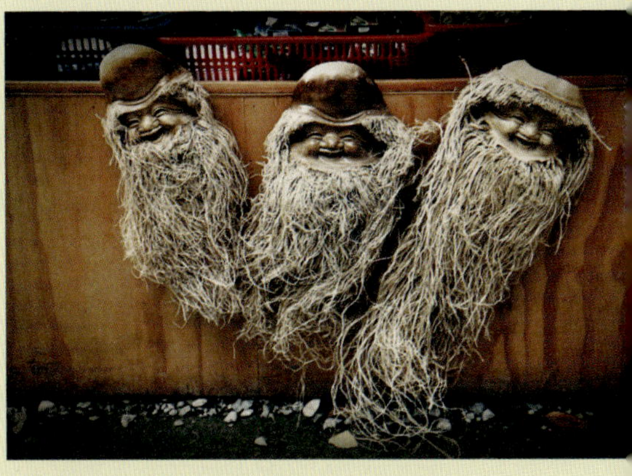

"진료실에 들어간 환자는 시종 진지한 얼굴 보다는 미소를 지으면서 말하는 의사를 좋아한다-". 이러한 조사 결과는 지난달 개최된 제26회 국제퍼포먼스학회에서 일본대학 예술학부 사토 아야코 씨와 쇼와대학 안과 공동연구팀에 의해 발표됐다. 연구팀은 건강강좌를 들으러 내원한 노인 75명(평균 66세, 여자 56명)을 대상으로 의사가 진찰실에서 환자에게 인사하는 자세(진지함, 미소, 권위적, 친절함·4가지)를 비디오로 보여주고 처음 병원에 왔을 때 의사의 어떤 표정이 좋은 지를 물었다. 그 결과, 76%가 '미소'라는 응답이 나왔다. 또한 어려운 수술이 필요하다고 설명하는 장면(진지함, 미소의 2종류)을 비디오로 보여주고 선택하도록 한 결과, 60%가 '미소', 29%가 '진지함'을 선택해 심각한 내용을 설명할 때도 계속 진지한 표정보다는 미소를 곁들여 설명하는게 환자에게 좋은 인상을 주는 것으로 나타났다. 하지만 같은 비디오를 개업의사(91명)에 보여준 결과 '진지함'이 69% '미소'는 28%에 머물러 의사와 환자의 생각이 다른 것으로 나타났다. 연구팀은 수술의 필요성에 대해 설명하는 장면을 가정하여 의사의 표정과 팔 동작을 결합한 총 7종류의 영상을 의대생(44명)에게 보여주고 선호도를 조사했다. 그 결과, '진료 시작부터 끝까지 팔은 항상 중간정도의 움직임으로, 마지막에 웃는'경우였다. 연구팀은 이번 실험 결과에 대해 "의료관계자는 진지하게 설명하는데 미소가 웬말이냐고 생각할 수 있지만 고령 환자에게는 의사의 '무서운 이미지'만 증가될 뿐이다. 의사는 환자와 효율적인 커뮤니케이션을 위해 미소를 적극 활용해야 한다"고 말했다.

미소 지으면서 표출하기도 하여 서구인들이 종종 오해하는 경우도 있다. 미소의 다양한 변화는 인사할 때, 만남을 가질 때, 누구를 설득할 때 나타난다. 미소는 확신과 약속을 표시할 수 있는 매력적인 미소, 밝은 미소, 유혹적인 미소, 미심쩍어하는 미소 등 다양하다. 이들을 상황에 맞게 적절하게 사용하면 효과적이다.

3) 신체적 접촉

신체적 접촉도 비언어적인 차원에서 중요한 커뮤니케이션의 일부이다. 신뢰, 분노,

아하! 9-5 "황당 신체접촉 · 막무가내 통화"지하철 꼴불견

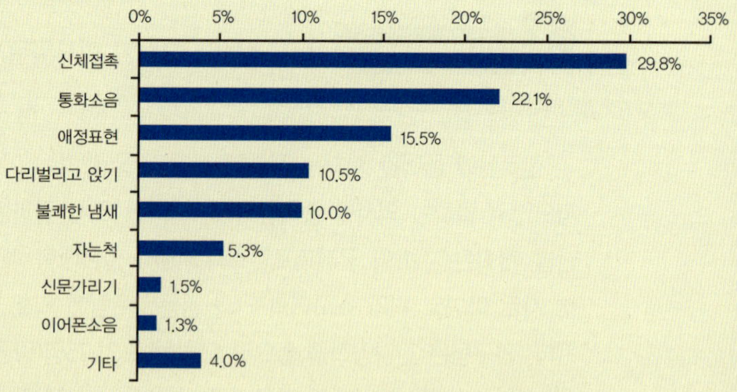

우리나라 시민들은 대중교통 이용시 꼴불견인 행동으로 '과도한 신체접촉을 시도하는 사람'을 가장 많이 꼽았다. 대중교통 꼴불견 행태에 대해 조사한 결과, '과도한 신체접촉'을 하는 사람이 29.8%로 1위에 올랐고, '시끄럽게 통화하는 사람'(22.1%), '지나친 애정표현을 하는 커플'(15.5%)이 그 뒤를 이었다. 다음으로는 '다리를 벌리고 앉는 사람'(10.5%), '음식냄새 등 불쾌한 냄새를 풍기는 사람'(10.0%)이 각각 4.5를 차지했으며 '자리양보 안하려고 자는 척 하는 사람'(5.3%), '신문을 혼자 보려고 가리는 사람'(1.5%), '이어폰을 크게 듣는 사람'(1.3%) 순으로 조사됐다.

지역별로는 대부분의 지역에서 신체접촉을 1위로 꼽은 데 반해, 대구/경북 응답자는 시끄러운 통화소음(32.2%)이 가장 많은 표를 얻었다.

한편 남성들 사이에서는 '시끄럽게 통화하는 사람'이 28.7%로 1위에 올랐으며, '과도한 애정표현'(17.9%), '신체적 좁촉시도'(15.0%), '다리 벌리고 앉는사람'(14.0%)순으로 나타났고, 여성들은 '과도한 신체적 접촉'이라는 응답이 43.4%로 압도적으로 많았으며, '통화소음'(16.0%), '과도한 애정표현'(13.2%)순으로 조사됐다.

연령별로는 20대의 경우 '지나친 신체적 접촉'(41.4%)이라는 응답이 타 연령층에 비해 압도적으로 높았고, 의외로 고연령층보다 '과도한 애정표현'(25.1%)이라는 항목을 더 많이 꼽아 눈길을 끌었다. 다음으로 30~40대 역시 '지나친 신체적 접촉'을 가장 많이 꼽았으며, 다음으로 '시끄러운 전화 통화'라는 응답이 많았다. 반면 50대 이상은 시끄러운 통화(21.2%)가 1위에 올랐고, 2~30대에서는 2%미만으로 나타난 '양보하지 않으려고 자는척 하는 사람'(13.2%)을 꼽은 비율이 월등히 높았다.

자비, 연민, 흥미, 관심 등을 신체적 접촉을 통해 표현한다. 특히 신체적 접촉은 문화 간에 차이가 크다. 아랍인, 유대인, 동유럽인, 지중해 연안 사람들, 중미인은 접촉 문화를 가진다. 반면에 아시아인, 영국인, 독일인은 상대적으로 접촉을 꺼려한다. 따라서 신체적 접촉과 관계되는 많은 금기(禁忌)가 있다는 것도 사전에 알아두어야 한다.

4) 동작

동작은 문화에 따라 매우 다른 의미로 받아들여질 수 있으므로 주의를 기울여야

아하! 9-6 모르면 실수하는 손가락 예절 상식

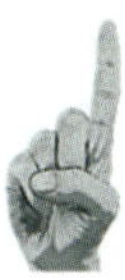

① 검지만 펴고 나머지는 주먹을 쥔 모양

우리나라를 비롯한 동양에서는 숫자 '1'을 나타낸다. 유럽과 서양 국가에서는 '1'뿐만 아니라 '실례합니다', '안돼'라고 할 때 이런 손가락 모양을 사용하기도 한다. 또 '하늘이 내려다 보고 있다'는 뜻도 있으니 유의할 것.

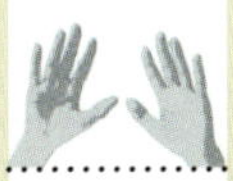

② 양손을 모두 편 상태

서유럽과 동양 대부분의 나라에서 통상 숫자'10'을 의미함. 또 유럽에서는 '항복'을 뜻하기도 한다. 누군가에게 결백을 말할 때 '정말이야!'의 뜻으로 사용함.

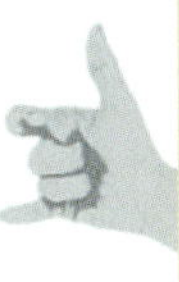

③ 엄지와 새끼손가락은 펴고 검지는 반만 구부림

하와이에서는 힘든 일을 마친 후에 '편히 쉬어'라고 말할 때, 네덜란드에서는 친구에게 '한 잔 할래?'라고 말할 때 이렇게 만든다. 손의 모양이 꼭 호프잔을 든 모양과 닮아서다.

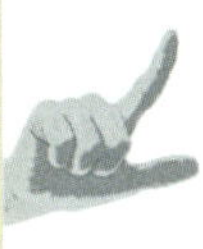

④ 검지와 엄지만 편 상태

유럽에서는 숫자 '2'를 가리킨다. 영국, 호주, 뉴질랜드에서는 숫자 '1'을 뜻한다. 미국에서는 웨이터를 부를 때 이런 손 모양을 한다. 일본에서는 '저주'를 뜻하는 상징, 상대에게 모욕을 줄 때.

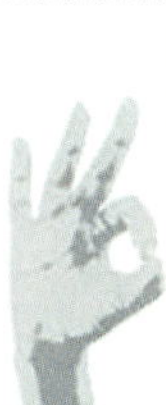

⑤ 일반적인 OK 사인 모양

우리나라에서는 물론 OK 사인을 뜻한다. 서유럽과 북미에서도 OK사인. 하지만 지중해 연안과 러시아 터키에서는 '성적 모욕'을 줄 때 손가락 모양을 이렇게 만든다. '동성애자', '구멍'이라는 뜻이 있다. 튀니지와 프랑스, 벨기에에서는 숫자 '0' 또는 '형편없다'는 의미도 내포한다.

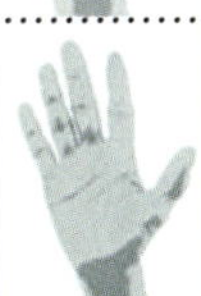

⑥ 상대를 향해 손가락을 모두 편 상태

대부분의 서양국가에서는 '5'를 뜻한다. 또 '멈춰'라는 뜻도 담고 있다. 하지만 그리스와 터키에서는 이런 손 모양은 '지옥에나 가라!'라는 뜻이다.

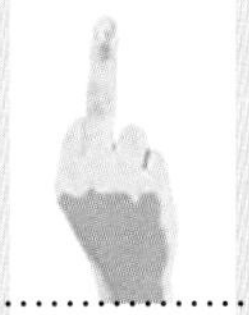

⑦ 중지만 편 상태

모두 다 알고 있지만 욕이다. '엿 먹어라!'라는 뜻, 세계 어느 나라에서도 이런 손 모양을 만들면 안 된다.

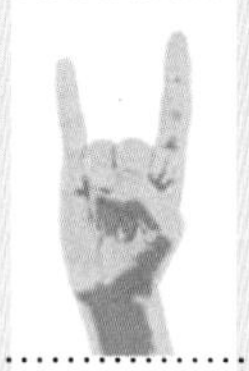

⑧ 검지와 새끼손가락만 편 상태

몰타와 이탈리아에서는 손가락 끝으로 상대방을 가리키면 '악마의 눈에서 보호받기를!'이라는 뜻이다. 남미에서는 손을 돌리면서 이런 모양을 하면 '불행에서 보호받기를 원한다!'는 뜻. 지중해 연안 국가에서는 '네 아내가 부정을 저질렀다'는 의미로도 사용된다.

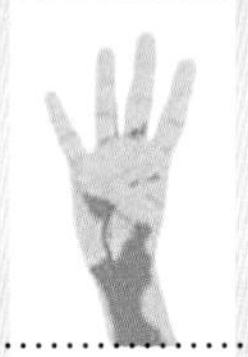

⑨ 엄지만 접고 나머지 손가락은 편 모양

서구에서는 숫자 '4'를 나타낸다. 일본에서 이렇게 했다가는 낭패를 당하기 쉽다. 일본은 '경멸한다'는 뜻을 가진 모욕적인 손짓이다. 아주 싫은 사람에게만 이런 손 모양을 만들어 보인다.

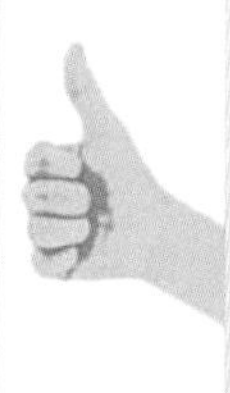

⑩ 모두 말아 쥐고 엄지만 편 상태

'최고다', '좋다', 'OK'의 뜻으로 사용된다. 히치하이크를 할 때 이런 손 모양을 사용하기도 한다. 유럽에서는 숫자 '1'을 나타날 때, 일본에서는 '남자'와 숫자'5'를 상징한다. 그러나 호주와 그리스에서는 주의요. 호주에서는 이런 손 모양을 위로 치올리면 '엿 먹어라!'라는 뜻이다. 그리스에서는 앞으로 찌르듯 내밀면 '엿 먹어라!'라는 뜻이다.

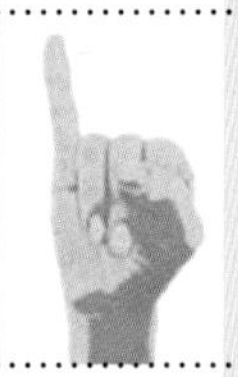

⑪ 새끼손가락만 편 모양

우리나라와 일본에서 '여자, 애인'을 뜻하는 이 모양은 나라마다 다르게 쓰인다. 남아메리카에서는 '얇다'는 뜻, 프랑스에서는 '허튼 수작 하지 마라', 발리에서는 '나쁘다'는 뜻으로 사용되기도 한다.

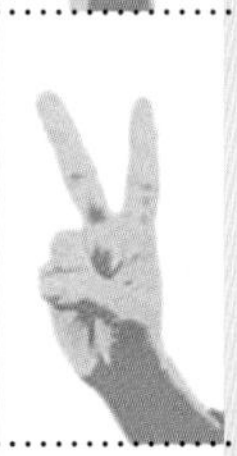

⑫ V자 모양

우리가 '승리'를 표시할 때 만드는 손가락 모양. 숫자 '2'를 나타낼 때도 이런 모양을 만든다. 미국 역시 마찬가지. 프랑스에서는 '평화'를 뜻한다. 영국과 뉴질랜드, 호주, 몰타에서는 이런 모양을 함부로 만들면 안 된다. 상대에게 손가락을 V자로 펴 보이면 '죽어라'라는 뜻이기 때문. 사진을 찍을 때 무심코 두 손가락을 폈다간 얻어맞을 수도 있다.

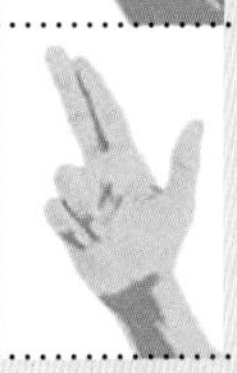

⑬ 엄지와 검지, 중지를 편 상태

유럽에서는 숫자 '3'을 나타낸다. 가톨릭 국가에서는 '축복'을 뜻하기도 한다.

한다. 우리나라에서는 사람을 향해 손짓을 하는 것은 무례한 행동으로 여겨지나, 미국에서는 일반적으로 사용된다. 또한 우리가 흔히 사용하는 'OK'를 의미하는 손가락 표현은 브라질에서 좋지 않은 행동으로 간주된다고 한다. 이외에도 여러 표현들이 있으므로 주의를 기울여서 사용해야 한다.

5) 거리

거리를 두는 것, 자신의 영역을 확보하는 것으로 알려진 거리 유지는 신체의 접촉과 밀접한 관계가 있다. 말하자면, 대화 상대자에 대한 가깝고 멀다는 상대적인 개념의 구체화는 일단 개인의 특성의 지배를 받는다. 그러나 개인의 이와 같은 특성 또한 문화 특유의 기대 규범 틀 안에 있다.

예를 들어, 아랍이나 라틴 아메리카에서는 매우 가까운 거리에서 대화하는 것을 당연하게 여기지만 미국에서는 약간의 거리를 두고 이야기하는 것이 일반적이다. 커뮤니케이션 상황에서 개인 간의 물리적 거리를 유지하는 문제는 상대 문화의 차이를 인정하고 서로를 배려함으로써 자연스럽게 해결될 수 있다.

••• 4. 이문화의 이해와 정확한 의료커뮤니케이션

2022년에 한국보건산업진흥원이 집계한 외국인 의료관광객 숫자는 24만 8천 명이다. 이들 중 여성은 61.2%이고 남성은 38.8%이다. 국가별로는 미국인 17.8%, 중국인 17.7%, 일본인 8.8%, 태국인 8.2% 및 베트남이 5.9%의 순이다. 이들 외국인 환자들은 사회적으로 다양한 문화적 단서들의 영향을 받고 있다. 때문에 의료서비스기관에서 환자들과 정확한 커뮤니케이션을 하기 위해서는 환자의 문화적 배경을 이해는 것이 중요하다. 나아가 상대방과 문화적 차이를 이해하고 또 인정해야 한다. 환자들이 처해 있는 특수한 문화적 단서란, 예를 들자면 특수한 종교에의 가입, 교사이면서 동시에 파트타임으로 테니스 교사를 하는 것과 같은 다양한 생활타입을 말한다. 또한, 아시아 사람들은 대단히 철학적인 면을 가지고 있으나, 라틴계 민족은 약간 감정적이다.

이와 같은 문화적 다양성에 대한 이해 없이는 커뮤니케이션에 있어서 효과를 보기가 어렵다. 외국인들과 정확한 커뮤니케이션을 위하여 다양한 문화적 상황에 따라서 기본적으로 어떻게 대처할지를 살펴보면 다음과 같다.

1) 대화

대화는 이문화권 사이에서도 의사 전달이나 감정 전달에 있어서 가장 익숙한 방법이다. 이문화권 사람들과 커뮤니케이션을 할 때 실수를 최소화하기 위해서는 대

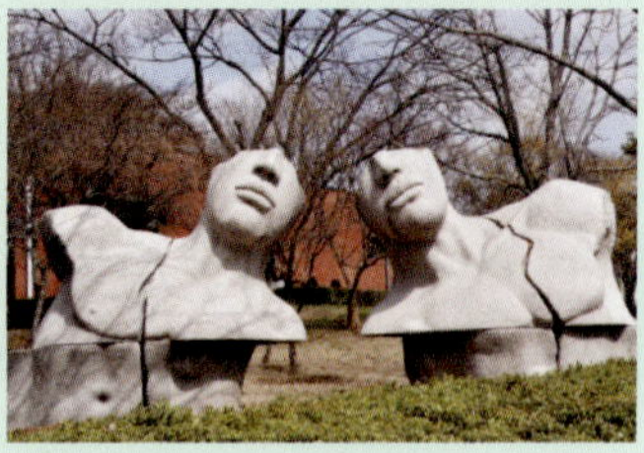

화할 주제와 목적을 분명히 인식한 후 내용을 미리 작성해 보도록 하는 것이 좋다. 대화를 위한 메모를 작성할 때는 도입부, 자신이 말하고자 하는 내용, 대화를 마무리하는 부분과 피드백 이렇게 네 부분으로 나누어 내용을 준비한다.

외국어로 이야기할 때에는 특히 발음에 주의해야 한다. 또한 말의 속도가 너무 빠르면 상대에게 불안감을 줄 수 있고 또한 너무 느리면 답답함을 주게 되므로 듣는 상대의 반응을 체크하면서 적절한 속도로 말해야 한다. 그리고 음성의 크기는 듣는 사람의 거리와 강조하는 부분에 따라 그 크기를 달리해야 한다. 외국어로 이야기할 때는 미리 전문가로부터 발음을 교정 받고 정확한 언어를 구사해야 효과를 높일 수 있다.

2) 전화 통화

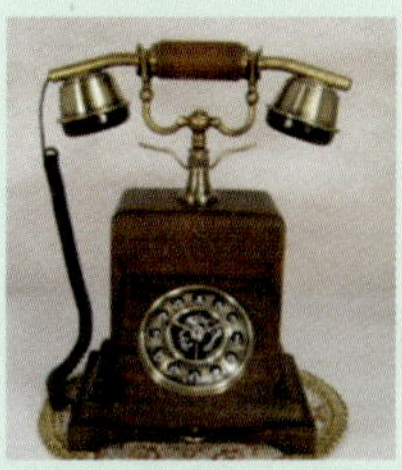

전화 통화는 상대방을 보지 않고 음성에만 의존하는 말하기 방법이기 때문에 어려움이 있다. 일반적인 전화 응대에서 개인이 업무 중에 받게 되는 전화는 직 · 간접적으로 조직의 이미지에 많은 영향을 주게 된다.

외국인과 전화로 말해야 하는 경우는 오직 말하기 자체의 내용과 감정의 전달에 전적으로 의존하게 되므로 더 많은 주의가 필요하다. 외국어로 통화하는 경우 흔히 사용되는 관용어구들을 잘 익혀서 사용하는 것이 좋고, 평소 올바른 발음 연습과 대화 연습이 필요하다. 그리고 어떤 사안에 대해 외국어로 통화를 자주 해야 할 경우에는 통화 내용과 관련된 문장을 미리 준비해 두고 전화 통화를 하는 것도 하나의 방법이 될 수 있다.

3) 문서 작성

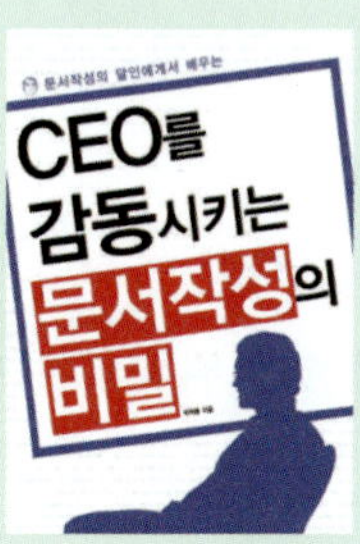

외국과의 교류를 위한 문서의 작성은 말하기와는 또 다른 커뮤니케이션 형태이다. 문서의 작성은 말로 하는 것보다 사후에 정확한 책임소재가 부각될 수 있기 때문에 작성에 주의해야 한다. 외국에 문서를 발송하고자 할 때는 상대하는 외국의 양식에 따라서 하는 것이 효과적이며, 문체나 문장의 구성도 그 나라의 관습에 따르도록 한다.

토론사례 9

소비자 심리는 소비자도 모른다.

Discussion Example

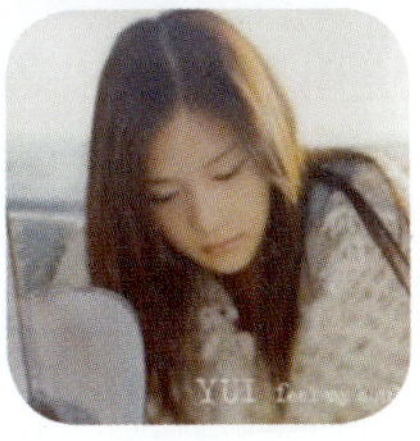

소비자들은 과거에 비하여 압도적으로 많은 정보를 기준으로 다양한 종류의 상품들 사이에서 선택을 해야 한다. 더 이상 소품종 대량생산 시대의 소비자 심리는 통하지 않게 된 것이다. 일본만 보더라도 루이비통 가방을 들고 100엔 숍에서 생필품을 구매하는 고객은 더 이상 낯선 일이 아니다. 그러나 아직도 20세기 소비자의 심리를 바탕으로 21세기 전략을 짜는 기업들이 적지 않다.

21세기 소비자들의 성향에는 몇 가지 공통점이 있다. 우선 10년 전에 비해 쇼핑하는 순간의 '필(feel)'을 중시하는 소비자가 늘었다. 하쿠호도(博報堂) 생활연구소가 일본 소비자 3,015명을 대상으로 실시한 조사에서 제품의 품질, 브랜드 선호도보다 순간적인 '필'에 따라 구매하는 사람의 비중이 높아졌다. 반면 브랜드에 대한 선호, 품질에 대한 신뢰를 기준으로 삼는 소비자 비중은 감소했다. 하쿠호도연구소는 "10년 뒤 조사에서는 품질, 기호보다 필에 의한 소비가 더 늘어날지도 모를 일"이라고 덧붙였다.

둘째로 '나도 똑같이 소비'가 늘었다. 대표적인 분야가 여성 의류다. 최근 일본 여성들 사이에 인기를 얻고 있는 모델 에비하라 유리는 딱히 유명한 드라마나 광고에 출현한 적도 없지만 캔캠(CanCam)이란 여성지를 통해서는 이름이 알려졌다. 캔캠에는 매달 '사랑받는 옷' 이란 제목으로 유행하는 코디법 등을 알려주는 코너가 있다. 머리에서 발끝까지 어떤 제품을 사서 어떻게 입어야 하는지를 알려준다. 이 코너가 젊은 여성들 사이에 큰 인기를 끌면서 덩달아 모델로 자주 등장하는 에비하라도 인기를 얻게 된 것.

백화점을 비롯한 의류업계 관계자들은 "최근 들어 여성지에 의존하는 소비자들이 늘고 있다"고 말한다. '잡지 게재'라는 표시 하나만으로 많은 손님을 끄는 경우도 있다.

자료원 : 매경ECONOMY, 2005. 7. 27, 제 1315호, p. 69.

토론과제

HEALTH CARE COMMUNICATION

Discussion Problem

1. 위의 글에 비추어 의료 소비자들의 의료서비스 구매 심리 변화에 대하여 설명해 보시오.
2. 환자들도 필(feel)에 의하여 의료기관을 선택하는지 분석해 보시오.
3. 환자들의 매력을 끌 수 있는 병원의 촉진방법에 대하여 논의해 보시오.
4. 각종 잡지에 실리는 병원 광고의 효과에 대하여 예를 들어서 설명해 보시오.

제10장

지시 및 보고 커뮤니케이션

제10장 지시 및 보고 커뮤니케이션

학습목표 specific aims of this period

- 의료서비스기관에서 직무수행 상 이루어지는 지시와 보고의 중요성을 인식하고 생산적인 지시와 보고를 해야 한다는 책임의식을 갖도록 한다.
- 부하 직원의 생산성을 높일 수 있는 지시방법을 숙달하여 실무에서 활용하도록 한다.
- 부하로서 책임을 다하고 생산성을 높일 수 있는 보고 방법을 숙달하여 실무에서 활용하도록 한다.

Ⅰ 의료서비스기관에서의 지시 및 보고의 의의

모든 직장인들은 업무 완수를 위해 많은 시간을 커뮤니케이션에 소비하고 있다. 그 중에서도 상사와 부하 간에 이루어지는 커뮤니케이션은 직무수행의 많은 부분을 차지한다. 상사는 하루 동안에도 부하에게 수많은 지시를 한다. 부하는 업무의 추진 과정과 결과에 따라 수시로 또는 최종적으로 보고를 하면서 업무를 수행하게 된다. 이때 상사의 명령은 명령계통이나 계층을 따라서 아래로 내려가는 형태를 취하며, 보고는 다시 위로 올라가는 형태를 띤다. 위에서 아래로 내려가는 형태는 하향식 커뮤니케이션이며, 그 반대는 상향식 커뮤니케이션이다. 이때 정보의 전달이 매끄럽게 이루어져야 업무의 능률도 오를 수 있다. 상사가 지시를 제때 내려 보내지 않거나 또는 부하가 정해진 시간에 보고를 제대로 하지 않으면 문제가 발생하고 그것은 손실로 이어진다.

의료서비스기관 운영이 잘 되기 위해서는 관리자들이 목표에 맞는 효과적인 지시를 내릴 수 있어야 한다. 다른 구성원들은 정확하게 명령을 수용하고 시행할 줄을 알아야 한다. 간호사는 의사로부터 정확한 지시를 받아 진료나 치료가 이상 없이 수행되도록 해야 하며, 의료기사 역시 의사의 지시에 따라 주어진 시간 안에 정확하게 검사하고 보고해야 한다. 의료서비스기관의 주요 업무는 환자의 생명을 다루는 것이기 때문에 정확한 지시와 보고가 무엇보다도 중요하다. 의료서비스기관은 사람의 생명을 다루는 조직이기 때문에 업무에 대한 지시와 보고를 할 때는 사소한 것이라도 정확하게 해야 한다. 늘 하던 관행이라고 사소한 것을 간과함으로써 큰 문제를 발생시키는 경우가 종종 발생한다.

예를 들어, 환자에게 수혈을 하기 위해 의사가 간호사에게 몇 시 몇 분까지 혈액을 준비할 것을 지시할 때, 반드시 환자의 혈액형을 정확하게 확인하고 실수하지 말 것을 강조해야 한다. 그러나 의료서비스기관의 진료 현장에서는 이와 같은 지시 커뮤니케이션의 중요성을 간과함으로써 다른 혈액형의 혈액을 잘못 준비하는 사례가 실제로 발생하고 있다. 수혈사고는 대학병원에서조차 심심치 않게 일어난다. 이런 경우에 만약 의사가 다시 정확하게 일치된 혈액형의 혈액인지를 확인하지 않고 수혈을 시작한다면 환자를 죽음으로 몰고 갈 수 있다.

이처럼 상사와 부하 사이에 원활한 커뮤니케이션이 정확하게 이루어지지 않는다면 모든 조직에서는 경제적 또는 시간적으로 손실이 발생하지만 의료서비스기관에서는 그것과 함께 사람의 목숨이 위태로워진다. 업무수행을 위한 커뮤니케이션 과정에서 뜻하지 않는 문제가 발생하면 상사와 부하 간에는 긴장관계가 형성되고 갈등으로 발전할 수 있다. 실제 사전 조정이 치밀하게 이루어지지 않은 병원에서 의료사고가 발생하면 의사와 간호사, 그리고 관련 스텝들이 갈등과 소송에 휘말리게 되는 것을 볼 수 있다. 조직 속에서 상사와 부하 간에 이와 같은 긴장관계가 발생한다면 높은 성과는 기대할 수가 없으며, 오히려 조직에게 부정적 영향을 미칠 수 있다. 때문에 조직에서는 구성원 상호간에 이해도를 높일 수 있도록 평소에 충분한 커뮤니케이션이 이루어져야 하며, 더 나아가 질 높은 커뮤니케이션을 위한 훈련이 체계적으로 이루어져야 한다.

조직의 상층부에서 하부로 내려가는 하향적 커뮤니케이션에서 직접적인 행위는 명령이 있고 간접적인 행위로는 일반적 정보(편람, 핸드북, 게시판, 구내방송 등)가 있다. 그리고 상향적 커뮤니케이션에는 보고, 내부결재(품의), 인사상담제도, 개별면접, 제안제도 등이 있다. 이 중 하향적 커뮤니케이션의 직접적인 행위인 지시와 상향적 커뮤니케이션에서 가장 중요한 위치를 점하고 있는 보고에 대해서 좀 더 상세하게 살펴보기로 한다.

II 지시/명령 커뮤니케이션

1. 의의 및 중요성

1) 지시/명령이란?

여기에서 지시/명령(이하 혼용해서 사용함)이라 함은 어떤 문제에 대하여 상급자가 하급자에게 해야 할 것과 하지 말아야 할 것을 요구하는 모든 행위를 일괄하는 의미에서 사용된다. 지시/명령은 조직에서 업무를 수행하기 위해서 강압적 개입의 형태를 띠고 있으며, 관료제 조직을 비롯하여 피라미드 구조를 가지고 있는 모든 조직에서 흔히 이용되는 방법이다. 또한, 관리활동의 중핵을 이루는 것으로서 구성원으로 하여금 조직목표에 부합된 활동을 취하도록 하는 데 있어 절대불가결한 것이다. 병원에서 병원장을 비롯한 관리자들이 내리는 명령/지시는 업무의 방향을 제시하는 확실한 처방으로 받아들여지고 있다. 그러나 지시나 명령이 너무 강압적이 되면 거부감을 나타내기도 하고, 그것을 참지 못하고 조직을 떠나는 사람들도 얼마든지 있다. 특히, 요즘 MZ세대는 일방적 지시/명령을 거부하는 경향을 보이기도 한다.

2) 지시/명령 계통

이와 같은 지시와 명령은 최고경영층에서 출발하여 조직의 하위계층으로 내려오면서 다음과 같이 연쇄적으로 일어난다.

■ **의료서비스기관 내 업무지시 연쇄의 예**

◆ 병원장 → 진료부장 → 과장 → 간호사

◆ 병원장 → 행정부장 → 과장 → 계장 → 직원

◆ 간호부장 → 간호과장 → 수간호사 → 간호사

이와 같은 명령계통은 조직에서 공식적인 권한계층을 형성하며, 모든 공식적인 지시와 명령은 이 권한계층의 라인을 따라서 발생한다. 때문에 지시 커뮤니케이션이 효과적이 되기 위해서 병원장은 과연 명령계통이 전체적으로 조직과 조화를 잘 이루고 있는지 진단하고 분석해야 한다. 왜냐하면, 명령의 연결이 잘 되어야 정확한 지시 및 보고체계가 확립되고 그에 따라 조직의 응집력이 커질 수 있기 때문이다.

지시와 명령의 계통은 명령을 일원화하고 통일시키는 데 크게 도움이 된다. 명령의 통일이란 부하는 반드시 그 권한을 위임받은 상사에게만 책임을 지게 만드는 것으로 복수의 상사를 가지고 있을 때 발생하게 될 혼란을 피하게 만든다. 오늘날 종합병원 조직에서 활용하고 있는 메트릭스 형태의 조직에서는 부하들이 어떤 상사의 명령을 따라야 할지 혼란이 생기면 업무 수행을 제대로 하기 어렵다. 이처럼 지시와 명령 계통의 확립은 조직의 질서와 효율적 관리를 위해서 매우 중요하다.

3) 지시/명령의 중요성

조직을 운영하는 데 있어서 지시는 매우 중요하다. 하지만, 문제는 누구나 지시받기를 좋아하지 않는다는 점이다. 그래서 어떤 병원장은 업무지시를 할 때 늘 "이렇게 하시오"라고 말하기보다는 "이렇게 해보면 어떨까요?" 하고 부하들에게 제안하는 형식을 취한다고 한다. 그 병원장은 그렇게 하는 것이 상대방의 자존심을 세워주고 자신이 조직에서 중요한 사람이라는 것을 느끼게 만들어 주기 때문이라고 한다. 직접적인 명령어 대신 간접적인 명령어를 택하는 것은 확실히 반감 대신에 협조심을 불러일으킨다. 그러나 의료서비스기관의 운영에서 늘 이런 형태의 지시어가 효과를 발휘하는 것은 아니다. 상황에 따라서 충분히 다를 수 있다. 예를 들어서, 응급구조나, 응급수술과 같은 긴급한 상황에서는 일의 신속한 처리와 긴장감을 불러일으키기 위해서 직접적인 명령화법을 쓰는 것이 효과적이다.

조직 운영에서 업무 수행의 기본은, 상사는 가장 최선이라고 판단되는 지시나 명령을 내리고, 부하는 그것을 성실하게 효과적으로 받아들이고 이해하고 업무를 이행하는 것이다. 합법적 지시나 명령을 따라야 하는 것은 조직 구성원으로서의 기본적인 자세이며 또한 의무이다. 만약, 부하가 상사의 지시나 명령을 거부하면 조직의 성립 의미가 없으며 조직을 운영할 수도 없다. 또한, 부하가 상사로부터 지시를 받을 때에는 지시 내용을 잘못 청취한다든지 미리 짐작해서 대충 청취하는 일이 없도록 항상 긴장을 하고 사전에 준비한 메모 용지에 핵심 내용을 적으면서 성실한 자세로 청취해야 한다.

2. 명령의 형태

지시와 명령에는 크게 두 가지 형태가 있다. 하나는 구두(oral)에 의한 것인데 개인적으로 대면하면서 구두로 명령이나 지시를 하는 것을 말한다. 또는 전화나 화상시스템 등을 통해 명령과 지시를 하기도 한다.

다음으로는 문서(written)에 의한 지시이다. 이것은 조직 내에서 특별한 지면을 이용하거나 표준화된 문서를 통해서 지시를 하는 것을 말한다. 문서에 의한 지시는 개인적인 차원보다는 부서 전체에 관련된 것과 같은 집합적인 경우가 많다. 또한 게시판이나 전자우편을 통한 명령이나 지시도 문서에 의한 형태에 속한다.

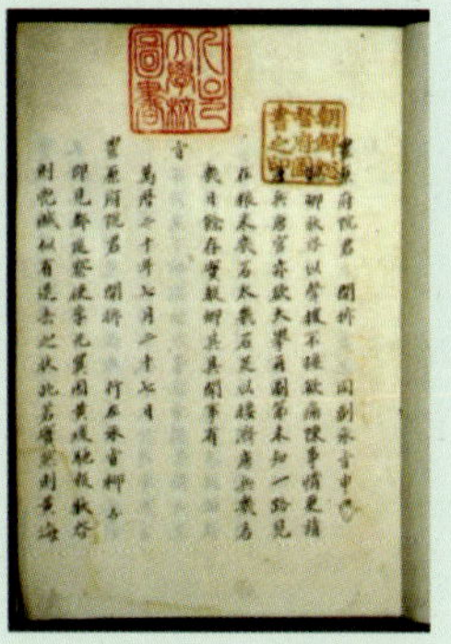

정원전교(조선 선조 때에 승정원에서 유성룡에게 내린 국왕의 명령을 전한 문서를 모은 책)

구두와 문서 중 어느 방법이 효과적인가 하는 것은 개별적 경우에 따라 다르겠지만 주로 다음과 같이 구분해 나열해 볼 수 있겠다.

1) 문서명령은 어떨 때 효과적인가

- 명령을 직접 수령자 이외의 타인에게 전달할 필요가 있을 때
- 명령의 내용이 이해하기 어려운 것이거나 또는 쉽게 잊을 수 있는 성질의 것일 때
- 복잡한 세목이나 또는 정밀한 숫자를 수반할 때
- 일의 진척상태를 통제하고자 할 때
- 결정된 방법으로 일을 시키고자 할 때
- 책임을 명백히 해 놓고자 할 때
- 장기간에 걸쳐 다수인에게 이행시키고자 할 때
- 자기의 착상이나 착안점을 실행 시에 고려해달라고 할 때 등이다

2) 구두명령은 어떨 때 효과적인가

- 지극히 간단한 지시나 조언을 줄 때
- 긴급을 요할 때
- 일단 문서로 행한 명령을 다시금 철저히 시킬 필요가 있을 때
- 수령자가 그 내용을 잘 알고 있을 때
- 수령자가 충분한 지식, 기능, 숙련을 지니고 있을 때
- 수령자가 싫어하는 일을 시킬 때 등이다

요약컨대 구두명령은 일상관리 업무에 항상 수반되는 것이며, 필요에 따라 신속하게 내릴 수 있는 것이다. 또한, 명령을 내리는 사람의 표정이나 태도에 따라 그 효과가 가감되기도 하며, 수령자가 충분히 납득했는가의 여부를 확인하기가 쉽다. 하지만 구두명령은 조직의 여러 계층을 거쳐 하달되는 경우에는 의미가 왜곡될 가능성이 많다는 단점도 있다.

이에 반해 문서명령은 그 내용이 명백하게 기록되고 있으므로 왜곡될 가능성이 적고 또한 일시에 여러 사람에게 전달할 수 있다는 장점이 있다.

3. 지시/명령 시 유의사항

어느 누구도 지시나 명령을 좋아하지 않는다. 때문에 상황에 맞지 않거나 개인의 특성을 고려하지 않고 일방적으로 내리는 지시나 명령은 부하를 적으로 돌려놓거나 업무를 그르칠 수 있다. 지시를 하기 전에 다음과 같이 계획표를 작성하여 사용하면 보다 더 효과적으로 활용할 수 있다.

지시를 위한 계획표

무엇 (마지막 결과물) ____________________

결과물이 어디로 갈 것인지 ____________________

세부기준 ____________________

일의 종류 ____________ 우선순위 ____________

누가 누가 이 일을 할까 ____________________

언제 지시일 ____________________

작업 종료일 ____________________

실제 제출일 ____________________

진행보고를 위한 미팅 ____________________

어디서 정보, 자료, 서비스를 얻기 위한 곳 ____________________

왜 ____________________

자료 : 하지현 옮김(2008)에서 인용

명령은 그 자체로는 아무런 가치가 없는 것이며, 수령자로부터 요망되는 행동이 일어날 때 비로소 가치가 있는 것이다. 그러므로 상사의 명령은 부하직원의 행동의욕을 상실시키지 않도록 행해져야 한다. 그러기 위해 상사는 다음과 같은 사항을 염두에 두고 지시/명령을 하는 것이 업무의 효과를 높일 수 있다.

■ **부하 직원의 이해 수준을 고려해서 업무에 관한 지시를 내린다.**

명령을 하는 사람의 입장에서 고려해야 할 사항은, 명령을 잘 하는 것도 중요하지만 더 중요한 것은 "메시지를 상대방에게 어떻게 이해시킬 것인가?" 하는 문제이다. 그것은 바로 나에게 중요한 것을 명령하는 것이 아니라 상대방에게 중요한 것, 나아가서 조직의 성과를 높이는 데 중요한 것이라는 점을 확실히 해야 한다. 만약, 명령을 내릴 때 부하의 입장에서 그 명령이 자신에게 중요하지도 않고 조직의 발전과도 무관한 것이라고 판단하게 되면 지시의 수용이 어려워진다.

따라서 상사는 지시하고자 하는 직원에 맞추어 지시해야 한다는 것을 잊어서는 안된다. 즉, 지시를 받는 직원의 언어 수준, 커뮤니케이션 프로파일, 얼마나 받아들일 준비가 되어 있는지 등에 맞추어 지시한다.

■ **업무 내용은 간단명료하고 일관된 내용으로 설명한다.**

명령을 내릴 때 유의해야 할 점은 갑자기 즉흥적으로 하지 않도록 한다. 때문에 상사는 명령을 내리기 전에 명령을 내려야 할 사항에 대하여 충분히 이해하고, 부하가 가장 이해하기 좋은 단어와 내용을 담아서 정확하고 간단하게 명령해야 한다. 만약, 상사의 명령을 들은 부하가, "부장님, 그것은 지난번에 은행으로부터 거절을 당한 적이 있는 방법입니다"라고 대답한다면, 상사는 이미 잘못된 명령을 내린 것이고 그에 따라 시간의 낭비, 상사에 대한 부하의 신뢰 추락 등의 부작용이 발생하게 된다.

따라서 상사는 명령을 내리기 전에 자기 자신에게 설명을 해보는 것도 좋은 방법이며, 내용이나 말하고자 하는 의미를 명백하게 말함으로써 자신을 재점검하는 것도 효과적인 방법이 된다.

한편, 지시를 내릴 때 샘플을 보여주거나 표, 모델, 그림 등의 시각자료를 충분히 활용한다. 표로 정리해 올 것을 원한다면 펜으로 백지 위에 어떤 모습을 원하는지 대략 그림으로 설명해 준다. 참고자료를 원한다면 이전 보고서 중 이와 유사한 것을 찾아서 참고하도록 넘겨준다.

■ 부하 직원의 사기를 높이고, 자긍심을 갖도록 명령한다.

명령받기를 좋아하는 사람은 거의 없다. 때문에 조직에서 부하에게 일을 시키기 위해서는 부하의 기분을 좋게 해주어야 한다. 상사로 인하여 부하의 기분이 좋지 않으면 겉으로 드러내지는 않더라도 심리적으로 압박을 받으며, 이것은 업무성과에 부정적 영향을 미친다. 때문에 상사는 부하가 사기가 높아지고 자긍심을 갖는 방향으로 지시를 해야 한다.

상사는 감정을 누르고 침착하게 말하는 것이 필요하다. 부하가 특히 좋아하는 방법이 있다면 필요에 따라 거기에 합치시켜주는 것도 하나의 방법이 될 수 있다.

◆ 좋은 지시와 좋지 않은 지시의 예

〈 좋은 지시 〉

A상사 : "이것은 김 대리가 바로 전문가잖아요?"

A상사 : "우리 병원을 찾는 환자들이 김 간호사만 보면 좋아하니 직원들 친절교육은 김 간호사가 책임지고 해보는 것이 좋겠어요."

〈좋지 않은 지시〉

B상사 : "할 사람이 김 대리밖에 없으니 김 대리가 하세요."

B상사 : "김 간호사가 제일 시간이 한가하니 친절교육은 김 간호사가 맡으세요."

위의 예에서 보는 것처럼 두 가지 경우에 있어서 B 상사보다는 A 상사의 지시에 대하여 부하들이 더 기분 좋게 받아들일 수 있을 것이다. 조직에서 관리자들이 성과를 생각한다면 B 상사처럼 지시를 내리는 습관은 지양되어야 한다.

■ 업무의 우선순위를 정하고, 수행할 시기를 지시한다.

모든 조직에서 일상적인 일과 긴급한 일은 때와 장소를 가리지 않고 일어난다. 이것을 닥치는 대로 해치우려는 미련한 관리자는 없다. 늘 무엇이 중요한지 그 우선순위를 정해서 일을 하게 된다. 따라서 지시도 우선순위에 따라 이루어져야 한다. 조금 전에 어떤 일을 시켰다가 다시 다른 것을 먼저 하도록 지시를 변경한다면 부하는 일할 의욕을 잃어버릴 것이다.

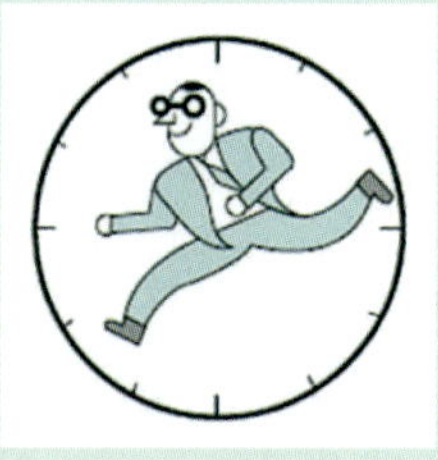

무엇이 중요한지 그 우선순위를 정해서 일을 하도록 해야 한다

잘못하면 안전사고도 발생할 수 있다. 관리자는 일을 시키기만 하면 그만이지만, 현장에서 일을 수행하는 직원 역시 다양한 스트레스 상황에 처해 있다는 것을 이해해야 한다. 그런 상황을 헤아리지 못하는 관리자는 부하 직원으로부터 신뢰를 받지 못한다. 일시에 너무 많은 명령을 내리는 것을 지양해야 하며, 일단 명령을 내린 뒤에는 부하에게 전적으로 위임하는 태도를 가지고 있어야 한다.

지시를 내릴 적당한 시점은 직원이 충분히 집중해 경청할 수 있고, 지시자도 지시하는 데 집중할 수 있어 원하는 것을 잘 설명할 수 있는 좋은 순간을 찾아야 한다. 만약 직원이 다른 일로 바빠서 집중하기 어렵거나, 자꾸 전화가 오는 등 대화의 흐름이 끊기게 되면 지시 사항을 잊어버리거나 중요한 내용을 놓치게 된다.

▪ 지시한 내용을 부하 직원이 반복 설명하도록 한다.

상사가 부하에게 일을 지시하고 나면 부하가 복창을 하도록 하는 것은 부하가 지시사항을 정확하게 숙지하도록 하는 효과적인 방법이다. 그러나 이렇게 하기 위해서는 상사의 노력과 훈련도 필요하다. 반복 대답을 하더라도 부하직원이 기분 나쁘지 않도록 기술적으로 지시해야 한다. 지시자는 "내가 정확히 얘기했는지 확인했으면 합니다. 내가 지금 해달라고 한 일이 어떤 것인지 얘기좀 해 주실래요?"라고 말한다. 그러고 지시를 받은 부하가 "예, 알겠습니다. 부장님, 그쪽 거래처에 전화를 해서 그쪽이 원하는 시간과 장소를 잡아서 보고하라는 말씀이지요?" 하고 반복 대답을 한다면 그 일은 틀림없이 성공적으로 수행될 것이다. 그러나 이와 같은 반복 대답을 유도하고 못하고는 상사의 능력이다.

여러 단계에 걸쳐 지시를 내릴 때엔 한 단계가 끝난 다음에 "질문 있나요?"라고 물어보아야 한다. 그래야 직원들에게 의문사항이나 불문명한 점이 있다면 바로 알려 줄 수 있다. 지시자가 이야기 하는 동안 부하가 고개를 끄덕였다고 해서 충분히 이해하고 있다는 뜻은 아니다.

▪ 진행사항을 보고받을 수 있도록 지시한다.

중간에 진행 상황을 보고받고 수정요구를 해야 할 필요가 있다면 지시가 끝난 뒤 "다음 주 같은 시간에 만나 얼마나 진행이 되었는지 봤으면 합니다"라고 말한다. 이런 식의 말은 진척 사항이 있을 것이라는 긍정적 태도를 보

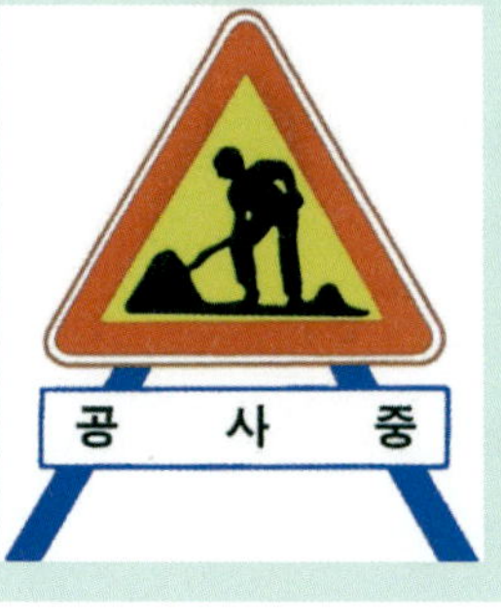

중간에 진행사항을 보고 받고 지적을 할 필요가 있을 때 보고 받을 수 있도록 지시한다

이는 것이다. 그러나 만일 "어떻게 일을 해놓고 있는지 다음 주에 봅시다"라고 말한다면 당신은 하나하나 감독을 할 것이며, 그들의 능력에 대해 부정적 인식을 갖고 있다는 인상을 주게 된다.

상사나 관리자가 직원에 대한 지시내용의 처리과정을 보면 별로 마음에 들지 않을 때가 있다. 이때 지적이 필요한데, 지적을 할 때도 즉흥적으로 지적할 것이 아니라 다음 5가지 지침을 생각하면서 지적해야 한다(하지현 옮김, 2008)

◆ 긍정적인 자세

샌드위치 기술을 쓴다. 호의적인 말로 시작해서 마지막도 북돋고 지지하는 말로 끝낸다. 샌드위치에서 중요한 햄은 가운데 있듯이 지적사항은 이런 호의적인 말 사이에 넣어서 한다.

◆ 문제가 있을 때 바로 지적한다.

지적을 빨리 받을수록 빨리 교정을 시작할 수 있다. 지시사항이 다 끝날 때까지 미루지 말고 문제가 있다면 바로 지적해 고치도록 해야 한다.

◆ 개인적으로 만나 지적한다.

동료들이 모두 모여 있는 곳에서 지적하는 피드백을 줘서는 안 된다. 그런 문제를 다룰 때는 항상 개인적으로 일대일로 만나 해결해야 한다.

◆ 만나서 얘기한다.

문제가 있다는 것을 알리거나 문제가 생긴 부분에 대해 염려한다는 것을 알릴 때는 메모를 남기거나 이메일을 보내지 말고 직접 만나서 말을 하는 것이 좋다. 또 이때 나눈 대화내용을 정리해 주기로 했더라도 절대 공유프린터를 이용해 실수로 동료 직원들이 그 내용을 보는 일이 없도록 유의한다.

◆ 한 번에 한 가지씩 지적한다.

설령 어떤 사람에게 고쳐야 할 문제가 여러 개 있다고 할지라도 모두 한 번에 다루지 말고 가장 중요한 것부터 시작한다. 나머지는 첫째 문제가 해결되는 것을 보면서 차차 꺼내도록 한다. 한 번 만나서 여러 가지 문제를 한꺼번에 다루면 어떤 사람은 당신이 자기를 들들 볶는다고 생각할 것이고, 또 다른 사람은 뭐하나 제대로 하는 게 없다는 생각에 좌절할 수 있다. 또 어떤 사람은 첫 번째 문제를 얘기하는 순간 귀를 막아버려서 다음 문제는 들으려고도 하지 않을 것이다.

••• 4. 지시 받을 때 유의사항

상사가 지시만 잘 내린다고 해서 일이 제대로 수행되는 것이 아니다. 지시의 수신자인 부하의 태도와 피드백에 의해서 지시 역시 영향을 받는다. 부하가 상사로부터 지시를 받을 때 고려해야 할 사항으로는 다음과 같은 것들이 있다.

■ 상사를 똑바로 주시하면서 청취한다.

상사가 열심히 뭔가 설명하고 있는데 시선을 아래쪽으로 향하거나 옆쪽으로 향한다면 건성으로 듣고 있다는 인상을 주게 된다. 이런 태도는 상사로부터 오해를 불러일으킬 수 있고 결국 신뢰감을 잃을 수도 있다. 상사의 눈을 주시하면서 청취하는 수신자의 자세는 지시하는 말과 행동을 신중하게 이해하고 있다는 것을 상사에게 인식시키게 되고, 상사의 지시는 효과적이 될 수 있다.

■ 적극적인 사고로, 그러나 겸손하게 개입한다.

때때로 지시하는 업무가 본인의 능력에 비해 힘겨울 때도 있다. 또한 본인의 실수로 인하여 상사로부터 업무상 질책이나 주의를 받았다고 하더라도 이것은 상사가 자신의 인간성을 비판하는 것이 아니라 향후 업무 향상을 위한 애정어린 충고라고 받아들여 성숙된 자질 향상의 기회로 삼아야 한다. 그리고 매사에 적극적이며 긍정적인 생각을 가지고 업무 해결을 위한 방법을 모색할 때 상사로부터 인정을 받을 수 있다.

■ 개인감정을 표현하지 않는다.

우리 사회가 고유하게 지니고 있는 문화적 특성상 상사가 자기보다 나이가 어리다고 해서 업무지시를 받을 때 부하가 유쾌하지 못한 감정을 나타낸다면 상사는 제대로 업무 지시를 하기가 어려울 것이다. 개인적인 문제가 있을지라도 업무지시를 받을 때는 사사로운 개인감정을 표현하는 태도는 삼가는 것이 지혜로운 조직행동이며, 그것은 조직운영에 도움이 된다.

5. 상사와 커뮤니케이션 시 유의사항

지시와 명령 외에 직장생활에서 상사와 커뮤니케이션 할 때 유의해야 할 점으로는 다음과 같은 것들이 있다.

■ 상사가 부를 때에는 활기찬 목소리로 대답하고 하던 일을 일단 멈춘다.

진행하던 일이 있어도 양해를 구하기 전에는 상사를 기다리게 해서는 안 된다. 사전에 준비한 필기도구를 지참하고 상사에게 다가가거나 상사를 향해 시선을 주목한다.

■ 상사가 지시를 하고 있는 동안에는 질문을 하거나 방해하지 않고 일단 지시 내용을 청취한 후 질문하도록 한다. 지시 내용의 목적과 중요한 요점을 적극적인 자세로 청취한다.

■ 메모하는 습관을 갖는다.

지시나 명령은 간단한 것이라도 반드시 메모하면서 청취하는 습관을 가지며 메모는 일단 청취한 내용을 정리하여 요점만 기재한다. 메모 내용은 누가, 언제, 어디서 등 육하원칙에 따라 정리한다. 요즘에 한국의 각 직장에서도 메모하는 습관이 일반화되어 거의 모든 조직 구성원들이 메모용 수첩이나 전자메모패드를 지참하고 있다. 상사는 부하의 의견을 기록하고, 부하는 상사의 말을 기록하는 것이 일상화되고 있다. 이와 같은 노력이 개인의 능력을 개발하고 성과를 높이는 데 기여한다.

■ 요점을 분명히 확인한다.

상사의 설명이 끝나면 잠시 후 기재한 요점 중심으로 상사에게 질문하고 상사의 의도를 재확인한다. 재확인 과정은 지시된 업무를 제대로 수행하지 못하게 될 경우를 사전에 방지한다. 이 과정에서 상사와의 원활한 커뮤니케이션이 있다면 더욱 신속하게 업무 파악 및 실천이 가능하다.

■ 업무 지시를 받을 때는 제출 및 마감 기한을 문의하거나 확인한다.

기한이 없는 일은 거의 없다. 상사에게 기한을 확인하는 것은 업무를 효과적으로 수행하겠다는 의지를 나타내는 것이다.

■ 상사의 지시나 명령을 되풀이하면서 중요한 점과 의문점을 잘 생각해 본다.

만약 의문점이 있다면 간단한 것은 그 자리에서 재확인한다. 더 나은 해결 방법에 대해 제안이나 의견이 있다면 상사의 지시가 끝난 후 상황을 판단해서 상사에게 건의한다. 다른 업무와 중복 등의 사정에 의해 곧바로 지시내용을 수행할 수 없을 때는 상사에게 그 이유를 정확하게 말하고 업무수행에 따른 우선순위에 대해 상담한다. 어떠한 이유로도 지시된 업무를 임의로 묵인하거나 지연해서는 안 된다. 조직생활을 하다보면 직속 상사 외의 다른 부서 윗사람으로부터 직접 지시를 받는 경우가 있다. 이 경우 지시 내용에 대해 직속 상사에게 보고한 후 지시를 재차 받는 것이 바람직하다.

6. 지시 및 명령 방법의 개선

1) 지시/명령의 역할

조직에서 모든 관리자들의 중요한 역할 중의 하나는 조직의 목표를 달성하도록 부하 직원들에게 영향력을 행사하는 것이다. 영향력의 행사는 보통 지시나 명령의 형태로 이루어지는데, 이것은 공식적 계층과 명령계통의 라인을 따라 합법적으로 이루어진다. 조직을 운영하기 위해서 관리자들은 부하들에게 수시로 명령과 지시를 하게 되는데, 관리자들은 이것에 너무 익숙한 나머지 명령이나 지시를 받는 대상의 특수한 상황을 간과함으로써 문제를 발생시킨다.

예를 들어, 병동의 간호사가 담당 의사에게 "○○호실 ○○○ 환자가 지금 갑작스런 복통을 호소하고 있다"고 보고할 경우, 많은 의사들 역시 전화상으로 "□□□ 진통제를 주사하시오" 라고 지시하는 경우가 많다. 그러나 임상 현장에서 흔하게 벌어지는 이와 같은 지시 방법은 요즘처럼 소비자의 권익이 높아진 상황에서는 의사의 인격을 의심하게 할뿐만 아니라 병원에 대한 신뢰를 떨어뜨리게 된다. 이와 같은 경우에 의사는 바로 현장을 방문하여 간호사와 함께 환자를 보살펴줌으로써 간호사의 직무능력도 높이고 의료기관에 대한 환자의 신뢰를 확보할 수 있다.

또한, 조직에서 일어나는 지시나 명령은 조직의 방침을 구성원들에게 전파하고 과업을 성공적으로 이끌기 위한 중요한 수단이다. 때문에 그것은 우선, 목적이 분명하고 수신자가 이해 가능한 것이어야 한다. 지시가 잘 되어야 일도 잘 수행될 수 있으며, 지시가 잘못되면 목표가 달성되는 방향으로 일이 수행되지 않는다. 때문에 관리자들은 목표가 달성되는 방향에서 지시와 명령을 내릴 줄 알아야 한다.

2) 효과적인 지시/명령 방법

업무의 성과를 높일 수 있는 효과적인 지시/명령 방법에 대해 알아보면 다음과 같다.

- 부하에게 무엇인가를 수행하도록 지시를 할 경우에 지시자는 반드시 답변과제를 확인해야 한다. 상사가 부하로부터 얻고 싶은 반응이 무엇인지 사전에 기록하여 둠으로써 일정한 시간이 흐른 뒤에 보고를 받더라도 처음에 기대했던 답변대로 이루어졌는지를 확인할 수 있다. 이처럼 상사가 부하에게 전달하는 지시사항의 결론을 확실히 알고 있을 때 지시나 명령의 커뮤니케이션을 원활하게 할 수 있다.
- 상사가 기대했던 대로 부하가 답변을 내놓았을 때 상사는 어떤 피드백을 줄 것인가? 아무런 반응도 보이지 않을 것인가? 아니면 간단히 '수고했다'는 말 한마디로 끝낼 것인가? 상사는 그때그때 상황에 맞추어 부하의 사기를 높여줄 수 있는 반응을 보이는 것이 부하에게 동기부여가 된다. 강하고 친밀한 어조로 '정말 훌륭하군' 하고 한마디 칭찬해준다면 매우 높은 동기유발을 유도할 수 있을 것이다. 부하의 답변이 부족하더라도 잘 된 부분부터 칭찬을 해주고 보완할 부분을 짚어준다면 부하는 상사를 신뢰하게 될 것이다.
- 작업 현장에서 내리는 지시나 명령은 반드시 일과 관련이 있어야 한다. 일과 관련이 없는 지시가 남발된다면 직원들은 일에 대하여 정신과 힘을 집중할 수 없고 그에 따라 일의 정확한 수행을 기대하기 어려울 것이다. 요즘 MZ세대는 상사가 사전에 충분히 양해를 구하고 일과 관련이 적은 부탁을 한 것 때문에도 퇴사하거나 고충처리를 호소하기도 한다. 관리자는 항상 일의 성과를 높일 수 있는 방향에서 객관적으로 지시를 함으로써 부하들로부터 신뢰를 확보할 수 있고 그에 따라 조직 내 커뮤니케이션도 활성화된다.

그러나 아직까지 우리 사회에서 많은 관리자들이 지시나 명령을 개인적 차원에까지 적용함으로써 다양한 문제를 유발시킨다. 낙후된 조직에서는 부하 직원에게 개인적인 심부름을 시키는 경우도 있다. 예를 들어, 의료서비스기관에서 흔히 볼 수 있는 일로써 바쁜 여직원에게 커피 심부름을 시킨다든지, 또는 바쁘게 일하는 직원을 불러내 식사 장소까지 차를 태워 줄 것을 요구하기도 한다. 이와 같은 상사의 태도는 오늘날 민주화되어 있는 각종 조직에서 불신과 갈등의 요인이 된다. 때문에 대부분의 조직에서는 상사의 자의적 지시와 명령을 방지하기 위하여 취업규칙에 관리자의 행동준칙을 삽입하기도 한다.

III 보고 커뮤니케이션

1. 보고 시 고려 및 주의사항

1) 보고 시 고려사항

명령계통에 따라 상사로부터 업무 지시를 받은 부하는 규칙에 따라서 보고를 하도록 되어 있다. 이것은 개인이 하기 싫다고 해서 안 해도 되는 것이 아니라, 명령계통에 의해 의무적으로 해야 한다. 그러나 보고를 하는 데 있어서는 보고의 형식을 따지는 것이 중요한 것이 아니다. 보고를 받는 상대방도 그것에 대하여 명쾌하게 동의를 하는지, 보고자가 제시하는 근거가 상대방을 납득시키기에 충분한 것인지, 그리고 보고에 의하여 정말 상대방의 행동을 유도해 낼 수 있는지가 실제 중요한 부분이다.

사람은 누구나 사물을 완벽하게 객관적으로 바라볼 수는 없다. 때문에 자신이 말하고 싶은 것을 이야기하는 것이 아니라 최대한 객관적으로 볼 수 있고 말할 수 있도록 훈련하여 명령에 대한 정확한 해답이 될 수 있도록 보고해야 한다. 실무자가 하고자 하는 보고와 결재권자가 원하는 내용은 항상 다를 수 있는데, 그 차이점을 살펴보면 다음과 같다(박소연 외, 2005).

도표 10-1 실무자와 결재권자의 보고에 대한 견해 차이

실무자가 하는 보고	결재권자가 원하는 보고
• 자신이 한 일을 시간 순으로 나열	• 중요한 사건 순으로 나열
• 배경과 필요성 우선	• 결론이 우선
• 책임을 우려하여 문제 제기 우선	• 문제 제기보다는 해결방안에 중점
• 보고서를 두껍게 해야 설득력이 있다는 생각	• 보고서는 얇아야 경쟁력이 있다고 생각
• 자신의 노고와 보고량의 비례	• 사안의 중요성과 보고량의 비례
• 전문용어와 편리한 약어를 남용	• 알아들을 수 있는 일반 용어 선호
• 좋은 일부터 먼저 보고	• 신속한 해결을 요구하는 문제부터 보고

또한, 보고에서 가장 중요한 것 중의 하나는 언제, 어떻게 보고할 것이냐의 문제이다. 다음으로는 보고 내용을 실천하는 데 어느 정도의 비용이 드는지를 정확한 근거를 통하여 분명하게 전달하는 것이다. 보고하는 데 있어서 답변은 상황의 지배를 받기 때문에 늘 시간을 적절하게 맞추도록 한다. 각종 조직에서 직원들이 보고 시 고려해야 할 핵심들을 살펴보면 다음과 같다.

■ 되도록이면 지시 받은 기한보다 조금 빨리 보고하도록 한다.

이것은 정해진 기간 안에 상사와 함께 문제를 수정할 수 있는 좋은 기회를 제공하며, 상사에게 부하에 대한 신뢰를 갖게 해준다. 기간이 오래 걸리는 보고의 경우 일을 다 완성해서 보고해야겠다는 욕심으로 조금 이상한 문제들에 대해서도 사전에 확인이나 점검을 하지 않고 지나쳤다가 보고 시에 지적을 받고 다시 해야 경우가 종종 발생한다. 또한 최종 수정이나 하룻밤 잠자는 사이에 생겨나는 훌륭한 아이디어를 얻기 위해서라도 미리 보고하고 이상 유무를 검토받는 것이 효과적인 보고처리 과정이다.

■ 보고 순서는 중요한 것을 먼저 한다.

중요성의 정도가 균일할 때에는 상사가 선호하는 것을 우선적으로 선택하여 한다. 또한 좋은 일과 나쁜 일 중에서는 신속한 처리가 요구되는 문제부터 보고해야 한다. 누구든지 좋은 것이 생기면 상사에게 달려가 보고하고 싶어진다. 그러나 현장에서 터진 골치 아픈 문제는 누구든지 보고하기를 회피한다. 의료서비스기관에서 이와 같은 잘못된 커뮤니케이션 관행이 고쳐져야 조직의 생산성도 높아진다. 좋은 일은 한가할 때 서로 기뻐하면 된다. 그러나 문제가 있는 사안에 대해서는 빨리 해결할수록 비용이 적게 들고 후유증도 빨리 가라앉는다.

■ 보고의 형태는 구두와 문서보고를 병행하는 것이 좋다.

간단한 보고 시에는 구두로 하거나 메모를 사용하는 것도 하나의 방법이다. 물론 복잡한 보고서는 정해진 규격에 의해 작성하여 보고하고 보고자 이름에 서명하도록 한다. 문서로 보고할 시에는 결론부터 제시하고, 중요한 부분에 대해서는 색깔을 달리하거나 두꺼운 글씨체를 써서 상사의 편의를 돕도록 한다.

2) 보고 시 주의사항

보고는 상사의 지시나 명령을 수행하는 것으로 조직의 성과를 높이는 중요한 요소이다. 보고가 제대로 이루어지지 못한다면 일이 지연되거나 엉뚱한 결과를 낳으며, 그 결과 쓸데없는 비용이 발생하기도 하고 대외적인 신뢰를 잃기도 한다. 보고 시 주의사항으로는 다음과 같다.

■ **명령받은 일을 끝내면 즉시 보고한다.**

보고는 빠르면 빠를수록 좋다. 보고의 지연은 시간과 비용의 낭비를 불러오기 때문이다. 예를 들어, 의사가 증상을 확인하기 위하여 환자의 혈액검사를 지시했을 경우 검사의 결과가 빠를수록 환자 만족도는 높아진다. 의사의 조치사항이 빨라질 수 있기 때문에 비용도 절약할 수 있다.

■ **결론을 먼저 간단하게 보고하고 상사의 지시에 따라 이유와 경과를 보고하도록 한다.**

상사가 가장 궁금해 하는 것은 결론이다. 결론은 감추어둔 채 서론을 장황하게 늘어놓지 않도록 한다. 보고 시 서론부터 꺼내는 것은 상사로부터 인정을 받지 않겠다는 뜻과 다를 바 없다.

■ **객관적으로 사실을 있는 그대로 분명하고 정확하게 설명한다.**

보고는 객관적이고 구체적인 사실에 입각해 있어야 한다. 두루뭉술한 보고는 금물이며, 내가 하고 싶은 이야기는 상사가 원하는 경우에만 간단하게 보고하도록 한다. 사실대로 보고하지 않는다면 상사로부터 계속 질문을 받을 수밖에 없을 것이다. 수치, 그래프, 통계 등 객관적인 자료를 활용하여 보고의 정확성을 높이는 것이 중요하다.

■ **업무의 진행 중에 착오나 문제가 있으면 상사에게 즉시 보고하도록 한다.**

문제 발생이 의심됨에도 불구하고 일을 그대로 진행하거나 방치해서 문제를 키우지 않도록 한다. 도요타 자동차회사의 경우에는 생산라인에서 이상 징후가 발생할 경우 즉시 적색버튼을 눌러서 생산라인을 중단시켜서 이상 유무를 확인하도록 하고 있다. 이것은 작고 사소한 문제를 큰 문제로 키우지 않기 위해서이다. 그러나 의료서비스기관에서 환자의 간호를 담당하고 있는 간호사들은 환자의 이상 증세를 통상적인 것으로 간과함으로써 화를 불러오는 경우가 종종 있다. 의료진들은 사람의 특성이 모두 다르듯이 질병의 증세도 다양하다는 인식을 가지고 대응을 한다면 오진율을 좀 더 줄일 수 있을 것이다.

■ 보고는 반드시 명령을 내린 사람에게 하는 것이 원칙이다.

조직 운영의 원리 중에 '명령일원화의 원칙'이라는 것이 있다. 조직 안에서 자기 직속 라인을 벗어나 아무에게나 지시하고, 또 아무에게나 보고하면 조직운영이 안 된다는 것이다. 지시와 보고는 자신의 직속 상사와 부하에게만 하는 것이 원칙이다. 만약, 부득이한 일로 다른 부서의 상사나 관리자로부터 지시를 받은 부하직원은 즉시 자신의 직속 상사에게 그 사실을 보고해야 한다.

■ 중간보고 등 진행 상황에 따라 수시로 상사에게 보고하여 조치를 받도록 하는 것이 효과적이다.

경우에 따라서 상사가 지시한 일이 오래 걸리는 경우가 있다. 이와 같은 경우에는 진행상황을 수시로 보고하는 것이 상사로부터 신뢰를 얻을 수 있다. 그리고 중간에 하는 수시보고에 의하여 보고의 방향도 정확하게 할 수 있다. 많은 직장인들이 일을 완벽하게 끝마친 다음에 보고하려고 하는데 이것은 오히려 일을 어렵게 만들 수 있다. 예를 들어, 보고기간이 1주일 정도로 긴 경우 중간보고 없이 나중에 일시에 보고를 할 때 상사의 의도나 일의 방향이 맞지 않아 다시 해야 하는 문제가 발생하기도 한다. LG전자 부서장들이 뽑은 '좋은 보고서의 기술'이 발표된 적이 있는데, 그 중 중요하게 지적된 것 중의 하나가 '보고시기'에 관한 것이다. 즉, 진행 시간이 긴 일은 중간 중간에 보고를 함으로써 상사가 일의 흐름을 알 수 있도록 해야 하며, 긴급 상황 시에는 전화나 문자 메시지 등을 통해 신속하게 보고해야 한다는 것이다.

••• 2. 보고의 원칙과 형식

1) 보고의 원칙

■ 객관성 유지의 원칙

보고를 하는 사람은 자기가 주관적으로 하고 싶은 말을 하지 않도록 한다. 어디까지나 지시한 내용에 대한 정확하고 객관적인 답변이 될 수 있도록 보고의 내용이 작성되어야 한다. 만약, 보고를 받는 상사가? "그것이 당신의 의견인가?" 아니면 "객관적인 사실인가?" 하고 질문을 하게 되는 보고라면 이미 그것의 신빙성은 반감된다.

■ 근거 제시의 원칙

보고가 객관성을 유지하기 위해서는 보고 내용의 출처를 분명하게 제시하도록 한다. 상대방에게 보고의 근거가 전달되지 않으면 좋은 커뮤니케이션이 아니다. 예를 들어, 어느 병원의 물자팀장이 병원장에게 A라는 재료가 필요하다고 보고하면서 그 근거를 "A라는 재료가 없기 때문"이라고 설명하면 그것은 매우 빈약한 근거이다. 그것은 하나의 상황 설명이지 근거가 될 수는 없다. 또는 원무팀장이 병원장에게 마케팅 역량 강화가 필요하다고 보고하면서 그 이유를 '마케팅 역량이 약하기 때문'으로 근거를 제시한다면 누구도 수긍하기 어렵다.

전자에서는 물자팀장이 A재료는 하루에 몇 명의 환자에게 필요하기 때문이라든가, 또는 A재료의 가격이 앞으로 인상될 가능성이 있다는 것 등이 A재료를 필요로 하는 근거가 될 수 있다. 후자의 경우에 있어서 원무팀장은 다른 경쟁의료기관의 1인당 외래환자 수와 비교하여 마케팅 능력이 80% 정도라든가 하는 지표를 제시해야 그것이 상대방을 납득시킬 수 있는 근거가 될 수 있다.

■ 모호성 배제의 원칙

분명하지 않은 것, 근거가 희박한 것은 보고에서 배제한다. 이것은 혼란을 야기하거나 시간을 낭비하게 되기 때문이다. 상사에게 보고하는 사람들이 분명하게 지켜야 할 중요한 점은 애매모호한 내용과 방법으로 보고하지 않는 것이다. 특히, 의료서비스기관에서 진료에 대한 보고를 할 때 근거가 희박하거나 객관성이 결여된 내용은 최대한 배제한다. 정확성과 신속성이 중요하기 때문이다.

■ 필요성의 원칙

보고 시에는 그 목적과 용도를 명확하게 제시한다. 보고 받는 사람의 입장에서 불필요하다고 여겨지는 내용은 제거한다. 보고의 양과 질을 적절하게 혼합하도록 하고, 보고 시간이 너무 길거나 짧아도 곤란하며, 양적으로 너무 많거나 적어도 곤란하다.

■ **적시성의 원칙**

보고는 경영 제반 활동 개선 및 정책 등을 수립하는 데 유용해야 한다. 또한 실천 과정에 반영될 수 있는 방법과 예산이 반영되어야 하며, 그 내용이 상황에 부합해야 한다. 시기를 놓친 보고서는 아무리 훌륭해도 휴지조각에 불과하다.

■ **간결성의 원칙**

보고서는 의료서비스기관에서 정한 표준 형식에 맞추어 내용을 정리해야 한다. 그러나 간결성을 유지해야 하며 상대방이 이해하기 쉬운 표현으로 작성되도록 한다.

2) 보고의 형식

보고를 필요로 하는 경우는 ① 지시받은 일을 매듭지었을 때, ② 특별한 사태가 발생했을 때, ③ 일이 예정보다 길게 끌 것이라는 것을 알았을 때, ④ 약속과 상이할 때, ⑤ 회의 또는 출장으로부터 돌아왔을 때, ⑥ 장기간에 걸친 일의 중간 시점 등이다.

그리고 보고를 하기 위해 준비해야 할 것은 ① 무엇을 누구에게 보고하는 가를 확실히 정할 것, ② 보고의 줄거리와 요점을 정할 것, ③ 문서로 행하는가 또는 구두로 행하는가를 결정할 것, ④ 필요에 따라 실물, 도표, 인쇄물을 준비할 것, ⑤ 실례를 조사할 것, ⑥ 관련자에게 사전에 연락할 것, ⑦ 보고할 장소를 선정하는 것 등이다.

보고 형식은 그 용도나 내용, 시기 등에 따라 여러 가지로 분류할 수 있지만 간단하게 구두에 의한 것과 문서에 의한 보고로 구분할 수 있다. 문서와 구두를 병행한 차트나 프레젠테이션 보고가 있고, 최근에는 사무관리 도구가 다양하게 개발 및 보급되어 컴퓨터를 이용한 화상보고, 전자결재 등 다양한 방법으로 보고가 이루어지고 있다. 그러나 일반적으로는 구두나 문서보고가 주로 이루어지고 있으며 그 내용과 방법을 살펴보면 다음과 같다.

■ **구두보고**

기밀 사항, 긴급 사항, 서면 설명으로는 불충분한 사항 및 간단한 내용일 때 활용한다. 문서에 의한 보고 방법보다 신속성과 정확성 면에서 효과적이다. 종류는 일대일 상담식 보고와 전화에 의한 보고가 있다. 대개 조직에서는 구두 보고와 문

아하! 10-1 사오정이 시험을 친다면?

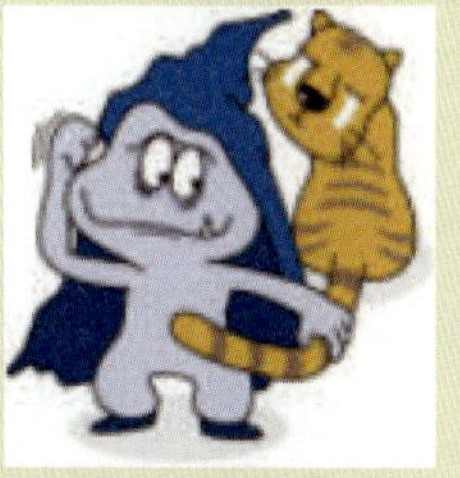

'몽고반점'은 몽골요리를 잘하는 중국집이고 '복상사'는 은밀한 계곡 위에 자리한 절이다. '으악새'는 가을에 구슬피 우는 새(鳥)이고, '구제역'은 서울의 도축장 인근에 있는 지하철역이다. '설운도'는 눈이 많이 내리는 서해안의 섬이고, '삼학도'는 칼집에 鶴(학) 세 마리를 새긴 명검이다. '허장강'은 중국의 長江(장강) 지류이고, '배신자'는 코미디언 배일집의 여동생이다. '갈매기살'은 갈매기 고기이고, '붕어빵'은 붕어로 구운 빵이다.

이상은 사오정이 작성한 낱말풀이 시험 답안지이다. '沙悟淨(사오정)이란 중국의 4대 奇書(기서)중 하나인 西遊記(서유기)에 孫悟空(손오공) 豬八戒(저팔계)와 함께 등장하는 캐릭터. 한때 '말귀를 제대로 알아듣지 못하는 사람'으로 비유되면서 소위 '사오정 시리즈'가 세간을 풍미한 적이 있다.

서 보고가 병행되고 있으며, 구두보고는 문서 보고를 바탕으로 요약하여 설명하는 수준으로 이루어진다.

■ **문서보고**

보고서를 더욱 알차게 만들기 위해서는 통계표, 도표 등을 사용하여 서면으로 작성하여 보고한다. 보고서를 작성할 때 문서 작성 단계와 문서 작성법을 참고한다면 좀 더 효과적이 될 수 있다.

3. 보고서 종류 및 작성법

1) 보고서 종류

■ **진행 보고서**

의료서비스기관 운영에 있어서 현재 무슨 일이 어떻게 진행되고 있으며, 그것과 관련이 있는 부가적인 사건들을 경영 성과와 결부하여 보고하도록 한다. 여기에는 인원, 비용, 잔고, 시설 관리 현황 등이 기본적으로 기록되며, 입원환자, 외래환자 및 물품재고 및 경쟁 의료기관 현황 등이 부가적으로 첨가된다. 최근에는 교육의 일정 및 내용도 중요한 일일 보고사항으로 채택되고 있다.

보고 시 보고서의 구성 내용은 이미 완료된 것, 진행 중인 것, 향후 완료될 것의 순으로 작성한다.

■ **조사 보고서**

특정 사건이나 문제에 대한 조사보고서로 사건의 원인과 진행사항, 예상되는 결과 및 처방에 대한 보고서이다. 조사보고서는 통계적인 자료나 추세에 대해서는 차트를 사용하여 의미를 강조할 수 있다. 문제의 원인을 적시하고 그 문제의 발생을 미연에 방지하거나 해결하기 위한 제언을 한다.

특히, 의료서비스기관에서 조사보고서는 특정 문제로 인해 피해를 입은 것은 없는지, 정보시스템에 문제가 없는지 등 핵심사항에 초점을 맞추어 작성한다. 문제에 대한 조사보고서는 보고자 자신이 문제에 대하여 직접 접근하여 조사하고 기록해야 한다. 보고서는 원칙적으로 육하원칙에 입각해서 기록하고, 마지막으로 결론과 제안으로 마무리한다.

■ **출장 보고서**

예산을 이용하여 출장을 다녀왔으면 출장보고서를 작성하여 제출하도록 한다. 경영자의 특성에 따라 출장을 가볍게 취급하는 경우가 있는데 출장은 그 목적이 분명히 있는 것이기 때문에 반드시 그 결과를 작성하여 경영에 도움이 되도록 하는 것이 좋다. 출장보고서는 출장 장소와 목적, 출장일, 간단한 소감 및 평가를 기록하고, 평가부분에는 출장과 관련된 결론 및 건의사항을 언급한다. 세부 항목을 기록해야 할 때에는 종합적인 개요 후에 중요도 순으로 나열한다. 차후에 같은 곳을 다시 방문할 필요성이 있는지 여부와 그 이유를 적어서 마무리하도록 한다.

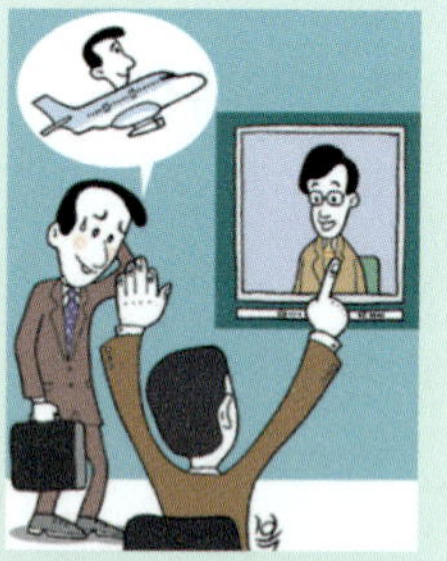

출장은 그 목적이 분명히 있는 것이기 때문에 반드시 그 결과를 작성하여 경영에 도움이 되어야 한다

2) 보고서 작성법

직장생활은 수많은 보고서 작성의 연속이라고 해도 과언이 아니다. 병원에서 원무팀 직원은 업무가 끝나면 하루 일계표를 이상 없이 마무리 지어서 상사에게 보고해야 한다. 재무팀에서는 다음날 아침 간부회의에 사용될 월말 재무현황을 작성해야 할 것이다. 또는 건강검진센터에 대하여 병원장은 지난 주 대비 이번 주 검진인원의 증감 상태 보고를 지시할 수 있다. 홍보팀에서는 병원장으로부터 환자를 유인하기 위한 홍보대책 수립 보고를 지시받을 수 있다.

또한, 조직 운영에서 업무상 사용 빈도가 높은 보고서 중의 하나는, 역시 사업 추진 관련 보고서이다. 심장 치료분야에서 경쟁력을 선점하기 위하여 새로 개발된 수억 원짜리 조형장비를 도입하기 위해서는 수십 쪽의 보고서를 작성해야 하지만, 이것은 수년에 한 번 이루어지는 보고서 작성이다. 매일 이루어지는 간략한 보고서는 직원 각자의 직무수행 결과에서부터 프로젝트 수행 진도에 이르기까지 여러 종류의 주제에 접근할 수 있다. 일상적으로 작성되는 간단한 보고서는 형태나 길이에 상관없이 우선 제목과 목적을 진술하고, 다음으로 시사점, 결론 그리고 제안 사항들을 정리하면 된다.

반면, 중요한 사업 추진에 관련된 보고서는 주로 지점의 개설, 구조 조정, 경쟁사 현황 및 진료의 질 연구 개발, 원가절감 방안 수립 등 주요 프로젝트와 연결된 경우가 많다. 주제가 복잡하여 심층 분석이 요구되는 것도 있고, 시간과 비용이 많이 소요되는 조사가 요구되기도 하는데 이들 보고서는 공식적인 기록의 일부로 일정기간 동안 보존된다.

간략한 사업보고서는 정보에 관한 것으로부터 조사, 연구, 전문성, 상황분석, 그리고 제안 등 주로 여섯 가지 범주로 나눌 수 있다. 보고서를 작성하는 순서는 제목, 검토 결과 및 권고 사항, 서론, 본론, 참고자료 순으로 작성한다.

■ 제목

제목은 보고하고자 하는 내용을 정확하게 반영할 수 있는 것으로 수식어 없이 구체적으로 간단하게 쓴다. 구체적으로 제목을 붙이지 못하는 보고서는 작성자가 문제해결의 구체적 방안이나 보고서의 내용을 완벽하게 모르고 있다는 뜻이다. 병원에서 흔히 쓰이는 보고서의 제목을 보면 다음과 같다.

- 간호인력 변동 현황(2024. 1. 1. – 1. 31.)
- 일일 내원환자 현황
- 지역 경쟁사 동향 보고
- 우리 병원에 대한 환자인식도 조사 보고

■ 검토 결과 및 제안

작성자의 견해나 주장을 토대로 읽는 사람에게 꼭 실행하도록 제안하고 싶은 점을 1~2쪽 정도로 정리한다. 다른 사람에게 제안을 하기 위해서는 보고서를 충분히 소화하고 있어야 가능하다. 보고서의 제안을 보고 상사가 그 근거를 제시해보라고 하는 경우가 많기 때문이다.

■ **서론**

보고서가 어떤 의도로 어느 시점에서 작성되었는지, 보고서 작성의 배경을 설명한다. 이때 보고서 내용에 대한 특별한 중점 항목에 대해 언급한다. 분량은 1쪽 이내가 적당하다.

■ **본론**

작성자의 견해, 지식, 검토 결과, 권고 사항 등 상세한 내용을 서술한다. 본론은 앞서 제시된 검토, 제안 및 서론부에 있는 내용을 반복할 수 있으나 최소화시키도록 한다.

■ **참고 자료**

참고 자료는 보고서의 신빙성을 높이는 데 효과적이다. 통계 자료, 차트, 참고문헌, 그 밖의 본론에서 언급한 내용의 보충 설명을 정리하여 열거한다. 그러나 참고자료가 보고서 분량에 비해 너무 많으면 베꼈다는 인상을 줄 수 있고, 너무 적으면 노력을 기울이지 않았다는 평가를 받을 수 있다.

■ **보고서 작성 및 보관**

기안이나 서류를 작성할 때 이해를 높이기 위해 한자나 외국어를 사용할 수 있지만 너무 빈번하게 사용하지 않도록 한다. 또한 보고서의 생산자와 보존 기간을 명시한다. 보고가 완료된 것은 상사의 의견이나 지시를 메모해서 보관한다. 필요시 누구나 찾기 쉽도록 파일에 보관하여 정보를 공유하도록 한다. 파일로 보관할 때에는 보고의 주제 및 연월일을 반드시 기입해야 한다.

••• 4. 문서 작성

1) 문서작성법

■ **계획단계**

문서 작성의 목적을 정하고, 지시한 상대방의 욕구와 의도를 분석하며, 그 목적을 달성하기 위해 취해야 할 행동 순서를 정하는 과정을 말한다. 시간이 걸리지만 목적을 명확하게 파악하기 위한 단계이다.

■ 조사단계

계획 과정에서 중요한 부분으로 지시된 주제에 대해 체계적인 조사가 필요하다. 조사 분량은 문서 성격과 주제에 대한 가용 정보에 따라 다르다. 단순한 메모나 서한을 위해서는 조사 기간이 짧지만 길고 복잡한 서류일수록 시간과 비용이 많이 소모된다.

■ 조직화 단계

문서 작성자가 커뮤니케이션 목적, 지시한 상사나 상대방에 대한 요구사항, 포맷(format)에 근거하여 제시할 아이디어의 순서를 정하는 중요한 의사결정 과정이다. 통일되고 일관성 있는 내용으로 정보를 정리하고, 여러 다른 아이디어를 서로 연결시키게 된다. 비즈니스 문서는 명확한 조직화가 필요하다. 조직화가 잘 되어 있는 문서는 무엇을 성취하고자 하는지 그것을 어떻게 달성하고자 하는지 한눈에 알 수 있도록 해준다.

■ 구성 및 디자인 단계

문서의 구성 및 디자인은 조직화된 문서작성계획에 따른 것으로 구성은 초안을 만드는 활동이다. 작성자는 내용을 구성할 때 어조, 스타일, 형식성 정도를 결정한다. 디자인은 한 페이지에 정보를 담는 과정으로 밑줄, 시각적 도표, 문서 특수 기호 등을 사용하여 내용에 주목할 수 있도록 시선을 끌고 읽기 쉽게 편집한다.

■ 교정 단계

문서 작성 과정에서 최종 단계로 초안을 완결된 문서로 변형시키는 과정으로 유의 사항을 살펴보면 다음과 같다.

- 가장 적절한 단어, 스타일, 어조를 사용했는지 확인한다.
- 명확하고 간결한지 살피고, 특수 용어(jargons)를 제거한다.
- 띄어쓰기, 철자법이 틀린 것을 수정한다.
- 사실에 입각해 잘못된 내용을 수정한다.

2) 문서를 잘 작성하기 위한 방법

말을 매우 잘 하는 사람도 문장 한 줄을 잘 만들지 못하는 경우는 얼마든지 있다. 말로는 쉽게 표현할 수 있는 내용도 실제 문서로 작성하려면 생각만큼 잘 정리가 되지 않는 것이 사실이다. 문서는 기본적으로 읽는 사람의 입장에서 이해하기 쉽게 논리적으로 표현해야 한다. 문서를 잘 작성하기 위한 방법을 제시해보면 다음과 같다.

- 가장 먼저, 읽는 사람의 입장을 고려해야 한다. 상대방에게 반드시 필요한 내용을 제시하고 있는지, 상대방의 호기심을 자극할 수 있는지, 강조하는 내용이 명확한지, 이해하기 쉬운지, 그리고 간결한지 등을 객관적으로 확인한다.
- 전체 문장이 원래 목표로 하고 있는 주제와 일치하고 있는지를 확인한다.
- 얻고자 하는 효과에 대해 명확히 정리하고, 그것이 전체적인 관점에서 논리적이며 중복되지 않는지 살펴본다.
- 최대한 간결한 문체로 직접적인 표현법을 사용한다. 세부 설명이 필요할 때는 일단 요점을 정리해 주고 다음으로 부연하여 설명한다.
- 많은 분량의 보고서를 작성할 때에는 반드시 항목을 나눠서 정리하고 보고서 앞에 별도로 목차를 제시한다. 항목의 순서는 일관성을 유지해야 한다.
- 불필요한 접속어나 첨가 표현, 수식어는 최대한 생략한다.
- 표현하고자 하는 내용이 제대로 정리되지 않을 때는 평상시에 말하는 것처럼 생각나는 것들을 일단 기록한 후에 기록된 것을 바탕으로 다시 정리한다.
- 문서의 첫머리에 가장 중요한 핵심을 제시해서 상대방의 호기심을 끈다.
- 중복, 오류 및 탈락이 없도록 한다. 예를 들어, 3억 원을 숫자로 나타내면서 '0' 하나를 탈락시킨다면 엄청난 오류가 아닐 수 없다.
- 마지막에는 철저한 수정과정을 거쳐 오자나 탈자가 없도록 한다.

••• 5. 보고 커뮤니케이션

병원장과 같은 조직의 경영자들은 조직의 효과적 운영을 위한 판단과 조치를 취하기 위해서는 정보가 필요하다. 정보의 획득은 하부로부터 보고가 없으면 불가능하다. 물론 경영자가 현장에 가서 정보를 수집할 수 있지만 그것은 물리적으로 거의 불가능하다. 때문에 평소에 조직 내부적으로 보고커뮤니케이션이 잘 이루어질 수 있도록 체계가 확립되고 교육훈련이 잘 되어 있어야 한다. 부하들이 보고를 잘 할 수 있도록 하는 교육 내용은 다음과 같다.

■ 어떤 경우에 보고가 필요한지를 정해 놓아야 한다.

병원의 경우 입원병동에는 평소 간호사들이 환자관리를 하고 있는데, 이상 징후가 있는 환자에 대하여 즉시 보고하지 않음으로써 사고가 발생하고 병원이 손해를 감수해야 하는 경우가 심심치 않게 일어난다. 그러나 모든 일에 대하여 의무적으로 보고하도록 한다면, 보고의 홍수 때문에 경영자는 중요한 일을 못하게 될 가능성이 크다. 따라서 어떤 경우에 보고가 필요한지를 미리 정하고 그것을 모든 직원들이 숙지하도록 해야 한다. 이것을 관리과정에 있어서 조정이라고 한다.

■ 문서의 공람을 생활화한다.

문서는 그 조직의 운영과 그에 따른 행동방향이 담겨 있기 마련이다. 그런데 그 문서를 열람하는 사람과 그렇지 못한 사람이 있을 때 행동에 있어서 편차가 발생한다. 때문에 경영자는 병원에서 생산되는 모든 문서를 정확하게 숙지하도록 규칙으로 정해야 한다. 최근에는 컴퓨터의 인트라넷 시스템을 활용하여 필요한 공문서를 열람하도록 하고 있다. 경영자는 열람을 정확하게 하는 직원들과 그렇지 못한 직원들을 확인하여 열람능력이 떨어지는 직원들에게 열람을 촉구하도록 한다.

■ 정기적으로 미팅을 갖도록 한다.

공개적인 회의석상에서 자신의 일과 관련된 부분에 대하여 공개적으로 보고하고 격려함으로써 보고에 대한 자신감과 중요성을 일깨워준다. 관리자는 미팅을 갖기 전에 참석자들에게 발표 주제를 부과하고 발표 시간과 분량을 제시해 준다. 발표자는 주제에 맞추어 발표를 하고 다른 사람들의 토론을 경청함으로써 보고하는 기법을 향상시키게 된다.

■ 보고서 작성의 기본 수칙을 지켜야 한다.

가장 먼저 보고할 대상이 누구인지를 파악해야 한다. 사람의 특성이 모두 다르듯이 보고를 받는 방식도 각자 다르다. 다음으로는 명령 하달자(下達者)가 요구하는 핵심을 파악하여 그것을 제목으로 뽑을 수 있어야 한다. 제목은 보고서의 승부를 가를 수도 있다. 또한 내용의 작성 시에는 결론부터 적는다. 끝으로, 적어도 보고에 5분 이상 시간이 허용된다면 비주얼을 사용하는 것이 효과적이다. 정보를 받아들이는 데 있어서 시각적 자료는 이해도를 높이고, 보고자가 성의있게 보이도록 만든다.

••• 6. 보고 및 제안의 활성화

보고는 어느 조직에서나 빈번히 일어나는 지시에 대한 피드백이다. 보고는 목표 수행에 대한 설명으로 주로 부하가 상사에게 하는 것이 많지만, 때로는 공개적인 자리에서 수평적으로 이루어질 때도 있다. 일이 정확하게 수행되기 위해서는 정확한 보고가 제때에 이루어지는 것이 중요하다. 보고는 정확성이 없거나 시간을 놓치면 보고로서의 기능을 상실한다. 때문에 관리자들은 현장에서 보고가 제시간에 정확하게 이루어지도록 한다. 보고가 제때 이루어지지 못하는 만큼 비용의 손실이나 문제가 발생하기 때문이다.

부하가 상사에게 상향적 보고를 하거나 또는 수평적인 보고를 하는 데 있어서 가장 핵심적인 요소는 상대방의 설득이다. 상대방을 설득시키지 못하면 보고의 가치는 떨어지고 그만큼 시간낭비를 가져온다. 보고 시 상대방을 설득시킬 수 있는 효과적인 방법은 다음과 같다.

1) 중복과 나열 지양

보고자는 반복을 강조의 의미로 주장할지 모르지만 바쁜 시간을 쪼개어 보고를 받는 상사의 입장에서 볼 때 중복은 시간낭비에 불과하다. 또한, 핵심 내용과 별로 관계없는 단어의 나열식 보고는 시간을 낭비하게 되고 상사가 모두 기억하도록 할 수도 없다.

예를 들어, 병원장이 물자 담당 책임자에게 납품되는 각종 약품을 보고하라고 지시한다면, 수백 가지에 달하는 약품의 종류를 모두 나열하여 보고할 것인가? 그렇게 한다면 아마도 병원장은 그것을 다 읽을 수도 없을뿐더러 보고자에게 좀 더 정리해서 다시 보고하라고 할 것이다. 따라서 이와 같은 지시사항에 대하여 보고할 때는 일정한 기준을 정해서 해야 한다. 즉, 제약회사별로 분류할 수도 있고 용도에 따라서 분류할 수도 있을 것이다. 이처럼 좋은 보고란 중복과 나열을 피하고 일정한 특성에 따라서 집합적으로 하되 상대방이 이해하기 좋게 하는 것이다.

외부 기관과의 각종 커뮤니케이션에 있어서도 마찬가지이다. 주 5일 근무가 본격 실시된 2008년 7월에 앞서 어느 병원에서 지역 언론사에 배포한 보도 자료의 제목을 한 번 보자.

주 5일 근무시대 – ○○○○병원 토요일 정상진료
토요일 진료시스템 정상가동 – "진료공백 없다."

위의 보도자료 배포는 일종의 수평적 커뮤니케이션이다. 제목에서 보는 바와 같이 이 병원의 홍보담당자는 토요일이라는 용어를 두 번 사용했다. 보고하는 사람의 입장에서는 토요일을 강조하고 싶겠지만 읽는 사람의 입장에서는 같은 말의 반복에 불과하다. 아마 보도자료 본문에서도 이와 같은 중복이나 나열이 계속됐다면, 그것은 시간의 낭비인 동시에 자료를 읽어야 하는 상대방에게 부담을 안겨 줘 오히려 부정적 피드백을 받을 수 있다는 점에 유의해야 한다. 보고를 해야 할 때 고려할 사항들을 살펴보면 다음과 같다.

- 상사 개인의 관심 사항인가, 병원 전반의 중요 사항인가?
- 정기적인가, 부정기적인가?
- 공개가 가능한 것인가, 불가능한 것인가?
- 유료인가, 무료인가?
- 업무와 관련성이 높은가, 낮은가? 등

이와 같이 구분하여 보고한다면 보고를 받는 편에서 훨씬 더 이해하기가 쉬울 것이다. 또한, 보고자는 상대방이 얼마나 이해하기 쉽게 보고하느냐에 따라 개인의 업무수행능력도 평가받게 된다.

2) 중요한 핵심 요소 추출

병원에서 환자 내원율을 1% 더 증가시킬 수 있는 마케팅 개선안을 보고해야 한다고 하자. 이때 환자 내원율을 증가시키는 데 소요되는 비용과 수익의 차이가 빠져 있다면, 누구든지 핵심이 누락되었다고 생각할 것이다. 이처럼 보고자는 보고받을 사람이 요구한 핵심적 사항이 무엇인지를 정확하게 파악하는 것이 중요하다. 핵심요소가 빠져 있다면, 밤새워 열심히 보고서를 작성하여 상사에게 가지고 가더라도 상사는 원하던 것이 아니라고 말 할 수 있다.

보고서에서 핵심적 요소를 빠뜨리지 않기 위해서 보고자는 항상 지시 사항의 핵심에 집중해야 한다. 상사가 업무 지시를 할 때 그 상사의 평소 특성을 잘 이해하고 정확하게 메모하는 것도 핵심을 빠뜨리지 않는 좋은 방법이다. 상사가 지시하는 사항이 모호할 경우에는 상사에게 다시 물어서 핵심 내용을 분명히 확인하도록 한다. 상사의 지시를 정확하게 이해하지 못한 상태에서 보고자 주관적으로 보고서를 작성한다면 보고를 다시 해야 할 가능성이 크다.

3) 착오 예방

착오는 이야기가 본래의 목적이나 주제로부터 이탈하는 것을 말한다. 누구든지 착오는 일으킬 수 있다고 하지만, 보고 시에 일으키는 착오는 개인의 능력이나 성의를 의심케 한다. 3억 원에서 '0'을 하나 누락시키면 3천만 원이 되고, 이것은 보고서 전반에 대한 신뢰를 떨어뜨리게 된다.

병원에서 응급환자에게 수혈이 필요할 경우 혈액형을 잘못 확인하거나 또는 틀린 혈액을 잘못 가지고 오는 수도 발생한다. 입원 환자에게 주사되고 있는 링거액병에 다른 환자의 이름이 적혀 있는 경우도 발생한다. 병원에서 벌어지는 이와 같은 착오는 사람의 생명과 관계가 있는 중요한 문제이기 때문에 지시를 하는 사람이나 지시를 받고 실행에 옮기는 사람 모두 평소 커뮤니케이션 교육을 통하여 정확하게 듣고, 재차 확인하는 습관을 갖도록 하는 것이 중요하다. 아무리 응급상황이라고 해도 혈액을 투입할 때 간호사가 급하게 가지고 온 혈액이 환자의 혈액형과 일치하는지 재차 확인하는 것을 매뉴얼로 정하는 것과 같은 업무 프로세스의 개선이 이루어져야 한다.

4) 비약 주의

커뮤니케이션에서 갑작스러운 비약은 상대방을 혼란스럽게 만든다. 보고를 시작하면서 "A, B, C입니다. 그래서 Z가 됩니다"라고 한참 건너뛰면 Z는 A, B, C에 전혀 관련이 없는 것처럼 보인다. 이와 같은 보고는 상대방으로부터 거절될 수밖에 없다.

이야기의 처음부터 전제와 관련이 없는 비약된 이야기를 하는 것은 무모한 행동이다. 이와 같은 결과는 보고하기 전에 철저하게 준비를 하지 않는 데서 비롯된 것으로 성의가 없거나 능력이 부족한 사람으로 취급받을 수 있다.

Ⅳ 조언 커뮤니케이션

1. 의의 및 중요성

사회생활이나 직장생활에서 상호작용 관계에 있는 사람끼리 조언을 하거나 받는 것은 피할 수 없는 현실이다. 이것은 감정의 개인적 추이나 사람이나 사물에 대한 인지방식 및 일의 처리방식이 다르기 때문에 어쩔 수 없이 발생한다.

직장 생활을 하다보면 자신의 실수로 인하여 상사로부터 충고를 받아야 하는 경우는 수시로 발생하고 있으며, 동료나 상사 외 다른 사람으로부터 충고를 들을 수 있다. 톰 피터스(T. Peters, 1987)는 경영에서 성공하기 위해서는 고객들의 말을 주의 깊게 들을 것을 권하고 있다. 최종 소비자, 도매상, 가맹점, 소매상, 공급업자 등 다양한 고객으로부터 솔직한 충고를 잘 들을 때 실수할 확률이 줄어든다.

관리자나 직원들은 공히 고객들의 충고에 귀를 기울여야 한다. 그들이 말하는 문제의 사실을 확인하고 또 고객들의 느낌을 읽을 줄 알아야 한다. 정기적으로 환자들과 간담회를 갖고 설문조사를 실시하며, 환자를 의뢰하는 협력병원 의사와 연락을 하면서 그들로부터 충고를 고맙게 들을 수 있어야 한다. 또한 그들의 생활상에 대해서도 주의 깊게 듣고 조직의 운영이나 진료에 개선이 이루어지도록 해야 한다. 고객들이 진정으로 해주는 충고나 도움말은 의료서비스를 개선하고 조직의 운영이나 각종 시설물을 시장 친화적으로 변화시키는 데 도움이 된다. 이때 외부인의 충고를 받아들이는 자세는 늘 겸허해야 하고 절대로 감정에 치우쳐 업무에 지장을 초래하지 않도록 해야 한다.

그러나 고객들로부터 의료서비스기관의 혁신을 꾀할 수 있는 조언을 기대하기는 힘들다. 심장병 치료의 획기적 기술, 아토피성 피부병 치료의 획기적 치료와 같은 기술적인 문제는 역시 의료진들 간의 토론과 연구에 의하여 가능한 것이다. 또한 너무 앞서간다고 해서 고객들이 부응하는 것은 아니다. 우리나라의 경우 고령화시대에 돌입하여 고급의 노인의료서비스기관이나 노인복지시설들이 선을 보였지만 아직까지는 수요가 변변치 못하여 경영에 어려움을 겪고 있다. 시대변화 및 상황변화에 맞는 경영을 하기 위해서는 고객들의 조언에 귀를 기울이고 개선을 하는 것도 중요하지만, 제한된 범위 내에서 직원들의 경영참여를 유도하고, 그들의 아이디어를 적극 반영하도록 하는 것이 우선이다. 사실 직원들을 잘 활용할 경우 그들은 내부 정보원 역할을 충분히 해낼 수 있다.

그밖에 병원의 최고경영자는 정기적으로 지역 내 주요 기관장들과 회합을 갖고 그들의 의료계에 대한 입장을 듣고, 지역사회가 필요로 하는 의료서비스를 창출하여 제공할 수 있어야 한다. 지역사회에 대한 정기적인 건강강좌를 통하여 정기검진 사업을 확대할 수도 있다.

••• 2. 조언을 받을 시 유의사항

의료서비스기관은 경영이나 지역사회와의 상호관계에 있어서 자문을 받을 수 있다. 자문은 대개 재무나 법률, 홍보 및 평가 전문가들에 의하여 이루어지기도 하고 고위 관료 출신과 같이 경륜이 뛰어난 인사를 초빙하여 경영 전반에 대하여 조언을 받을 수 있다. 의료서비스기관은 이와 같은 인사들을 적절하게 활용함으로써 실제 경제적 효익(效益)을 얻기도 한다. 다른 사람으로부터 조언을 받을 때 고려할 사항을 살펴보면 다음과 같다.

■ 정중한 태도로 청취한다.

조언을 해주는 상대편도 충분히 생각을 거듭하여 말을 한다는 사실을 인식하여 겸허하고 객관적인 태도를 가지고 듣도록 한다. 충고를 단순히 '기분 나쁜 일'로 생각해서는 안 된다. 기분 나쁘게 생각하면 실수에 대한 개선이 이루어지기 어렵다. 상대방의 조언에 대하여 적극적으로 청취하고 다시는 실수를 반복하지 않도록 한다. 충고를 통해 얼마든지 개인의 능력 및 업무 향상을 가지고 올 수 있다. 또한 충고자와도 우호적인 인간관계를 유지함으로써 업무적으로 도움을 받을 수 있다.

■ 상대방의 충고에 대하여 감정적으로 판단하지 않는다.

어떤 경우든지 충고를 개인감정에 치우쳐 판단하거나 받아들이지 않도록 한다. 자신이 미처 깨닫지 못한 부족한 부분을 확인시켜 주는 계기로 생각하면 충고 그 자체는 개인의 성장에 매우 유익한 것이 된다.

■ 변명이나 책임 전가는 금물이다.

실수를 했다면 일단 그 상황을 인정하는 것이 가장 좋은 변명이다. 그러나 그 실수가 발생한 경위에 대하여 상대방에게 설명할 수는 있다. 실수를 무조건 인정하지 않고 변명에 급급하거나, 타인의 잘못으로 책임을 전가하는 책임 회피 태도는 인간관계에 부정적 영향을 미치게 된다.

토론사례 10

빨리 차 빼!

Discussion Example

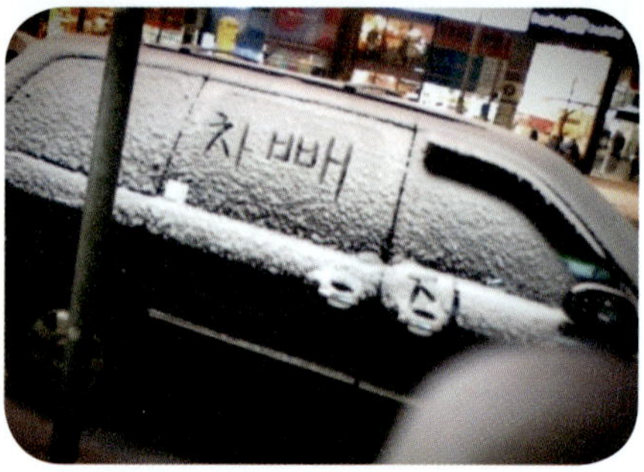

가나다병원은 고객용 주차장을 지상에 별도로 가지고 있다. 이것은 물론 고객에 대한 서비스를 높이기 위한 것이다. 직원용 주차장은 빌딩의 지하에 있지만 출입하기가 여간 불편한 것이 아니다.

비가 오는 어느 토요일, 출근 시간에 가까스로 맞추어 병원에 도착한 김 간호사는 이미 지하 주차장이 다 차 있을 것으로 판단하고 고객용 주차장 맨 구석에 주차를 했다. 비가 오는 토요일이라 환자가 별로 없을 것으로 생각했으며, 빨리 출근 체크를 하고 바쁜 일부터 처리한 다음 환자들이 오는 추이를 봐서 차를 다른 곳으로 옮길 생각이었다.

지금까지는 고객 주차장에 주차를 한 적이 한번도 없는 김 간호사는 속으로 불안했지만 일처리가 급했으므로 열심히 진료 준비를 하고 있었다. 다들 아침 진료 준비로 바쁜 일손을 놀리고 있는 가운데, 현관문을 열고 들어선 행정부장은 누가 고객 주차장에 주차를 했냐고 소리를 질러대는 것이었다. 김 간호사는, 조금 늦어서 그랬노라고 미안한 투로 얼른 대답을 하고 바쁜 일만 처리하면 바로 차를 뺄 것이라고 말해주었다. 행정부장은 "그래도 그렇지!" 하고 또 소리를 "꽥" 지르면서 빨리 차를 옮기라고 다그치듯이 지시했다. 그에게는 아침 진료준비보다 주차장 관리가 더 중요한 듯이 보였다. 행정부장은 규칙은 규칙이니 만큼 어떤 경우에도 지켜져야 한다고 강한 어조로 김 간호사에게 말했다. 김 간호사는 순간, 기분이 나빠지면서 당황하는 자신을 볼 수 있었다.

토론과제

HEALTH CARE COMMUNICATION

Discussion Problem

1. 위 사례에서 근본적인 잘못이 누구에게 있는지 설명해 보시오.
2. 김 간호사와 행정부장 사이는 앞으로 어떻게 될지를 논의해 보시오.
3. 행정부장의 태도는 의료서비스기관 조직에 어떤 영향을 미칠지 설명해 보시오.
4. 귀하가 행정부장이라면 어떻게 할지 설명해 보시오.

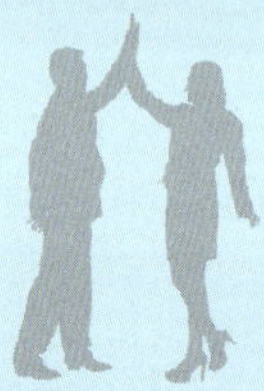

HEALTH CARE COMMUNICATION

제11장

의료커뮤니케이션의 기술

Ⅰ. 정확한 상황 파악

Ⅱ. 배려적 의료커뮤니케이션 기법

Ⅲ. 효과적인 의료커뮤니케이션의 조건

Ⅳ. 상대방에 대한 이해

Ⅴ. 피드백 기법

Ⅵ. 문제의 발견 및 개선을
위한 커뮤니케이션

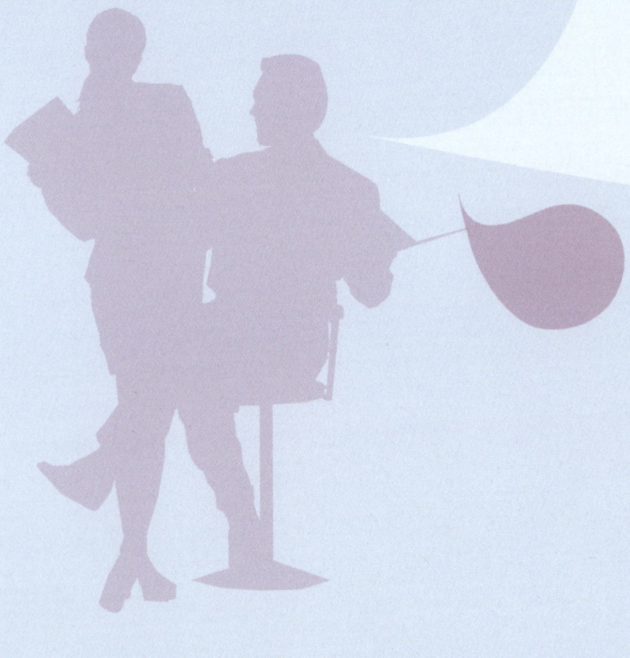

Health Care Communication

제11장 의료커뮤니케이션의 기술

학습목표

specific aims of this period

- 직무수행과 환자 대응에 있어서 대화를 성공적으로 이끌어나가는 데 요구되는 대화의 기술을 숙달하도록 한다.
- 고객을 설득하기 위해서는 사전에 고려할 사항들을 숙지하여 효과적인 커뮤니케이션이 되도록 한다.
- 올바른 피드백 기술을 익혀서 직무수행의 질을 높이고 조직의 발전에 기여할 수 있는 새로운 아이디어를 도출하도록 한다.

I 정확한 환자 상황 파악

의료서비스기관에서 질 높은 커뮤니케이션이 이루어지도록 해야 하는 일차적인 목적은 외부고객인 환자들의 기분을 좋게 만들어서 병원에 대한 만족도를 높이는 데 있다. 환자들이나 그 가족은 정상인과는 다른 정서적 상태에 있기 때문에 신경을 써서 제공하는 각종 서비스라고 할지라도 만족하지 못하는 경우가 많다. 육체적 · 정신적 상태가 정상일 때와는 달라 상대방의 메시지를 주관적으로 해석하려는 경향이 강하다. 따라서 보건의료인들이 고객 감동을 높일 수 있는 커뮤니케이션을 할 수 있기 위해서는 그들이 처한 상황을 정확하게 파악하여 유연하게 대응해야 한다. 그러나 환자들의 이와 같은 현상들은 질병 때문에 발생하는 스트레스로 인한 일시적 현상이다. 때문에 접수창구에서 환자가 퉁명스럽게 대응하더라도 직원은 그것이 그 사람의 본래 모습이 아니라는 확신을 갖는 것이 중요하다. 몸이 아프지 않을 때에는 매우 정상적이고 예의 바른 사람도 몸이 아프면 얼마든지 신경질적이 될 수 있다. 보건의료인들은 환자들에 대하여 이와 같은 기본 인식을 가지고 있어야 언제 어떤 형태로 나타날지 모르는 환자들의 돌출행동에 대하여 의연하게 대처할 수 있다. 미국의 의사들도 환자의 감정을 직접 확인하지 않고, 단지 비슷한 경험이 있다는 이유만으로 환자의 느낌을 이해하고 있다고 믿는 실수를 저지른다고 한다(김세규, 조우현 역, 2007). 평소에 정상적이던 사람도 몸이 아프면 여러 가지 이상 증세를 보이곤 하는데, 이런 유형은 대개 다음과 같다.

◆ 말을 너무 많이 하거나 거의 하지 않는다.

사람에 따라서 다르겠지만 몸이 불편하면 말이 많아지는 사람도 있고, 묻는 말에도 대답도 제대로 하지 않으려는 사람도 있다. 대답을 하기 싫은 환자에게 상담원이나 간호사가 지문(誌文)을 작성하기 위하여 이것저것 자꾸 물어본다면 그것은 갈등의 요인이 될 수 있다. 환자의 사정을 잘 살펴서 환자의 상태에 맞는 인터뷰를 하도록 해야 한다.

◆ 상황에 맞지 않는 부적절한 말을 한다.

어떤 환자는 대기석에서 약 10분쯤 기다리는 것도 지쳐서 30분 동안이나 기다리게 만든다고 불평을 할 수 있다. 이런 환자에게 간호사가 “환자분은 지금 기다리신 지 10분밖에 안됐잖아요?” 하고 쏘아붙이면 바로 싸움으로 번진다. 이런 때에는 환자의 느낌에 적당하게 편승할 줄 알아야 한다. "예, 오래 기다리시게 해서 정말 죄송합니다. 조금만 참아주시면 바로 고객님의 차례가 됩니다"와 같은 말로 응대한다면 환자의 기분을 누그러뜨릴 수가 있다.

◆ 불완전한 문장을 사용하거나 생각을 제대로 말하지 않는다.

극도의 스트레스를 받고 있거나 심리적으로 불안한 상태에서 보이는 환자의 전형적인 상황이다. 이런 때 의료서비스기관 직원들은 최대한의 배려를 보여주어야 한다.

◆ 부정확하게 말하면서 자신은 매우 정확하게 대응하고 있다고 생각한다.

이것은 환자들이 흔히 보이는 자기 확신 반응이다. 자신은 옳은데 상대방이 잘못을 자기에게 전가하고 있다고 생각한다. 이와 같은 일은 접수창구에서부터 흔히 발생하는데, 이름을 정확하게 말하지 않고 직원이 잘 알아듣지 못한다고 호통을 치기도 한다. 이런 때에 직원은, 서류를 환자 앞으로 내밀고 예의 바른 태도로 본인이 직접 쓰도록 하는 것도 효과적이다.

◆ 환경적 자극을 잘못 인식하는 경우이다.

대화를 하는 간호사가 예쁘게 미소를 짓는 모습을 보고 자기를 좋아하는 것이라고 착각을 하거나, 점잖은 의사를 대면해서는 건방지다고 지각하기도 한다.

◆ 메시지의 특정 부분을 과장하여 평가하거나, 어떤 부분은 무시하는 경향을 보인다.

환자들은 자신에게 불리한 것은 애써 무시하거나 관심 있는 말에 대해서는 과도하게 관심을 보인다.

◆ 상대방의 의도와 다른 의미를 부여함으로써 커뮤니케이션 왜곡을 가지고 온다.

의료서비스기관에서 환자들과 직면해서 수행되는 커뮤니케이션은 환자들이 처해 있는 상황에 따라서 오해가 빚어지거나 왜곡될 가능성이 높다. 때문에 직원들은 커뮤니케이션의 방향을 올바르게 잡아나가는 역할을 해야 한다. 특히, 환자와 보건의료인들과의 커뮤니케이션은 환자의 느낌이나 감정을 개방하여 질병을 효과적으로 치료하기 위한 기술적인 접근이기 때문에 의료진은 환자의 상황이나 환자가 처해 있는 사회적 · 환경적 상황을 충분히 이해하려고 노력해야 한다. 만약, 의사가 환자가 처한 상황을 이해하지 않고 단순히 배려의 차원에서 접근한다면 자존심이 강한 환자는 의사가 자신을 너무 초라하게 만든다고 생각하여 의사에게 공격적이 될 수도 있다.

II 배려적 의료커뮤니케이션 기법

대화는 형식상 의사전달 과정이지만 더 깊은 의미로는 서로 간에 감정을 교환하는 것이다. 단순하게 생각과 아이디어만을 전달하고 피드백을 하는 것이 아니라 상호간에 교환과정을 거쳐 자신들이 생각하고 느끼는 바를 진지하게 토론함으로써 서로에 대해 이해하게 되며, 그 과정에서 상호 신뢰도 깊어지게 된다. 보건의료인들은 의료서비스 제공의 중요한 목적이 환자들의 육체와 마음에서 발생할 수 있는

아하! 11-1 배려하는 마음, 나눌수록 커진다

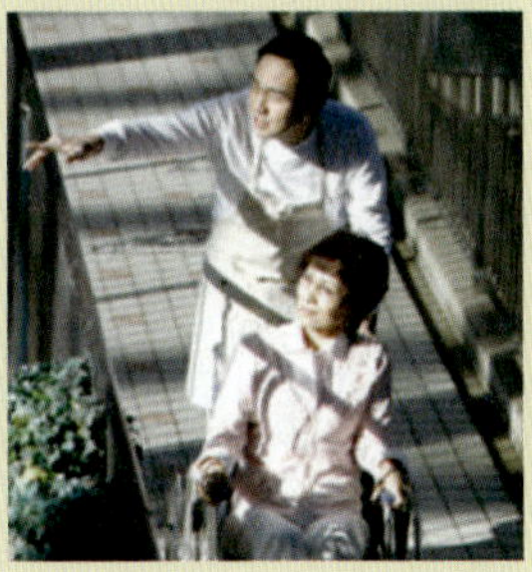

누군가는 남을 위해 배려하고 봉사하는 것을 보기만 해도 마음이 따뜻해지고 기분이 좋아진다. '이타심'이라고 불리는 이 감정은 보는 것만으로도 사람을 기분 좋게 만드는데 이렇게 전달된 훈훈한 마음이 실제 행동으로 이어진다는 연구결과가 나왔다. 영국 케임브리지대 사이먼 슈날 교수팀은 이타심과 배려하는 마음이 실제 행동에 어떤 영향을 주는지 조사했다. 연구 참여자를 두 그룹으로 나눠 한 그룹은 보통 자연 다큐멘터리를, 다른 그룹은 음악하는 사람들이 은사를 모시고 감사를 표하는 '오프라 윈프리 쇼'를 보도록 했다. 그리고 참가자들은 프로그램 내용이 어떤지, 어떤 감정을 느꼈는지 써냈다. 연구진은 참여자들에게 앞으로 연구가 더 진행되는데 도와줄 수 있는지 물었다.

그 결과 이타심을 촉발하는 '오프라 윈프리 쇼'를 본 사람들이 그냥 다큐멘터리를 본 사람보다 훨씬 많이 다른 연구를 돕고 싶다고 답했다. 연구진은 촉발된 이타심이 말뿐만 아니라 실제 행동으로 이어지는지 추가 연구를 했다. 연구진은 이번에는 참여자들을 3그룹으로 나누고 3가지 서로 다른 프로그램을 보여줬다. 이전에 보여줬던 중립적 다큐, '오프라 윈프리' 쇼, 그리고 유쾌한 영국 코미디였다. 프로그램 방영이 끝난 후 연구진은 컴퓨터에 문제가 생긴 것처럼 참여자들에게 도움을 요청했다. 이 과정에서 연구진은 앞으로 설문지를 작성해야 하는데 좀 따분한 작업인에 컴퓨터를 고칠 때까지 남아도 되고 떠나도 된다고 전했다. 그 결과 '오프라 윈프리쇼'를 보고 이타심이 유발된 사람들은 코미디나 다큐를 본 사람들보다 연구진을 도와 2배나 많은 시간을 할애했다. 연구진은 "개인의 작은 배려깊은 행동은 다름 사람들의 이타심을 유발하고 실천하게 만든다"며 "우리 사회에 배려심이 전반적으로 퍼지게 할 수 있으면 좋겠다"고 말했다.

모든 증상에 대하여 정확하게 묘사하고 정보로 전환시켜 전파할 수 있는 능력을 갖추고 있을 것이 요구된다. 이처럼 의료서비스기관에서는 환자나 고객의 만족을 높일 있는 방향으로 대화를 풀어나가는 것이 커뮤니케이션의 기본이다. 하지만, 모든 대화에서 최대한의 만족을 얻기란 쉽지 않기 때문에 대화에 임하는 환자와 보건의료인 상호간에 진정한 대화가 이루어질 수 있도록 서로 노력해야 한다는 것만은 확실하다.

누구든지 성공적으로 대화를 이끌어내고 싶다면 기본적으로 대화기술을 익혀야 한다. 상대방을 만족시키는 대화기술은 저절로 생겨나는 것이 아니다. 끊임없는 노력과 훈련을 통해서만 좋은 커뮤니케이터가 될 수 있다. 좋은 대화 즉, 상대방에게 만족을 줄 수 있는 대화를 진행하는 방법을 살펴보면 다음과 같다.

◆ 대화의 주제에 대한 정보를 공유한다.

만약, 어느 일방만 대화의 주제에 대하여 알고 있고 나머지 사람들은 모르고 있다면 그것은 대화가 아니라 일방적 교육이나 연설이 될 가능성이 높다. 대화와 관련된 정보를 가지지 못한 사람은 소외감을 느낄 수밖에 없다. 따라서 보건의료인들은 누구든지 환자에게 감동을 주는 커뮤니케이션을 할 수 있기 위해서 기본적으로 의학용어나 임상에 관한 지식을 충분히 가지고 있어야 하며, 다음으로는 인간에 대한 깊은 이해심을 가질 것이 요구된다.

◆ 적극적인 청취이다.

올바른 청취는 상대방에게 마음을 터놓을 때 가능하다. 진정한 청취의 모습은 상대에 몰입해서 아주 자연스런 자세를 취하는 것인데, 그것은 상대방에 대한 경계가 없다는 것을 뜻한다. 환자들은 누군가가 자신의 말을 잘 들어주기를 바란다. 말을 하고 싶은데 다들 바쁘다고 들어주려고 하지 않으면 환자들은 불만을 가지게 된다.

◆ 정확하게 말한다.

주제에 대하여 핵심적인 내용 위주로 말을 하며 주제 전개에 알맞은 단어를 선정하여 사용한다. 아무리 열심히 대화를 하려고 해도 정확하게 말하지 못하면 주제에서 벗어나고 또 상대방의 진정한 청취도 유도할 수가 없다.

◆ 갈등을 잘 처리한다.

대화에서 크고 작은 갈등은 반드시 있다. 많은 사람들은 상대방의 호의적인 말에 대해서도 주관적으로 판단하여 갈등을 일으키기도 한다. 병원에서 일하는 보건의료인들 간에는 물론 고객, 환자와 의료진 사이에 갈등은 늘 존재한다. 대화를 잘하는 사람은 상대방이 안심할 수 있도록 갈등을 잘 해소시킬 줄 아는 사람이다. 때문에 대화에 임하는 사람들의 긍정적 마음자세가 매우 중요하다. 대화를 일방적인 승리를 얻어야 하는 싸움으로 생각해서는 곤란하며, 서로 양보하여 타협을 이끌어 내는 것이 인간관계의 기본이라는 인식을 가지고 있어야 한다. 병원 직원들이 말로 환자를 이기려는 생각을 가지고 있다면 그것은 환자를 쫓아내겠다는 뜻이다.

◆ 말하는 기술을 잘 발휘한다.

생각이나 아이디어를 전달하는 방법은 구두, 문서, 몸짓, 물리적 통신 수단 등 다양하다. 대화의 상대, 내용 및 상황에 따라서 어떤 대화 기술을 사용해야 할지는 많은 경험과 연습이 필요하다. 상대의 연령, 성별, 경제적 수준 및 사회적 지위에 따라서 말하는 기법을 달리 한다. 보건의료인들은 이와 같은 다양한 대화의 기술을 갖추고 있어야 환자들로부터 신뢰를 받을 수 있다. 과거에는 의사들이 나이 많은 환자들에게 존대어를 쓰지 않아서 불만을 산 적이 있다. 경우에 따라 말이나 문서보다도 동작 하나가 상황을 좋게 만드는 것처럼 대화 시에도 처한 상황에 부합하고 상대가 가장 쉽게 이해할 수 있는 방법을 선택해야 한다. 예를 들어, 노인 환자가 진료실에 들어왔을 때 아직까지도 의자에 버티고 앉아서 맞이하는 일부 의사들 때문에 의료계 전체가 노인에 대한 예의를 지키지 않는다는 비판을 받기도 한다는 점에 주목할 필요가 있다.

◆ 장황하게 이야기하지 않는다.

핵심이 무엇인지를 정확하게 파악하면 말은 길어지지 않는다. 따라서 사람들과 대화에 임하기 전에는 말할 주제에 대한 핵심을 정확하게 파악하여 말함으로써 신뢰를 확보할 수 있다. 미국에서도 의사들이 환자와의 대화에서 실수하여 환자들의 불만을 사지 않도록 환자에 대한 의제를 명확히 하라고 교육받는다. 즉, 환자의 관심과 요구가 무엇인지 완전한 목록을 확보하도록 요구받고 있다(김세규, 조우현 역, 2007).

◆ 상대방 입장에서 말한다.

대화 능력이 부족한 사람들은 언제나 자기 중심적으로 말한다. 그러나 노련한 사람들은 상대방의 입장에서 말한다. 노련한 의사들은 자신보다는 환자들에 편하게 말할 것을 정중하게 권할 줄 안다.

◆ 상대방의 대화를 진지하게 끝까지 청취한다.

대화 중에 상대방의 이야기를 끊으면 대화는 진전되지 않는다. 청취하기 싫은 내용을 계속 듣는다는 것은 사실 어렵다. 그러나 보건의료인들은 가능한 한 환자들의 이야기를 끝가지 들어줄 수 있는 자세를 갖추고 있어야 한다. 신속한 일처리를 위해 대화의 중간에 적절히 끼어들 필요도 있지만, 가능하면 끝까지 상대방의 메시지를 청취한 후에 자신의 의견을 말하는 자세가 환자 만족도를 높인다. 보건의료인들은 종종 다른 문제에 정신이 팔려서 몸은 환자와 마주하고 있으나 정신은 다른 곳에 가 있어서 환자들에 실망을 안겨주곤 한다.

III 효과적인 의료커뮤니케이션의 조건

효과적인 의료커뮤니케이션을 실시하기 전에 명심할 것은 상대의 주의를 끌지 못한다면 어떠한 설득도, 어떠한 노력도 헛수고라는 점이다. 때로는 주의를 끌기 위해서 상대가 관심을 가질 만한 것을 질문하고, 대화 내용에 적합한 유머나 속담, 시사성 있는 내용들을 소개하기도 하고, 분위기 개선 차원에서 기지개나 박수 등 신체 활동을 통해 참여를 유도해야 한다.

다음은 고객과 진정한 대화를 시도할 때 사전에 고려할 사항을 정리한 것이다.

1. 서비스 사용 고객에 대한 이해

원칙적으로 의료서비스를 이용할 고객에 대해 이용 습관, 경험 여부, 기호도 등에 영향을 미칠 개인적인 특성을 파악해야 한다. 고객을 제대로 이해하지 못하고서는 고객을 만족시킬 서비스를 생산, 판매한다는 것은 불가능하기 때문이다. 고객을 제대로 이해하기 위해서 의료서비스 제공자는 가능한 다양한 고객들과 수시로 대화를 나누어보아야 한다. 대화를 통해 환자나 고객 개인들의 불편 및 희망 사항에 대해 적극적으로 청취하고 개선 · 조치하는 습관적인 자세만이 고객으로부터 신뢰받는 의료서비스기관을 만들 수 있기 때문이다.

2. 홍보에 대한 이해

많은 의료서비스기관들이 지속적으로 고객만족을 실현할 수 있는 서비스를 생산, 판매, 사후 관리하는 것만이 성공을 보장한다는 것을 알고 있다. 오늘날 의료서비스기관 간 경쟁이 치열해지고 있는 상황에서는 의료서비스를 생산하는 것 뿐아니라 가장 효과적으로 홍보할 방법을 모색하는 것 또한 중요하다. 이를 실현하기 위해 고객에게 가장 효과적으로 전달할 수 있는 매체와 전달 메시지를 선정, 관리해야 한다. 의료서비스기관 경영자들은 아직도 홍보를 병원보(病院報)나 제작하는 기능적인 측면에서만 이해하고 있는데, 이것은 잘못된 것이다. 홍보는 조직 외부와의 개방적 커뮤니케이션을 통하여 경영의 질을 높여줄 수 있는 전략적 차원에서 접근되어야 한다.

··· 3. 내부 구성원 및 협력 업체에 대한 이해

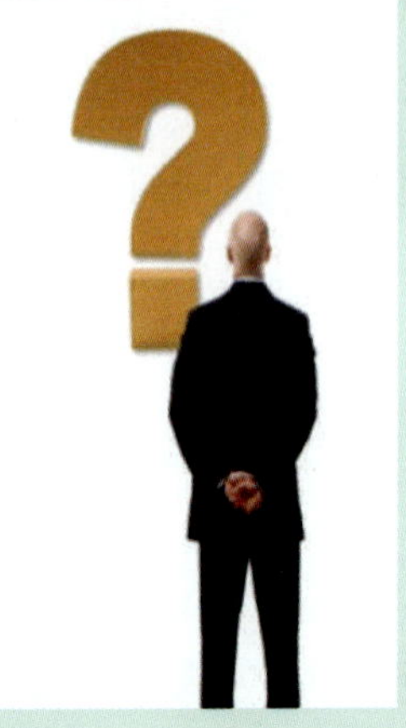

병원이 고객만족 경영을 실천하기 위해서는 내부 구성원들 간에 충분한 대화를 촉진하는 것이 필요하다

의료서비스기관이 고객만족 경영을 실천하기 위해서는 내부 구성원들 간에 충분한 대화를 촉진하는 것이 필요하다. 외부 고객들로부터 인정과 신뢰받을 수 있는 이미지를 지속적으로 유지시켜 줄 수 있는 것은 조직구성원들이 경영 목표를 내면화하고 실천하기 위해 끊임없이 스스로 노력하는 것이다. 따라서 경영자는 수시로 내부 구성원들과 일대일 대화를 시도하고 인간적인 측면에서 배려하고 격려함으로써 동기부여를 높이도록 한다. 여건상 일대일 대화가 어렵다면 직원들이 상향식 커뮤니케이션을 실천할 수 있는 각종 제도뿐 아니라 방법을 마련해 두도록 한다. 어떤 조직이든지 경영자는 귀와 마음을 열고 직원들의 관심 사항, 희망 사항을 적극적으로 청취해야 한다. 직원들 간에도 업무수행에 관한 정보의 교환과 잘못된 부분을 시정하고 개선해나가기 위한 토론과 대화가 활성화 되어야 한다.

또한, 오늘날 사회가 개방체제로 전환되면서 의료서비스기관 역시 관련 업체와의 긴밀한 협조 관계를 유지해야 하는 상황에 처하게 되었다. 때문에 의료서비스기관은 각종 협력 업체의 관련자들과도 정기적인 대화를 통해 대외 인지도와 신뢰를 높여나가야 한다.

Ⅳ 상대방에 대한 이해

어떤 상황에서는 전달자로부터 받은 메시지만으로 수신자가 그 상황을 제대로 이해할 수는 없다. 대화할 때 특정 메시지만으로 전달자를 이해할 수 없을 때에는 전후 상황에 대한 이해뿐 아니라 대화 상대의 영향력 수준을 파악해야 한다. 대화는 상호작용 과정이지만 대화를 하기 전에 이미 형성된 상대의 영향력이나 배경 정도에 따라 대화의 질이 달라지기 때문이다. 상대가 지닌 지위나 권력 등의 영향력이 나에 비해 우세한지 열세한지, 동등한지 여부에 대한 사전 이해가 있다면 메시지와 관련된 내용을 좀 더 효과적으로 이해할 수 있다.

다음은 대화 상대의 영향력에 대해 상호작용 차원에서 나타나는 세 가지 유형이다(홍순이, 2001).

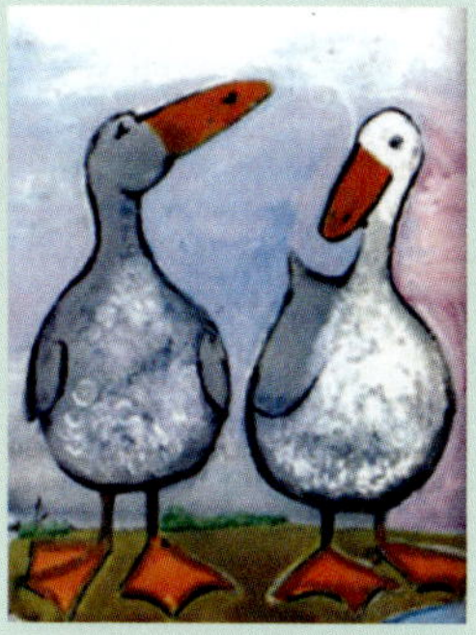

타인의 차이를 수용하는 것은 세상의 진실에 다가서는 과정이다.
삽화: 존 버닝햄의 "깃털 없는 기러기 보르카"(비룡소, 1988)

1. 상대적으로 우세한 입장

상대의 영향력은 여러 요소에 따라 구분할 수 있지만 대표적인 예로는 직급과 직위, 정보 보유 정도, 전문성의 소유 여부에 따라 구별될 수 있다. 대개 상사와 부하, 사장과 종업원, 고용자와 피고용자 등으로 형성될 때 상사, 사장, 고용자의 경우가 상대적으로 우세한 입장에서 커뮤니케이션을 유도할 수 있다.

상대적으로 우세한 영향력을 지닌 입장이라 해도 커뮤니케이션에 참여한 상대가 그 영향력을 인정하고 존경심을 지닐 때 비로소 그 영향력이 효력을 발휘할 수 있다. 의료서비스기관에서 환자는 의료진에 비하여 열세라고 인식하기 쉽다. 그러나 의료진들이 환자의 이런 심정을 헤아려서 배려해주고 격려해준다면 환자 만족도를 높일 수 있다. 예를 들어, 의사들은 환자가 얘기하는 것을 계속 통제하여 환자에게서 증상을 제대로 얻지도 못하고 환자에게 의사가 거만하다는 인식만 심어주고 환자를 화나게 만들기도 한다.

모든 커뮤니케이션에서 자신의 영향력을 의식하고 상대를 인격적으로 비판하거나 막무가내로 상대를 몰아붙이는 대화 진행은 삼가야 한다. 마음의 문을 열고 상대의 의견을 적극적으로 청취하려는 자세가 중요하다. 다시 말해 상대적으로 우세한 영향력을 지녔더라도 상대에 대한 세심한 주의와 배려가 바탕이 되어야 지속적으로 바람직한 대화가 가능하다. 과거에는 의료서비스기관들이 권위주의적이었기 때문에 아무에게나 반말을 일삼는 등 고객의 입장은 고려하지 않았다. 그러나 요즘에는 완전히 입장이 바뀌었다. 오히려 환자가 우세한 입장에 있다는 인식이 들도록 잘 대우해야 환자들도 병원에 공헌하려고 한다.

••• 2. 상대적으로 열세한 입장

이 경우의 사람들은 막연하게 자신들이 알고 있는 것보다 상대편이 더 많이 알고 있을 거라는 두려움으로 자신의 의견을 정확하게 표현하지 못하게 된다. 대체로 상대의 영향력을 지나치게 의식하거나 자신감이 결여된 것에서 비롯될 수 있다. 이 때 대체로 사람들은 커뮤니케이션 상황에서 주도권을 포기해 버리고 수동적인 자세로 대화에 참여한다. 그러나 주의할 것은 지나치게 수동적인 자세로 보일 경우 상대에게 불쾌감과 아울러 불신감을 줄 수 있다는 것이다. 의료진에 대한 환자의 입장이 이와 같은 것이다.

그러나 사람은 누구나 개인의 소심한 성격뿐 아니라 처한 상황에 따라 열등감을 가지게 될 수도 있기에 배려가 필요하다. 개인들도 자신에 대한 확신과 자신감을 향상시킬 수 있는 방법을 스스로 모색해야 한다. 의료서비스기관 직원들은 환자들이 수동적인 자세를 취할 때 기분이 결코 좋지 않다는 것을 잘 깨닫고 환자들이 능동적으로 진료에 임할 수 있도록 배려해야 한다.

••• 3. 동등한 관계

상호 간에 가장 정확하고 효과적인 커뮤니케이션을 할 수 있는 것은 상대와 동등한 관계에서 대화하는 것이다. 동등한 관계라고 해서 무조건 직급, 직위, 정보의 보유 여부, 전문성 소유 수준이 같아야 한다는 것은 아니다. 서로에 대한 존경심과

정직성을 바탕으로 서로를 인정해 주는 분위기에서 이루어지는 대화가 진정 동등한 관계라고 지칭할 수 있다. 따라서 의료서비스기관에서 의료진과 환자와의 커뮤니케이션은 환자의 입장에서 볼 때 동등한 관계에서 대화가 이루어진다고 인식할 때 진료 효과를 가장 높일 수 있다.

이상과 같이 병원 구성원들 사이에서나 보건의료인들과 환자 간에 이루어지는 커뮤니케이션 시에는 단편적으로 메시지를 구성하는 노력뿐 아니라 상대에 대한 영향력 정도를 사전에 파악해 둔다면 효과적으로 상대를 이해하고 대응할 수 있다. 질병치료와 관련된 서비스의 거래에 있어서 상대방의 영향력을 인정하고 상호간에 형성된 분위기 및 관계 여부를 고려해서 메시지의 내용을 파악한다면 상대방을 만족시키는 데 효과적이 될 수 있다.

V 피드백 기법

의료서비스업에 종사하는 보건의료인들은 기본적으로 환자의 궁금한 사항이나 질문에 대하여 피드백을 잘 해줘야 한다. 피드백 수준에 의해 환자의 공헌의욕이 달라지기 때문이다. 미국의 의사들도 환자의 분노를 무시하거나 회피하려는 태도를 중요한 실수로 여기고 있다(김세규, 조우현 역, 2007)

피드백이란 수신자가 송신자에게 그의 말과 행동에 대하여 지각한 바를 표현하거나 정보를 제공해주는 것을 말한다. 그의 말과 행동이 나의 생각과 행동에 어떤 영향을 미쳤는지를 상대방에게 솔직하게 알려주는 것이다. 이것은 하나의 보고행위로 볼 수도 있는데, 사람들은 피드백을 통하여 타인에게 미치는 그들의 행동이 어떤 결과를 가지고 오는지를 학습한다. 때문에 피드백은 모든 사람에게 있어서 하나의 거울과도 같다. 피드백이 없다면 과연 나의 정보 발신이 어느 정도나 효과가 있는지 알 수가 없다. 이와 같은 관점에서 피드백은 송신자의 행동 개선에 도움을 주기도 한다. 커뮤니케이션의 유형에 따라서 예상할 수 있는 피드백의 수준을 살펴보면 다음과 같다.

도표 11-1 커뮤니케이션 유형에 따른 피드백 수준

구분	참여자 수	피드백 수준
1. 셀프 커뮤니케이션	1명	완벽
2. 일대일 커뮤니케이션	2명	거의 완벽
3. 소집단 커뮤니케이션	3~7명	보통
4. 조직 내 커뮤니케이션	8명 이상	적음~보통
5. 대 공중 커뮤니케이션	불특정 다수	미미
6. 대중과의 커뮤니케이션	대중 전체	미미

만약, 보건의료인과 환자 사이에서 상호간에 피드백이 없다면 고객 만족을 높이는 효과적인 커뮤니케이션과 진료가 이루어지기 어렵다. 〈도표 11-1〉에서 보는 바와 같은 일대일 커뮤니케이션은 거의 완벽한 피드백을 요구하는 상황이다. 따라

서 병원에서 환자와 원무과 직원, 간호사, 의료기사, 의사 간에 일대일 상호작용이 이루어지는 가운데 피드백이 없다면 환자는 마치 말이 잘 통하지 않는 병원에서 치료를 받고 있다는 느낌을 받기 때문에 매우 불안해하거나 불만스러워할 가능성이 높다. 환자는 병원 직원들의 질문이나 설명에 대하여 충실하게 반응을 보이고, 또 병원 직원들은 환자의 의문사항에 대하여 자세하게 안내해주는 커뮤니케이션이 이루어질 때 안심하고 만족하게 된다.

그러나 대부분의 사람들이 피드백의 적극적 활용을 꺼린다는 데 문제가 있다. 본의 아니게 반응한 피드백이 상대방의 마음을 상하게 하여 오히려 관계를 악화시키는 경우는 얼마든지 있기 때문이다. 이처럼 피드백이 원활한 대화에 항상 좋은 영향을 미치는 것은 아니다. 선의에 입각하여 피드백을 하지 않고 상대방을 비판하는 데 주력하거나, 징벌하거나 적개심을 표현하는 데 사용한다면 그것은 관계를 파괴시키는 쪽으로 작용한다. 따라서 송신자와 수신자가 건전한 관계를 유지하기 위해서는 피드백을 할 때 상대방의 긍정적인 면과 부정적인 면을 균형 있게 취급하는 것이 중요하다. 부정적인 피드백을 통해서는 부정적인 면을 개선하고, 긍정적인 피드백을 통해서는 긍정적인 면을 더욱 발전시킬 수 있는 기회를 가질 수 있다. 커뮤니케이션을 통한 인간관계 개선이나 의료서비스의 목적을 달성하기 위해서는 반드시 올바른 피드백을 해주는 기술이 필요하다.

피드백을 효과적으로 해주는 기법들은 미드(Mead, 1973)나 마이어스와 마이어스(Myers & Myers, 1976)와 같은 학자들에 의하여 개발되었다. 그 주요 내용을 살펴보면 다음과 같다.

◆ 피드백은 강요적이어서는 안 된다.

피드백이 의도적으로 상대방으로 하여금 행동을 바꾸려고 하거나 충고처럼 받아들이게 해서는 곤란하다. 특히, 처음 보는 사람에게 이와 같은 피드백을 하는 것은 관계를 맺는 데 좋지 않다. 과거와 달리 보건의료인들이 환자에게 강요하듯이 피드백을 해주는 것은 거부감을 일으키게 만든다. 강요적인 피드백은 오랫동안 관계가 지속되어 상대방에 대하여 잘 알고 있어서 신뢰할 수 있는 사이일 때나 가능하다. 이와 같은 사이가 아니면 피드백은 단순히 정보를 제공해주는 정도에서 그쳐야 한다.

◆ 피드백은 받아들이는 편이 그것을 소화하고 이해할 수 있는 것이어야 한다.

상대방이 피드백을 받을 준비가 되어 있어야 한다. 피드백을 해주고 싶다면 상대방이 그것에 대하여 긍정적으로 받아들이고 이해할 수 있는 마음의 준비가 되어 있는지를 살피는 것이 중요하다. 진료현장에서 의사들은 환자들이 마음의 준비가 되어 있지 못한 상황에서 환자들에게 강제적인 피드백을 해야 하는 경우가 종종 있다. 이때 환자들이 마음의 준비를 할 수 있도록 배려하는 것이 효과적이다.

◆ 피드백은 사실을 서술하는 방식으로 주어져야만 한다.

피드백은 특정 사안의 배경에 숨어있는 그 무엇을 찾아내 밝혀주려고 해서는 안 된다. 이와 같은 피드백은 상대방을 곤란스럽게 만들고 의심하는 마음을 갖게 만든다. 서술적인 피드백이란 숨어 있는 동기보다는 겉으로 드러난 행동에, 주관적인 추리보다는 객관적인 관찰에, 그리고 일반적인 것보다는 구체적인 것에 초점을 두고 이루어지는 것을 말한다. 이와 같은 서술적 피드백이 판단적 피드백보다 상대방의 마음을 편하게 하고 이해력을 높인다. 서술적 피드백이란 좋고 나쁜 것을 단정하는 것이 아니라 사실 확인만 하는 방법이다.

◆ 피드백은 즉시 주어지는 것이 효과적이다.

피드백은 시간이 지나면서 효과가 떨어진다. 특히, 일정한 시간이 지난 후에 사건에 대한 회상을 집합하여 한꺼번에 피드백을 해주는 경우가 있는데 그것은 목표하는 바를 이루기가 어렵고 서로 인식의 방향과 수준이 다르기 때문에 괜한 오해를 불러일으킬 수 있다. 따라서 피드백은 특정 사안이 있을 때마다 즉시 해주는 것이 가장 효과적이다. 요즘 흔히 사용하는 의료영상저장시스템(PACS: Picture Archiving and Communication System) 같은 장비가 발달하는 것은 환자에게 즉각적인 피드백을 가능하게 해주기 때문에 진료에 대한 신뢰도를 높여준다.

◆ 피드백은 변화와 개선이 가능하다고 여겨지는 것에 대하여 하는 것이 효과적이다.

불가능한 피드백은 상대방을 곤란하게 만들어 오해를 낳기 쉽다. 때문에 피드백을 주는 사람은 그것이 현실적으로 실행이 가능한지를 잘 따져서 가능한 것만 주도록 해야 한다. 불가능한 피드백을 받으면 상대방에 대하여 나쁜 감정을 사기도 하고, 오히려 개선을 포기하거나 피드백 자체를 무시하기도 한다.

◆ 정확한 실행을 위해서는 중간에 확인을 위한 피드백이 필요하다.

피드백을 주는 사람은 한 번에 효과적으로 피드백을 주는 것도 중요하지만 원만한 대인관계에 있어서나 일을 제대로 하기 위해서는 중간 점검이 반드시 필요하다. 이와 같은 방법은 상호간에 신뢰를 쌓는 것도 되지만, 원래 목표로 한 일을 완성시키는 데도 도움을 준다.

예를 들어, 병원에서는 환자 진료 후에 처방을 내리면서 여러 가지 지시를 한다. 의사들은 치료를 목적으로 술을 먹지 말라고 하기도 하고, 푹 쉬라고도 한다. 그런데 환자들은 의료기관에서 나와 일상으로 돌아가면 의사들의 이와 같은 피드백을 잊어버리기 일쑤이다. 때문에 환자들이 의사의 처방이나 피드백을 제대로 지킬 수 있도록 확인해주는 것은 상호간에 신뢰를 쌓고 질병의 조기 완치를 위해 효과적이다. 이와 같은 목적을 달성하기 위하여 대형 의료서비스기관을 중심으로 PRM(Patiant Relation Management)기법을 도입하여 운용하고 있기도 하다.

이상과 같이 효과적으로 피드백을 해주는 것도 중요하지만, 피드백을 받는 사람이 그것에 대하여 긍정적 태도를 가져야 효과를 볼 수 있다. 피드백을 받는 사람이 그런 것쯤은 이미 나도 알고 있다거나, 피드백을 무시하는 태도를 취한다면 피드백의 효과는 떨어진다. 오히려 서로 간에 오해와 불신이 생기게 된다. 따라서 피드백을 받는 사람은 피드백을 해주는 사람에게 감사의 표시를 하고 그것을 적극 이해하고 실천하려고 하는 모습을 보이는 것이 중요하다. 환자들이 의료서비스기관에서 의사의 지시에 잘 따르도록 하기 위해서는 그것이 가능하기 위한 환경이 조성되어야 한다. 예를 들어, 모든 직원들이 부드럽고 친절한 모습을 보이고 있다든지, 일관되게 배려적인 커뮤니케이션을 구사한다면 환자들은 의료기관에 대하여 신뢰를 보이고, 그 결과 환자들이 의료진의 지시에 잘 따르는 피드백이 보장될 수 있을 것이다.

Ⅵ 문제의 발견 및 개선을 위한 커뮤니케이션

커뮤니케이션을 하는 데 있어서 장애가 되는 요인은 개인적, 조직적 차원으로 나누어 볼 수 있다. 개인적인 특성 차원에서는 선입견, 성급한 판단, 지나친 기대, 예의가 없거나 이를 무시하는 행동들을 들 수 있다. 조직적인 차원에서는 지위, 시간과 공간상의 차이, 정보 소유 정도에 따라 대화의 방해 요인을 찾을 수 있다. 조직적인 차원의 방해요인도 대체로는 개인 특성 차이에서 비롯된 것이기 때문에 커뮤니케이션에서 생기는 문제나 장애는 개인적으로 개선하려는 의지가 중요하다.

대부분의 사람들은 자신의 경험이나 판단에 따라 주관적으로 상대를 이해하려는 오류를 범할 수 있다. 상대와의 진솔한 커뮤니케이션을 통해서 판단하기보다는 주관적으로 성급하게 결론을 내릴 때가 있다. 때로는 상대에 대한 기대를 너무 크게 가질 때 상대가 거기에 미치지 못함으로써 쉽게 오해하고 서운한 점도 발생한다. 친숙한 관계일수록 "서로 예의를 갖추고 대하라"는 말처럼, 서로에게 공손하고 친절하게 예의를 갖춘 행동과 마음 씀씀이가 서로에게 지속적으로 바람직한 커뮤니케이션을 가능하게 해준다. 의료서비스기관의 모든 직원들이 환자들을 대하면서 항상 인내하고 예의를 다하여 대한다면 환자의 신뢰가 쌓여 조직의 경쟁력이 높아질 것이다.

다양한 상황에서 다양한 환자들과 상호작용을 하는 가운데 문제점을 찾아내고 개선하기 위한 커뮤니케이션을 하기 위해서는 다음과 같은 요소들을 고려해야 한다.

◆ **결과보다 과정을 중시한다.**

상사, 동료, 부하 및 환자들과 대화 시에 결과적인 목적을 달성하는 데 집착하기보다는 대화 과정에 성실하게 임해야 한다. 환자의 질문에 대하여 눈을 마주치지 않고 자신의 직무수행에만 집착한 나머지 컴퓨터를 보면서 건성으로 대화하는 것과 같은 태도는 상대방에 대한 예의도 아니며 고객을 잃는 것이다. 이와 같은 일은 간단한 것 같지만 의료기관 직원들이 종종 저지르는 실수이다.

◆ **지시, 감독하기보다 격려한다.**

누구든지 지시받고 감독받는 것은 좋아하지 않는다. 특히 의료서비스기관에서 환자에게 지시조로 말하는 것은 환자의 감정을 나쁘게 만들 가능성이 크기 때문에 조심해야 한다. 예를 들어, "할머니, 이제 2층으로 가세요"라고 지시조로 표현하는 것보다 "할머니, 이제 2층으로 가시면 됩니다"라고 안내조로 표현하는 것이 훨씬 더 상대방을 존중한다는 느낌을 준다.

◆ 존경심을 표시한다.

존경심을 표시해서 손해 보는 법이 없다. 시대가 시대이니 만큼 요즘은 길거리의 거지도 존경을 받고 싶어 하는 세상이라는 말이 있다. 그러나 서비스 업종에 종사하는 많은 감정노동자들이 작은 자존심 때문에 상대방에게 존경심을 잘 표시하지 못해서 상대방의 감정을 상하게 만든다. 의료서비스기관 직원들은 환자를 보면 존중하는 의미에서 인사를 하도록 교육받지만 50% 정도는 제대로 실천하지 못한다. 억지로 하는 경우도 많다. 때문에 환자나 다른 동료들에게 마음에서 우러나는 존경심을 표시하기 위해서는 커뮤니케이션 교육과 함께 인성교육도 병행되어야 한다. 2023년 대한상공회의소가 한국의 100대 기업의 인재상을 조사한 결과 '1위 책임의식, 2위 도전정신, 3위 소통과 협력'으로 나타난 결과를 주목할 필요가 있다.

◆ 공동체 의식을 느끼게 한다.

환자들이 병원을 방문할 때는 뭔가 자신에게 오는 혜택이 있을 것이라고 기대한다. 그리고 누군가가 나를 잘 위해 줄 것이라고 생각한다. 이해가 잘 되도록 설명을 해준다든지, 예의 바르게 인사를 잘 한다든지 하는 것들을 기대한다. 이처럼 사람들은 어디에 속하게 되면 한 가족 같은 느낌을 받기를 원한다. 그러나 환자가 병원에 들어섰을 때 정겨운 안내도 없고, 누구하나 따뜻하게 맞아주는 사람이 없다면, 그 사람은 이방인 같다는 느낌을 받게 될 것이다. 찾아오는 환자들에게 이방인과 같다는 느낌을 준다면 그것은 커뮤니케이션에서 실패하고 있는 것이다.

◆ 동료 의식을 갖는다.

동료의식이란 어려운 일을 함께 수행하고 있다는 느낌을 말한다. 어려운 일을 함께 하고 있기 때문에 나는 상대방을 배려하고 격려해야 한다고 생각한다. 그래서 동료애는 상대방에 대한 긍정적 감정과 격려심을 핵심으로 한다. 의료서비스기관 직원들은 서로 간에 동료애를 가져야 하는 것은 물론이지만 환자들과도 동료애와 같은 감정을 나눌 수 있어야 한다. 왜냐하면, 환자가 병원에 입장하여 접수를 마치는 순간 그 사람은 진료서비스의 생산과정에 참여하는 것이기 때문이다. 환자의 적극적인 참여와 협조가 없다면 서비스 생산의 효과성을 극대화하기 어렵다.

◆ 서로의 중요성을 인식한다.

환자는 자신이 찾는 의료서비스기관이 자신의 질병을 잘 치료해 줄 매우 중요한 의료서비스기관이라고 생각한다. 환자는 그만큼 고민과 시간적 노력을 통해서 병원을 선택한다. 그런데 만약, 병원에 도착하니 환경도 불비하고 직원들이 그를 대하는 태도가 기대에 미치지 못한다면 금방 생각이 바뀐다. 그 환자는 '아, 내가 병원을 잘못 선택했구나' 하고 의심을 하기 시작한다. 따라서 의료서비스기관 직원들은 환자가 도착하자마자 그가 중요한 사람으로 인식되고 있다는 느낌이 들도록 긍정적인 커뮤니케이션 조치를 취할 줄 알아야 한다. 환자가 거동이 불편한 노인이라면 얼른 가서 "할머니, 오시느라고 고생하셨죠? 제가 편안하게 모시고 안내해 드리겠습니다" 하고는 부축하여 안내를 할 수도 있다. 그 할머니는 병원의 안내 직원을 자신에게 매우 중요한 사람으로 인식하고 공헌하려는 마음을 갖게 된다.

◆ 적당한 반응을 표현한다.

대화에서는 누구든지 적당한 반응을 표현하는 것이 중요하다. 반응은 상대방에게 관심과 신뢰와 존중의 표시이기 때문이다. 우리는 어느 가게의 문을 열고 들어갔을 때 자기 일에 몰두해 있는 종업원이 본체만체 할 때 재빨리 그 가게를 나오게 되는 것을 경험한다. 그 기억이 사라질 때까지 다시는 자신을 무시한 그 가게에 가고 싶은 생각을 하지 못한다. 의료인들은 환자들을 자신이 원하는 방향으로 대화나 행동을 이끌고자 할 때 반드시 갖추어야 할 기본적 요소가 긍정적 반응임을 잊어서는 안 된다.

이상의 요소들을 고려해서 의료서비스기관에 근무하는 보건의료인들이 자신의 상사와 동료, 부하 직원, 환자들과 대화를 시도한다면 조직이 더욱 경쟁적이 될 수 있을 것이다.

토론사례 11

보세요, 저도 최선을 다하고 있답니다.

Discussion Example

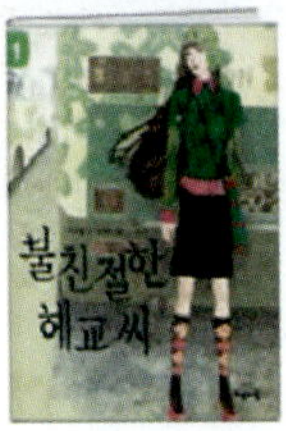

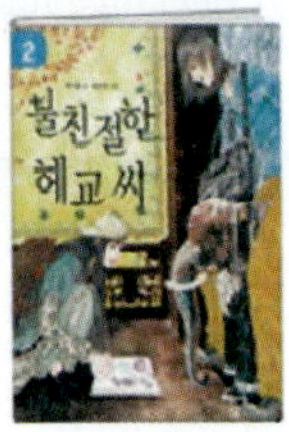

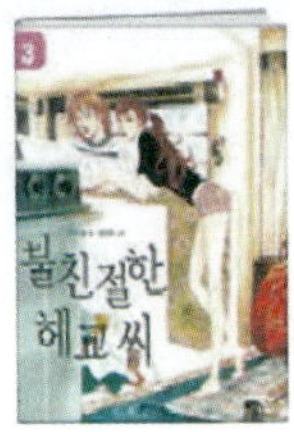

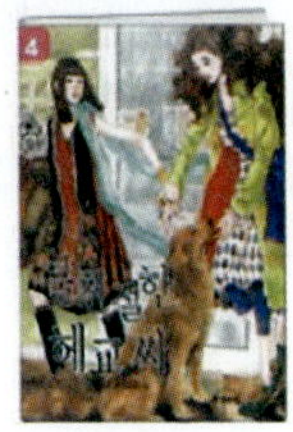

그녀는 집중하고 있는 동안에는 거의 컴퓨터에서 눈을 떼지 않았으며 환자들은 종종 카운터 앞에서 그녀가 쳐다봐주기를 기다려야 했다. 컴퓨터에 온 정신을 쏟고 있는 코니에게 말을 거는 환자가 있으면, 그녀는 여전히 컴퓨터를 쳐다보며 손을 들고 잠깐 기다려 줄 것을 요청했으며, 자신의 용무가 끝나고 나서야 무슨 일이냐고 묻곤 했다. 그리고는 환자들에게 클립보드를 건넨 후 환자가 돌아서기도 전에 재빨리 하던 일로 돌아갔다.

이 외에도 여러 가지가 매니저의 눈에 띄었다. 남편과 몹시 연락을 취하고 싶어하는 환자의 요청을 무시하였고, 대기석까지 다 들리도록 "소화기계 검진 받으러 오셨죠?"라고 큰 소리로 말해 환자를 당황스럽게 만들기도 했다. 검사 과정에 대해서 묻는 것에 도움을 주지도 않았으며, 통증이 있다고 호소하는 환자들에게 신경을 쓰는 것 같아 보이지도 않았다. 치료가 얼마나 걸리는지, 아프지는 않는지 걱정스럽게 묻는 환자에게 "들어가 보시면 얼마 안 걸릴 거예요"라고 대답하기도 했다. 그리고 어떤 환자에게는 "그냥 저기 앉아서 기다리시고, 걱정 하지 마세요, 다 잘 될 거예요"라며 귀찮은 듯이 말했다. 심지어 얼마나 더 기다려야 하냐고 묻는 환자에게는 퉁명스럽게 "보세요, 저도 최선을 다하고 있어요, 차례가 되면 부르겠죠"라고 말하기도 했다.

이는 분명 코칭이 필요한 순간이다. 대부분의 매니저들은 코니가 그녀의 업무에 있어 기대되는 것이 무엇이고 우선순위가 무엇인지 들어본 적이 없었다고 말할 것이다. 그녀가 단지 무엇을 어떻게 해야 하는지에 대해 들으면 된다는 것이다. 그들은 순응이라는 접근 방법을 택할 것이다. 아마도 그녀를 불러서 해야 할 일과 하지 말아야 할 일에 관한 리스트를 건네주려 할 것이다.

자료원: 강수적 역(2009), Freed Lee 저, 디즈니의료기관의 서비스리더십, 223-224쪽.

토론과제

HEALTH CARE COMMUNICATION

Discussion Problem

1. 위 사례의 내용으로 보아 마지막 문장의 일에 관한 리스트에는 어떤 내용이 담겨 있을지 설명해 보시오.
2. 의료서비스기관 직원들의 기본적인 자세는 어때야 하는지에 대하여 논의해 보시오.
3. 위 사례에 등장하는 코니라는 직원이 왜 이와 같은 행동을 하는지에 대하여 토론해 보시오.

제12장

의료커뮤니케이션의 성공 요소

Ⅰ. 의료서비스의 특징과 커뮤니케이션

Ⅱ. 의료서비스 공급자와 소비자의 태도변화

Ⅲ. 환자 대상 커뮤니케이션

Ⅳ. 의료커뮤니케이션 기술의 습득

Ⅴ. 의료커뮤니케이션 훈련

Ⅵ. 사전준비 및 사전 의료커뮤니케이션

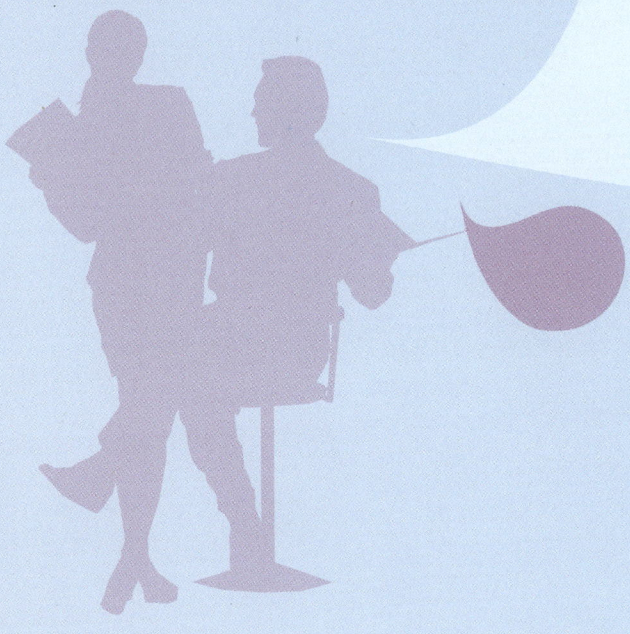

HEALTH CARE COMMUNICATION

제12장 의료커뮤니케이션의 성공 요소

학습목표 specific aims of this period

- 의료서비스의 특징을 이해하고 고객들이 의료서비스에 대한 이해와 신뢰를 높일 수 있는 설명력을 기른다.
- 병원 조직 내에서 의료커뮤니케이션이 성공을 거두기 위한 의료진과 환자의 태도, 커뮤니케이션의 과정을 이해하도록 한다.
- 병원 조직 내에서 환자를 효과적으로 치료하기 위한 커뮤니케이션 기술이 무엇인지 이해하고, 효과적인 고객만족 커뮤니케이션 방법을 숙지하도록 한다.
- 병원 조직 내에서 커뮤니케이션이 효과적이 되기 위해서는 철저한 사전준비가 중요하다는 사실을 이해하고 이를 잘 숙지하고 실행할 수 있다.

Ⅰ 의료서비스의 특징과 커뮤니케이션

••• 1. 의료서비스의 특징

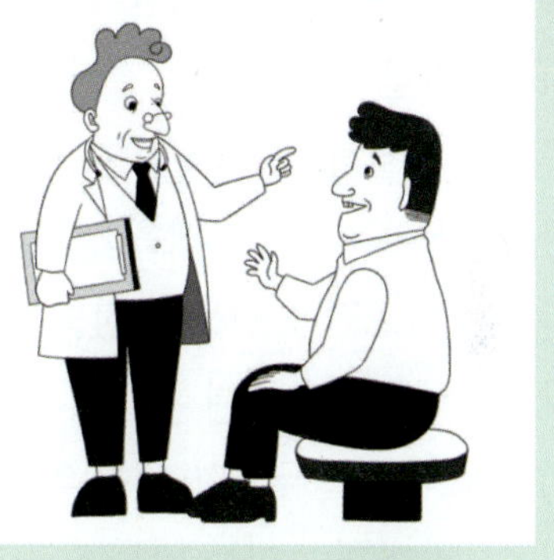

의료서비스는 서비스를 생산함과 동시에 소비하게 된다.

경제적 측면에서 볼 때 의료서비스 역시 교환의 대상으로서 재화이지만 빵이나 옷과 같은 일반 상품과는 다른 특징을 지니고 있다. 우선 의료서비스는 그 특성상 의료진과 환자가 분리되지 않고 서비스를 생산하는 동시에 소비하게 된다. 의료서비스는 환자를 진료하고 질병을 치료하는 과정에서 인간의 생명을 다루는 특별함 때문에 일반 제품처럼 실물의 상품으로 전환시키는 데는 한계를 가질 수밖에 없다. 의료서비스를 공급하는 병원의 입장에서는 서비스를 개발할 때 잠재고객들의 만족도를 높이기 위해서 매우 특수한 성격의 유형을 개발할 수밖에 없다. 여기서 특수한 유형을 개발한다는 뜻은 물리적으로 의료서비스를 변형시키는 것(상처 치료 통증의 최소화, 또는 절개 없는 수술 등)을 의미하기도 하지만 고객들이 의료서비스의 구성이나 효과 등을 전혀 모르기 때문에 그것에 대한 이해를 높이기 위한 설명 노력(어떤 방법으로 상처 치료 통증을 최소화시킬 수 있는지에 대한 공포감 없는 설명, 또는 어떻게 절개 없이 수술을 성공시킬 수 있는지에 대한 공포감 없는 자세한 설명 등)이 추가되어야 한다는 것을 말한다. 그래야만 환자나 보호자의 불안과 공포를 조금이라도 줄여 줄 수 있다.

또한 의료서비스의 교환은 그것을 생산하는 의료인과 환자가 마주하여 면담을 해야 하는 특징을 갖고 있다. 때문에 환자의 병원에 대한 긍정적 반응과 신뢰를 유인해내기 위해서는 의료인들은 당연히 관계 지향적 태도와 커뮤니케이션 능력을 갖추고 있어야 한다. 몸이 건강하지 못한 상태에 있는 환자에게 의료서비스와 결속되어 제공되는 의료진의 자세하고 친절한 설명은 병원 운영 전반에 의미 있는 작용을 하기도 한다. 즉 의료진의 설명 커뮤니케이션의 수준과 질은 환자의 만족, 병원에 대한 이미지의 형성, 재방문 의도, 구전 등에 영향을 미친다.

이와 같은 맥락에서 볼 때 병원 조직구성원의 환자에 대한 대화는 상대방에 대한 공감적 이해와 대화하고자 하고자 하는 욕구, 그리고 배려심이 깃든 관계 지향적 커뮤니케이션이 되어야 한다. 병원 구성원들에게 관계 지향적 커뮤니케이션이 요구되는 또 다른 중요한 이유는 환자의 자발적 자기정보공개를 촉진시킴으로써 치료효과를 향상시키는 결과를 가져오기 때문이다. 많은 연구에서 의료서비스 제공자의 친절하고 사려 깊은 커뮤니케이션이 고객만족을 높이는 것이 증명되고 있다. 또한 의료진이 고객을 신뢰하면서 협력적 의도를 가지고 커뮤니케이션을 할 때 환자는 의료진을 전문성 정도가 높은 것으로 인식하고 질적 · 양적 측면에서 높은 자기공개를 함으로써 치료의 효과를 높일 수 있는 것으로 나타났다. 반면, 의료진의 권위적이고 극단적이며, 의료진 중심의 통제형 커뮤니케이션은 환자의 양적 자기정보공개를 높이는 데는 효과가 있지만 질적 수준은 낮추는 효과가 있는 것으로 나타났다.

••• 2. 의료기관에서 커뮤니케이션의 중요성

고객들에게 인지된 의료서비스 상품으로서의 진료행위 결과는 의료인과 환자의 상호작용이 이루어지는 진료행위의 과정에 의해 결정되는 경우가 많다. 즉, 환자가 처한 조건이나 환자의 특성에 따라서 진료행위는 그 결과로써 병이 빨리 회복되거나 또는 지연되기도 하는 결과의 문제로 인식되기보다는 오히려 진료행위의 과정이 더욱 중요하게 인식되는 경우도 많다. 때문에 진료행위의 과정이 어떻게 수행되느냐에 따라 고객만족과 새로운 가치의 창출이 이루어지기도 한다. 말하자면, 의료서비스는 일반적으로 서비스제공 시에 의사, 간호사, 각종 의료전문가 및 행정지원 인력 등 다양한 직종의 의료인들의 노력이 효과적으로 조합되어야 하기 때문에 의료인 모두는 자신이 서비스 제공의 주체라는 인식을 갖고 있어야 한다. 의사와 간호사만 의료서비스의 제공에 참여하는 것이 아니라 모든 직원과 고객인 환자 사이의 긴밀한 상호작용에 의해 서비스가 생산되고 전달된다.

서비스업체를 이용하는 고객들은 순서대로 이루어지는 개별적 서비스에 대해 각각 만족하고 불만족하는 것이 아니라 모든 서비스를 포괄해서 종합적으로 만족 여부를 결정한다. 각 서비스 지점마다 커뮤니케이션의 영향이 크고 중요할 수밖에 없다. 실제로 병원을 방문하는 외래환자들의 진료과정에 대한 태도조사에서 고객만족에 영향을 미치는 요소는 단지 의사와의 직면뿐만 아니라 대기시간, 진료시간, 의사의 친절성, 의사의 관심, 의료기술, 증세에 대한 의사의 설명, 간호사 친절도, 간호기술 및 숙련도, 궁금증에 대한 직원의 설명 등 매우 복잡하다. 또한 치료를 마치고 병원을 나갈 때 진료비 내역에 대한 상세하고 알아듣기 쉬운 설명은 고객만족도에 중요하게 영향을 미치는 것으로 나타났다. 의사나 간호사에게 만족을 한 고객이 퇴원창구에서 진료비에 대한 자세한 설명을 듣지 못하여 진료행위 전반에 대하여 불신하는 경우도 얼마든지 발생한다.

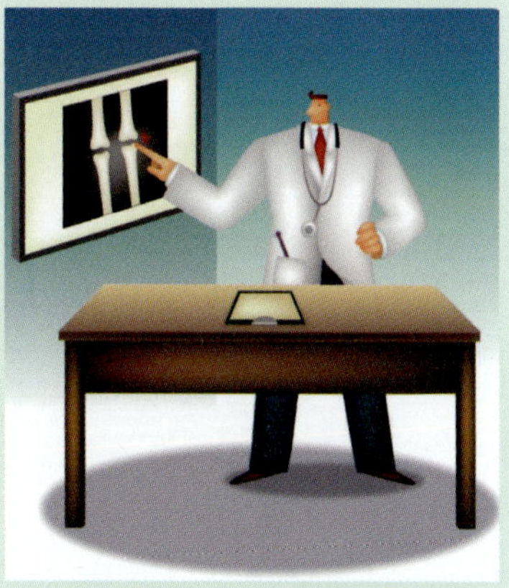

의료진과 환자 간에 충분한 커뮤니케이션이 이루어져야 진정한 신뢰관계가 형성된다.

병원의 고객은 의사를 비롯한 여타 구성원들의 집합행동을 통하여 의료서비스를 제공받게 되고 이러한 과정상에서 상품으로서 의료서비스를 인식하게 되는데, 이때 고객들의 인식의 차이에 의해 의료기관 이용률은 달라질 수밖에 없다. 의료서비스의 구성이나 제공에 있어서 병원 구성원들 각자가 차지하는 비중과 역할이 중요하다고 하겠다. 따라서 고객인 환자가 만족할 수 있는 수준의 의료서비스를 제공하기 위해서는 의사, 간호사, 기술직 외 모든 의료인이 최고의 서비스를 제공할 수 있는 능력과 열의가 밑받침되어야 한다. 특히 요즘 감성 중심의 시대 속에서 환자에 따라서는 머리보다 가슴으로 진료하는 의료인을 선호하는 경향이 높아지고 있다. 따라서 고도의 전문성을 갖추는 것은 기본이고 인간적인 소통을 할 수 있는 의료인이 많은 병원일수록 이용도가 높을 것이라는 것을 예상할 수 있다.

이처럼 의료진과 환자 간에 공감의 커뮤니케이션이 이루어지지 않으면 진정한 신뢰관계가 형성되기도 어렵고, 그 결과 병원에 대한 불만이 높아진다. 병원과 환자 사이에 진정한 신뢰가 구축되기 위해서는 의료서비스가 제공되는 과정에서 상호 간에 유대강화를 높일 수 있는 대화가 이루어져야 하는데 그 내용들을 살펴보면 다음과 같다. 병원 구성원들은 커뮤니케이션 교육훈련을 통해 이런 대화를 잘

도표 12-1 병원–환자 간 유대 강화를 위한 대화

대화 유형	대화에 따른 효과
1. 친밀감(familiarity) 있는 대화	인맥의 형성으로 사적 관계 유지
2. 배려(care)의 대화	환자의 공급자에 대한 이해 확대
3. 친분(friendship) 있는 대화	서비스 제공자에 대한 익숙한 인식
4. 신뢰(trust)의 대화	서비스에 대한 자신감을 갖고 있다는 인식
5. 래포(rapport)를 위한 대화	감정 상태에 대한 인지적 긍정 평가

수행하게 됨으로써 병원이 환자들과 장기적인 유대를 맺는 데 기여할 수 있다.

이밖에 의료서비스 상품의 수준을 결정하는 것으로 병원 직원들의 외모와 복장 상태 등도 있다. 그동안 백색계통의 가운은 전통적으로 의료인의 전문성과 자격을 상징하고 그들의 인상이나 친절도 등에 대한 고객의 인식에 영향을 미쳐 왔다. 하지만, 시대가 변함에 따라 고객들이 다양한 색상이나 스타일의 복장을 요구하게 되었다. 때문에 고객 욕구변화의 관점에서 각종 부가서비스의 속성에 대한 조사도 지속적으로 이루어지고 개선되어야 한다. 실제 어느 치과병원에서는 직원들에게 검정색 제복을 착용하게 했더니 고객들의 병원에 대한 매력도와 신뢰도가 높아졌다는 보고도 있다. 또한, 코로나19 사태를 겪으면서 병원에서의 2차 감염 우려 때문에 긴소매 가운에 대한 환자들의 거부감이 높아져 많은 병원에서 의사를 비롯한 의료진들이 착용하는 가운의 팔소매 길이를 7부 정도로 줄이는 노력도 이루어지고 있다.

II 의료서비스 공급자와 소비자의 태도 변화

1. 의료진과 환자의 긍정적 태도

1) 의료진과 환자의 관계 변화

병원에서 환자가 처한 상황에 맞는 커뮤니케이션을 할 수 있다면, 그것은 환자들의 스트레스, 분노, 걱정 및 공포 등을 극복하는 데 도움을 준다. 이처럼 질병 치료단계에서 이루어지는 커뮤니케이션은 환자와 의료진 사이에 언어 또는 비언어를 사용하는 교환관계이다. 과거 한국 사회에서 의사는 병을 고쳐준다는 시혜적(施惠的)인 입장을 취해 왔다. 그러나 오늘날 환자의 입장에서는 돈을 지불했으니 그 범위 내에서 최상의 의료서비스를 받는 것은 당연하다고 생각하게 되었다.

2023년 국내 100대 기업 인재상

순위	2018년	2023년
1	**소통과 협력**	책임의식
2	전문성	도전정신
3	원칙과 신뢰	**소통과 협력**
4	도전정신	창의성
5	책임의식	원칙과 신뢰
6	창의성	전문성
7	열정	열정
8	글로벌 역량	글로벌 역량
9	실행력	실행력
10		사회공헌

(대한상공회의소 조사, 2023)

환자와 의료진 사이에 있는 교환적인 감정은 서로 다른 입장을 갖게 만들기 때문에 서로 갈등적인 관계에 놓이기 쉽다. 즉, 의료진은 병을 고쳐주니까 환자는 의사에 대하여 고마워해야 한다는 입장을 갖지만, 환자 측에서 볼 때는 환자는 병원의 고객이므로 병원은 언제나 환자에게 최선을 다해야 한다고 생각한다. 때문에 진료에서 환자와 의료진 상호간에 긍정적 태도를 갖는 것이 중요하다. 상호간에 긍정적 태도만이 서로가 바라는 최선의 목표에 도달할 수 있기 때문이다.

2) 의료진과 환자의 인식의 차이

환자와 의료진 사이에 긍정적 태도를 갖기 위한 중요한 방법은 서로의 차이점을 확인하고 이해하는 것이다. 그 차이점을 살펴보면 다음과 같다.

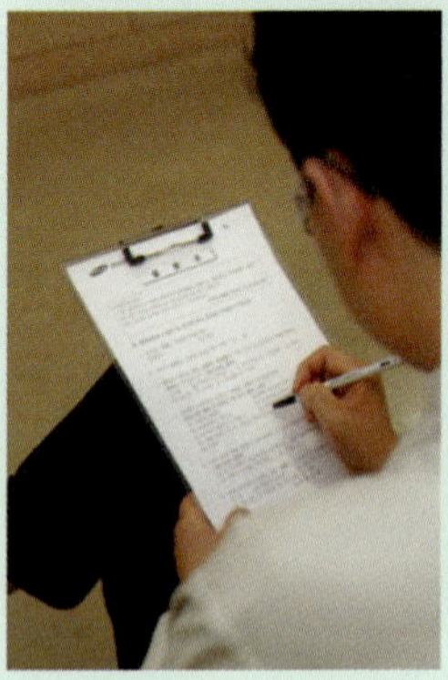

의사 · 간호사도 암이 가장 무섭다(연합뉴스 2009-04-22): 의사와 간호사들도 일반인들과 마찬가지로 암을 가장 두려워하는 것으로 조사됐다. 강북삼성병원은 재직 의사 105명과 간호사196명, 외래 환자 323명 등 총 624명을 대상으로 의료진과 일반인의 질병 인식차이를 설문 조사한 결과, 세그룹 모두 가장 두려워하는 질병으로 암을 꼽았다

첫째, 치료하는 데 있어서 의료진은 환자에게 의식적으로 영향력을 미치려고 한다. 그러나 환자는 그와 같은 의도를 가지고 있지 않다. 대부분의 환자는 오히려 그가 의도하는 대로 병원에서 진료받기를 원한다. 그것은 기다리지 않고 빨리 치료받기, 고통없이 치료받기, 병원 직원들이 친절하기, 질문을 충분히 하고 성의있는 답변 듣기 등이다. 환자가 원하는 시간, 환자가 원하는 방식에 의하여 치료가 이루어진다면 환자의 만족도는 배가될 것이다. 그러나 병원에서 환자는 늘 수동적이 됨으로써 기분이 상한다.

둘째, 의료진은 마음속에 전문가로서의 목적을 뚜렷이 가지고 있다. 그것은 의사로서 환자의 이익을 위한 의도인데, 그것은 의사가 환자를 돕는 일이라고 생각한다. 의사는 그 자신이 환자에 대하여 어떤 태도를 갖든지 그것은 바로 환자를 위한 것이라고 생각한다. 그러나 환자의 안녕(well-being)은 의사가 주관적으로 가지고 있는 의도나 목표보다는 의사가 사용하는 말이 지니고 있는 의도와 표현방법에 따라 많은 영향을 받는다. 환자는 질병치료 외에 상대방에 대하여 어떤 목적의식을 갖고 있지 않다. 환자는 의사의 주관적 전문가적 의도에 대하여 크게 관심을 갖지 않고 있다. 고객으로서 마땅히 받아야 할 교환적 가치에 주로 집중한다.

따라서 의료진은 환자의 이와 같은 태도에 대하여 자신들의 성의에 대한 이해와 인식이 부족하다고 판단하기 쉽다. 임상현장에서 의사는 "저 환자는 그만큼 이야기를 했는데도 알아듣지 못한다"고 생각하게 된다. 이와 같이 의료진이 늘 환자 쪽에 잘못이 있다고 생각하는 것은 환자의 기분을 상하게도 하지만 치료에 있어서 효과적이지 못하다. 치료가 효과적이기 위해서는, 환자들이 의료진의 의도를 이해해 주기를 기대하는 것보다 환자 자신이 아픈 상황에 대하여 자발적으로 잘 설명할 수 있도록 설득력 있는 커뮤니케이션을 할 줄 아는 것이 중요하다. 이처럼 완벽한 질병치료를 위해서는 환자의 진료참여가 중요하다는 주장이 설득을 얻고 있는데, 진정한 진료참여가 이루어지기 위해서는 의사가 먼저 설명의 방법을 바꾸거나 단어의 선택을 개선하는 노력을 기울여야 한다.

••• 2. 진료환경의 변화 모색

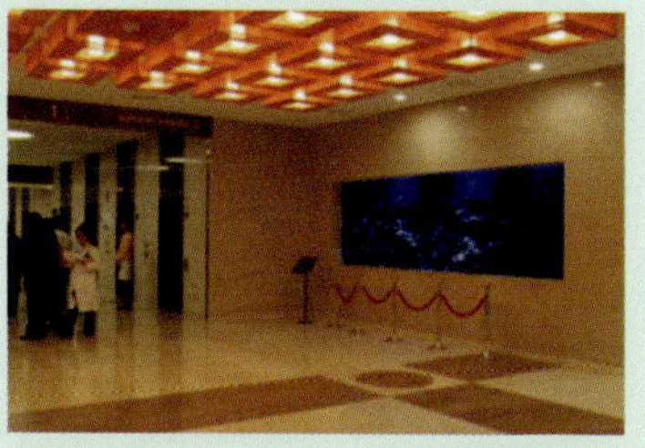

서울성모병원 개원 후 외래환자 급증(경향신문, 2009-04-22): 2009년 3월23일 개원 이후 가톨릭대학교 서울성모병원의 일일 왜래환자가 4월 14일(화) 기준 5,000명을 넘어섰다. 이른 새 병원 개원 전 일평균 외래환자가 크게 급증한 것인데, 이처럼 외래환자가 크게 증가한 이유는 외래 진료 시스템의 과감한 개선과 쾌적한 실내 환경이라고 말했다

무엇보다도 환자가 의사에게 병에 대한 자신의 느낌을 활발하게 말할 수 있는 상황을 만드는 것이 효과적인 치료에 도움을 줄 수 있다. 환자가 질병에 대한 자신의 느낌을 정확하게 잘 묘사하지 못하는 것은 환자의 올바른 진료에 대한 정보를 제약하는 것이다. 의료진이 인식해야 할 것은 환자들이 자신의 질병에 대한 느낌을 정확하게 묘사하지 못하는 것은 병원 안에서 환경적으로 무엇인가로부터 방해를 받고 있다는 사실이다. 요즘에는 진료환경이 환자 중심으로 많이 개선되고 있지만, 역사적으로 진료 환경은 환자보다는 의사들의 사정에 맞추어 조성되어 온 것이 사실이다.

변화하는 시대에 있어서 병원 내부적 환경요인에 따라서 직원들과 환자들 사이에서 또는 의료진과 환자들 사이에 있어서 커뮤니케이션은 조화를 이룰 수도 있고 그렇지 못할 수도 있다는 것을 인식하는 것은 매우 중요하다. 사람 상호간 커뮤니케이션에 있어서 조화를 이루는 것은 언어적 진술이 바로 그 사람의 태도와 일치하고 있다는 생각을 가질 때 가능하다. 만약, 의사가 몸이 불편하여 진료를 빨리 끝내고 싶어하면서 입으로는 좋은 이야기를 하고 있다면 환자는 이와 같은 의사의 태도에 대하여 불편한 감정을 갖게 될 것이다. 또한 의사가 환자의 건강에 대하여 불확실한 진단을 내리고 있다고 인식하게 되면 그 긴장감이 물리적인 태도나 목소리 톤으로 나타나고 환자는 이것을 인지한다.

시간에 급히 쫓기는 듯한 의료진의 태도는 종종 환자들과의 관계를 역기능적으로 만든다. 의사들은 쓸데없이 말을 길게 하거나, 또는 너무 짧게 하거나, 상황에 맞지 않는 말을 함으로써 환자들의 욕구와 조화를 이루지 못하게 된다. 의사에게서 요점만 듣고 싶어 하는 바쁜 환자에게 길게 이야기를 한다면, 환자의 입장에서 의사가 매우 불필요한 말을 하고 있다고 인식할 것이다. 반면, 의사로부터 자신의 건강에 대하여 진지한 이야기를 듣고 싶어 하는 환자에게 아주 사무적으로 간단하게 대하고 진료실을 나가주기를 원한다면 환자는 매우 실망할 것이다.

이와 같은 관점에서 볼 때, 병원에서 환자 진료가 원만하게 이루어지기 위해서는 의료진을 비롯한 병원 직원들과 고객 사이에 상대방에 대한 충분한 학습과 이해가 필요하다.

3. 의료커뮤니케이션 과정의 이해

커뮤니케이션에 필요한 몇몇 기술만으로 상대방을 충분히 이해한다는 것은 역부족이다. 효과적으로 상대방을 정확하게 이해하기 위해서는 커뮤니케이션의 전후 상황과 아울러 그 과정에 대한 이해가 필요하다. 커뮤니케이션 과정에 참여하는 사람들은 분위기, 다른 사람의 이야기로부터 받는 느낌, 태도로부터 영향을 받는다. 만약, 환자들이 의료진과의 대면에서 자기 자신에 대한 표현을 제대로 하지 못한다면 그것은 유전적인 요소와 신경쇠약 또는 환경적인 요소가 다 결부되어 있다고 이해할 수 있다. 유전적인 요인이나 신경쇠약이 아니라 물리적인 환경적 요소에 의하여 환자가 치료에 도움이 될 수 있는 표현을 제대로 하지 못한다면 그것은 전적으로 병원 책임이다. 치료를 위한 커뮤니케이션 과정에서 그 환자는 병원 사람들과 긴장된 관계에 놓여 있거나 의료진의 설명을 제대로 이해하지 못하기 때문이다.

커뮤니케이션에서 주로 사용되는 수단은 구두나 문서로 표현되는 언어이다. 의사들은 병명과 증세에 대하여 정확한 내용으로 치료의 목적, 방법, 종류, 위험성, 다른 선택적 방법과의 비교, 그리고 그렇게 하지 않았을 때 발생할 수 있는 문제와 예측에 대하여 정확하게 설명하라고 배운다. 환자와 대면하여 의사가 구사하는 언어는 한 개인의 사고와 아이디어를 단순하게 표현한 것으로 하나의 상징성을 가지고 있다. 따라서 상대의 추상 수준에 따라 얼마든지 실제와 달리 표현될 수도 있고, 또 환자로부터 잘 이해될 수도 있다. 말하자면, 언어만으로는 커뮤니케이션 하려는 내용을 모두 표현할 수 없을 뿐만 아니라 상대가 모두 이해할 수도 없다. 따라서 진료 시에 의료진은 상대방의 이미지나 행동, 평소 그가 잘 사용하는 표현이나 습관, 특징을 사전에 파악해 두도록 한다.

특히, 한국처럼 전문 상담 인력이 없어 환자에 대한 배경 조사 없이 초진을 하게 되는 경우에 있어서 단편적인 사건이나 순간적 상황, 그리고 나타난 결과만으로 상대방을 평가하는 것은 자칫 잘못하면 커뮤니케이션에 있어서 오류를 범할 수 있다. 상대방에 대한 평가는 일정한 횟수의 커뮤니케이션 과정을 통하여 전후 상황과 대면과정을 고려해서 이루어지는 것이 바람직하다.

아하! 12-1 음악 배우면 '소리의 감정' 잘 파악

음악 훈련 통해 소리에 대한 반응 높일 수 있어

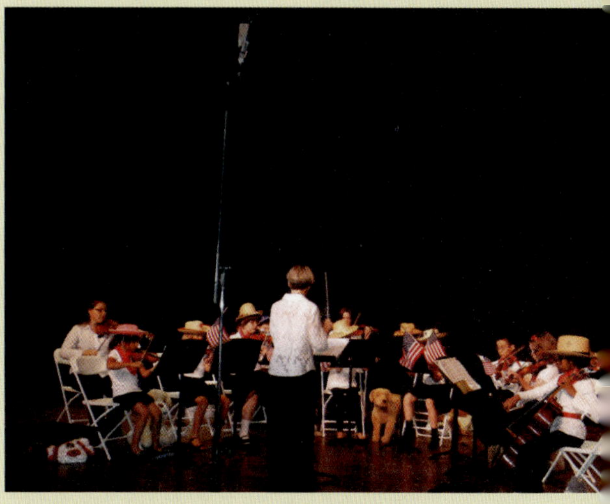

음악가들은 소리에 실린 인간의 감정을 일반인과 달리 예민하게 포착해낼 수 있다는 연구 결과가 나왔다. 미국 노스웨스턴대학 졸업생 다나 스트레이트는 담당 교수 니타 크라우스와 함께 음악가와 비음악가로 구성된 30명의 피 실험자들을 대상으로 소리에 대한 반응을 연구했다. 연구진은 이들에게 자연풍경을 그린 영화를 보여주면서 불시에 4분의 1초 동안 짜증이 밴 아기 울음소리를 들려줬다. 순간적으로 들렸다 사라지는 소리였다. 그리고 연구진은 뇌에 연결된 전극으로 소리에 반응하는 뇌 활동 양상을 관찰했다. 특히 음의 높낮이, 속도, 음질 등에 반응하는 뇌 부위를 집중 관찰했다. 그 결과, 음악가들은 아기 울음소리의 감정 측면에 민감하게 반응했다. 일반인은 그런 구분을 하지 못했다. 소리에 감정적 요소가 담겨 있을 때 음악가들의 뇌는 더 활발히 반응했으며 감정적 요소가 덜 한 소리에는 반응이 적었다. 뇌의 이러한 변화는 음악가가 아닌 사람들에게는 나타나지 않았던 것. 스트레이트는 "음악가들의 뇌가 일반인들보다 더 빠르고 정확하게 반응한다는 것은 감정 인식을 전환시키는 무언가가 있다는 것"이라며 "소리에서 감정을 정확하게 알아채는 능력은 정글. 교실, 회의실, 침실 등 어디서든 전체를 아울러 소리를 해석하는 기술"이라고 말했다. 이어 그녀는 "음악적 훈련을 통해 사람들이 소리를 듣고 감정에 반응하고 인식하는 능력을 키울 수 있다는 생물학적 근거를 찾아냈다"고 말했다.

크라우스 교수는 "소리에 민감하게 반응하는 음악가의 능력을 이용해, 자폐증이나 실어증 때문에 언어 소통을 할 수 없는 사람들을 도와 주는 방법도 개발할 수 있을 것"이라고 말했다.

III 환자 대상 커뮤니케이션

1. 환자 대상 커뮤니케이션의 의의

시설이나 설비가 아무리 좋은 의료서비스기관이라고 할지라도 환자를 대하는 보건의료인들의 마음이 따뜻하지 않다면 좋은 의료서비스기관이라고 하기가 어렵다. 요즘 거의 모든 의료서비스기관 종사자들이 환자를 대하는 태도가 많이 부드러워졌는데, 원래부터 환자들에게 이처럼 따뜻했느냐 하면 그렇지 않다. 환자의 기분을 좋게 만들기 위한 의료서비스 커뮤니케이션 기법의 발달이나 친절 의료서비스기관에 대한 홍보 등은 환자들의 저항을 통하여 개선된 것이다. 이처럼 환자들의 소비자로서의 주권의식과 사회 민주화의 발달에 따라 의료서비스기관에서 환자들을 대하는 태도나 커뮤니케이션 기법도 변화하고 있다.

특히, 의료서비스기관 종사자들은 면허를 가진 고도의 전문가들로서 일종의 선민의식을 지니고 있기 때문에 환자의 기분은 아랑곳하지 않고 말하는 경우가 많다. 환자들은 다른 서비스 분야에서는 수준 높은 대접을 받기 때문에 이와 같은 평범한 태도는 환자의 기분을 상하게 만든다. 환자가 찾지 않는 의료서비스기관은 경제적 손실을 감수할 수밖에 없다. 미국에서 벌어지는 의료소송 원인 중의 절반 이상은 치료 상의 잘못 때문이 아니라 환자와 의사의 좋지 못한 관계 때문이라는 점을 인식할 필요가 있다(박인출, 2002).

최근에는 전자진료기록부(EMR; Electronic Medical Recording) 발달에 따라 의사들이 환자의 얼굴을 살피면서 대화를 하는 것이 아니라 컴퓨터만 보고 이야기를 한다는 불만이 제기되고 있다. 환자에게 질 높은 의료서비스를 제공하기 위하여 만들어낸 전자진료기록부도 사용하기에 따라서 이와 같은 오해를 불러올 수 있다. 의료진이 환자와 좋은 관계를 유지하기 위해서는 변화되는 상황 속에서도 항상 '환자 중심 진료'의 기본 원칙에서 벗어나지 말아야 한다. 의료서비스기관이 경제적 이익을 추구하는 것은 더욱 수준 높은 진료를 보장하기 위하여 매우 중요한 일이다. 하지만, 병원은 그 특성상 인간 존엄성의 존중, 입원 환자를 위한 일상성의 확보, 진보와 향상에 대한 배려, 사회활동 지원, 그리고 환자를 가족처럼 대하는 기본적 대응자세를 지닐 것이 요구된다.

의료서비스기관을 찾는 환자들은 자신이 선택한 의료서비스기관에 오기 전까지 많은 고민을 한다. 왜냐하면 의료서비스는 우리가 새 자동차나 새 옷을 사는 것과 같은 기분 좋은 구매가 아니기 때문이다. 따라서 정말 고통을 참을 수가 없어서 의료서비스기관을 찾아오게 된 환자의 참담한 마음을 잘 헤아려서 대응할 수 있도록 배려적인 자세를 갖추는 것이야말로 환자만족을 위한 첫 번째 조건이 아닐 수 없다.

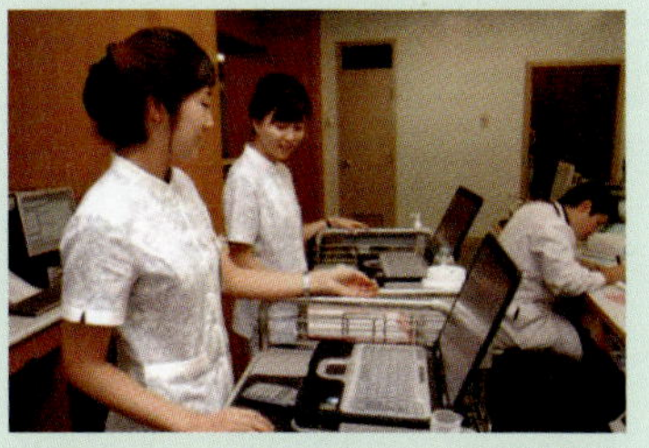

많은 병원들이 병원 정보화의 핵심 시스템인 전자의무기록(EMR) 도입에 발빠른 행보를 보이고 있다

2. 환자 대상 커뮤니케이션의 중요성

다른 산업분야와 달리 의료서비스는 환자가 주도적으로 결정하기보다는 아직까지 그 내용과 방법에 있어서 의사나 간호사 등 보건의료인들의 실력과 정성에 의한 입소문에 의해 결정되는 경향이 강하다. 말하자면, 의료서비스는 소비자 중심의 구매체계라고 보기 어렵다. 이와 같은 거래조건 때문에 변화하는 시대 속에서도 권위적인 의료진들은 환자의 욕구를 이해하지 못하고 환자와의 커뮤니케이션에 있어서 실수를 범할 가능성이 크다.

이와 같은 부정적 상황은 다른 종류의 재화나 용역의 거래와는 다르게 의료서비스가 갖는 독특한 특성에 기인한다. 예를 들어, 자동차를 구매할 의사가 있는 고객은 다른 사람의 경험담을 통하여 간접적으로, 또는 자신의 직접경험을 통하여 가장 만족스럽게 새 자동차 구매에 필요한 정보를 입수하고 의사경정을 내릴 수 있다. 그러나 환자는 자신의 질환에 대해 어떤 병원, 어떤 의사가 잘 고쳐줄지를 모르기 때문에 불안하다. 소비자는 자동차를 사용하면서 자신의 자동차가 어떤 면에서 다른 자동차나 전에 타던 자동차에 비하여 성능이 우수하고 상대적으로 뒤지는지를 파악할 수 있다. 반면, 환자가 의사에게 진료를 받는 동안 자신의 질문에 대하여 상대방이 시원하게 응답하지 않으면 그 처치방법이 과연 옳은 것인지에 대한 회의를 가지며, 치료 후에도 그것이 잘 되었는지 아닌지 의심을 한다. 다른 재화나 서비스를 선택하고 사용하는 데 있어서 막대한 권한과 자유를 가진 환자들은 의료서비스의 선택에 있어서만큼은 고객으로서의 권리를 충분히 향유하지 못한다고 느끼기 때문에 병원 직원들의 작은 불친절에도 과민하게 반응할 수 있다.

시대가 많이 변했음에도 불구하고, 아직까지도 한국에서 의사들이 쉽게 범하는 실수 중의 하나는 해박한 의학지식이나 탁월한 진료기술만으로 환자의 마음을 사로잡을 수 있다고 믿는 것이다. 의사들은 환자들이 판단하는 의료서비스의 기준이 의사들이 생각하는 그것과는 매우 다르다는 것을 인식하는 것이 중요하다. 많은 연구에 의하면, 환자들이 의료기관에서 만족감을 크게 느끼는 경우는 의료진의 기술적 수준과 환자를 대하는 태도가 적절하게 혼합되었을 때라고 한다. 환자의 진료에 대한 만족도와 의료서비스기관에 대한 공헌도는 결국 높은 의료서비스 수준과 환자와의 원활한 커뮤니케이션에 의해 얻어질 수 있는 것이라고 할 수 있다(박인출, 2002).

서비스 제공의 주도권을 가지고 있는 의료기관이 환자들의 욕구체계까지도 잘 이해하고 환자들이 진료나 치료에 참여할 수 있는 기회를 제공한다면 고객들로부터 더 큰 신뢰를 확보할 수 있다. 의사나 간호사, 의료기사 등 의료서비스의 공급자들은 환자와 대화를 하면서 하루 근무시간의 50% 이상을 소비한다. 환자에 대한 교육, 질문에 대한 응답, 상담, 진료에 대한 환자의 동의 유도, 만족스런 진료를 위한 환자의 대화 유도 등을 비롯하여 진료에 대하여 환자와 불편한 논쟁을 벌이게 될 때도 있다. 사실 의사가 환자와의 커뮤니케이션을 주도하는 것 같지만 의료진들은 환자와 직면하여 환자의 상태에 따라 많은 영향을 받기도 한다.

이처럼 보건의료인들이 환자와 함께 나눌 수 있는 대화는 정해진 유형이 있는 것이 아니라 상황에 따라서 매우 다

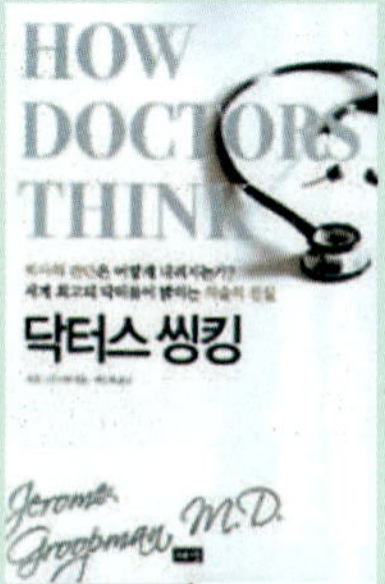

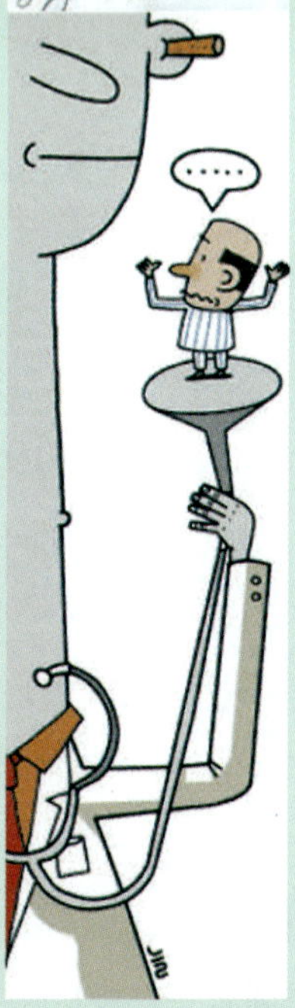

의사에게 최고 의술은 환자와의 소통(국민일보: 2007.10.26): 의사들의 오류와 실수를 줄이기 위해서는 의사와 환자간 소통이 무엇보다 중요하다고 강조한다. 진정한 의술의 시작은 양자간의 정보 및 감정교류에서 탄생된다는 것이다

양해질 수밖에 없다. 때문에 보건의료인들은 환자와의 커뮤니케이션에 직면하여 고민하게 되는 '환자의 어떤 이야기를 받아들일 것인가?', '진료와 관계없는 환자의 이야기를 어느 정도 허용할 것인가?' 그리고 '환자의 질문에 대하여 어떻게 대답할 것인가?'에 대한 고민이 그들 자신에게는 중요한 것 같지 않지만 환자에게는 매우 중요한 문제라는 점을 인식해야 한다.

예를 들어, 내시경 검사에서 위궤양을 발견하고 열심히 치료를 하여 치유되었을 때 의사는 환자에게 내시경 사진을 보여주면서 "다 나았으니 괜찮다"고 설명할 것이다. 그런데 환자는 식사 후 속이 거북한 상태가 치료 전과 다르게 크게 해소되지 않아 의사의 그와 같은 설명에 대해서도 미심쩍은 태도로 대하거나 혹시 제대로 시술을 하지 못한 것이 아닐까 하는 불안감을 떨치기가 어려운 경우가 있다.

의사들은 자신이 발견한 질병을 치료하는 데만 전념한 나머지 환자의 다른 증세나 환자가 가지고 있는 불안감 같은 심리적인 것은 중요하지 않게 여기는 경우가 있다. 이것은 의사가 사람으로서의 환자를 중요하게 여겨 대응하기 보다는 질병에 대한 치료적 대응만 하는 데서 오는 부정적 커뮤니케이션의 결과이다. 이와 같은 의사의 태도에 대하여 어떤 환자들은 심하게 비난하는 경우도 있다. 의료인들은 환자를 위한다는 생각을 의학적 상식 위에서 할 것이 아니라 환자가 추구하는 방식을 연구하고 적용할 때 환자로부터 신뢰를 얻을 수 있다.

시대가 변하면서 고객들의 권위는 더욱 높아지고 재화나 서비스 구매에 대한 선택 폭도 커지고 있다. 때문에 의료서비스기관 종사자들은 환자와의 커뮤니케이션이 과거처럼 그렇게 간단하지가 않다는 것을 인식하고 있어야 수준 높은 의료서비스를 유지할 수 있을 것이다. 이에 따라 의료서비스 공급자들이 환자들과 직면하여 만족스러운 커뮤니케이션을 하는 것이 점점 어려운 과제가 되고 있다. 특히, 건강 측면에서 매우 위급한 상황에 처해 있는 환자를 대하는 것은 참으로 어려운 일이다.

예를 들어, '병으로 죽어 가는 환자나 그 가족과 직면하여 무슨 이야기를 어떻게 할 것인가?' 하는 문제는 어려움을 넘어 고통 그 자체라고 할 수 있다. 의사는 열심히 치료했는데도 불구하고 진료결과에 불만인 환자나 가족이 비협조적이 됨으로써 의료진과 병원을 곤경에 빠뜨릴 수 있다. 높아진 소비자의식과 이를 따라가지 못하는 보건의료인들의 환자에 대한 이해 부족과 다른 서비스 업종에 비하여 낮은 커뮤니케이션 능력 때문에 의료분쟁도 줄지 않고 있다.

보건의료인들은 환자가 대하기 어렵건 그렇지 않건 간에 환자와 좋은 커뮤니케이션을 유지해야 한다는 것을 기본 원칙으로 삼을 때 환자와 원활한 관계를 맺을 수 있다. 그것은 환자에게 정신적으로 안정을 주는 차원을 넘어 환자의 치료에 긍정적 영향을 미치는 것과 중요한 관련이 있다. 따라서 보건의료인들은 어떤 경우에도 환자와 성공적으로 커뮤니케이션 하는 방법을 익히고 실천해야 한다. 그러기 위해서는 환자의 태도, 특히 환자의 기본적인 생각이나 느낌을 방해하는 것들에 대하여 광범위하게 연구를 해야 한다.

어셔우드(Usherwood, 1993)는 의과대학 학생들의 경우 오디오 테이프를 이용한 따라 하기나 쓰기 연습을 하는 것이 효과가 있다고 주장하고 있다. 그의 실험에 참가한 학생들의 85%가 커뮤니케이션 기술이 개선되었다고 느꼈으며, 68%의 학생들은 그 자신이 기록을 해보는 것이 도움이 되었다고 밝히고 있다. 이와 같은 훈련을 반복함으로써 의료인들은 어려운 상황 하에서 환자들과 좋은 대화를 할 수 있는 기술을 신장시킬 수 있다.

특히, 환자와의 다양한 상황에 접하여 아직 단련되지 못한 예비 보건의료인들은 환자들이 의료기관의 권고를 무시하거나 공격적이 될 때 화를 내거나 좌절한다. 이것은 환자가 의식적으로 의료진에게 고분고분하지 않으려는 것을 드러낸 것인데, 이러한 현상은 주로 의료인들의 자만심과 관련하여 환자들이 지니고 있는 뿌리 깊은 부정적 인식에서 비롯된 것이다.

그밖에 환자의 병원에 대한 불평이나 불만은 다음과 같은 이유 때문에 발생한다.

- 환자가 의사 권고의 필요성을 인식하지 못한다.
- 언어적 장애가 있다.
- 치료비가 너무 비싸다.
- 상호간에 이해관계의 문제가 있다.
- 치료의 부작용이 있다.
- 의견 불일치에 의한 갈등이 있다.
- 철학적, 문화적, 종교적 신념이 다르다.

아하! 12-2 암환자 이해 부족한 의사 커뮤니케이션 능력 길러야

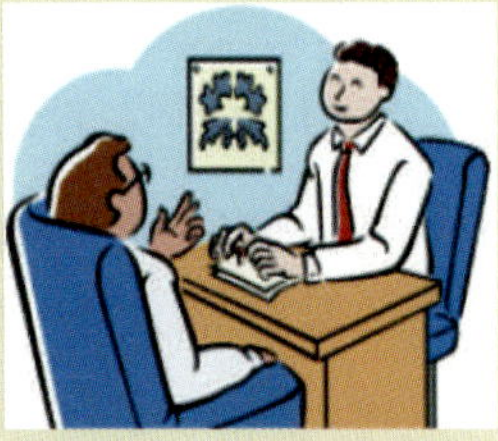

환자의 기분을 공감하는 것은 의사와 환자의 관계를 돈독하게 만드는 데 중요한 요소다. 그러나 로체스터대학의료센터 내과 다이안 모스(Diane S. Morse) 박사팀에 따르면 대부분의 의사는 폐암환자 진료시 환자와의 공감대를 나타내는데 인색한 것으로 나타났다. 모스 박사팀은 "공감대 형성은 의사-환자 관계의 커뮤니케이션을 높여주는 중요한 요소다. 환자 만족도를 높이고 치료 순응도를 높이기 위해서라도 필수적이다. 진찰 시에 의사와 커뮤니케이션이 잘 된 환자는 불안감이 적고 정신적으로 안정돼 있어 병상을 보다 이해하기 쉬워진다"고 지적하고 있다. 하지만 의사에게는 환자의 정서적인 요구에 잘 응대하기가 쉽지 않다. 의학부 입학 당시에는 환자와의 공감대 형성에 적극적이었던 의사도 점차 환자와 거리를 두게 된다. 바쁘거나 슬픈 감정에 빠지지 않기 위해서다.

박사팀은 9명의 의사(종양내과의 3명, 흉부외과의 6명)가 폐암환자(남성, 평균 65세)를 진찰할 당시 상담 내용을 녹음한 20회분의 기록을 분석했다. 진찰 1회당 평균 대화수는 326회, 이 때 환자의 이야기를 △폐암 선고시 받은 충격과 관련한 발언 △진단과 치료에 관한 발언 △ 치료와 관련한 의료제도에 관한 발언으로 분류했다. 20회 진찰 중에 의사가 공감대를 형성하고 있음을 나타내는 기회로서 "매우 큰일입니다" "나는 암과 싸우고 있습니다"라는 384회 환자 발언을 분류했다. 이러한 발언의 61%는 "폐암 선고에 따른 충격과 관련한 발언"으로 분류됐다.

박사팀은 "공감을 표현할 기회로서 가장 많이 분류된 것은 환자의 질환이나 사망에 관한 견해와 우려에 대한 발언이었다. 이러한 발언은 공포와 걱정, 죽음에 대한 불안을 나타내는 것으로 공감을 표현하는 기회의 32%를 차지했다"고 분석했다. 이러한 공감을 표현할 수 있는 좋은 기회인 384회의 환자 발언에 대해 의사가 공감을 보인 경우는 39회(10%)였다.

박사는 "그 이외에는 의사의 정신적인 지원이 거의 없었다. 의사는 생물의학적인 질문 등으로 화제를 바꾸는 경향을 보였으며, 단 한 번 진찰에서 의사가 공감을 표현한 경우는 평균 2회에 불과하는 등 공감 표현은 거의 하지 않았다"고 지적했다. 환자는 진찰받는 내내 불안한 기분을 나타냈지만, 의사의 절반 이상은 질찰을 끝내는 3분의 1시간대에서만 공감을 표현했다.

의사들의 공감표현이 어려운 이유에 대해 모스 박사팀은 "환자와 공감할 시간이 없다고 생각하거나 다른 업무가 너무 바빠 공감 기회를 놓치거나 공감표현을 애써 외면하려는 경우도 있다. 그리고 생물의학적 정보가 오히려 환자에 위안이 될 수 있다고 생각하는 경우도 있다"고 보고 있다. 박사팀은 또 "진찰할 때마다 의사의 공감표현을 기대하는 환자나 특히 다양한 공감표현 기회가 있는 중증 환자를 진찰할 때 자주 그리고 적극적인 자세를 보여주어야 한다"고 말하고 "이러한 커뮤니케이션 능력을 익히면 환자에 대한 이해가 깊어져 환자와 친밀한 관계를 쌓아 신뢰 관계를 깊게 할 수 있다"고 밝혔다.

••• 3. 환자 대상 커뮤니케이션의 방법

그렇다면, 보건의료인들은 환자들이 처한 다양한 상황에 접하여 어떻게 대응함으로써 성공적인 커뮤니케이션을 수행하고 또 환자의 만족도를 높일 수 있는가?

모든 의료서비스기관 종사자들은 그들을 곤경에 빠뜨리는 예측하기 어려운 환자의 태도에 대하여 자신을 통제할 필요가 있다. 말하자면, 환자의 어떤 당황스러운 발언에 대해서도 즉시 감정적으로 대응하는 것이 아니라 깊이 심사숙고하는 시간을 갖는다. 그러면서 그 환자가 어떤 의도로 그와 같은 말을 하는지 메시지의 내용을 잘 파악해야 한다. 그런 말을 하게 된 환자의 느낌에 자기 자신을 이입(移入)시켜보려고 노력한다. 환자가 그와 같은 말을 하게 된 동기, 말 속에 숨어있는 의도를 파악하면 환자에게 접근하기가 쉬워질 수 있다. 어느 정도 환자의 느낌을 파악해낸다면 환자가 처해 있는 상황에 접근하기가 용이해질 것이다. 병원과 같은 서비스업에 종사하는 감정노동자들은 타인에 대하여 공감하는 훈련을 통하여 직무정서성을 높일 것이 요구된다.

보건의료인들이 환자와 성공적으로 커뮤니케이션을 하기 위한 방법들을 알아보면 다음과 같다.

1) 환자에 대한 관심

어떤 경우에도 환자에게 관심을 보이는 태도를 유지해야 한다. 환자의 태도에 대하여 반응을 해야 하는 경우에는 공식적으로 또는 사무적으로만 대할 것이 아니라 관심 있는 표현을 사용하는 것이 좋다. 부드럽게 눈을 마주치고 미소를 지으며 환자의 말을 끝까지 들어주고, 정확하고 예의 있게 답변하도록 한다.

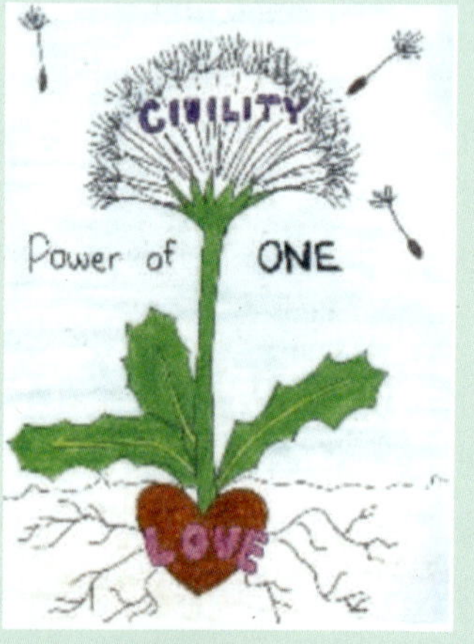

어떤 경우에도 환자에게 관심을 보이는 태도를 유지해야 하며 관심 있는 표현을 사용하는 것이 좋다

그러나 의료서비스기관에 근무하는 사람들은 의외로 공식적이며 환자에게 관심 있는 표현을 사용하는 것이 서투르다. 의사들은 공식적으로 진료에 관한 이야기만 하려고 한다. 간호사들 역

시 환자의 질문에 친절하고 자세하게 설명하기보다는 매우 공식적이다. 단지 억양만 친절한 경우가 많다. 이것은 보건의료인들이 직무수행 대화법에서 벗어나지 못하고 있기 때문이다. 실제로 의사들은 의과대학을 졸업하고, 일정기간이 지나고나면 의사 중심의 커뮤니케이션 스타일을 보인다. 때문에 환자들은 일방적으로 진료서비스를 받는 수동적인 존재가 아니라 의사들과 적극적인 커뮤니케이션을 원하는 능동적 존재라는 인식을 가질 수 있도록 의사들에 대한 지속적 교육과 관리가 요구된다.

또한, 병실에서 환자를 지키고 있던 보호자가 환자에게 투입되고 있는 링거액이 잘 들어가다가 멈추었다고 신고를 하면 담당 간호사는 재빨리 와서는 링거액 투입조절기를 손으로 건드려서 링거액이 다시 투입되도록 하고는 아무 말 없이 재빨리 병실을 빠져나간다. 간호사가 얼마나 빨리 병실에 들어왔다가 그와 같은 행동을 완료하고 병실을 빠져나가는지 환자나 보호자는 왜 그런 일이 발생했는지 물어볼 겨를도 없을 정도이다. 이와 같은 일이 반복된다면 환자는 처음에는 서운함을 느끼고 다음에는 박탈감을 느끼고 그 다음에는 상대방에게 분노를 느끼게 된다.

보건의료인들은 환자의 질문에 대하여 환자 편에서 대응을 하는 것이 환자를 돕는 수단으로서 매우 중요하다는 점을 인식해야 한다. 백화점에서 쇼핑을 하는 고객은 백화점 측에 대하여 그에 걸맞은 대우를 원하는 것처럼 의료서비스기관에서 환자는 환자로서의 지위에 걸맞은 관심과 대우를 요구한다. 환자들은 의료서비스기관 직원들이 환자를 도와 줄 수 있도록 늘 준비를 하고 있는 것으로 기대하고 있다. 그런데 막상 접수하는 순간부터 공식적으로만 대하려고 하는 직원들의 태도에 실망하게 되고, 그들의 질문에 대하여 사무적으로 대답하거나 아예 회피하는 의료진들에 대하여 실망하거나 분개한다. 환자들이 따뜻한 감정을 전달받지 못하기 때문이다. 의료서비스기관 종사자들은 자신이 '감정 노동자'라는 사실을 늘 상기해야 한다.

2) 환자에 대한 존중감

환자가 다시 찾아오기를 바란다면, 그 환자가 병원으로부터 존중받고 있다는 인식을 갖도록 해야 한다. 환자를 진심으로 존중하지 않는 세태는 한국 보건의료시스템에서 가장 극복하기 어려운 과제 중의 하나이다. 의료서비스기관에서 환자들이 존중받아야 하는 것은 하나의 권리이다. 사회의 민주화, 소비자 권리의식 강화

아하! 12-3 **자아존중감 낮은 아이 어른돼서 '비만' 된다**

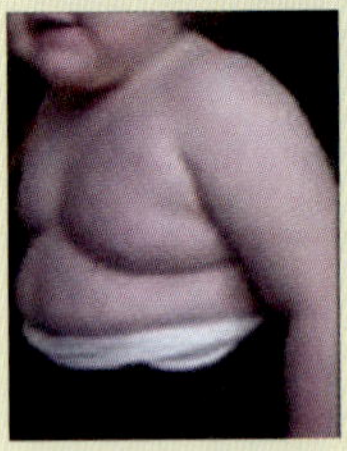

자신에 대한 존중감이 낮은 아이들이 성인기 비만해질 위험이 큰 것으로 나타났다. 11일 킹스컬리지런던대 연구팀이 'BMC Medicine'저널에 밝인 총 6500명을 대상으로 진행한 연구결과에 의하면 10세경 자아존중감이 낮았던 아이들이 성인기 더 뚱뚱해지는 경향이 큰 것으로 나타났다. 연구결과 자아존중감이 낮은 아이들과 걱정이 많은 아이들이 30세경 살이 찔 가능성이 높은 것으로 나타났다. 이 같은 경향은 또한 여자아이들에서 더욱 두드러진 것으로 나타났다. 전문가들은 조기 아이들에게 자아존중감을 높여주는 방법을 통해 급증하는 비만을 막을 수 있다고 밝혔다. 연구팀은 "비만이 의학적 대사장애로 간주되어 온 바 이번 연구결과 정서장애가 비만을 유발할 수 있는 위험인자일 수 있는 것으로 나타났다"라고 밝혔다. 연구팀은 "비단 중증 정서장애가 아니더라도 걱정이 많고 자아존중감이 저하될 경우 이 같이 비만해 질 수 있다"라고 강조했다.

가 크게 작용하고 있지만, 그것과는 별도로 환자들은 자신들이 환자이기 때문에 특별한 대우를 받아야 한다고 생각한다.

이와 같은 환자들의 욕구와는 다르게 그들은 3분 진료를 위하여 30분이나 1시간을 기다림으로써 인간으로서 존중받아야 할 권리가 침해당하고 있다고 생각한다. 즐겁지 않은 공간 속에서 오래도록 기다리게 하면서 한마디 사과 설명도 없는 것에 대하여 환자들은 진정한 인간으로 대우받는 것이 아니라 하나의 물건처럼 취급당하고 있다고 믿기 쉽다. 버스나 기차, 비행기는 몇 분 연착하거나 지연 출발하는 데 대하여 배상금을 물고 있다는 사실을 의료기관 종사자들은 되새겨보아야 한다.

고속버스나 KTX와 같은 교통수단들은 정시 운행에 골몰하고 있다. 그것이 고객을 만족시키는 중요한 요소이기 때문이다. 비행기의 경우에도 약 10분만 지체되어도 그 이유를 친절하게 설명하고 사과한다. 그러나 의료서비스기관에서는 그런 일이 전혀 없다. 때문에 다른 분야에서 유사한 경우에 처해서는 충분히 존중을 받은 환자들이 의료서비스기관에서는 그와 같은 일이 일어나지 않을 때 화를 내고 불신하는 것은 당연하다. 의료서비스기관이 관행적으로 저지르고 있는 권위적 고객대응이 아직까지도 환자들을 분개하게 만든다. 의료서비스기관이니까 그럴 수 있다는 권위적인 사고와 관행이 시급히 개선되어야 한다.

또한, 일부 보건의료인들은 병원 업종에 맞지 않는 개인적 특성 때문에 환자들과 직면해서도 상대방을 전혀 존중하지 않는 태도를 보인다. 상호 대면 중에 이와 같은 태도를 보이는 것은 환자를 모욕하는 것이나 마찬가지이다. 한 명의 새로운 고객을 만들기는 너무 어렵지만 기존의 고객을 잃기는 매우 쉽다는 점을 보건의료인들은 깊이 인식해야 한다.

3) 환자에 대한 예우

의료서비스기관 종사자들은 환자들을 늘 소중한 사람으로 인정해주어야 한다. 왜냐하면, 환자들은 병원 직원이나 의사들이 자신들을 중요한 사람으로 대우해 주기를 원하기 때문이다. 이때 존중이란 입에 발린 형식적인 것이 아니라 환자들의 생각하는 방식이나 신념 또는 행동방식을 깊이 이해하고 공감하여 존중해주는 것을 말한다. 환자들은 사소한 일에서 의료서비스기관 종사자들이 이와 같은 자신들의 태도를 인정해 주는지 그렇지 않는지를 평가해서 반응한다.

4) 환자에 대한 각성 강화

병원을 찾는 환자는 늘 동일한 상태가 아니고 변한다. 질병의 영향 때문에 그럴 수도 있고, 개인의 특성상 변할 수 있다. 의상이 바뀔 수도 있고, 기분이 좋아 보이거나 그렇지 않을 때도 있다. 여기에 대하여 병원 직원들은 분명하게 인지를 하고 최소한 좋은 이야기를 해줌으로써 환자의 마음을 즐겁게 만들 수 있다.

"오늘 의상은 매우 밝고 젊어 보이세요."

"얼굴이 매우 밝아 보입니다. 뭔가 좋은 일이 있으신가 봐요!"

이와 같은 가벼운 커뮤니케이션은 환자의 기분을 좋은 쪽으로 전환시키는 효과를 낳기도 한다. 그러나 이와 같은 커뮤니케이션 기술을 갖추지 못하면 환자의 기분에 부응하지 못하여 오해를 낳을 수도 있다. 병원이 그와 같은 직원을 보유하고 있다면 매우 불행한 일이다.

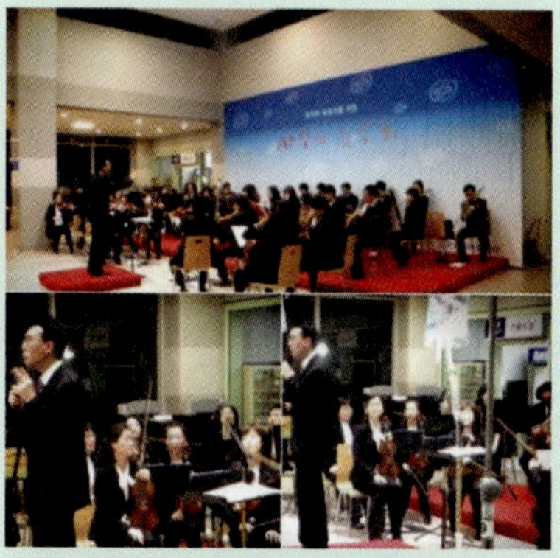

환자들을 위한 연주회

특히, 환자의 개선된 건강 상태에 대하여 보건의료인들은 가능하다면 '좋아지고 있다.'고 말해주어야 한다. 환자가 병을 치료하기 위하여 병원을 다니면서 가장 듣고 싶어 하는 말은 바로 '상태가 호전되고 있다'는 말이다. 그러나 이런 말조차 하기를 꺼려하는 보건의료인이라면 조직의 발전에 도움이 되지 못할 것이다. 의료서비스 공급자들은 여기에 대하여 반론을 제기할 수도 있다. 그러나 환자들은 갈수록 의료서비스기관에 돈을 지불하고 의료서비스를 구매한다고 생각한다. 보건의료인들이 고객 중심적으로 생각하고자 조금만 더 노력한다면 늘 대하는 환자의 어떤 부분이 점점 나아지고 있는지를 발견하고 그것을 환자에게 친절하게 말해줄 수 있을 것이다. 이것은 중요한 의료마케팅인 동시에 휴머니즘의 실현으로 의료서비스기관의 가치를 높이는 데도 기여한다.

5) 객관성의 유지 및 실천

보건의료인들은 질병에 대하여 100% 정확한 해법은 없다고 말하지만, 환자들 앞에서 모호한 느낌을 내비침으로써 환자들을 불안하게 만들고 심지어는 불신까지 하게 만든다. 환자들은 보건의료 전문가들이 항상 정확하게 판단하고 정확하게 말할 것으로 기대하고 있다. 물론, 의료서비스 제공자들 역시 환자들과 커뮤니케이션을 하면서 감정이 상하고 기분이 나빠질 수 있다. 그렇다고 개인적인 감정을 실어서 환자를 비난하는 것은 매우 위험하다. 보건의료인들의 이와 같은 순간적인 실수는 환자들에게 마음의 상처를 입히고 그 당사자나 병원을 영원히 적으로 만들 수 있다. 의료인들은 어떤 불쾌한 상황에 처해서도 일정한 거리를 두고 객관적으로 사태를 직시하면서 중립적으로 대처해야 한다.

특히, 의료진은 질병 치료를 위한 상담 시 어떤 결론에 도달하기 전에 모든 정확한 정보를 동원하여 조합해 보는 자세를 갖는 것이 중요하다. 예를 들어, 갑상선 질환 초기 진단을 위하여 초음파를 실시할 때 의원이나 작은 병원에서는 진료를 담당하고 있는 의사가 직접 초음파를 수행하면서 자세하게 상황 설명을 하는 것을 볼 수 있다. 환자들의 질문에도 정성껏 대답을 해주기 때문에 친절함을 느낀다. 반면에 몇몇 대형병원들은 이와 같은 일이 철저히 분업화 되어 있어 오해를 불러일으키기도 한다. 영상의학과에서 갑상선 초음파를 별도로 수행하는 과정에서 환자들의 궁금증에 대하여 한마디 답변도 하지 않는다. 그렇다고 진료 시에 환자가 담당 의사에게 문제가 생긴 갑상선 부위의 크기가 얼마인지와 같은 궁금한 질문에 대하여 귀찮다는 듯이 대답을 얼버무리거나 그런 것은 중요하지 않으니 알 필요도 없다는 식으로 넘어가려고 하는 것을 볼 수 있다. 환자들은 대형병원들이 환자를 인간으로 보는 것이 아니라 돈을 벌기 위한 대상으로만 본다는 오해를 하기에 충분하다. 판단을 하기 전에 정보가 불완전하다면 언제나 진실을 감추게 된다. 만약 의료진이 진실을 말하기보다는 사실을 유추해서 말하는 것을 환자가 인지한다면, 그 사람은 거짓말쟁이임을 스스로 폭로하는 것과 같다. 의료진들이 증거에 의거하여 정확성과 객관성을 유지할 때 환자들과의 커뮤니케이션에 있어서 좀 더 존경받는 위치에 설 수 있다.

객관성과 정확성을 유지하면서 환자와 커뮤니케이션을 하기 위해서는 환자에 대한 데이터베이스(DB ; Data Base)를 잘 구축해야 한다. 이것은 일종의 마케팅 기법이라고 볼 수 있는데, 환자 만족도를 높이기 위해서는 진료기록 외에 그 환자가 왜 우리 병원에 오게 되었는지, 어떤 경로를 통하여 소개를 받았는지, 그리고 방문 결과 어떤 느낌을 갖게 되었는지 등 환자의 욕구와 심리상태에 관련된 사항을 기초 정보자료로 확보하는 것이 효과적이다. 환자들이 볼 때, 의료진이 그들에게 관심을 가지고 있을 뿐만 아니라 진료와 치료에 있어서는 객관성을 유지하고 있다고 인지한다면 환자의 만족도는 크게 높아진다.

이상에서 살펴본 것처럼, 보건의료인들의 환자와의 커뮤니케이션은 진료서비스 전달체계에 있어서 질적 수준을 결정하는 중요한 부분이면서 동시에 높은 스트레스를 일으키는 환경이다. 이것에 잘 숙달되지 못한 보건의료인들은 환자에게 화를 내거나 긴장하여 제대로 일을 못하거나 심지어는 좌절하는 경우도 있다. 환자나 그 가족들은 질병의 고통 때문에 의료진과 직면하여 본의 아니게 스트레스 제공자가 되는 경우가 있다. 평소 사회생활에 있어서 협조적이고 순응적이고 책임 있는 사람들까지도 환자가 되어서는 마음이 불안정하여 불평을 하게 되는 경우는 얼마든지 있다. 때문에 보건의료인들은 환자들과 커뮤니케이션을 하면서 갈등을 유발할 기미가 있으면 즉시 대응하기보다는 세 걸음 정도 뒤로 물러나 차분하게 마음을 가라앉힐 것이 요구된다. 그 다음에 환자들의 속마음이나 느낌, 태도, 그리고 그들이 처한 상황 등을 면밀하게 분석한 다음 객관적으로 대응하는 것이 효과적이다.

원활한 진료를 위해서 의료진은 환자와 효과적으로 커뮤니케이션을 해야 한다. 하지만, 환자와의 능숙한 커뮤니케이션 기술은 단시일에 생기는 것이 아니다. 또한 처음에는 잘 하다가도 시간이 지나면서 타성에 젖기도 한다. 병원 경영자들은 이제 병원이 과거 권위적인 의료기관이 아니라 서비스를 제공하는 서비스업체라는 사실을 직시하고, 그것에 걸맞은 행동이 일어나도록 조직과 사람을 관리할 책임이 있다. 많은 의료서비스기관들이 처음에는 새로운 자세로 잘 하다가도 시간이 지나면서 관료주의에 빠지게 되는 경우가 많다. 이것이 바로 환자들을 잃게 되는 함정이다. 보건의료인들은 환자들과 다양한 상황에 접하여 환자들을 긍정적인 방향으로 이끌어 갈 수 있는 태도와 커뮤니케이션 방법을 끊임없이 개발하고 실행해 나가야 하는 과제를 안고 있다.

아하! 12-4 개그맨 김현철 말 더듬는 건 유전자탓?

위압 분위기나 머리 나빠 생기는 것 아니다

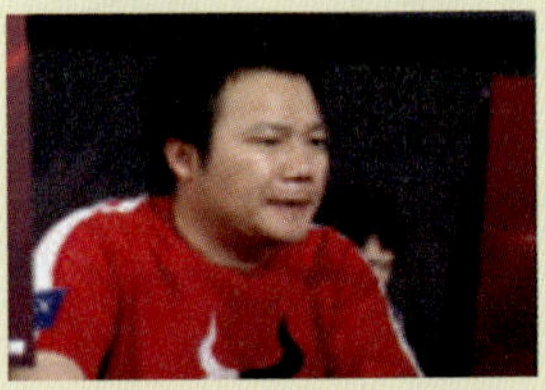

개그맨 김현철은 말을 더듬는 것 때문에 어눌하지만 친근하게 느껴진다. 우리는 그의 어눌함에 웃지만 말을 더듬는 것이 일반적으로는 좋은 인상을 주지는 않는다. 말을 더듬는 것은 성장환경 탓이 아니라 일부 유전자의 변형 때문이라는 주장이 나왔다. 말을 더듬는 것은 위압적인 부모나 선생님 밑에서 자란 아이들이 긴장하거나 지능이 떨어져서 생기는 습관으로 알려져 왔을 뿐 오랫동안 의학계의 미스터리로 남아있다. 미 국립 청각 및 소통장애 연구소 유전학자 데니스 드라이나 박사팀은 가족 가운데 말을 더듬는 사람이 많은 파키스탄의 한 대가족을 조사한 결과 이들이 공통적으로 12번 염색체에 돌연변이 현상을 보이는 것을 발견했다. 또 파키스탄 내 400명의 말더듬이를 상대로 다른 염색체 두 개도 변형이 있다는 것을 알아냈다. 연구팀은 결국 3개의 돌연변이 유전자가 말 더듬는 것과 관련돼 있다는 것을 밝혀 낸 것. 드라니아 박사는 "말을 더듬는 증상의 50~70%는 유전적 소인이 있는 것으로 보인다"며 "스트래수너 긴장 탓이 있긴 하겠지만 근원적인 이유는 생물학적인 요인"이라고 주장했다. 말을 더듬는 모습은 말을 배우기 시작할 무렵에 나타났다가 성정하면서 서서히 고쳐지지만 성인이 되어서도 말을 더듬는 사람이 있다. 미국에서 말을 더듬는 사람은 3백만 명 정도로 추산된다.

Ⅳ 의료커뮤니케이션 기술의 습득

1. 일반적 수준의 커뮤니케이션 기술 습득

환자를 효과적으로 치료하기 위하여 커뮤니케이션의 중요성을 잘 알고 있다고 할지라도 그것을 상황에 맞게 사용하고 실천할 수 있는 기술을 체험하거나 학습하지 않았다면 만족을 극대화할 수 있는 행동을 기대하기는 어렵다. 효과적인 커뮤니케이션이란 특정 상황에 처했을 때 상대방이 만족하도록 커뮤니케이션을 할 수 있는 능력을 말한다.

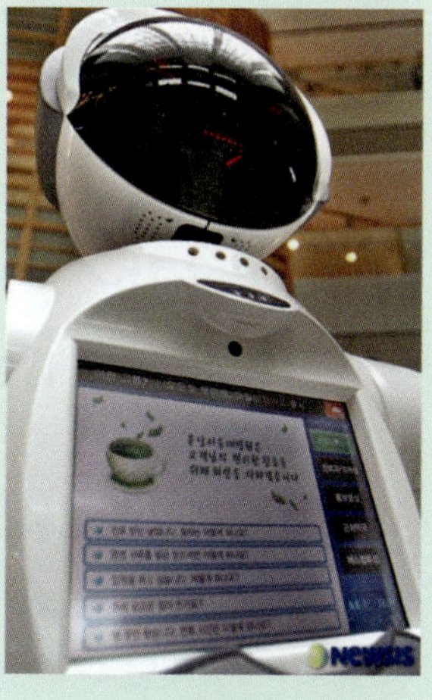

병원 안내는 제게 맡겨주세요(뉴시스, 2007. 9. 5): 분당 서울대병원은 국내 최초 병원 안내 지능형 로봇 '스누봇(SNUBHOT 서울대+로봇의 합성어)'을 운영하고 있다. 한울로보틱스가 개발한 이 로봇은 병원의 각종 시설 및 약국 위치, 버스노선 등의 길 안내와 병원 서류 발급 절차 등 다양한 안내와 홍보기능을 갖추고 있다

대부분의 커뮤니케이션은 언어적 표현을 통하여 이루어진다. 환자와 좋은 관계를 맺기 위한 커뮤니케이션이라면, 상대방이 듣기 좋고 이해하기 편한 언어를 선택해야 하며 그 상황을 적합하게 표현할 줄 아는 어휘 구사력 또한 필요하다. 상황에 맞지 않는 언어나 동작을 동원한 커뮤니케이션은 상대방에게 오해를 불러일으킬 수 있다.

예를 들어, 어떤 병원에서는 모든 직원들에게 일률적으로 "안녕하십니까? 어서 오십시오. 무엇을 도와드릴까요?" 하는 등의 예절교육을 시켜서 매번 그렇게 하도록 하고 있는데, 여기에 대하여 병원을 찾아온 고객들이 크게 감동을 받는다든지 특별히 그 병원에 대하여 좋은 감정을 갖지는 않는 것으로 나타났다. 고객들은 그런 형식적인 태도보다는 마음에서 우러나는 커뮤니케이션, 즉 고객을 실제로 존중해주는 태도로부터 감동을 받게 된다. 또한, 실제 병원 직원들이 배운 대로 현장에서 실천을 하느냐 하면 그렇지도 않다. 이와 같이 교육과 실행이 일치하지 않는다면 그 교육은 죽은 교육이고 시간과 비용의 낭비일 뿐이다.

어떤 다른 병원의 예를 들어보자. 그 병원의 안내 데스크에 서 있는 여자 안내원은 고객이 들어오더라도 기계적으로 인사하지 않는다. 그 안내원은 공손한 태도와 밝은 표정으로 고객에게 다가가서 어디를 찾아왔는지 활기찬 목소리로 묻는다. 그리고는 고객이 찾아가기를 원하는 지점이나 가장 가까운 곳까지 안내를 하여 고객의 편의를 도모한다. 고객들은 이와 같은 안내 태도에 대하여 실용적 편안함을 느끼게 된다. 이제 병원 내 인사법도 형식적이고 틀에 박힌 일률적 방법이 아니라 고객들이 실용적 편리성을 느낄 수 있도록 다양하게 변화시켜 적용해야 한다. 즉, 맞춤식 교육이 필요하다. 안내데스크의 직원, 간호사, 원무팀 직원, 의사들은 각자의 직무에 따라서 환자를 차별적으로 응대하는 방법을 세부적으로 교육받는다.

모든 직장생활에서 요구되는 행동의 통일성 때문에, 일정량의 집단교육은 필요하다. 집단교육은 집단정신을 갖게 해주며 조직에 대한 정체성(正體性)을 높이는 데도 효과가 있다. 때문에 병원들은 각기 처한 여건과 환경에 따라서 수준별 교육을 강화하는 경우도 있고, 집단교육을 강화하기도 한다. 규모가 방대하지 않은 병원의 경우 업무를 시작하기 전에 한데 모여 친절교육을 실시하고, 병원장이 훈시를 하는 것과 같은 이벤트는 그 방법에 따라서 직원들의 책임감을 높이고 원만한 조직생활을 하는 데 도움을 준다.

환자를 돌보거나 상사에게 보고를 하거나, 모든 조직생활에서는 대인과의 일상적인 커뮤니케이션에 관한 기술 습득뿐 아니라 그 업무에 필요한 전문 용어, 전문적인 표현 방법을 분명하게 익혀야 한다. 때로는 직접적인 대화나 일대일 대면 차원에서 커뮤니케이션을 하기도 하고 전화, 컴퓨터, 화상회의 등 각종 기기를 동반해서 커뮤니케이션을 할 때도 있다. 이러한 경우에 주로 사용하는 커뮤니케이션 기기나 도구에 대해 그 사용법을 익히거나 사전에 문의할 곳을 파악해 둔다면 실전에 당면했을 때 좀 더 능숙하게 대처해 나갈 수 있을 것이다.

••• 2. 치료 목적의 커뮤니케이션 기술 습득

병원에서 치료를 목적으로 한 커뮤니케이션은 연구자들에 따라서 다양한 주장이 제기되고 있지만 몇 가지 일정한 방향과 목표를 가지고 있다. 그 내용을 살펴보면 다음과 같다.

- 환자의 건강 상태와 관련된 진술을 모두 얻어내기 위한 것이다.
- 환자가 그 자신에 대하여 자세하게 이야기하고 또 그들이 지니고 있는 문제점에 대하여 상세하게 이야기 할 수 있도록 하는 것이다. 이것은 환자가 의사에게 편안한 느낌을 가질 때 가능하다.
- 환자가 지니고 있는 날카로운 심리적 상태나 긴장감을 해소시켜 주는 데 있다.
- 의사가 뭔가를 지원해주고 있다는 느낌이나 또는 안도감을 제공해주기 위해서이다.
- 환자의 건강에 관한 문제점들을 데이터로 구축하기 위해서이다.
- 의료진과 환자와의 관계를 협조적으로 만들고 문제 해결과정에 환자를 참여시키기 위해서이다.

일본 의료계에는 이런 말이 있다고 한다.

환자가 살아있을 때

"좋은 치료를 받았다."

"좋은 병원에서 치료받았다."

"좋은 의사와 간호사, 병원 직원들을 만났다"는 말을 들을 수 있도록 하라.

그러나 이것은 절대로 저절로 이루어지는 것이 아니다. 끊임없는 교육훈련과 반성을 통해서 이루어질 수 있다.

아하! 12-5 99%와 1%

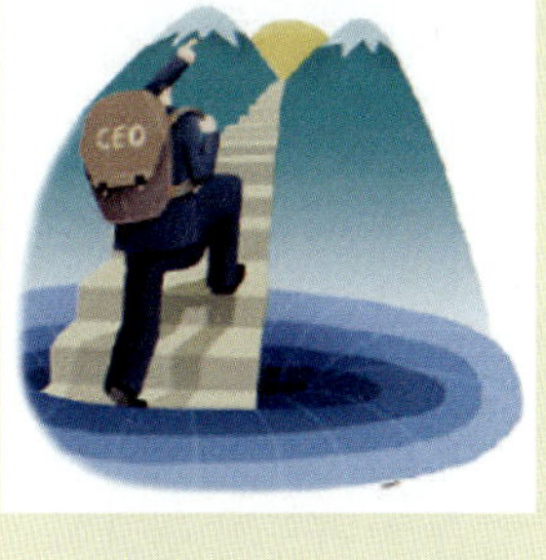

만 명이 넘는 CEO들에게 성공 노하우를 전수하는 일본 최고의 경영 컨설턴트, 간다 마사노리가 한 말이 있다. "미래로부터 역산해서 현재의 행동을 결정한다". 99%의 인간은 현재를 보면서 미래가 어떻게 될지를 예측하고, 1%의 인간은 미래를 내다보면서 지금 현재 어떻게 행동해야 될지를 생각한다. 물론 후자에 속하는 1%인간만이 성공한다. 그리고 대부분의 인간은 1%의 인간을 이해하기 어렵다고 말한다. 1%의 인간은 미래에 이룰 모습을 생각하며, 오늘을 살아간다. 곧 자신이 목표로 하고 상상하는 것들을 이루기 위하여 지금 이 자리에서 내가 무엇을 해야 할지 생각하고 움직인다는 것이다.

V 의료커뮤니케이션 훈련

1. 훈련에 임하는 자세

목적에 맞도록 커뮤니케이션을 수행하고 상대방을 설득할 수 있는 영향력을 행사하기 위해서는 자기관리 차원에서 반복적인 사전 훈련과정이 필요한 것은 앞에서 누차 강조한 바 있다. 모든 커뮤니케이션에 있어서 훈련과정이 반드시 필요한 것은 아니다. 하지만 상대방을 설득해야 하는 목적이 뚜렷한 진료나 비즈니스에 있어서 커뮤니케이션은 자신의 의도를 주어진 시간 내에 정확하게 상대방에게 표현하고 전달해야 한다. 이처럼 중요한 상황에 직면할 것이 예상된다면 당연히 철저한 준비와 반복적인 훈련이 필요하다. 군인들이 한 번의 전투를 승리로 이끌기 위하여 반복적으로 훈련을 되풀이하는 것과 같은 이치이다.

의사들이 종종 간과하는 것은, 환자들은 의사와 직면하는 것을 매우 중요하게 생각한다는 사실이다. 그러나 의사들은 환자들의 이와 같은 기분을 잘 이해하지 못한다. 의사들은 하루 종일 너무 많은 환자들을 대면하는 나머지 모든 환자들에 대하여 일률적으로 대함으로써 개별 환자들로부터는 불만족을 사고 있다.

특히, 요즘에는 병원의 개방화가 가속화됨에 따라 특별한 대외적 사안이나 환자에게 질병 설명을 할 때 프레젠테이션이나 시각적 자료들을 많이 활용하고 있다. 직장생활에서 특별한 프레젠테이션을 해야 할 경우에는 두세 번의 연습을 꼭 거치는 것이 실수도 줄이고 잘못된 것을 사전에 교정할 수 있는 최선의 방법이다. 또한 최종 리허설을 통해 사전 연습 시 미처 파악하지 못한 발성법, 어휘력, 표현력 등 문제점을 파악하여 개선하는 과정이 필요하다. 대인 공포증, 또는 특별히 시간을 단축해야 하는 특별한 개인 사정이 있다면 그 상황에 대해 참석자들에게 미리 양해를 구하는 자세도 갖추고 있어야 한다.

하지만 수신자인 상대방은 한 번의 커뮤니케이션으로 송신자를 평가하기 쉽다. 지각(perception)에 있어서 '첫인상 효과'처럼 사람들은 대체로 자신이 내린 평가는 좀처럼 바꾸려고 하지 않기에 고객을 대면하기 전에 충분한 연습은 반드시 필요하다. 특히, 비즈니스 커뮤니케이션의 실패는 개인 차원을 넘어서 병원의 성과 또는 조직과 관련된 이미지와 신뢰도에 영향을 미칠 수 있기 때문에 철저한 사전 연습과 훈련이 필요하다.

••• 2. 의료커뮤니케이션 훈련

의료진이 고객을 만나서 구사할 수 있는 질문이나 대답의 형태는 매우 다양하기 때문에 사전 훈련을 통하여 어느 정도는 커뮤니케이션의 공식을 구축하는 것이 효과적이다. 의료진이 환자와 대면하여 사용할 수 있는 커뮤니케이션 기법들을 미리 숙지하는 것은 매우 중요하다.

환자와의 대면에서 의사들 스스로가 잘못되었을 경우에 대비한 걱정이나 공포감 및 죄의식과 같은 느낌과 관련하여 방어적이 되는 경우가 있는데, 이것은 환자와의 효과적인 커뮤니케이션을 단절하게 만드는 함정이다. 의사들의 방어적인 대화 때문에 오히려 오해를 받거나 환자가 의사의 진정한 의도를 잘못 이해하는 경우도 발생한다. 방어적인 커뮤니케이션 태도로부터 벗어나기 위해서는 정보를 잘 관찰하고 보고하며, 또 문제해결 팀을 만들어서 참여해보도록 한다. 이와 같은 노력으로부터 상호 이해를 높일 수 있으며 대화에 참여하고 있는 사람들이 계속 대화를 할 수 있는 용기를 가질 수 있다.

병원에서 환자에게 효과적으로 반응하기 위하여 의료진이 활용할 수 있는 커뮤니케이션 형태를 살펴보면 다음과 같다.

▪ 침묵을 사용할 수 있다.

의사는 많이 말하는 것보다 침묵이 환자에 도움이 될 수 있다는 것을 알아야 한다. 단, 침묵을 언제 사용할지는 경험에 의하여 숙지할 수 있다. 간호사들도 환자와 직면하여 자기 내면과의 커뮤니케이션을 위해 침묵을 사용하라고 교육받는다(Patricia Kelly, 2007)

▪ 환자의 말이나 태도를 적극 수용한다.

환자는 자신이 원하는 방식대로 진료나 치료를 받기를 원한다. 예를 들어, 의사가 권한 주사를 환자는 싫어할 수가 있는데, 이와 같은 환자의 태도를 의사가 조건 없이 수용하거나 주사의 이유를 친절하게 설득하는 것이다.

아하! 12-6 아기 말 들어 주는 게 최고 언어 교육

어른 말 들려만 줄 때보다 교육효과 6배

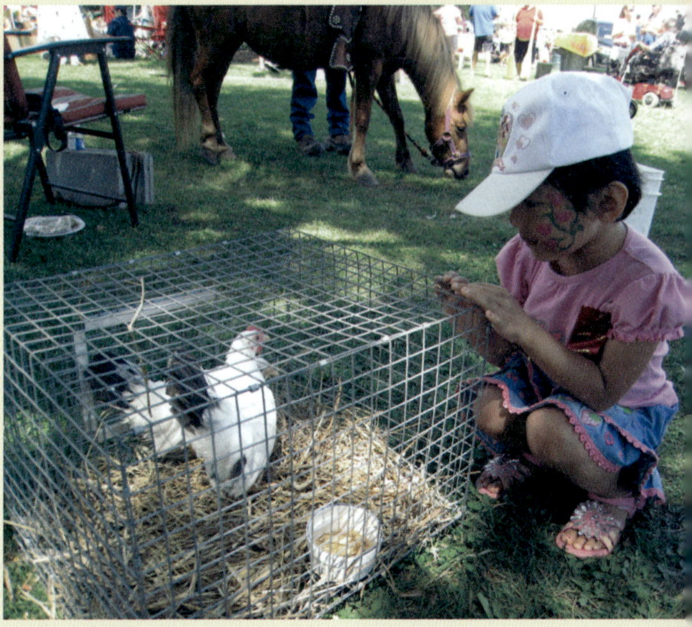

아이의 언어능력 개발에는 어른과 아이 사이의 대화가 최고라는 연구 결과가 나왔다. 어른이 일방적으로 말할 때보다 아이의 서투른 말을 들어 주면서 대화할 때 교육 효과가 6배나 크고, TV를 보여주는 것은 부정적 영향만 미친다는 내용이다. 미국 캘리포니아주립대 로스앤젤레스 캠퍼스(UCLA) 보건대학원 프레드 릭 지머맨 교수는 생후 2~48개월 아이들을 키우는 275 가정을 대상으로 대화가 언어 발달에 미치는 효과를 분석했다. 연구진은 부모에게 6개월 동안 5일을 택해 하루 종일 아이의 모든 행동을 기록하게 했다. 그 중 71가정은 18개월까지 실험을 계속했다. 그 결과 아이는 하루 평균 13,000단어를 듣고 어른과 400단어를 사용해 대화하는 것으로 나타났다. 또 언어 발달에 가장 효과가 높은 것은 대화였다. 아기가 어른과 말을 주고 받거나 어른이 하는 말을 듣는 것은 아기의 언어 발달에 효과가 컸다. 반면 TV는 대화시간을 뺏기 때문에 언어 발달을 저해했다. TV를 1시간 더 볼 때마다 어른한테 듣는 단어는 770개가 줄어들고 아이의 말수도 줄어들었다. 지머맨 교수는 "아기들이 말을 배울 때 가장 중요한 것은 상호 소통" 이라며 "대화가 중요한 것은 어른이 아기의 잘못된 것을 고쳐줄 수 있기 때문"이라고 말했다. 그는 이어 "상호 소통은 사회성, 정서, 인지 발달에도 중요하다"며 "말을 잘 못해 '가가가' 거리더라도 말을 많이 하도록 격려해야 한다"고 말했다.

■ 말로 표현되지 않은 상황을 인지하는 데 숙달되어야 한다.

환자들은 의사와 직면해서 맘에 있는 모든 생각을 말하는 것은 아니다. 말로 표현하지 않는 것 중에서 치료에 결정적 역할을 하는 것은 반드시 있기 마련이다.

■ 잘 관찰할 수 있어야 한다.

좋은 커뮤니케이션은 좋은 관찰로부터 비롯된다. 관찰이 없이 커뮤니케이션의 목적을 달성하기 어렵다. 환자와 직면하여 커뮤니케이션을 하면서 의사는 환자의 여러 가지 특징들을 밝혀낼 수 있다. 환자가 말하면서 불안한 표정을 짓는다든지, 특정한 단어를 사용하면서 특정한 몸짓을 연계시키는 경우가 있는데 이것은 좋은 진료를 위한 훌륭한 단서가 될 수 있다.

■ 상대방의 생각, 느낌, 그리고 반응을 대화에 반영할 수 있어야 한다.

환자는 병원에서 뭔가 자신의 건강을 위하여 도움을 받고 싶어 한다. 때문에 의료진은 환자와의 대화 시 자신에 집착해서는 안되며 환자의 입장에서 대화를 풀어나가는 훈련을 해야 한다. 예를 들어, 배가 아파서 온 환자가 의사를 보자마자 "점심 때 돼지고기를 먹었더니 배가 아픕니다"라고 말을 했을 때 미숙한 의사는 꼭 그렇다고 배가 아픈 것이 아니라고 말함으로써 환자의 기분을 망치는 경우가 많다. 이와 같은 현상은 커뮤니케이션 능력이 미숙한 의사들이 자주 저지르는 실수이다. 노련한 의사라면, "요즘 계절적으로 돼지고기가 문제를 많이 일으키죠" 하고 반응함으로써 환자의 마음을 편안하게 해줄 수 있다. 이와 같은 노련함은 금방 생겨나는 것이 아니기 때문에 환자를 대면하면서 의식적으로 실행하고 환자의 반응을 정확하게 인지함으로써 가능한 것이다.

■ 강화에 초점을 맞춘다.

환자가 좋아하는 말을 자주 해줌으로써 환자로부터 신뢰를 확보하고 진료를 위한 더 많은 단서를 확보할 수 있다. 강화(reinforcement)는 보상받는 행동은 계속된다는 원리를 가지고 있다. 환자가 진료에 도움이 될 만한 이야기를 하는 것에 대하여 칭찬하거나 동의함으로써 환자로부터 더 많은 단서들을 이끌어낼 수 있다.

■ 탐구심을 북돋아준다.

흔히 환자들은 새로운 검사나 실험을 받는 것에 대하여 두려움을 갖거나 실험 대상이 된다고 생각함으로써 꺼려한다. 의사가 환자로부터 탐구심을 유도해내지 못한다면, 환자가 가지고 있는 추가적인 질병을 찾는 데 실패할 수 있다. 그러나 의사는 환자에게 질병에 관하여 전문가적으로 이야기를 함으로써 환자의 탐구의욕을 위축시킨다.

의사는 다른 환자의 예를 들어 탐구심을 유도할 수 있다. 그리고 그러한 탐구심 유도의 커뮤니케이션은 항상 좋은 결론을 보여주어야 한다. "제가 일전에 환자님과 같은 경우를 당한 다른 환자에 대하여 다른 부위로의 전위 여부를 검사한 적이 있는데 다른 부위로의 전이가 너무 많아 불행하게 되었습니다."라고 부정적 결론을 내리면, 이것은 환자의 건강회복에 대한 의욕을 크게 떨어뜨리는 심각한 실수가 될 수 있다. 이와 같은 경우 그 환자가 건강을 잘 회복했다고 말해주어야 환자는 의사에게 의지하려고 한다.

■ **상호 평가를 권장한다.**

의사는 환자의 이야기를 듣고 흔히 일방적으로 환자에 관한 사항만 평가하려고 한다. 말하자면, "그것은 찬바람을 쐬어서 그럴 거예요" "그것은 술을 많이 먹은 탓이죠." "그것은 피로가 누적된 때문이죠.…" 등등 일방적으로 환자 평가만 하기 마련이다. 그러나 환자도 의사를 평가하고 싶어 한다. "의사 선생님의 말소리를 알아듣기가 어렵습니다" "병원에서 좋지 않은 냄새가 나는데요.…" 등 환자 역시 병원이나 의사에게 자유롭게 평가할 수 있는 기회를 주는 것은 환자의 치료에 도움이 된다.

■ **환자의 신념을 인정해 주어야 한다.**

환자가 가지고 있는 신념은 환자의 명예에 결부되어 있어서 매우 조심스럽게 다루어야 할 문제이다. 예를 들어, 어떤 환자가 자신이 믿고 있는 종교를 상징하는 목걸이를 차고 있는데, 그 목걸이에 대해 부정적 표현을 한다면, 진료보다는 싸움이 일어날 수도 있다. 인간은 모두 다양한 신념 형성의 배경과 특성을 지니고 있기 때문에 의사라고 해서 상대방의 신념을 부정할 권리를 가지고 있지는 않다는 것을 평소부터 익히고 있는 것이 중요하다.

이와 같은 아홉 가지 사항에 대하여 사전 훈련을 철저히 함으로써 환자와 좋은 커뮤니케이션을 할 수 있다.

••• 3. 수평적 의료커뮤니케이션 활성화

1) 수평적 의료커뮤니케이션의 중요성

사회가 민주화되고 평등의식이 강화됨에 따라 조직 내에서 이루어지는 수직적 커뮤니케이션의 형태인 하향적 및 상향적 커뮤니케이션은 송신자나 수신자 모두에게 정신적 스트레스를 가져다준다. 지시나 명령을 하달하는 상사의 입장에서는 그것이 혹시 잘못될까봐 걱정을 하게 되며, 부하의 입장에서는 보고서나 제안서가 혹시 부정적인 평가를 받지 않을까 조마조마해 한다. 이와 같은 스트레스는 개인의 정신적 건강에도 좋지 않은 영향을 미칠뿐더러 성과에도 부정적 영향을 준다. 당연히 원활한 커뮤니케이션에도 제약요소로 작용한다. 이와 같은 장애를 극복하기 위해 많은 조직에서는 팀제를 도입하여 운영하면서 직원 상호간에 거리감을 없애기도 하고, 상대방의 호칭 사용에 있어서도 위아래를 구분하지 않고 이름 뒤에 '씨'나 '선생님'을 붙여 상호간에 격차감을 해소하려는 노력을 보이고도 있다.

조직을 둘러싸고 있는 상황이 변하고 조직의 규모가 커지면서 동시에 일이 복잡해지거나 고도로 전문화되고, 또 전문가들이 많아질수록 수평적 커뮤니케이션이 증가한다. 최근 한국의 각종 조직에 도입된 팀제의 활성화 및 팀 내 개인의 원활한 업무수행을 위해서 부서 구성원 간 또는 부서와 부서 간에 토론식 커뮤니케이션이 활성화되고 있다. 조직 내에서 상하 외에 다른 방향으로 커뮤니케이션이 다양하게 이루어지면서 수평적 커뮤니케이션이 발달하고 있는 것이다.

기본적으로 수평적 커뮤니케이션은 동일 집단 내에서 같은 일을 하는 구성원들 사이에서 활발하게 이루어진다. 특히, 동일한 계층에 있는 사람들은 공통의 특징을 공유하고 있기 때문에 이들 사이에서 수평적 커뮤니케이션은 수직적 커뮤니케이션보다 훨씬 더 쉽게 형성된다. 의료서비스기관에서는 이와 같은 현상을 잘 이해하여 수평적 커뮤니케이션을 과업 수행과 접목시킴으로써 성과를 향상시킬 수 있는 방안을 찾아낼 수 있다. 1970년대 일본 기업 현장에서 성공한 품질관리분임조(QC : Quality Control) 활동과 같은 것은 수평적 커뮤니케이션이 성공한 좋은 예이다.

2) 수평적 의료커뮤니케이션의 문제점

과거 시장이 안정적일 때 조직 내 커뮤니케이션에 대한 연구들은 주로 수직적 소통의 흐름에 초점을 맞추고 있었다. 그러나 최근 변화무쌍한 환경변화에 적응하기 위하여 발달한 팀제를 중심으로 수평적 조직구조가 발달하고 있는데, 이것을 성과와 연계시키기 위해서는 수평적 커뮤니케이션 방법이나 기술을 잘 발달시킬 필요가 있다. 조직은 수평적으로 구성해놓고 커뮤니케이션을 수평적으로 실행하지 못하면 성과 향상에 큰 도움이 되지 못하기 때문이다.

아하! 12-7 "의대 · 의전원, 커뮤니케이션 교육 부족"

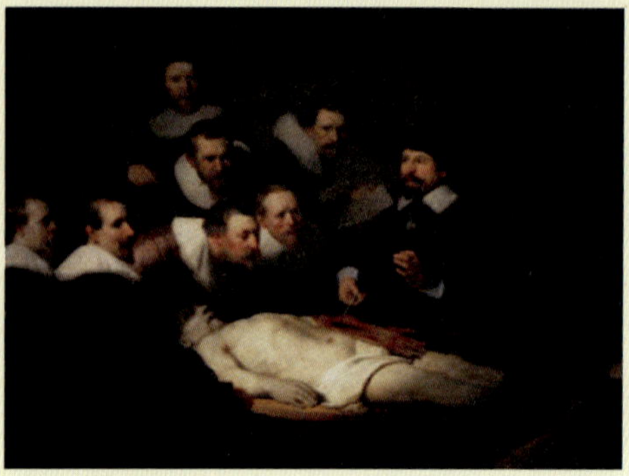

'소통' 이 강조되는 시기, 의료계에서도 의과대학 및 의학전문대학원에서의 체계적인 의료 커뮤니케이션 교육 및 교재 개발이 적극 이뤄져야 한다는 주장이 제기됐다. 한림의대 가정의학교실 노용균 교수는 대한의료커뮤니케이션학회 주최로 20일 중앙대병원 4층 동교홀에서 열린 제16회 의료커뮤니케이션 심포지엄 및 워크숍에서 이 같은 내용을 담은 '의대 · 의전원 교육 현황 분석' 을 발표했다. 그간 의료계에서 효율적인 커뮤니케이션의 중요성은 끊임없이 부각돼 왔다. 저수가 등의 문제로 짧게 이뤄질 수밖에 없는 환자와 의사 간 소통 부재는 결국 양질의 의료서비스 제공을 저해하는 요인으로 자리 잡았다. 이러한 내적 문제 외에 의료 현장에서도 커뮤니케이션의 중요성이 커지면서 2010년부터 시행되는 의사 국가고시 실기시험의 임상수행시험(Clinical Performance Examination)에서 의료 커뮤니케이션은 10%의 비중을 차지하고 있다. 노용균 교수는 한국의학교육평가원(KOMSIS)에서 2007년 실시한 의과대학 교육 현황 조사 결과를 토대로 전국 의과대학 커뮤니케이션 교육 과정 및 커리큘럼 등을 정리했다.

KOMSIS 조사 결과에 따르면 전국 의대 · 의전원 중 커뮤니케이션 교과 과정이 개설된 곳은 36개(88%)로, 환자-의사-사회(PDS), 커뮤니케이션, 환자의사관계, 의학면담, 의료대화, 의료와 사회, 면담술과 병력 청취, 의료와 사회 등 다양한 교과명의 관련 수업이 진행되고 있다.

교육 시간과 학점은 천차만별의 양상을 보였다. 대학마다 최소 10시간부터 최대 176시간, 최소 0.33학점부터 최대 7학점까지의 강의가 분포해 있지만 대부분 1~2학점에 그치는 수준이었다. 조사 결과 커뮤니케이션 교육에 가장 많은 시간을 할애하고 있는 대학은 강원대 의학전문대학원인 것으로 나타났다. 노용균 교수는 "강원대 의전원은 면담술과 병력정취 의사 입문 상 · 하 과정 등을 통해 다양한 커뮤니케이션 기술을 가르치고 있다" 며 커뮤니케이션 교육의 모범 사례로 강원대를 꼽았다. 또한 관련교육 전담 부서는 없지만 행동 과학, 가정의학과 교과목 등에서 양질의 커리큘럼을 보유하고 있는 의대로 울산대를 들었다. 노 교수는 그러나 "현재 대부분의 의대 · 의전원 커뮤니케이션 교육 프로그램 및 교재의 부재 강의 · 실습 시간 부족 튜터 역할로서의 임상교수 참여 결여 등의 문제를 안고 있다"며 많은 대학에서 필요성은 인식하고 있지만 현실화되기 힘든 여건을 인식했다. 그는 "각 대학에서의 관련 교육 경험을 교류하고, 차후 의료커뮤니케이션학회에서 우리 실정에 맞는 교과서를 개발, 활용방안을 제시해야 할 것"이라고 강조했다.

그러나 조직 내 동료들 간에 가장 왕성하게 이루어지는 수평적 커뮤니케이션은 집단 간 연대감을 형성해주기 때문에 이들은 특이한 상황에 대하여 집단적으로 반응하거나 집단의 왜곡 또는 집단 파워로 발전할 가능성도 있다. 때문에 모든 관리자는 수평적 커뮤니케이션에 대한 관심을 가지고 잘 조정할 수 있는 위치에 있어야 한다.

수평적 커뮤니케이션은 집단 사이에서도 발생한다. 집단 간 커뮤니케이션은 공동의 목표를 달성하기 위한 협조 차원에서 이루어지는 것이 보통이지만, 권력 쟁취를 위하여 갈등이나 투쟁을 일으킬 가능성도 있다. 조직에서 기능이 다른 부서 간 협력은 시너지효과는 물론 시간의 낭비를 막아주기 때문에 매우 중요하다. 부서 간에 갈등이 발생할 경우 종종 '시간이 약'이라는 식으로 갈등해결에 소극적인 것을 볼 수 있는데, 이것은 돌이킬 수 없는 상황을 초래할 가능성이 있기 때문에 적극적인 개입이 필요하다. 이때 중재자는 양쪽의 상황을 잘 이해하고 또 설득적인 커뮤니케이션을 잘 구사할 수 있는 인물을 내세우는 것이 효과적이다. 종합병원의 경우 중증 환자에 대한 수술과 치료를 위하여 상이한 부서들이 서로 유기적으로 협조를 하기도 하지만 상황에 따라 이와 같은 협조분위기는 얼마든지 깨질 수 있다. 예를 들어, 수술 환자가 갑자기 사망을 한 경우에 수술에 참여했던 각 집단은 책임을 회피하기 위하여 갈등 관계에 돌입할 수 있다.

3) 수평적 의료커뮤니케이션의 발전방향

의료서비스기관 각 부서의 관리자들은 끊임없이 부서 간 상호관련성을 찾아내 이것이 협조적이 될 수 있도록 체계적인 커뮤니케이션 채널을 준비해야 한다. 그리고 여기에 대하여 지속적으로 교육을 실시하고 또 상황의 변화에 따라 개선이 이루어질 수 있는 제도장치를 마련할 수 있어야 한다. 의료서비스기관 현장에서 이와 같은 관리적인 노력이 매우 세부적으로 이루어진다면 좀 더 효과적인 수평적 커뮤니케이션을 기대할 수 있을 것이다.

보건의료인들과 환자들 사이에 이루어지는 수평적 커뮤니케이션은 의료서비스기관의 수익과 직결되기 때문에 매우 중요하게 관리되어야 한다. 그러나 그동안 의료커뮤니케이션에 있어서는 의료서비스기관의 환자에 대한 커뮤니케이션 기술향상 의무만 강조하는 경향이 있었던 것이 사실이다. 그러나 보건의료인들과 환자들 사이에 완벽한 수평적 커뮤니케이션을 이룩하기 위해서는 환자의 입장에서 질 높은 진료를 유도하기 위한 커뮤니케이션 기술향상도 필요하다. 이와 같은 계몽은 의료서비스기관이 소비자단체 등 관련 기관들과 협력하여 시행함으로써 의료서비스기관과 소비자 사이에 공감대를 형성하도록 해야 한다. 환자의 입장에서 질 높은 진료를 유도할 수 있는 커뮤니케이션 방법들을 살펴보면 다음과 같다.

- 치료방법이나 보험 등 하고 싶은 말이 있으면 미리 메모를 한다.
- 대화를 하기 위하여 상대방에게 먼저 관심을 표시하고 인사를 한다.
- 병원과 좋은 관계를 맺고자 한다면 환자가 어느 정도는 능동적이어야 한다.
- 의료진에게 자각 증상과 병력에 관한 정보를 세밀하게 제공한다.
- 앞으로의 전망에 대하여 의사에게 질문한다.
- 치료 후 자신의 상태의 변화를 잘 설명해준다.
- 대화 시에 중요한 점은 반드시 메모를 한다.
- 이해되지 않을 때는 다시 질문하도록 한다.
- 의료에도 불확실한 부분과 한계가 있다는 것을 이해한다.
- 치료방법을 정하는 것은 환자이지만 반드시 의사의 협조가 필요하다는 점을 명심해야 한다.

Ⅵ 사전 준비 및 사전 의료커뮤니케이션

1. 사전 준비

사회생활을 하는 사람이면 누구나 바라는 긍정적인 커뮤니케이션이 갑자기 이루어지는 것은 아니다. 그것은 커뮤니케이션에 임하는 사람이 처음부터 좋은 커뮤니케이션을 하겠다는 마음가짐과 훈련에 의한 실천에 의하여 가능하다. 마치 운전을 배우는 사람이 초기에 많은 주의를 기울여야 하는 것처럼, 준비하고 반복하고 미숙한 점을 개선해 나가는 자세가 있어야 한다. 즉, 고객과의 커뮤니케이션에 있어서는 늘 마음의 자세를 똑바로 가다듬는 것이 중요하다.

비즈니스를 하는 사람이 만나야 할 상대방을 사전에 파악하고 만나는 것과 그렇지 않은 것은 큰 차이가 있다. 진료를 하는 의사 역시 마찬가지이다. 환자와 마주치기 전에 지난번의 치료와 처방을 정확하게 확인하고 나름대로 추가로 기록한 환자의 특성을 사전에 확인하고 커뮤니케이션에 임한다면 환자와 긍정적 대면을 하는 데 도움이 될 것이다. 이것이 가능하기 위해서는 환자에 관한 데이터베이스가 제대로 구축되어 있어야 한다. 질환 증세 외에 환자가 궁금해 하는 사항, 우리 병원에 오게 된 이유와 경로 등을 자세하게 알고 있다면 의사는 환자와 긍정적 커뮤니케이션을 수행하기가 훨씬 더 쉬울 것이다. 이를 위하여 미국에서는 의사를 도와주는 의료비서나 코디를 적극 활용하고 있다. 이들은 의사와 직면할 환자를 미리 면담하여 의사가 환자를 면담하기 전에 환자에 대한 자세한 정보를 전달해 줌으로써 의사가 환자와 원활한 커뮤니케이션을 수행하여 치료의 효과를 높이도록 하고 있다.

병원에서 환자와 긍정적 커뮤니케이션을 해야 하는 이유는 그것이 환자의 질병 치료에 도움을 주기 때문이다. 환자와의 긍정적 커뮤니케이션을 위한 최소한의 사전 조건을 살펴보면 다음과 같다.

- 환자를 만나기 전에 환자 상황에 대하여 적절하게 인지하는 것이다. 상대방에 대하여 자세히는 모르더라도 대략 기본적으로 알아야 할 몇 가지 특성만이라도 인지하고 있는 것이 좋다. 병원에 온 이유, 증세, 원하는 치료방법, 병원에 대하여 불편해 하는 사항 등이 그것이다. 물론 이와 같은 기법이 성공하기 위해서는 의사를 대신해서 환자와

상담을 할 수 있는 전문 상담 인력을 활용할 수 있다.

- 그 사회 속에서 지배적인 문화적 형태나 상징 시스템에 대하여 사전에 배워서 익혀야 한다. 만약, 노인 환자가 진료실에 들어왔는데도 불구하고 의사가 몸을 뒤로 젖히고 의자에 앉아 있다면 매우 버릇없는 의사로 평가받을 것이다. 미국에서 오랫동안 의사 생활을 하고 한국에 온 의사들은 환자들이 진료실에 들어올 때 대개는 일어나 미소를 지으면서 맞는다고 한다. 그러나 한국 의사들은 환자들을 잘 쳐다보는 경우도 드물다.
- 사물에 대한 보편적이고 적절한 관점과 세계관을 갖기 위하여 필요한, 올바른 정보를 사전에 입수해서 가지고 있어야 한다. 이것은 의사나 또는 비즈니스를 하는 사람들이 이 세상의 다양한 많은 사람들을 만나서 목적을 달성하기 위하여 일반적으로 갖추어야 할 조건이다. 만약, 자기만이 독특하게 지니고 있는 주관적 관점이나 세계관을 상대방에게 아무렇지도 않은 듯이 이야기했다가는 마치 이상한 사람 취급을 받을 수 있다.
- 언제 어디서나 수시로 일어날 수 있는 부정이나 반박을 해소하기 위하여 종합적인 틀 속에 자신의 다양한 경험을 통합하고 있어야 한다. 의사는 언제, 어떻게 환자나 그 가족의 비판이나 공격에 직면할지 모른다. 여기에 대비하여 그는 다양한 정보나 경험을 조직적으로 구축하여 종합적인 사고의 틀을 갖추고 있어야 한다.
- 커뮤니케이션 당사자가 지니고 있는 내부적인 또는 외부적인 소음을 분류하고 제거시킬 수 있는 능력을 갖추고 있어야 한다. 진료실에서 환자가 진지한 태도로 의사의 설명을 듣고 있는데 갑자기 문을 열고 들어온 간호사로부터 병원장이 급히 찾는다는 전갈을 받았을 때 반사적으로 진료실을 튀어나간다면 환자의 신뢰는 일순간에 무너질 것이다.

  이런 경우 의사는 “환자와 나누던 중요한 이야기를 끝내고 가겠다”고 말함으로써 환자와의 신뢰를 유지시킬 수 있을 것이다. 아마, 의사가 환자에게 더 설명을 하려고 해도 환자 측에서 “빨리 병원장님에게 가보시라”고 말하면서 자진해서 자리에서 일어나게 될 것이다.

이상과 같은 사전 준비 능력은 환자와의 대면이나 또는 병원 관리나 비즈니스에 있어서 개인의 나이, 건강, 교육 수준, 문화적 또는 사회경제적 특성에 따라 다르게 나타날 것이다. 여기에서 주의할 점은, 대화가 진행되면서 상대방과 어느 정도 친숙해질 때 상대방보다 말하는 사람 위주로 커뮤니케이션을 진행하게 되는 경우가 종종 있다. 스스로 대화에 심취하면 자신의 판단이 상대방의 판단인 것처럼 착각할 수도 있다. 커뮤니케이션에 있어서 늘 주의할 점은 상대방을 충분히 알고 있고, 또 능숙하게 커뮤니케이션을 처리할 수 있는 능력이 생겼다고 하더라도 매번 상대방을 처음 대하듯이 주의하고 세심하게 배려하는 것을 잊지 않도록 스스로 성찰하는 것이다.

아하! 12-8 스포츠 포기하고 보면 즐거워진다고?

지는 것 염두에 두면 승리기쁨 더 커져

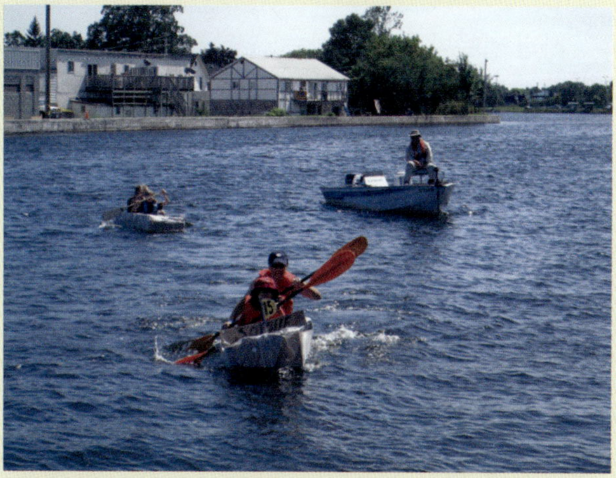

좋아하는 스포츠 팀의 경기를 볼 때 질 것을 염두에 두면 그 팀이 이겼을 때의 즐거움이 더 커진다는 연구결과가 나왔다. 미국 오하이오주립대 실비아 노블로흐-웨스터윅교수팀은 대학생 113명에게 지역 1위인 오하이오주립대 버키스팀과 지역 2위 미시간대 울버린즈팀의 풋볼경기를 보게 했다. 승자는 국가 챔피언십 대회에 나갈 것이기 때문에 중요한 경기였다. 오하이오주립대가 전반에는 쉽게 앞서 나갔지만 미시간대가 후반전에 바짝 추격해 42대 39로 오하이오주립대가 아슬아슬하게 이겼다. 연구진은 참가자들에게 게임이 시작하기 전 어느 팀을 응원하는지, 어떤 마음으로 응원하는지에 대한 설문조사를 실시했다. 그리고 나서 참가자가 원하는 곳에서 텔레비전으로 게임을 보게 한 뒤 24초 광고가 나가는 동안 인터넷에 접속해 그들이 좋아하는 팀이 이길 가능성, 그 순간 얼마나 긍정적, 부정적 감정을 가지고 있는지에 대한 질문에 답하게 했다.

그 결과 부정적인 감정이 클수록 게임에 대한 즐거움이 더 커졌다. 오하이오주립대 팬은 그들의 팀이 거의 졌고, 게임이 스릴 있고 불안하다고 생각하고 있는데 그 팀이 이겼을 때 즐거움이 더 컸다. 내가 응원하는 팀이 질지도 모른다고 생각하는 부정적인 감정은 내가 응원하는 팀이 이겼을 때 긍정적인 에너지로 바뀌어 나를 도취상태로 만들 수 있다. 노블로흐-웨스터윅 교수는 "이번 연구를 통해 부정적인 감정이 우리가 스포츠를 즐기는 데 중요한 역할을 한다는 것을 발견했다"며 "게임을 진정으로 즐기기를 원한다면 게임이 진행되는 내내 최고의 기분을 원하지 말라"고 충고했다.

그는 또 "사람들은 일반적으로 즐거움에 대해 생각할 때 재미있고 즐거운 것만을 생각하지만 즐거움은 항상 긍정적인 감정만 의미하는 것이 아니다"며 "때때로 즐거움은 부정적인 감정을 가짐으로써 이끌어내어 질 수 있고 그리고 나서 긍증적인 감정과 병행될 수 있다"고 설명했다. 긍정과 부정 두 감정은 독립적으로 나타날 수 있고 오락과 즐거움에 함께 기여할 수도 있다는 것.

사람들 대부분은 자신과 관련된 사안에 대한 인지능력은 뛰어나기 때문에 상대방의 태도가 변하면 금방 알아차릴 수 있다. 때문에 진료나 비즈니스에 있어서 성공적 커뮤니케이션이 되기 위해서는 자기도취에 빠지지 않도록 자신을 경계하는 것을 소홀히 해서는 안 된다. 고객의 마음은 수시로 변할 수 있다. 때문에 잠시 방심하는 동안 고객은 다른 거래처를 찾거나 다른 병원으로 발길을 돌릴 수 있다.

2. 사전 커뮤니케이션

사전 커뮤니케이션(pre-communication)이란 본래 약속되거나 계획된 커뮤니케이션을 하기 앞의 사전에 준비를 할 수 있도록 커뮤니케이션을 하는 것을 말한다. 예를 들어, 환자에게 며칠, 몇 시까지 재진료를 위하여 병원에 오도록 사전에 통보를 했다면 하루 전쯤 연락을 다시 해서 과연 약속한 날짜와 시간에 올 수 있는지를 확인하는 것이다. 이것은 업무의 효율성을 높이는 데도 기여하기도 하지만 상대방에게 준비할 수 있는 시간을 주어 신뢰감을 높인다.

준비성이 투철한 사람들은 사전 커뮤니케이션도 잘 한다. 사전 커뮤니케이션을 잘 하는 사람은 상대방에게 준비할 시간을 주기도 하지만 일에 있어서 성공할 가능성도 높은 것으로 알려져 있다.

예를 들어, 대학에서 취업 시즌이 되면 학생들은 추천서를 받기 위해 교수를 방문한다. 이때 준비성이 투철한 학생들은 교수에게 미리 전화를 하거나 사전에 조교에게 문의해서 언제 교수에게 찾아가면 추천서를 받을 수 있는지를 확인한다. 그러나 사전 커뮤니케이션을 할 줄 모르는 학생들은 자기 편리한 시간에 교수를 찾아가 방문객이 있거나 연구에 몰두하고 있는 교수를 당혹스럽게 한다. 과연 어떤 학생에 대한 추천서가 내실 있게 작성될지는 예측할 수 있는 일이다.

진료에 있어서도 마찬가지이다. 병원 측에서는 환자들이 궁금해 하는 사항에 대하여 미리 알려줌으로써 환자들의 신뢰를 확보할 수 있다. 의사나 코디네이터는 앞으로 진행될 치료과정에서 의료보험에 해당하는 치료는 자동적으로 보험처리가 될 것이라는 것을 미리 알려주어 환자의 궁금증을 해소시켜 줄 수 있다.

예를 들어, 안과나 치과 분야의 치료는 의료보험과 비보험이 혼합되어 있는 경우가 많은데 환자들은 혹시 보험처리가 되는 부분까지 비보험으로 처리되는 것이 아닌지 의심스러워한다. 병원에서 끝까지 설명을 해주지 않으면 환자는 치료 후까지도 혹시 손해 본 것이 아닌가하여 마음이 불편하다. 따라서 돈에 관련된 것은 나중에 치료를 마치고 계산을 할 때 설명하는 것보다는 미리 설명하여 환자의 마음을 편하게 해주는 것이 효과적이다.

대기 시간의 경우도 마찬가지이다. 일부 환자들은 기다리다가 지쳐서 진료를 포기하고 환자가 없는 병원을 찾거나 아예 다음으로 진료를 미루는 경우도 있다. 환자의 유형에 따라 다르겠지만 어떤 환자는 기다리는 몇 분을 몇 시간과도 같이 느끼기도 한다. 잘 인내하지 못하는 환자는 병원 직원들에게 짜증을 내기도 한다. 따라서 처음부터 기다려야 하는 시간을 미리 알려주는 것이 효과적이다. 그 시간에 환자는 다른 일을 볼 수도 있다. 만약, 미리 알려준 대기시간보다 더 기다려야 할 것 같으면 환자에게 찾아가 이해를 구해야 한다. 이와 같이 세심한 주의를 기울여 사전 커뮤니케이션을 하지 않으면 환자와 갈등을 피하기 어렵다.

커뮤니케이션 능력 진단

◆ 다음의 자기 진단 설문지를 이용하여 자신의 커뮤니케이션 능력이 얼마나 되는지 확인해 봅시다. 해당하는 점수에 ○표를 하시오.(1점은 전혀 동의하지 않는 것이며, 7점은 완벽하게 동의하는 것임.)

질문내용	점수						
	1	2	3	4	5	6	7
1. 나는 환자에게 특별한 말을 하지 않고 표정이나 태도로도 환자의 호감을 사고 있다.							
2. 나는 환자와 대면하던 그가 대화를 원하는지 그렇지 않은지를 알 수 있다.							
3. 나는 환자의 자기주장이나 의견 표시에 거의 동의하는 편이다.							
4. 나는 환자가 말을 하지 않더라도 그가 처해 있는 상황을 거의 예측 할 수 있다.							
5. 나는 내원 환자에 대해서는 그의 행동을 세밀하게 관찰하고 유연하게 대응한다.							
6. 나는 환자가 이야기하는 것에 대하여 관심을 가지고 늘 맞장구를 쳐준다.							
7. 환자가 병원이나 나에 대해 불쾌한 이야기를 해도 고맙게 받아들이는 반응을 보인다.							
8. 환자가 당장 아픈 부위 외에 평소 자신의 건강상태에 대하여 완벽하게 이해할 수 있도록 관심과 동기를 부여한다.							
9. 환자의 가치관이나 종교적 신념에 대하여 절대로 반대 의사를 표명하지 않는다.							
10. 나는 환자가 궁금해 할 만한 사항에 대하여 미리 이야기 해준다.							
총점							

해설 : 각 문항마다 답변한 것을 더하여 총점이 56점을 넘으면 환자와 매우 좋은 커뮤니케이션을 하고 있은 상태이며, 49점 이상은 보통 수준의 커뮤니케이션을 하고 있다고 볼 수 있으며, 49점 미만이라면 고객으로부터 호감을 살 수 없는 점수로써 점수가 낮은 항목에 대한 집중적이고 반복적인 훈련이 요구된다.

토론사례 12

인간관계의 새로운 지평을 열다.

Discussion Example

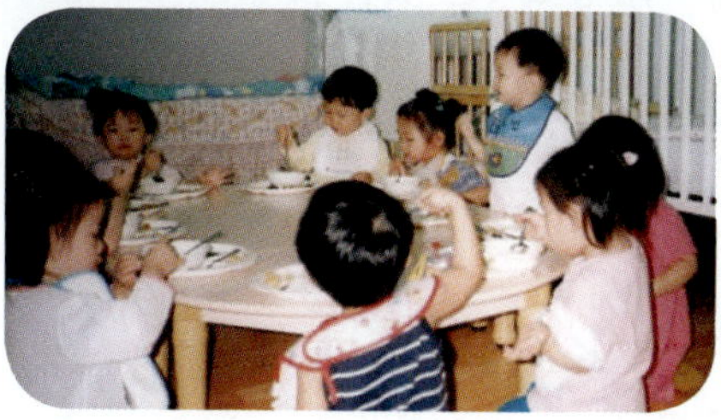

김 아무개 원장은 서울 외곽 지역에서 작은 치과병원을 개업하여 운영하고 있다. 인근 지역에서 하루 동안에 그 치과병원에 찾아오는 환자들은 1백여 명 정도이며, 김 원장은 치위생사 1명과 간호조무사 3명을 고용하여 병원을 운영하고 있다. 간호사들은 쉴 새 없이 일하지만, 이들과 김 원장 사이에는 거의 대화가 없다. 아침에 출근할 때도 김 원장에게 인사를 하는 간호사도 있고, 그렇지 않은 간호사도 있다. 김 원장 역시 이들과 공식적으로나 비공식적으로 적극적으로 대화를 할 필요성을 느끼지 못하고 있었다. 퇴근을 할 때도 항상 "나 먼저 가요."하고 나가면 간호사들이 뒷정리를 했다. 그는 대부분의 치과병원들이 그렇게 운영되고 있다고 믿고 있었다.

그러던 어느 날 아침 병원에 출근해보니 2명의 간호조무사가 사전에 아무런 이야기도 없이 병원을 그만 둔 것이 아닌가? 그는 참으로 난감했다. 평소 알고 지내는 선배 의사에게 빨리 간호조무사 2명만 구해달라고 전화를 했다. 이와 같은 일이 벌어진지 6개월이 채 되지 않아 또 다시 유사한 일이 발생한 것이다. 김 원장은 개업 수 년 동안 이와 같은 일을 수시로 겪으면서도 이러한 상황을 타개할 방안을 모색하지 못했다. 왜냐하면 다른 치과병원의 사정도 비슷했기 때문이다.

그는 이와 같은 방법을 극복할 수 없을까 하여 1년 전에 야간 경영대학원에 등록하고 경영학석사 학위과정에 입학하여 경영학 공부를 하고 있었다. 마침 그날 저녁에는 인사관리 강의가 있어 이 문제에 대하여 교수와 상담을 하기로 했다. 교수에게 자세한 이야기를 털어놓자 교수는 내일부터 당장 직원들과 대화의 양을 늘리라는 충고했다. 아침에는 일 시작하기 전에 다 같이 모여 티타임이라도 갖고 하루 일과에 대한 의견을 나누고 잘 해보자고 서로를 격려하는 말이라도 해보라는 것이었다. 토요일에는 근무 후 1주일에 대한 반성의 시간과 직원들에게 애로 사항은 없는지 확인하고 애로사항이 있으면 해결하려고 노력하는 것이 좋겠다고 했다. 그리고 실적이 좋으면 그에 상응하는 인센티브를 주는 것이 매우 효과적이라는 이야기도 들었다.

김 원장은 다음날부터 공식적인 대화의 양과 함께 비공식적인 대화도 늘려갔다. 그리고 어떤 문제든지 사전에 이야기를 해주면 좋겠다는 것을 직원들에게 당부했다. 그런지 6개월 후 간호조무사 한 명이 한 달 후에 그만두겠다고 사전에 통보를 해왔다. 그 간호조무사를 불러 이유를 확인해보니 다른 곳에서 약간의 임금 인상을 조건으로 오라는 것이었다. 김 원장은 그 정도는 해줄 수 있으니 가지 않았으면 좋겠다고 했다. 그 간호조무사는 생각해보겠다고 하더니 며칠 후 1년 더 있겠다고 했다

토론과제

Discussion Problem

HEALTH CARE COMMUNICATION

1. 김 원장이 간호사들과 적극적으로 대화를 하기 전에 간호사들은 김 원장에 대하여 어떤 생각을 가지고 있었을지 추론해 보시오.
2. 대화를 한 후에 간호사들은 김 원장에 대하여 어떤 생각을 하게 되었을지 설명해 보시오.
3. 김 원장이 태도를 바꿔 적극적인 대화를 해서 결과적으로 얻은 이익은 어떤 것이 있는지 설명해 보시오.

참고문헌/찾아보기

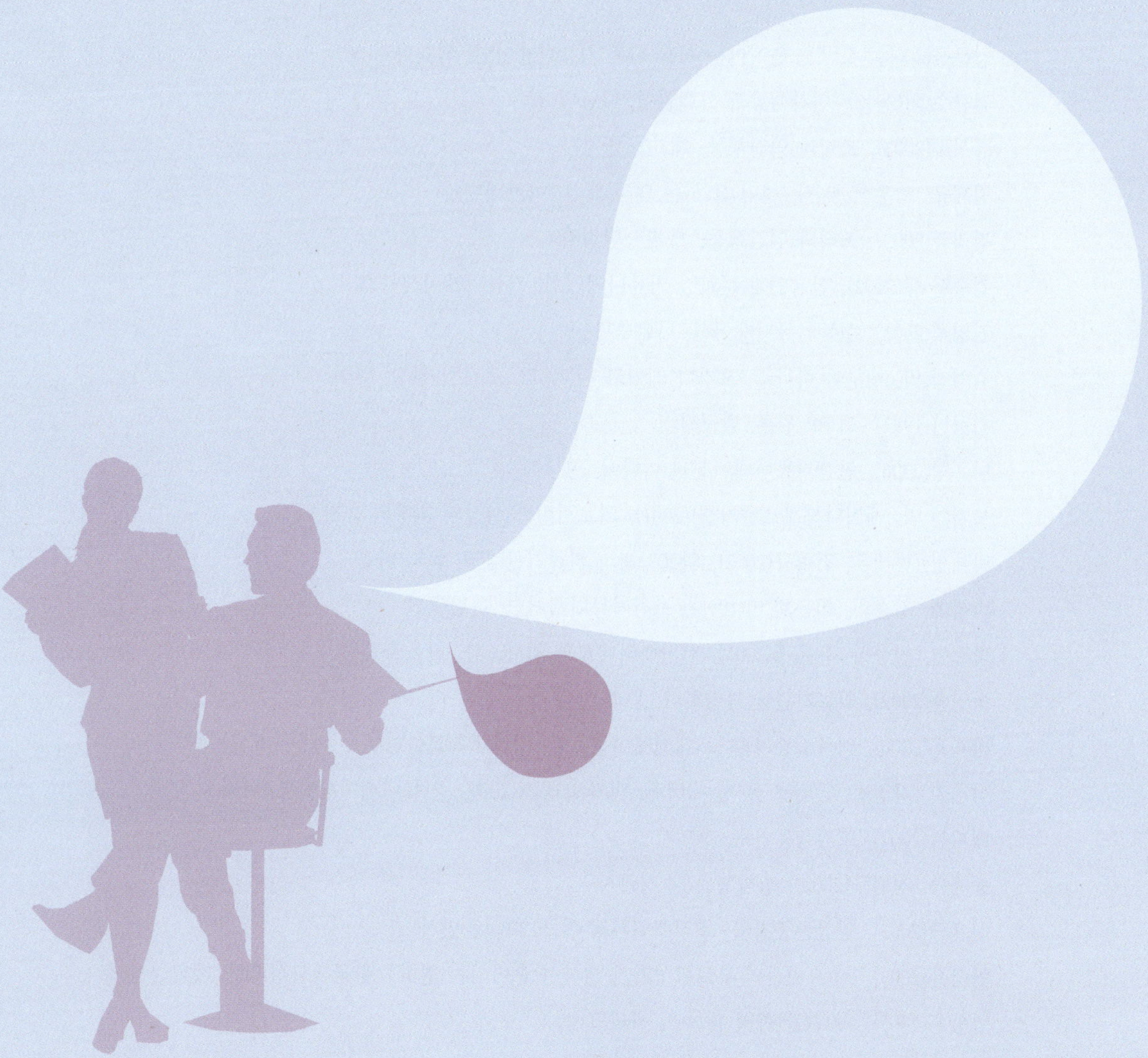

참고문헌

■ 국내문헌

강수정 역, Fred Lee저(2008). 디즈니병원의 서비스 리더십. 김앤김북스
강여식(2002). 인터넷 시대의 혁식적인 신상품개발. 컴스페이스
강태완, 김선남 역(2001). 커뮤니케이션학이란 무엇인가. 커뮤니케이션북스
고종관, 문용욱 역, 세토야마 모토이치 저(2002). 임파워먼트, 의료기관의 조직문화를 바꾼다. 몸과 마음
공문선(2009). 사람을 움직이는 기술 히든 커뮤니케이션. 쌤앤파커스
김규수 외(2002). 인간행동과 사회환경. 나눔의 집
김성국(2003). 조직과 인간행동, 제3판. 명경사
김세규, 조우현(2007). 설명 잘 하는 의사 되기. 아카데미아
김성국(2003). 조직과 인간행동, 제3판. 명경사
김숙현 등(2002). 한국인과 문화간 커뮤니케이션. 커뮤니케이션북스
김영석(2005). 설득커뮤니케이션. 나남출판
김영철 역, 테루야 하나코, 오카다 케이코 저(2002). 로지컬 씽킹. 일빛
김정기(1993). 새 PR 원론. 탐구당
나은영(2006). 인간커뮤니케이션과 미디어. 한나래
노지연 역, 레지나헤르츠린거 저(2001). 의료서비스 시장의 최후의 승자.
박개성, 곽태우, 김형규(2002). 의료정책과 의료기관경영. 몸과 마음
박성애, 김순희, 최윤희 역(1995). 보건커뮤니케이션. 나남출판
박소연, 변풍식, 유은경(2005). 서비스리더십과 의사소통. 한올출판사
박인출(2002). 의료기관을 경영하라. 몸과 마음
박재호(2000). 의사소통기술: 프레젠테이션스킬. 영남대학교출판부
박천일, 강형철, 안민호 공역, 세버린, 탠카드 공저(2009). 커뮤니케이션이론. 나남
백기복(2007). 조직행동연구. 창민사
송계충, 정범구(2003). 조직행위론. 경문사
신유근(2005). 인간존중경영-조직행위론적 접근. 다산출판사
안상윤(2003). "의료기관의 홍보활성화가 생산성에 미치는 영향", 한국생산성학회, 제17권제3호
안상윤(2005). 100만불 짜리 홍보력. 아라크네

안진환 역, 잭 스트라우스 & 알 리스 저(2002). POSITIONING. 을유문화사

양춘회의(2009). 문화와 커뮤니케이션. 북코리아

오미영, 정인숙(2008). 커뮤니케이션 핵심이론. 커뮤니케이션 북스

윌리엄 장(2008). 일 잘하는 사람의 의사소통. 쌤앤파커스

윤석민(2008). 커뮤니케이션의 이해. 커뮤니케이션북스

윤혜상(2006). 의료환경에서의 의사소통 및 인간관계. 청구문화사

이경우, 김경희(2007). 커뮤니케이션과 대인관계. 역락

이규조 역, 혼조 슈지, 멘조 히로시 저(2000). E-Business 성공신화 시스코시스템즈. 모색

이무열 역, Malcom Gladwell 저(2005). 블링크. 21세기북스

이정춘(1994). 커뮤니케이션 과학. 나남출판

임창희(2008). 조직행동. 비앤앰북스

임혜경, 김정아(2003). 병원서비스 코디네이터 길라잡이 : 이론과 실무. 새로운 사람들

전국대학보건관리학교교육협의회(2009). 보건교육사를 위한 보건의사소통. 한미의학

정수진, 김양호(2005). 현대조직행동론. 삼우사

조신영, 박현찬(2007). 마음을 얻는 지혜 경청. 위즈덤하우스

조현(2004). 잘 되는 의료기관에는 이유가 있다. 한언

차동엽(2014). 천금말씨. 교보문고

최명일(2014). "의사 및 의료전문직과 환자 커뮤니케이션", 2014 춘계학술대회 연제집. 한국병원경영학회

최윤희(1999). 비언어적 커뮤니케이션. 커뮤니케이션북스

하지현 옮김, 래니 어레돈도 지음(2008). 커뮤니케이션의 기. 지식공작소

한국사회언어학회(2002). 문화와 의사소통의 사회언어학. 한국문화사

허호형, 김용아, 송인숙(2003)., 한국의료개혁2010. 조선일보사

홍순이(2001). 비즈니스커뮤니케이션 실무론. 대영문화사

황상재(2006). 조직커뮤니케이션 이해. 법문사

■ 외국문헌

Andrews, L. B., Stocking, C. T., Krizek, T., Gottlieb, L., Krizek, C., Vargishm T., & Siegler, M.(1997), "An Alternative Strategy for Studying Adverse Events in Medical Care" , Lancet, Feburary.

Blau, Peter, M.(1968), "The Hierarchy of Authority in Organizations" , American Journal of Sociology, 73.

Churchman, C. W.(1966), The Systems Approach, New York: Dell.

Clinton F. Fink(1968), "Some Conceptual Difficulities in the Theory of Social Conflict", Journal of Conflict Resolution, 12, December.

Davis, K.(1953), "Management Communication and the Grape-vine", Havard Business Review, September-October.

Ekman, P., Friesen, W. V. & Ellsworth, P.(1972), Emotion in the human face, Elmsford, N. Y.; Pregamon Press.

Ellsworth, P. C. & Carlsmith, J. M.(1968), "Effects of eye contact an verval content on affective response to a dyadic interaction", Journal of Personnality and Social Psychology, 10. pp. 15-20.

Exline, R., & Winters, L. C.(1965), "Affective relations and Mutual glances in dyads", In S. Tomkins & C. Izard(Eds.), Affect, cognition, and personality, New York:Springer.

Forte, P. S.(1997), The High Cost of Conflict, Nursing Economics, 15, 119-123.

Gewen van Servellen(1997), "Communication Skills for the Health Care Professional", Aspen Publishers, Inc., Gaithersburg, Maryland.

Hargie, O. & Marshall, P.(1986), "International Communication : A Theoretical Framwork", in O. Hargie(ed), A Handbook of Communication Skills, Croom Helm, 9-24.

Joseph R. Domnick(1990), The Dynamics of Mass Communication, 3rd ed., McGraw-Hill Publishing Company.

Kanter, Rosabath Moss(1977), Men and Women of the Corporation, New York: Basic Books.

Katz, Danial and Robert L. Kahn(1978), The Sociology Psychology of Organizations, rev. ed. New York: John Wiely.

Patricia Kelly(2008). Nursing Leadership & Management, 2nd., Delmar.

Philip Kotler, Joel Shalowitz, Robert J. Stevens, (2008), Strategic Marketing for Health Care Organization, Jossey-Bass.

■ 아하! 자료원

아하! 1-2: 의사 시술 적절해도 설명 부족하면 위자료 - www.dailymedi.com(2010.02.19.)

아하! 2-1:"IQ · EQ보다 CQ(의사소통지수)가 더 중요해" - 문화일보(2005-10-21)에서 수정

아하! 2-2: 의사소통의 기본원리?- 이민규(2005), 끌리는 사람은 1%가 다르다, 더난출판사

아하! 2-3: 개미는 냄새로 자신의 삶과 죽음을 알린다

- http://www.kormedi.com/news/article/1189242_2892.html

아하! 2-4: 나무들도 의사소통, 위기 땐 화학물 분사-경향신문(1983.6.20.)에서 수정

아하! 2-5: 개 통역기(Dog translator) 日서 첫 출시- 매일경제(2009-07-21)에서 수정

아하! 2-6: 웃음소리, 엄마와 아기의 소통출발점?- kormedi.com(2010.01.26.)에서 수정

아하! 2-7: 자상한 의사가 훌륭한 의사- 동아일보(1989.10.25.)내용을 인용함

아하! 2-8: 아기 두뇌개발, 부모와 대화만한 것이 없다-kormedi.com(2010.03.03.)에서 수정

아하! 2-9: 벌의 의사소통(BEE COMMUNICATION)- 인터넷 자료에서 수정

아하! 2-10: 코끼리는 지진파로 의사소통을 한다!?-중앙일보(2009.09.30.)내용을 수정

아하! 3-1: 아기의 사교성, 5개월 안에 발달 - kormedi.com(2010.01.30)에서 수정

아하! 3-2: 아기는 개 짖는 소리 이해한다 - kormedi.com(2009.07.21)에서 수정

아하! 3-3: 언어와 소통 - 김인숙 소설가(2010.03.05. 세계일보 연재내용)

아하! 3-4: 개원가도 환자관리 '최첨단 시대' - dailymedi.com(2010-02-22)

아하! 3-5: 500병상 이상 병원'개인정보보호委'의무화 - 문화일보(2010-03-16)

아하! 3-6: 소통 잘되는 의사 만나면 병 금방 나아 - kormedi.com(2009.07.01)에서 수정

아하! 4-1: 탁월한 프레젠터가 되는 6가지 전략(OPENUP)-Timothy J. Koegel(2007)

아하! 4-2: 시각 보조자료를 준비할 때 해야하는 것과 해서는 안되는 것

아하! 4-3: 기억을 잘하게 하는 법-

아하! 5-1: 헤비메탈이 원숭이에겐 자장가 - kormedi.com(2009.01.28.)에서 수정

아하! 5-2: 갓 태어난 아기도 박자를 맞춘다 - kormedi.com(2009.01.28.)에서 수정

아하! 5-3: 경청운동 - 조신영, 박현찬(2007), 경청, 위즈덤하우스

아하! 5-4: 영적 지도력과 경청 - 국민일보(2006-08-20)

아하! 5-5: 감정표현 잘하는 여자 성만족 2배-kormedi.com(2009.05.14.)에서 수정

아하! 6-1: 갈등을 창조적으로 풀면 사회발전 원동력"-문화일보(2009-07-16)

아하! 6-2: 부부싸움 누그러뜨리는 단어 있다-kormedi.com(2009.11.15.)에서 수정

아하! 6-3: 부부 커뮤니케이션 10계(十誡) - http://www.hometopoa.com/

아하! 6-4: 마을간 갈등의 원인이 된 표지석 - 연합뉴스(2009-02-10)

아하! 6-5: 가톨릭 의료원, 내부 커뮤니케이션 활성화 – dailymedi.com(2008.06.12)에서 수정

아하! 7-1: 입 거친 엄마, 자녀에게'간섭쟁이'된다– 데일리메디(2008.08.06.)

아하! 7-2: 여자와 말할 때 남자 더 많이 고개 끄덕끄덕-kormedi.com(2009.05.27)에서 수정

아하! 7-3: 20년 전의 부모자녀간의 커뮤니케이션은?-경향신문(1991.01.03)의 내용을 수정 인용

아하! 7-4: "같아요"같은 애매한 말투 여자만 쓴다?-kormedi.com(2009.08.27)에서 수정

아하! 7-5: 의사가 환자에게"안돼요"라고 말하는 법-kormedi.com(2010.02.24.에서 수정

아하! 7-6: "환자 알아듣게 말해주자"의사들 나섰다-kormedi.com(2009.03.17)에서 수정

아하! 7-7: 가족의 건강-신채운 엮음(2009) 리더들이 즐겨 읽는 위대한 유머, 천케이

아하! 8-1: 상사 관리능력 짊는 일터, 직원들 '건강'– kormedi.com(2010.01.16)에서 수정

아하! 9-1: 적극성 – 국민일보(2005-10-26)

아하! 9-2: 식물인간과 대화 통했다 – 한국일보(2010.02.04.)에서 원용

아하! 9-3: 커뮤니케이션 오해말고 이해하자 – 전자신문(2009-04-01)

아하! 9-4: 진지함보다 미소띤 의사얼굴 선호 – 국민일보(2008.10.22.)의 내용을 일부수정,
이미지 출처는 http://blog.naver.com/niagara77?Redirect=Log&logNo=140071829720 임

아하! 9-5: "황당 신체접촉 · 막무가내 통화"지하철 꼴불견 – 세계일보(2007-07-02)

아하! 9-6: 모르면 실수하는 손가락 예절 상식 – 월간암 2008년 10월호

아하! 10-1: 사오정이 시험을 친다면? – 매일신문(2009.06.20.)에서 일부 발췌하였음

아하! 11-1: 배려하는 마음, 나눌수록 커진다 – kormedi.com(2010.02.05)

아하! 12-1: 음악 배우면'소리의 감정'잘 파악 – kormedi.com(2009.03.07.)에서 수정

아하! 12-2: 암환자 이해 부족한 의사 커뮤니케이션 능력 길러야 – 국민일보(2008.12.17.)의 내용을 일부 수정함

아하! 12-3: 자아존중감 낮은 아이 어른돼서'비만'된다 – 메디컬투데이(mdtoday.co.kr)

아하! 12-4: 개그맨 김현철 말 더듬는 건 유전자탓? – kormedi.com(2010.02.12.)에서 수정

아하! 12-5: 99%와 1% – 차동엽(2007), 무지개원리, 위즈앤비즈

아하! 12-6: 아기 말 들어 주는 게 최고 언어 교육 – kormedi.com(2009.06.30.)에서 수정

아하! 12-7: "의대 · 의전원, 커뮤니케이션교육 부족" – dailymedi.com(2009-03.20)

아하! 12-8: 스포츠 포기하고 보면 즐거워진다고? – kormedi.com(2009.11.17.)에서 수정

■ 〈토론사례〉이미지 출처

토론사례 2. http://blog.naver.com/jojo1020?Redirect=Log&logNo=60049031983

토론사례 3. http://blog.naver.com/libertylee?Redirect=Log&logNo=40039541272

토론사례 5. http://blog.naver.com/qqq798?Redirect=Log&logNo=40096183002

토론사례 6. http://cafe.naver.com/opsham/513

토론사례 7. http://news.naver.com/main/read.nhn?mode=LSD&mid=sec&sid1=104&oid=003&aid=0002569513

토론사례8. http://blog.naver.com/ilsaeng2?Redirect=Log&logNo=70036840127

토론사례9. http://blog.naver.com/fbwduq1?Redirect=Log&logNo=90080227910

토론사례10. http://cafe.naver.com/vjeta/25551

토론사례11. http://blog.naver.com/yelopooh?Redirect=Log&logNo=50008710627

토론사례13. 미국 메릴랜드 주(Maryland State) 볼티모어(Baltimore)의 자랑인 존스홉킨스 대학병원(Johns Hopkins Hospital)

찾 아 보 기